Prologue

과학기술의 발전에 따라 의료영상은 눈부시게 발전해 가고 있다.

종래 엑스-선만을 이용했던 것이 초음파, 자기, 가시광선, 적외선 등의 이용은 물론이거니와 아날로그에서 디지털화하여 컴퓨터에 의한 처리 및 시스템화해 가고 있다. 또한 흑백 영상에 그치지 않고 칼라의 영상으로, 2차원 영상에서 3차원 영상으로, 형태적·기능적 영상으로 급속도로 변천해가며 이러한 추세에 걸맞게 병원의 영상의학과로 전환하고 있는 현실이다. 그러나 이러한 초 현대적 현실뿐만 아니라 종래의 엑스-선 시스템이 그대로 공존하고 있는 상황이 현재의 실정이다. 이러한 시대적 상황에 볼 때 현실에 적합하고 미래지향적인 방사선기술 교육은 당연한 것으로 생각된다.

특히, 진단분야에서 방사선 기술학의 궁극적 목적은 가장 적은 비용으로서, 최소의 피폭선량으로 최대의 진단정보를 알아내는 것이다. 진단방사선 기술학 내에 있는 의료영상 정보학은 과학과 기술을 인간에 적용시켜 인체 내부의 모든 정보, 즉 해부·생리학적, 병리·조직학적, 기능·형태학적 정보를 영상으로 묘출시키기 위한 학문이다. 따라서 의료영상의 형태, 처리, 평가, 시스템을 다루는 학문으로 진단방사선 기술학에 있어 중심적 역할을 한다고 말할 수 있다.

의료영상정보 체계구축이 어려웠던 시점에서 현실에 적합하도록 종래의 아날로그영상, 초현대적 현실로 받아들여지는 디지털영상처리 및 DR, PACS를 포함시킨 Analog & Digital·PACS 의료영상정보학의 발간은 다행스러운 일이라 생각된다.

그간 발견된 오자와 문구를 수정하면서 의료영상정보학의 학습목표 확대를 위해 아날로그 기록계를 추가하였다.

아무쪼록 이 교재가 학생에게 있어 의료영상을 이해하고, 진단가치가 높은 의료영상을 만들어내는데 도움을 줄 뿐 아니라 장래, 방사선사의 역할을 훌륭히 수행하는데 있어 학문적·기술적 바탕이 되어주길 기대한다. 발간에 즈음하여 원고 집필 및 편집에 노고하여 주신 여러 교수님들께 깊은 감사를 드리며 이 책의 출판을 맡아주신 대학서림 윤진영 회장님께 깊은 사의를 표한다.

2025. 06 자

Contents

PART 1•아날로그

Chapter 1• 엑스-선 영상 형성론

Analog & Digital·PACS

의료영상정보학

저 자

권덕문 대구보건대학교
김갑중 송호대학교
김영일 신구대학교(전)
김현진 가야대학교
박병래 백석문화대학교
서영현 동신대학교
성열훈 청주대학교
신완식 대전보건대학교
오현주 신구대학교(전)
이주영 신구대학교
이후민 동남보건대학교
임청환 한서대학교
장영일 광양보건대학교(전)
장현철 수성대학교
전철민 광주보건대학교
최재호 안산대학교
최준구 극동대학교
홍다영 김천대학교
홍동희 신한대학교

도서출판 대학서림

PART 2•디지털

PART 1

Analog

Chapter 1 | 엑스-선 영상 형성론
Chapter 2 | 기록계
Chapter 3 | 화질론
Chapter 4 | 의료영상의 평가
Chapter 5 | 엑스-선 촬영조건론
Chapter 6 | 진료에 이용하는 영상의 종류와 장치

Chapter 1

엑스-선 영상 형성론

01 엑스-선 영상 성립의 원리

1.1 _ 엑스-선의 발생

엑스-선을 발생시키는 장치는 엑스-선 발생에 필요한 구비조건을 만족시키고 엑스-선 질과 양을 조절하여야 한다. 그림 1-1은 엑스-선 발생에 필요한 기본회로이다. 엑스-선관은 경질유리로 된 고진공도를 유지하고 있는 전자빔관으로, 양측에 음극(cathod)과 양극(anode)이 마주보고 있다.

음극내의 필라멘트를 가열시키면 열전자가 발생하게 되고, 이 상황하에서 고전압변압기에서 발생된 고전압(40~150 kV)을 엑스-선관의 양단에 가해주면 열전자는 고전압에 의해 고속도의 운동에너지 상태가 되어 양극의 저지물(target)에 충돌함으로써 엑스-선이 발생하게 된다.

이렇게 발생된 엑스-선을 저지선, 연속선, 백색선(독일어로는 Blemsstrahlung라고도 하는데 영어의 braking radiation의 뜻)이라 한다. 타깃에서 발생된 엑스-선은 저지선뿐만 아니라 특성 엑스-선(또는 고유선)도 포함되어 있다.

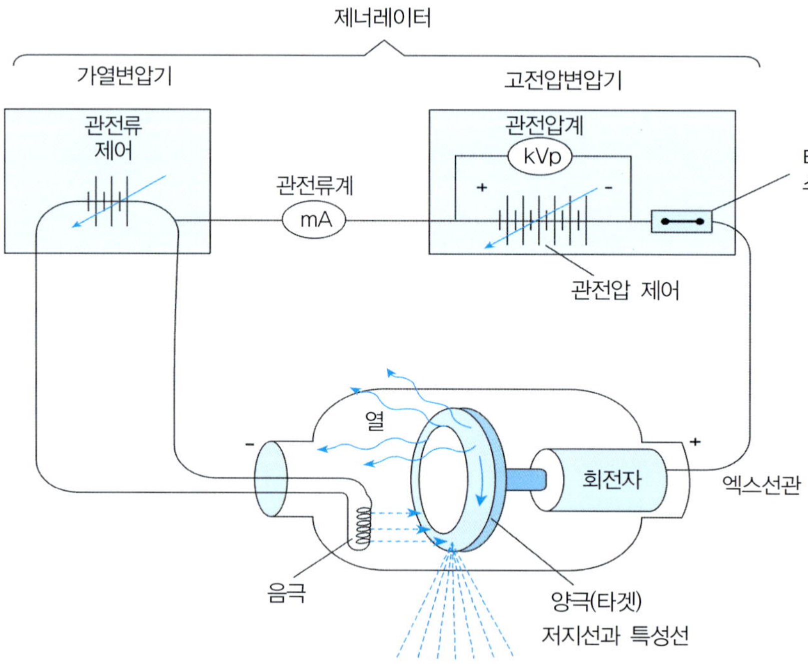

(a)

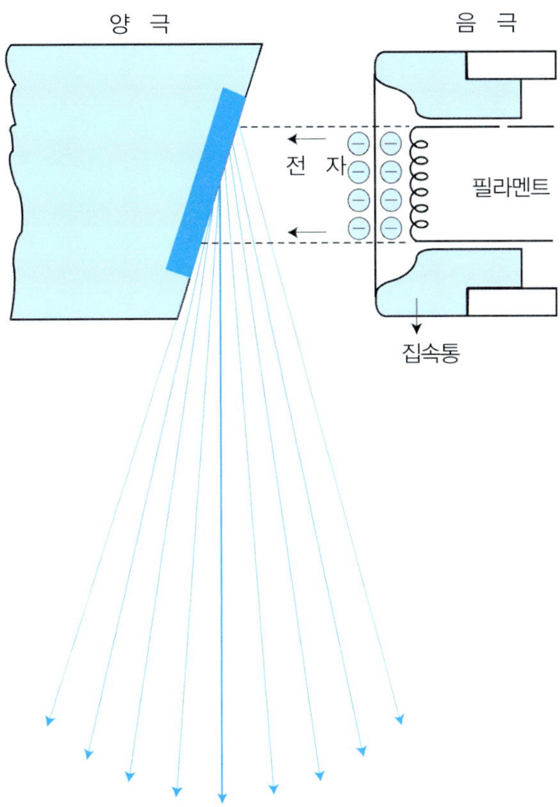

(b)

그림 1-1. **엑스-선 발생 회로**

::1.2 _ 저지선(Blemsstrahlung)

고속전자가 타깃 물질의 원자핵 근처에 접근하면, 고속전자의 음전하와 원자핵의 양전하 사이 전기적 상호작용에 의해 고속전자는 원자핵 근처에서 원자핵의 인력을 받아 속도가 줄어들면서 방향이 변화하여 에너지가 상실된다. 이 때 상실되는 운동 에너지가 엑스-선으로 변해 방출된다. 이것을 저지선 또는 제동 복사(Braking radiation)라 한다. 여과(filtration)를 시키지 않았을 때의 저지선의 스펙트럼은 그림 1-2와 같다. 또 여과 후의 스펙트럼은 그림 1-3과 같이 달라지는데 가장 낮은 에너지의 엑스-선은 관유리에 의해 흡수된다. 이러한 저지선은 에너지가 낮을 때 대부분 발생하고, 에너지가 높을수록 발생은 적어진다.

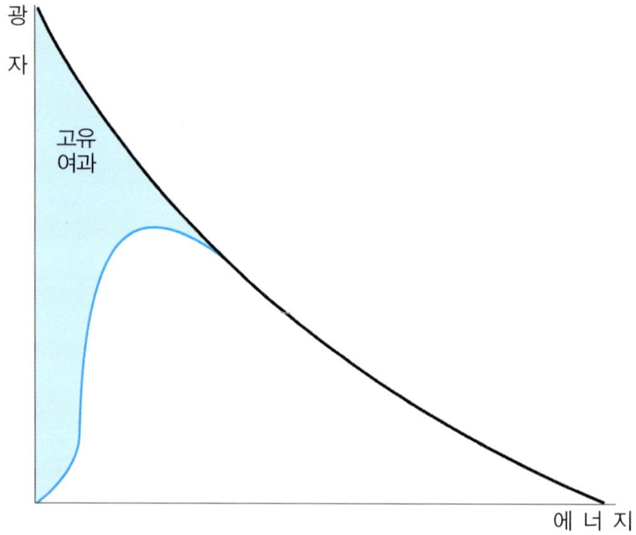

그림 1-2. 여과를 시키지 않았을 때의 저지선의 스펙트럼

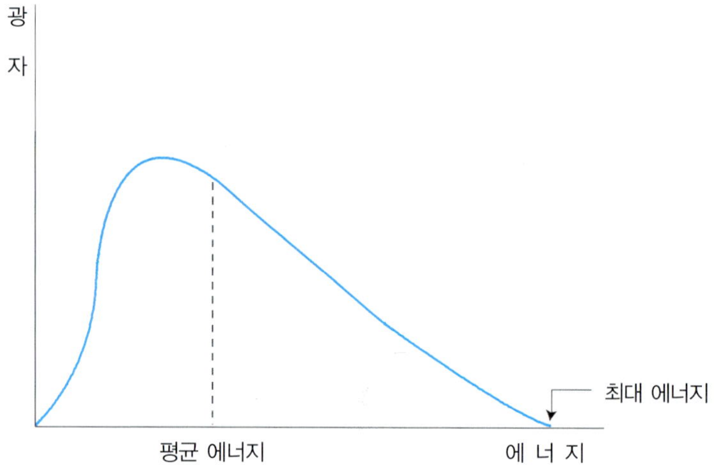

그림 1-3. 여과를 시켰을 때의 저지선의 스펙트럼

1.3 _ 특성 엑스-선(Characteristic X-ray beam)

고속전자가 타깃 물질의 궤도전자를 튕겨내고 그 빈자리에 주위의 궤도전자가 이동할 때 발생하는 엑스선을 말한다. 내각 전자는 원자핵과 강하게 서로 끌어당기고 있으므로, 이것을 서로 떼어 놓으려면 그 각의 결합 에너지 이상의 에너지가 필요하다. 여기서 K각의 궤도전자가 튀어 나오면 거기에 빈자리가 생겨 외측의 궤도전자가 옮겨온다. 이때의

에너지차가 엑스선이 되어 방출된다. 이 특성 엑스-선의 에너지는 물질의 원자 번호에 따라 다르며, 텅스텐에서는 12 kV, 69.5 kV에서 발생한다(그림 1-4).

1.4 _ 엑스-선 스펙트럼

전형적인 진단용 엑스-선 스펙트럼은 저지선, 특성선, 여과작용이 혼합된 "종(Bell)" 형태의 곡선이 된다(그림 1-5). 이러한 엑스-선 스펙트럼은 엑스-선의 양과 질을 포함하고 있다.

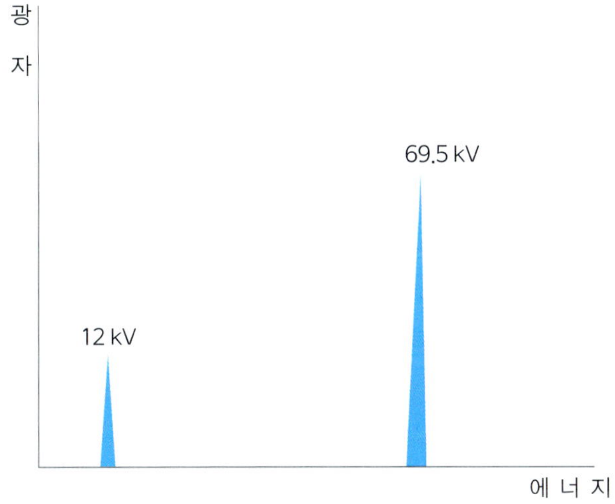

그림 1-4. 텅스텐 물질에서 일어나는 특성선의 에너지 분포

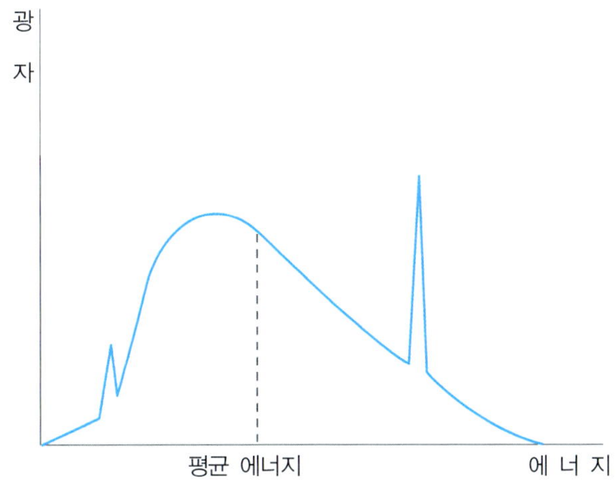

그림 1-5. 전형적인 진단용 X-선 스펙트럼 분포

- 에너지가 낮을 때와 높을 때 엑스-선의 발생은 적게 일어난다.
- 중간 정도의 에너지에서 엑스-선의 발생이 주로 일어난다.

1.5 _ 엑스-선의 감약

초점에서 발생한 엑스-선은 일정거리를 통과하는 동안에 다음과 같은 원인에 의해 강도가 감약된다.

- 거리 역자승 법칙에 의한 감약
- 물질 내의 흡수에 의한 감약
- 물질 내의 산란에 의한 감약

물질 내의 흡수와 산란에 의한 감약은 물질을 구성하고 있는 원자와 엑스-선과의 상호작용에 의해서 일어난다.

1.6 _ 엑스-선 영상에 영향을 주는 6가지 요소

- 전기적 변화 인자(Electric variables)
- 기하학적 변화 인자(Geometrical variables)
- 피사체 상태(Patient status)
- 영상 수신계(Image recepter system)
- 영상처리 조건(Processing variables)
- 관찰 조건(Viewing conditions)

1.7 _ 참조할 내용

1) 엑스-선관의 주요 부분은 진공관, 가열된 필라멘트, 회전 양극이다. 엑스-선 발생은 필라멘트에서 방출된 고속의 열전자가 양극에 충돌할 때, 감속과 에너지 손실에 의해 발생한다.
2) 특성 엑스-선은 아주 적게 발생되며, 물질의 원자번호에 따라 다르다. 텅스텐의 경우 12 kV와 69.5 kV의 에너지에서 발생한다.
3) 촬영조건의 기본 요소는 관전압, 관전류, 조사시간, 촬영거리이다.

02 피사체 내에서의 엑스-선의 상호 작용

2.1 _ 광전 효과(Photoelectric effect)

에너지가 비교적 낮은 입사광자가 물질 내의 내각전자와 충돌하면 궤도전자가 원자에서 이탈하고 그 자리는 빈다. 빈자리는 바깥쪽 궤도전자가 채우게 된다. 즉 입사광자가 가진 에너지를 완전히 흡수하고 전자를 방출하는 현상이다.

K각(최내각) 전자의 결합에너지보다 높은 에너지를 가진 입사광자가 K각 전자들 중 하나와 충돌하여 궤도로부터 전자를 이탈시키고 입사광자는 모든 에너지를 이탈전자에 넘겨주고 자신은 소멸한다. 이때 이탈되는 K각 전자를 광전자라 하고, 튕겨나간 K각 전자 자리를 외곽전자가 채워주는 과정에서 남는 에너지만큼 방출하게 되는데, 이것이 특성 엑스선이다.

그림 1-7은 연부조직, 뼈, 아이오다인의 관전압 변화에 따른 광전 효과를 나타내고 있다. 40 kV에서 연부조직의 평균 원자번호는 7.4, 뼈의 평균 원자번호는 20으로, 뼈는 연부조직보다 광전 효과가 더 많이 일어난다. 관전압을 증가하면 광전 효과는 급속히 모든 조직에서 줄어든다. 따라서 광전 효과가 많이 일어날 경우 관전압이 낮고, 조직 원자번호가 높은 때이다. 그림 1-7은 이들 관계를 표시하고 있다.

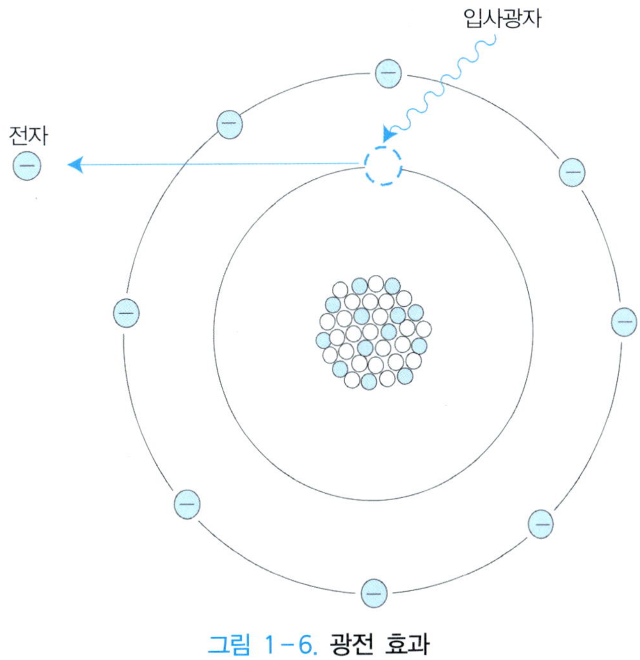

그림 1-6. 광전 효과

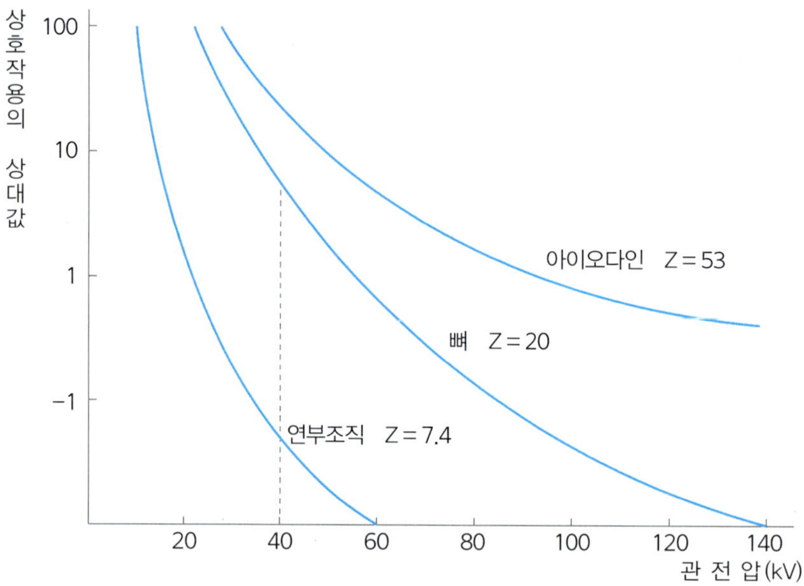

그림 1-7. **연부 조직, 뼈, 아이오다인의 관전압에 따른 광전 효과**

2.2 _ 콤프턴 산란

콤프턴 산란은 결합 에너지가 낮은 원자의 외각에서 일어난다. 에너지가 비교적 높은 입사광자가 물질 속을 통과할 때 물질을 구성하고 있는 원자의 궤도전자와 충돌한다. 궤도전자는 입사광자 에너지의 일부를 흡수하고 궤도를 이탈하는데 이 전자를 반도전자(recoil electron)이라 한다.

궤도전자를 이탈시킨 나머지 에너지는 약화된 상태로 방향을 바꾸어 방출된다. 이것을 산란선이라 하는데, 1차선과 방향이 다른 엑스-선을 말한다. 산란선의 99%는 콤프턴 작용에 의해 생기는 것이다(그림 1-8). 콤프턴 산란은 피사체에 조사되는 엑스-선의 에너지가 높아질수록 증가하며 산란선의 에너지도 증가한다.

영상판에 조사되는 투과 엑스-선(Remnant beam)의 1/5은 1차선 강도이고, 이것이 피사체 대조도를 형성한다. 투과 엑스-선의 3/4은 환자에서 발생된 산란선으로 구성된다.

산란선을 흡수하기 위해 격자를 사용하지만 도달된 모든 산란선을 흡수하지는 못한다. 관전압이 높거나 두꺼운 부위에 격자를 사용하지 않으면 산란선은 90% 이상 영상에 작용할 것이다. 산란선이 영상판에 도달되면 포그의 원인이 되어 영상의 대조도를 감소시키므로 광전 효과와는 반대의 영향을 주고 있다.

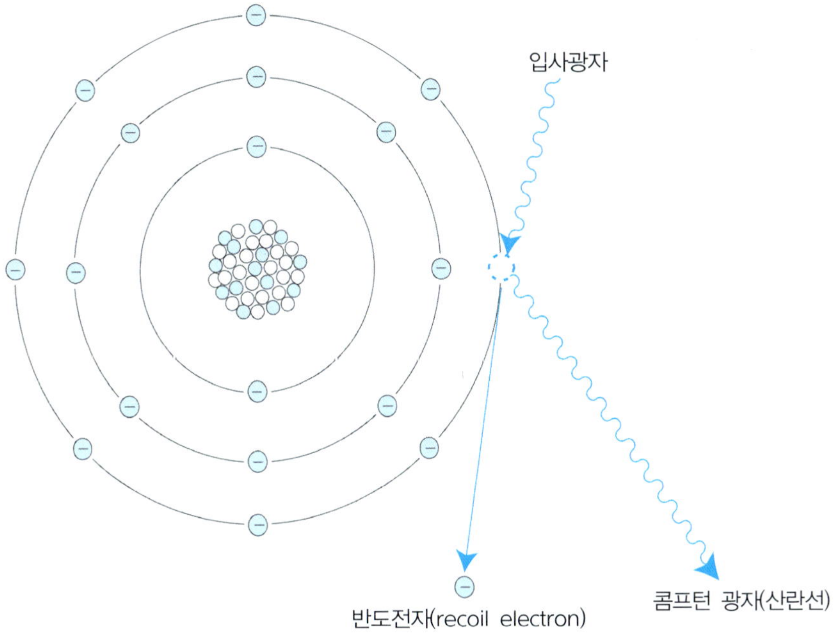

그림 1-8. **콤프턴 산란**

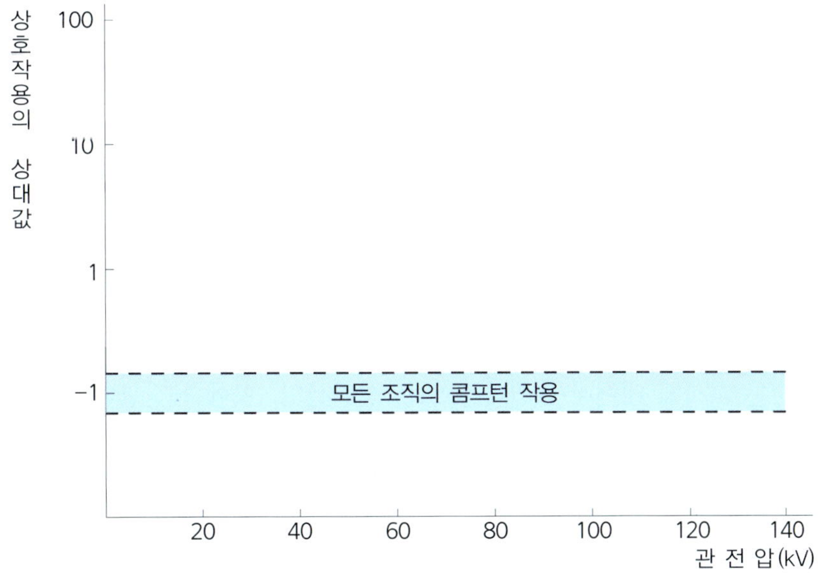

그림 1-9. **모든 조직에서 관전압에 따른 콤프턴 작용**

콤프턴 산란은 관전압이나 원자번호의 변화에 관계없이 거의 일정하게 일어난다. 원자번호의 변화는 외각전자에 많은 영향을 주지 않기 때문이다.

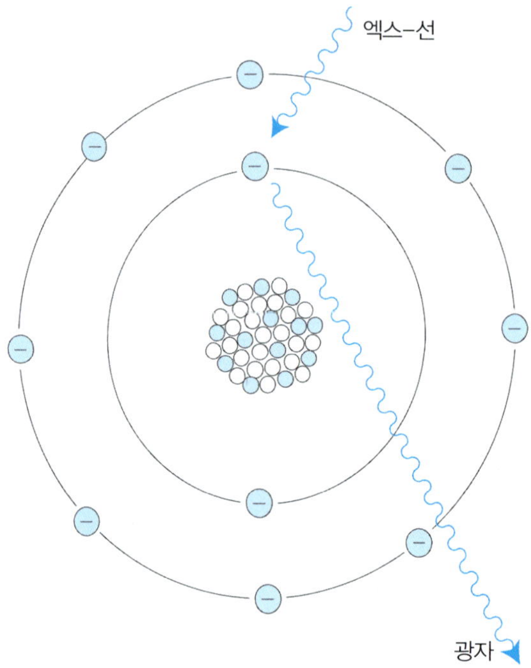

그림 1-10. **톰슨 효과**

2.3 _ 톰슨 효과(Thompson effect)

조사되는 엑스-선의 에너지가 궤도 전자의 결합 에너지보다 작을 때는 톰슨 작용이 일어난다. 궤도 전자는 입사되는 엑스-선의 에너지를 흡수하지만 결합 에너지가 크기 때문에 궤도 전자는 궤도를 이탈하지 않고, 여기상태(excited state)가 된 후 원래의 엑스-선을 산란선으로 방출한다. 이 산란선은 최초의 엑스-선보다 에너지 변화는 없지만 여러 방향의 산란선으로 방출된다(그림 1-10).

톰슨 산란의 총수는 피사체 내에서 일어나는 모든 산란선의 1%에 해당한다. 이 산란선은 에너지가 낮아 필름에 도달하는 양은 아주 적다. 따라서 톰슨 산란은 엑스-선 영상에 영향을 적게 미친다.

2.4 _ 상호작용 비율(Ratios of interaction)

영상의 대조도는 광전 효과와 콤프턴 효과의 상호작용 비율에 따라 달라진다. 예를 들면 콤프턴 효과보다 광전 효과가 더 많이 일어난다면 영상의 대조도는 높아진다. 광전 효과보다 콤프턴 효과가 더 많이 일어나면 산란 엑스-선에 의해 영상은 포그가 생기고,

대조도는 저하될 것이다. 따라서 광전 효과는 영상의 대조도를 높게 하지만, 콤프턴 산란은 영상의 대조도를 저해하고 있다. 두 가지 효과는 영상의 대조도를 논의할 때 필연적으로 고려해야 한다.

$$대조도 = \frac{광전\ 효과(PE)}{콤프턴\ 산란(C)}$$

- 광전 효과와 콤프턴 산란의 비(PE/C)가 크면 대조도는 높다. 결국 광전 효과와 콤프턴 산란의 비는 영상의 상대적 포그의 총수로 나타낼 수가 있다.
- 광전 효과와 콤프턴 산란이 같은 비율로 증가했을 때에는 영상의 가시적 대조도는 변하지 않을 것이다. 또한 PE/C가 변하지 않았을 때에도 대조도는 변하지 않는다.

예제 1

광전 효과와 콤프턴 산란의 비(PE/C)가 1/1로 시작했다고 가정했을 때, 어떤 변화에 의해 PE/C가 3/1로 되었다면 3은 1보다 크게 된 것이고, 이것은 대조도가 증가하게 됨을 나타내고 있는 것이다. 광전 효과와 콤프턴 산란의 비(PE/C)가 1/2이면 대조도는 감소하는 것이고, 2/2이면 대조도는 변화가 없는 것이다.

그림 1-11은 원자번호와 관전압 변화에 따라 광전 효과와 콤프턴 산란의 비가 달라지는 것을 나타낸 그래프이다. 이 그래프는 그림 1-7과 1-9의 두 그래프를 결합하여 나타내었다.

1) 콤프턴 산란의 발생은 뼈를 포함한 모든 조직에서 동일하다. 이것은 모든 조직에서 포그의 영향을 쉽게 받을 수 있다는 것이다. 즉, 뼈에서도 연부조직처럼 영상에 포그를 만드는 원인이 될 것이다. 그러나 같은 관전압에서 뼈는 연부조직보다 광전 효과에 의해 많은 양의 엑스-선을 흡수하기 때문에 뼈와 연부조직 사이에 높은 대조도가 생긴다.
2) Iodine(Z = 53), Barium(Z = 56)처럼 원자번호가 높은 조영제를 사용했을 때 광전 효과의 영향을 크게 받는다.
3) 연부조직 내에서 관전압을 40 kV에서 80 kV로 증가시키면 광전 효과가 일어나지 않는다. 60 kV 이상의 연부조직에서 일어나는 모든 효과는 콤프턴 산란이다. 따라서

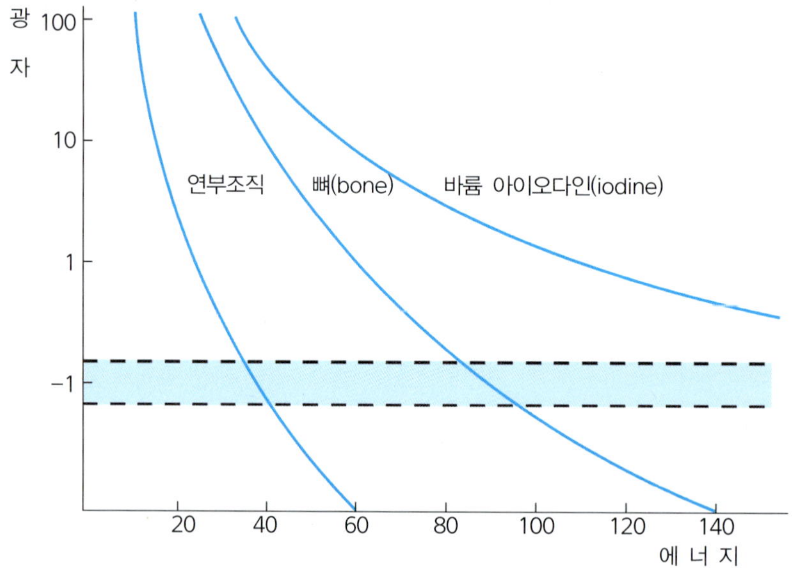

그림 1-11. **광전 효과와 콤프턴 효과를 결합한 그래프**

60 kV 이상에서 C/PE는 100/0이다.

4) 뼈 조직에서 일어나는 광전 효과는 관전압 80 kV에서 많이 떨어지고 있으나, 콤프턴 산란보다는 약간 더 발생한다. 80 kV에서의 C/PE는 약 40/60 정도로써 연부조직과 차이가 나고 있다. 이것은 뼈조직에서 일어나는 산란선에 의한 포그 현상이 연부 조직보다 적다는 것을 의미한다.
5) 뼈조직은 영상에서 잘 보이는데, 이것은 뼈조직 내에서 산란선 발생이 아주 적어서가 아니라, 뼈조직의 영상을 만드는데 기여하는 산란선의 비율이 아주 낮기 때문이다. 결국 엑스-선의 총 흡수 비율이 높기 때문이다.
6) 연부조직처럼 뼈조직에서도 산란선은 많이 생긴다. 그러나 뼈조직이 연부조직보다 광전 효과가 더 많이 발생한다면 뼈조직이 연부조직보다 잘 보일 것이다. 그림 1-11에서와 같이 뼈조직에서의 대조도는 40 kV보다 80 kV에서 낮을 것이다.
7) 그림 1-11에서 광전 효과와 콤프턴 산란이 만나는 지점의 관전압에서 대부분 산란선에 의한 포그가 기록된다. 산란선 발생이 더 많이 일어날 때는 뼈조직은 약 90 kV 이상, 연부조직은 40 kV 정도이다. 위장 촬영에서 바륨(barium sulfate)은 위장에 있게 되므로 매우 높은 관전압을 사용해야 한다. 이 경우 120 kV를 사용하면 뼈조직 내에서의 광전 효과는 거의 일어나지 않고 산란선 발생이 영향을 미친다.
8) 그래프에서 보여주는 아이오다인과 비슷한 바륨은 높은 관전압에서 콤프턴 산란보다

는 광전 효과가 약 두 배 높게 나타난다. 동일 관전압에서 연부조직에 대해 바륨은 높은 대조도를 나타내는 반면 뼈조직은 대조도가 낮다. 그러므로 상부 소화부에 고관전압을 사용하여 바륨을 투과시키는 촬영에서 뼈조직은 매우 농도가 흐리게 나타날 것이다.

2.5 _ 인체 조직(Tissue)

1) 조직 밀도(Tissue density)와 원자번호

인체조직의 세 가지형은 연부조직(muscle과 glands), 지방, 가스이다. 조직의 종류에 따라 엑스-선의 흡수차가 생기는 것을 피사체 대조도라 한다. 피사체 대조도는 조직이 가지고 있는 밀도와 원자번호의 차이에 의해 생긴다.

- 피사체의 밀도(physical density)는 입방 cm당 gram으로, 주어진 공간 체적 내에 구성되어 있는 physical mass의 총량으로 나타낸다. 높은 조직 밀도는 주어진 공간에 더 많은 원자와 분자가 있게 된다. 단순히 한 조직이 엑스-선을 많이 흡수하면 투과선량은 적어 영상판에 조사가 적게 된다. 그러나 조직 사이에 밀도 차이가 있다면 대조도는 두 조직 사이에서 일어난다.
- 엑스-선 영상에 대조도를 형성하기 위한 조직 밀도의 변화는 폐의 공기와 연부조직의 관계처럼 밀도가 매우 틀려 농도의 차가 아주 커야 한다. 연부조직은 지방이나 가스보다 엑스-선을 더 많이 흡수한다. 따라서 필름에 나타나는 농도에서 지방은 연부조직보다 더 검고, 가스는 가장 검게 된다.
- 예를 들면, 폐의 공기는 가스이므로 액체와 등가인 연부조직(soft tissue)에 비해 낮은 밀도를 갖게 된다. 연부조직과 공기 밀도비는 1,000 : 1이다. 가시적 영상의 대조도면에서 연부조직은 공기보다 엑스-선을 1,000배 더 흡수한다.
- 원자번호의 차이는 엑스-선 영상 대조도에 커다란 영향을 미치고 있다. 뼈, 금속체, 조영제(contrast agents)의 원자번호는 연부조직과 다르기 때문에 엑스-선상에 희게 나타나게 된다.

2) 엑스-선의 강도(intensity)

관전류, 조사시간, 촬영거리가 변화하면 영상판에 도달하는 엑스-선(remnant X-ray)의 강도는 달라진다.

- 엑스-선의 강도를 반으로 줄이면 피사체 내에서의 광전 효과는 1/2, 콤프턴 산란은 1/2로 된다.
- 강도를 두 배로 하면 광전 효과, 콤프턴 산란도 두 배가 될 것이다. 즉, 강도가 변화하면 그에 따라 콤프턴 산란과 광전 효과도 같이 변한다는 것이다.
- 광전 효과와 콤프턴 산란이 변하지 않으면 엑스-선 사진상의 대조도는 변함이 없다.

엑스-서 에너지의 변화는 1차적으로 관전압에 의해 제어되므로, PE/C의 비율에 많은 영향을 준다. 그러므로 관전압은 엑스-선상의 대조도 변화에 가장 큰 요인이 된다.

2.6 _ 요약(Summary)

1) 광전 효과는 입사 엑스-선 에너지를 모두 흡수하고, 영상의 대조도를 형성해 준다.
2) 산란선은 2차 엑스-선으로 1차선의 방향과는 다른 방향으로 산란된다. 이러한 산란선은 콤프턴 산란과 톰슨 효과로부터 발생한다.
3) 영상판에 도달하는 산란선의 99% 이상이 콤프턴 산란에 의한 것으로 엑스-선 영상에 포그를 만드는 원인이 되므로 되도록 제거하여야 한다.
4) 영상의 대조도는 광전 효과와 콤프턴 산란의 상호작용 비율에 따라 달라진다.
5) 관전압이 증가하면 인체 조직에서 일어나는 광전 현상은 급속도로 감소하지만, 콤프턴 산란은 서서히 증가한다. 광전흡수 현상이 감소하는 것은 엑스-선 영상의 대조도가 떨어지는 것을 의미한다. 즉, C/PE의 값이 높아진다.
6) 원자번호가 높은 양성 조영제를 사용하면 광전 현상은 급격히 증가하지만 콤프턴 산란은 거의 같은 수준으로 발생하기 때문에 엑스-선 영상은 대조도가 높아진다. 즉, PE/C가 높아진다.
7) 엑스-선 강도와 조직 밀도(tissue density)가 달라진다고 해서 C/PE의 비가 달라지는 것은 아니다. 즉, 콤프턴 산란과 광전 효과 발생은 같은 비율로 변화된다.
8) 연부조직을 배경으로 한 피사체 대조도는 원자번호가 높은 금속, 조용제, 뼈조직에 의해서 만들어진다. 폐 속의 공기와 같은 가스와 지방 조직은 밀도가 다르기 때문에 피사체 대조도가 생성된다.
9) PE/C의 비가 높으면 엑스-선 영상은 높은 대조도를 나타내지만, C/PE의 비가 높으면 영상은 포그가 많이 나타나 대조도가 낮아진다.

03 영상의 형성 과정

엑스-선이 인체에 조사되면 어떤 곳은 흡수되고, 어떤 곳은 산란되며 어떤 곳은 상호작용을 일으키지 않고 통과하는 형태로 산란과 흡수를 반복하는 정도에 따라 강도(intensity)에 차이가 생긴다. 이것이 기록계에 도달하면 그 강도 차이에 따라 엑스-선 영상이 만들이진다.

엑스-선 영상이 성립되는 과정은 다음과 같은 단계가 필요하다.

① 엑스-선 발생
② 엑스-선 감약
③ 영상 형선

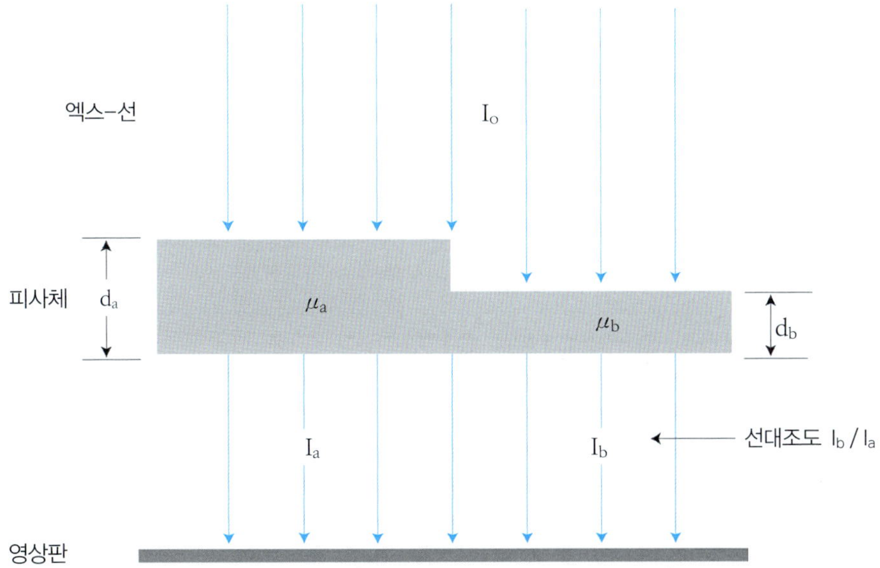

$I_a = I_o e^{-\mu d}$ $I_b = I_o e^{-\mu d}$

$I_a / I_b = e^{(\mu_a d_a - \mu_b d_b)}$

그림 1-12. 엑스-선 영상의 성립

인체를 구성하고 있는 뼈, 근육, 지방, 공기 등의 원자구성에 따라 각기 다른 흡수나 산란이 일어나게 되는데 엑스-선의 에너지가 낮으면 구성원자로부터 흡수가 많이 일어나고, 산란은 적게 된다. 그러나 에너지가 높으면 조직별 흡수차는 적어지고 산란은 많아진다.

흡수 차이는 다음과 같은 요소에 따라 다르다.

- 흡수물질 측에 관예되는 유수 : 원자번호(Z), 밀도(ρ), 두께(d)이며,
- 엑스-선측에 관계되는 요소로는 파장(λ)이다.

즉, 원자번호(Z)가 클수록, 밀도(ρ)가 높을수록, 두께(d)가 두꺼울수록, 파장(λ)이 길수록 흡수는 많아진다.

표 1-1. 각 조직의 엑스-선 흡수치

조 직	상대적 흡수치(평균)
공 기	1
지 방	500
폐	850
물	1,000
근 육	1,000
뼈	5,000

04 영상 형성에 관계되는 인자

엑스-선 영상의 화질 요소인 농도, 대조도, 선예도와 연관되는 모든 인자는 엑스-선 영상을 형성하는데 관계한다.

인체를 투과한 엑스-선이 형광물질에 조사되면 여기로 인한 형광이 발생되며, 그 감약의 정도에 따라 흑화도가 형성되는데 이것을 일반적으로 농도라 하며 그 감약차이에 따라

대조도가 형성된다. 이러한 과정을 통해 영상은 형성되나 이 때 필연적으로 동반되는 것이 물체에서 발생되는 산란선이다. 산란선은 방향이 없고 영상에 균일하게 흡수되므로 영상을 형성하는데 있어 농도를 증가시킴과 동시에 대조도와 선예도를 저하시킨다.

영상형성에 관계되는 인자

- 관전압(X-ray tube voltage)
- 관전류(X-ray tube current)
- 조사시간(exposure time)
- 초점-영상판간 거리(focus-film distance)
- 엑스-선 영상판의 종류
- 증감지의 유무와 그 종류
- 산란선의 제거 용구의 종류와 그 방법
- 엑스-선 발생장치의 정류방법 및 그 용량
- 피사체의 체위와 두께 및 엑스-선의 입사방향
- 여과
- 카세트
- Collimator

표 1-2. 관계인자와 화질 영향

관계인자	Contrast	Resolution	Quantum mottle
관전압(kV)	**	○	*
증 감 지	*	**	**
필 름	**	*	**
산 란 선	**	○	○
조사시간	○	**	○
FFD/초점크기	○	**	○

** : 영향이 매우 큼, * : 보통의 영향, ○ : 아주 적거나 전혀 영향이 없음

4.1 _ 관전압

엑스-선관에서 발생된 선량의 약 75~80%가 피사체 내에서 감약되므로 피사체를 투과한 선량은 약 20%(약 1/5)밖에는 안 된다. 120 kV와 같은 고관전압을 사용하면 조직 투과력이 커서 피사체를 투과한 선량(remnant beam)이 증가하고 그에 따라 필름에 도달되는 선량이 많아진다. 따라서 사진 농도의 흰 부분은 없어지고, 회색 음영 단계가 많아지면서 대조도가 감소한다.

따라서 관전압의 변화는 투과력의 변화로 이어지고 그에 따라 그레이 스케일에 영향을 주므로, 영상의 대조도 변화를 가져온다.

관전압은 영상의 가시적 기능 전체에 영향을 준다. 관전압이 증가하면 영상의 농도와 양자반점(quantum mottle)이 증가하고, 대조도가 감소한다. 그러나 기하학적 인자인 확대, 왜곡에 따른 선예도와는 관계가 없다.

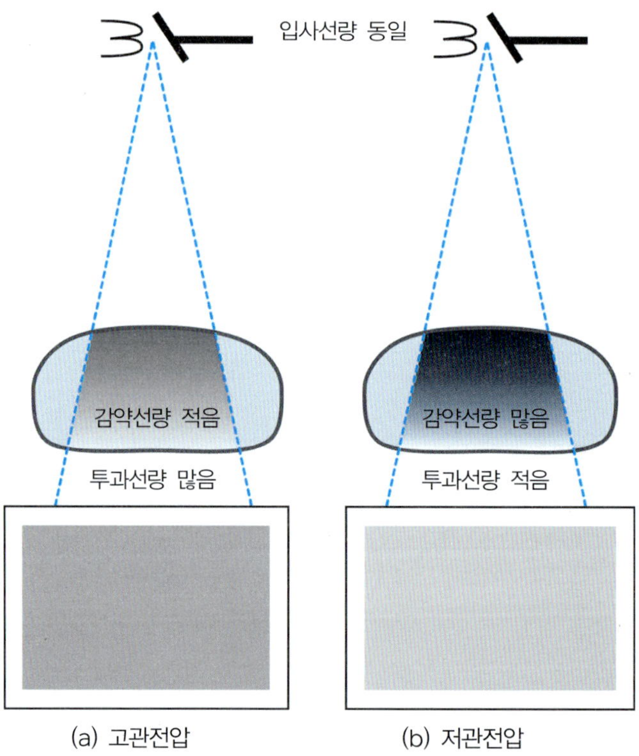

그림 1-13. 관전압 변화에 따른 피사체 투과선량

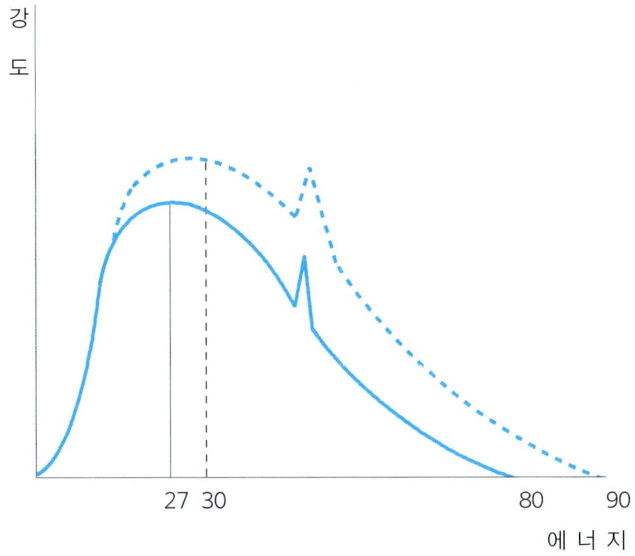

그림 1-14. 관전압의 증가에 따른 엑스-선 스펙트럼의 변화

4.1.1 관전압 변화에 따른 엑스-선 에너지 분포

전형적인 엑스-선 장치에서 관전압 제어기는 피크치를 읽는다. 그림 1-14의 관전압 변화에 따른 엑스-선 스펙트럼을 보면 관전압 80 kV에서 엑스-선 강도가 최대로 되는 광자 에너지는 27 keV가 된다. 관전압을 90 kV로 증가하면 강도가 최대로 되는 에너지는 30 keV로 된다. 따라서 관전압이 증가하면 평균에너지와 강도가 증가한다. 즉, 관전압이 증가하면 발생되는 엑스-선의 질(quality)과 양(quantity)이 증가한다.

그림 1-14에서처럼 엑스-선 스펙트럼은 낮은 에너지에서 높은 에너지까지 분포되어 있으며, 낮은 에너지 부분은 여과(filtration)에 의해 제로 상태(zero level)가 된다. 관전압이 변화해도 스펙트럼 형태는 변하지 않는다.

4.1.2 투과력과 회색 음영

관전압의 가장 중요한 기능은 엑스-선이 피사체 조직을 투과하는 능력이다. 서로 다른 형태의 조직을 투과하고 그 차이에 따라 엑스-선 사진상에 농도를 만들어 준다. 여러 가지 종류의 조직이 영상에 기록되기 위해서는 약간씩 다른 회색 음영이 있어야 한다. 투과력이 증가하면 약간씩 다른 회색 음영이 많아지고, 그레이 스케일이 증가하는 것이다. 투과력은 엑스-선 영상의 회색 음영을 제어하는 1차적 요소이다.

일반적으로 저관전압 검사에서는 대조도가 높고, 진단 가능역이 좁아지는 short scale contrast를 나타내며, 반대로 고관전압 촬영에서는 대조도는 저하되나, 진단 가능역이 넓어지는 long scale contrast를 나타낸다. 여기서 short scale contrast라 함은 피사체 대조도가 높아지며 흑·백 사이의 회색음영 단계가 적어지는 것을 의미이며, long scale contrast이라 함은 피사체 대조도가 낮아지며 회색음영 단계가 많아지는 것을 의미한다.

그레이 스케일은 대조도와 반대의 개념으로 그레이 스케일이 증가될 때 한 단계의 음영에서 다음 단계의 음영차이는 적어진다. 그러므로 대조도는 감소한다. 정량적으로 그레이 스케일이 증가된 영상(long gray scale)은 short scale 영상보다 더 많은 정보량을 가진다.

관정압 변화에 따른 그레이스케일

(1) 저관전압 : 투과력이 약한 저관전압이라면 모든 조직은 엑스-선 영상에 하얗게 나타난다. 관전압이 증가하면, 낮은 원자번호를 가진 조직은 회색 음영으로 기록되고, 높은 원자번호를 가진 뼈, 바륨, iodine은 여전히 하얗게 나타난다. 단지 몇 개의 다른 회색 음영을 가진 그레이 스케일은 형성되나 그 단계는 너무 적다.

(2) 중관전압 : 점차적으로 관전압을 높이면 뼈조직은 여전히 흰색 음영인 반면에 다른 조직은 중간 정도의 회색이나 검은 음영으로 나타날 것이다.

(3) 고관전압 : 가장 높은 관전압을 사용하면 바륨과 iodine을 투과하여 뼈와 차이가 나는 밝은 회색음영으로 기록될 것이다. 관전압이 증가하면 조직을 투과하는 선량은 점점 더 많아져 필름에 회색 음영단계(그레이 스케일)가 증가될 것이다.

4.1.3 대조도 생성

피사체 대조도(subject contrast)란 피사체를 투과한 후의 피사체 내 조성물질의 감약차에 따른 엑스-선 강도변화로 엑스-선 영상 생성에 무엇보다도 중요하다.

1) 피사체 대조도 생성에 방해되는 이유는 다음과 같다.

- 피사체를 통과하는 투과 엑스-선이 부족하면 영상의 농도는 나타나지 않는다. 두 조직 사이의 투과 부족 현상으로 두 부분의 농도 차이가 구별되지 않을 것이다.
- 피사체 내에서의 산란 작용에 의해 엑스-선의 강도가 엇갈리게 되면, 조직을 투과한 엑스-선의 방향이 변화되어 영상 농도의 구별이 어려워진다.

• 선량을 너무 높게(overexposure) 조사하면 필름에 검게 나타나기 때문에 조직 구별이 어려워진다.

2) 고관전압을 사용하면 대조도가 낮은 이유

(1) 뼈, 근육(물), 지방, 공기와 같은 조직을 투과하는 1차선이 증가하여 영상의 회색 음영 단계(gray scale)가 많아진다.
(2) 광전 효과는 급속히 감소하고, C/PE의 비가 증가하여 사진상의 산란선에 의한 포그가 많아진다.
(3) 콤프턴 산란에 의해 발생하는 산란선의 에너지는 더욱 강해져 전방으로 향하는 양이 많아진다. 따라서 영상판에 도달하는 산란선의 양은 증가하게 된다.

3) 노광 관용도

필름 특성곡선에서 직선부분의 입력범위를 관용도(latitude)라 하고, 그 기울기(tan θ)를 감마라고 한다. 진단에 유효한 사진 농도 범위인 최대와 최소 사이의 노광 영역을 의미한다. 이러한 노광 관용도는 관전압을 변화시킴으로써 조절한다. 노광 관용도는 대조도와 밀접한 관계가 있다.

• 넓은 노광 관용도 : 높은 관전압을 사용하면 노광 관용도는 넓어진다. 그것은 mAs의 사용 범위를 넓게 할 수 있는 것을 말한다.
• 좁은 노광 관용도 : 낮은 관전압을 사용하면 노광 관용도는 좁아진다.

4.1.4 고관전압의 특성

(1) 저관전압에서 뼈와 중복되어 있는 연부조직의 기록능력은 저하되는 경향이 있다. 그러나 고관전압 촬영술은 뼈를 완전히 투과하여 저관전압에서 볼 수 없는 연부조직의 미세부를 나타낸다. 따라서 투과력의 증가는 미세부의 기록 능력이 좋아진다.
(2) 영상의 선예도를 높이기 위해서는 소초점에 의한 단시간 조사로서 얻을 수 있다.
(3) 환자의 피폭선량은 관전압을 증가시킴으로써 감소시킬 수 있다. 이는 저관전압보다 피사체에서의 흡수가 적고, 더 많은 투과선량이 필름에 도달되므로 조사선량을 줄일 수 있다.
(4) 관전압을 증가하면 노광 관용도가 증가한다. 이는 완전한 투과에 의해 피사체 조직

의 흡수차가 작아지기 때문이다.

(5) 경제적 측면에서 고관전압의 사용은 엑스-선관의 수명을 연장시킨다.

4.1.5 산란선과 포그(Fog)

(1) 산란선 : 광전 현상이 적게 발생하는 고에너지 엑스-선은 콤프턴 산란에 의해 산란선이 발생하게 된다. 엑스-선 영상에 도달하는 산란선의 99% 이상이 콤프턴 산란에 의한 것이다. 피사체에서 발생하여 엑스-선 필름에 도달하는 산란선의 총량은 관전압이 높아질수록 점점 증가하게 된다. 산란선이 필름에 도달하면 포그의 원인이 되어 대조도를 감소시킨다.

(2) 포그 : 엑스선 필름 영상에만 나타나는 현상으로 필름에 노광을 하지 않아도 현상처리 후 약간의 농도가 생기는 것을 말한다. 포그는 영상의 밝은 부분을 상대적으로 검게 만들어 엑스-선 영상의 가시도를 저하시키므로 선예도와 대조도를 감소시킨다. 특성곡선에서 포그를 구할 경우 족부의 저농도 부분이 평행으로 되는 부분이다.

(a) (b) (c)

(a) blurring과 fog가 없는 상태
(b) blurring은 생겼으나 fog는 없는 상태
(c) fog에 의해 대조도가 낮아진 상태. blurring은 없다.

그림 1-15. Blurring과 Fog의 비교

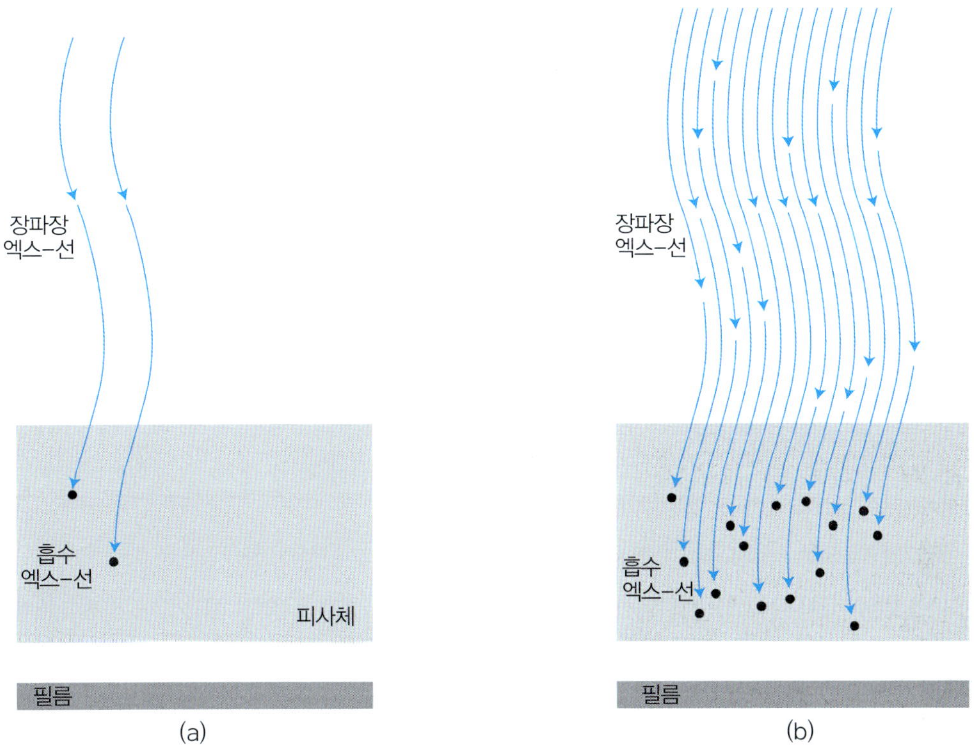

그림 1-16. **장파장 엑스-선이 필름농도에 미치는 영향**

4.1.6 최소의 관진압

최소의 관전압이란 관심있는 모든 조직을 투과할 수 있는 관전압 범위를 의미한다. 정류 방식, 수광체의 종류, 피사체 크기에 따라 변하는 것은 아니며 피사체 내의 조직 형태에 따른 상대적 비율에 따르는 것이다. 최소의 관전압을 선택하는 방법은 여러 가지가 있으나, caliper stick으로 피사체 두께를 측정하여 설정할 수 있다.

- 삼상장치 : cm 두께 × 2 + 25
- 단상장치 : cm 두께 × 2 + 30

예를 들면 두께가 14 cm인 무릎을 검사할 경우

- 삼상장치 : 14 × 2 + 25 = 53 kV
- 단상장치 : 14 × 2 + 30 = 58 kV

이 법칙은 가슴촬영에는 적용하지 않는다. 왜냐하면 가슴은 밀도가 낮고 고관전압을 주어야 하기 때문이다. 또한 설정된 최소 관전압보다 더 증가할 수는 있으나 감소할 수는 없다. 감소할 경우 엑스선관에서 발생되는 선량의 75~80%가 피사체 내에서 감약이 되기 때문에 그에 따른 투과가 적어진다.

4.1.7 관전압의 15% 법칙

관전압과 농도의 관계는 선형 관계가 아니다. 이러한 관계를 설명하는 많은 물리학 책에는 관전압 자승법칙(kVp-squared rule)을 사용하고 있다. 그러나 이 법칙은 엑스-선 에너지의 변화를 고려하지 않았기 때문에 필름 농도에 적용하지 않는다. 예를 들어, 50 kV에서 60 kV로 관전압을 변화시키면 $60^2/50^2 = 3{,}600/2{,}500 = 1.44$배로 선량이 증가한다. 즉, 관전압을 60 kV로 변화시키면 필름 농도가 44% 증가한다는 이론이다.

15% 법칙은 방사선사가 관전압 변화에 따른 필름 농도를 예측할 때 가장 적절히 사용할 수 있는 법칙이다. 15% 법칙의 원리란 관전압의 증가는 엑스-선 출력 선량과 엑스-선 에너지 증가의 결과로 작용한다는 것이다.

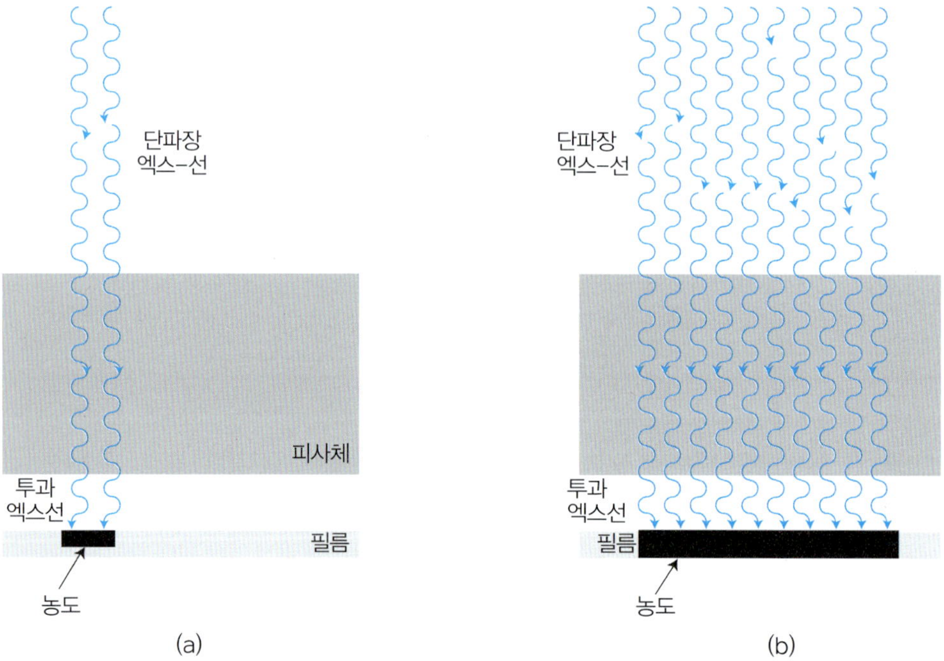

그림 1-17. 단파장 엑스-선이 필름농도에 미치는 영향

관전압을 15% 변화시키면 농도의 변화가 두 가지 형태로 된다.
- 관전압을 15% 증가하면 : 사진 농도는 약 두 배가 된다.
- 관전압을 15% 감소하면 : 사진 농도는 약 반으로 감소한다.

표 1-3. **15% 적용 예(같은 농도를 나타낼 2개의 동등한 조건)**

A	B	C
60 mAs, 40 kV	25 mAs, 92 kV	15 mAs, 110 kV
30 mAs, 46 kV	50 mAs, 80 kV	7 mAs, 126 kV

4.1.8 가시 농도 변화(Visible Density Change)와 화질

농도를 제어하는 방법으로 관전압을 조절하는 것은 바람직하지 않으나 약간의 농도 변화를 위해 관전압을 사용할 수도 있다. 관전압 선택에 따른 적절한 대조도가 이루어졌을 때, 관전류량(mAs)으로 피사체 두께차에 따른 농도 조절을 해야 한다. 최적의 관전압은 대조도와 투과도를 적절하게 조절해 준다.

농도의 변화를 30% 이하로 변화시키면 인간의 눈은 영상의 농도 차이를 감지하기 어렵다. 관전압의 15% 범치에서 관전압의 15% 증가로 농도가 100% 증가했다면, 15%의 1/3인 5%의 관전압의 증가는 30%의 농도를 증가시킨다. 이것은 5%의 관전압 변화가 사진 농도를 가시적으로 변화시키는데 필요한 최소값이라는 것을 알아야 한다. 따라서 장치에서 허용하는 저에너지 범위(50~80 kV)에서는 적어도 4 kV를 변화시켜야 농도의 변화를 줄 수 있고, 80 kV 이상에서는 그 이상의 관전압 변화가 요구된다.

4.1.9 요약(Summary)

1) 관전압은 피사체를 투과시키는 직접적 인자이다. 관전압이 증가하면 피사체를 투과하는 선량이 증가하고, 이러한 투과선량이 영상 형성에 필수적인 역할을 해준다.
2) 관전류량(mAs)은 피사체를 투과시키는 직접적 인자는 아니다.
3) 관전압은 영상의 대조도와 그레이 스케일을 제어하는 1차적 인자이다. 관전압이 높으면 필름에 나타내기 위한 해부학적 구조를 더 많이 투과시킨다. 따라서 그레이 스케일은 더 넓어지고, 조사되지 않는 해부학적 구조는 적어진다.

4) 관전압을 증가하면 산란선 증가에 의한 영상의 노이즈가 발생한다. 산란선은 필름에 유용하지 않는 농도로써 영상의 포그가 이루어진다.
5) 농도의 변화는 관전압에 의해 일어날 수 있지만 농도를 조절하기 위해 관전압을 변화시키는 것은 좋은 방법이 아니다. 관전류량(mAs)의 조절에 의해 보상되어야 한다.
6) 관전압의 15% 법칙은 처음 영상이 가진 농도를 1/2로 줄일 수 있거나, 2배로 증가시킬 수 있다.
7) 관전압의 5%(보통 관전압 범위에서 4~6 kV) 변화는 가시적 농도를 변화시킨다.
8) 최소의 관전압은 뼈, 공기, 연부조직을 충분히 투과할 수 있는 관전압 범위를 말한다.
9) 관전압은 확대, 왜곡과 같은 기하학적 인자와 관계가 없기 때문에 선예도에 영향을 주지 않는다.

4.2 _ 관전류-조사시간

관전류(mA)는 엑스-선관의 양단에 흐르는 전류의 양을 가리키며, 초당 흐르는 전자의 수를 제어한다. 엑스-선관 필라멘트 가열전압을 높게 하면 필라멘트에서 열이 많이 발생하여 열 전자수가 증가하고, 관전류(mA)가 커지게 된다. 조사시간(sec)은 관전류가 흐르는 시간으로, 단위는 초(seconds)를 쓴다. 따라서 mAs(milliampere-seconds)는 관전류(mA)와 조사시간(sec)을 곱한 것으로 선량을 나타낸다. 전체 엑스-선량의 강도(intensity)는 관전류량(mAs)에 의해 좌우되며, 엑스-선 사진의 농도는 사용하는 mAs에 직접적으로 비례한다.

4.2.1 엑스-선 스펙트럼의 영향

그림 1-18은 관전류와 조사시간 변화에 따른 엑스-선 빔의 스펙트럼을 보여 주고 있다. 엑스-선 빔의 스펙트럼은 각 에너지 레벨에서 발생되는 엑스-선의 수를 그림으로 그린 것이다. 실선은 원래의 엑스-선 빔의 강도를 나타낸 것이고, 점선은 mAs를 두 배로 했을 때의 강도의 변화를 나타낸 것이다. 각 에너지 레벨에서 같은 비율로 강도(intensity)가 변화하고 있으나 최대, 최소, 평균 에너지에는 영향을 미치지 않는 것을 알 수 있다.

관전류가 두 배로 되면 같은 조사시간 중에 두 배의 엑스-선이 발생한다. 관전류가 변하지 않고 조사시간이 두 배로 길다면 총 조사선량 또한 두 배가 될 것이다. 이 두 경우에 엑스-선 빔 스펙트럼 곡선의 최고치는 그림에서처럼 두 배가 될 것이다. 점선 밑의 면적

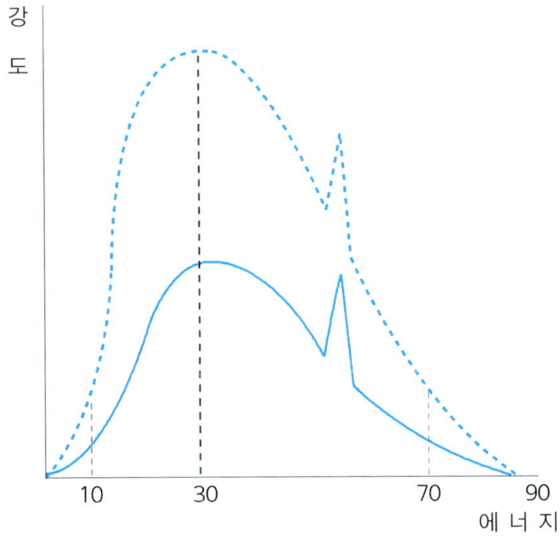

그림 1-18. **관전류량(mAs)을 변화시켰을 때의 스펙트럼 분포**

은 엑스-선 발생의 총량을 나타내며, 이 면적은 실선의 두 배가 된다.

관전류량이 두 배이면 각 에너지에서의 엑스-선량도 2배가 될 것이다. 즉, 10 kV, 30 kV, 70 kV에서의 점선은 실선에 대해 두 배의 엑스-선이 발생되고 있다. 이것은 엑스-선빔에너지의 최대, 최소, 평균 에너지는 변하지 않음을 의미하고 있다. 실선의 평균 에너지는 30 kV이며, 점선과 같이 빔의 강도를 2배로 했을 때의 평균 에너지도 30 kV이다. 결국 엑스-선량은 증가되나 선질, 투과력은 변하지 않는다는 것을 의미한다.

4.2.2 상반 법칙(reciprocity law)

상반법칙이란 1875년에 Bunsen과 Roscoe에 의해 발표된 "빛에 의한 사진 유제의 작용은 빛의 강도(I)와 조사 시간(t)으로 결정된다."는 이론이다.

즉, 관전압과 mAs를 고정하고, mA와 sec를 변화시켜 조사하면 엑스선량이 같아야 한다는 것이다.

엑스-선 사진에서 증감지를 사용한 필름에 엑스-선을 조사하면, 적은 양의 엑스-선과 증감지에 의한 형광에 의해서 이러한 현상이 일어난다. 그러나 매우 짧은 조사시간과 고관전류 또는 매우 긴 조사시간과 저관전류를 사용했을 때 비록 필름에 조사되는 엑스-선량이 같다하더라도 이 법칙은 성립되지 않는다. 따라서 이러한 상반법칙 불궤 현상으로 인해 일상적인 촬영 업무에서 극히 짧거나 긴 노출시간은 피한다.

4.2.3 관전류-조사시간과 농도

관전류(mA)-조사시간(sec)은 mAs로 표시되며 영상 농도에 직접적인 영향을 미친다. 관전류를 두 배로 하거나, 조사시간을 두 배로 하면 필름에 주어지는 농도도 두 배가 될 것이다. 엑스-선 사진의 농도는 관전류량(mAs)의 총량에 비례하므로 관전류를 두 배로 늘리면 조사시간은 1/2로 줄여야 같은 농도를 유지할 수 있다.

우리 눈이 시각적인 사진 농도차를 감지하기 위해서는 mAs의 변화량을 30% 이상 증감해야 한다. 이 때 사진 농도는 약간 검게 되었다고 느낀다. 사진상의 농도 변화를 확실히 감지하기 위해서는 mAs를 50% 이상 증감해야 한다.

4.2.4 노출 부족과 양자반점(quantum mottle)

엑스-선 사진은 낟알 모양의 입자가 모여 형성된다. 이것은 선속 내의 광자(phonton)나 양자(quanta)가 반점의 형태로 필름상에 보여진 것이다. 이 반점을 양자반점(quantum mottle)이라고 한다.

낮에 소나기가 오면 우리는 인도에 빗자국을 볼 수 있다. 같은 면적에 내리는 빗자국을 센다면 그 빗자국은 고르게 분포되지 않음을 알 수 있을 것이다. 어느 한 부분은 다른 부분보다 더 많이 내린 곳도 있고, 적게 내린 곳도 있을 것이다. 비의 양이 많아져도 빗방울의 불균등성은 계속 될 것이다. 그러나 빗자국 사이에 마른 부분이 없고, 비로 완전히 젖어 버리면 더 이상 빗자국을 셀 수 없을 것이다. 즉, 비의 양이 많아질수록 불균등성은 작아진다. 빗자국의 불균등한 분포처럼 엑스-선빔도 불균등한 분포로 조사가 이루어진다.

비의 양을 mAs량으로 생각하면 mAs량을 적게 조사할수록 필름에 닿는 광자의 수는 적게 되며, 엑스선 범의 불균등은 더욱 커져 사진 농도는 불균등한 분포로 된다. 불충분한 관전류량(mAs)을 사용한다는 것은 반점을 나타나도록 하는 원인이 된다. 따라서 mAs를 증가하여 엑스-선 빔의 강도를 증가하면 양자반점을 줄일 수 있다.

4.2.5 관전류-조사시간과 화질관계

1) 관전류를 변화시키면 초점크기가 변한다. 대초첨과 소초점에 따라 반음영의 크기가 변하여 선예도에 영향을 미친다(3장에서 자세히 설명한다).
2) mAs를 변화하면 발생되는 광자의 총수는 달라진다. 따라서 농도에 직접적으로 영향을 주며 mAs량이 많으면 필름에 노출과다(over exposure)현상이 일어난다. 예를

들면, 관전류량(mAs)이 두 배로 증가하면 광자의 수는 두 배가 될 것이다. 즉, mAs는 피사체 내에서 발생되는 상호작용의 수와 직접적인 관계가 있으나 상호작용의 비율과 무관하다. 따라서 상호작용의 비율에 따라 제어되는 대조도는 mAs 변화에 의해 영향을 받지 않는다.

3) 장시간 조사(long exposure times)가 움직임의 직접적 원인이 될 수는 없다. 그러나 흉부 촬영시 심장의 움직임은 수의적으로 제어할 수 없기 때문에 매우 짧은 조사시간으로 조사함으로써 그에 따른 불선예도를 줄일 수 있다. 따라서 움직임에 의한 불선예도의 원인이 되는 조사시간을 짧게 하면 선예도를 높일 수 있다.

- 관전류(mA)는 엑스-선관의 조사선량을 제어하는 전기적 인자이다.
- 관전류-조사시간은 엑스-선 사진농도를 제어하는 일차적 인자이다.
  사진 농도는 관전류량(mAs)에 비례한다.
- 우리 눈에 감지할 수 있는 농도의 변화는 최초 mAs의 1/3 또는 30%의 변화가 있어야 한다. 농도의 변화를 확실하게 하기 위해서는 50% 이상의 변화가 있어야 한다.
- 불충분한 mAs는 영상의 양자반점(quantum mottle)을 일으키는 요인이 된다.
- mAs는 피사체 내에서 발행되는 상호작용 수와 직접적인 관계가 있으나 상호작용 비율과는 무관하다. 즉, 대조도는 mAs 변화에 영향 받지 않는다.

4.3 _ 초점-필름간 거리

초점-필름간 거리는 엑스-선 사진의 농도를 변화시킨다. 또한 초점-피사체간 거리는 피사체-필름간 거리와 상호관계가 있어 영상의 확대 혹은 왜곡, 반음영에 의해 선예도에 영향을 준다. 피사체-필름간 거리는 산란선에 의한 영향으로 대조도와도 관계를 한다(2장에서 자세히 설명한다).

초점-필름간 거리를 될 수 있는 한 단축시키고 촬영하면 엑스-선 에너지를 효과적으로 이용할 수 있다. 그러나 흉부와 같은 피사체가 두꺼운 부위에서 초점-필름간 거리를 단축시키는 것은 선예도의 저하뿐만 아니라, 왜곡이 증가되는 결점이 있어 일반적으로 180~200 cm 정도의 원거리로 촬영하고 있다. 거리에 의한 엑스-선 강도의 감약은 초점에 가까울수록 감약 정도가 크게 되나 멀어질수록 그 정도는 작아진다. 그러나 평행 엑스-선이 되면 확산에 의한 강도의 감약은 일어나지 않는다.

4.3.1 거리 역자승 법칙(Inverse square law)

엑스-선 촬영에 있어 촬영거리라 함은 엑스-선관 초점에서 필름까지의 거리를 나타내는 것이다. 거리 역자승 법칙은 엑스-선 감약에 중요한 법칙으로 촬영거리가 멀어지면 엑스-선 강도는 면적에 반비례하여 감약된다는 것이다.

엑스-선원이라 함은 보통 엑스-선관 중에서 엑스-선이 발생되는 초점이 이에 해당되나, 엑스-선이 물체에 조사되면 그곳에서 특성선이나 산란선이 방출되는 것도 선원에 해당되는 것으로 이때도 같은 법칙이 성립된다.

초점-필름간 거리는 엑스-선 사진 농도에 관계가 있으므로 다음과 같은 공식이 성립된다.

$$\frac{(\text{새로운 FFD})^2}{(\text{원래의 FFD})^2} = \frac{\text{원래의 농도}}{\text{새로운 농도}}$$

예제 2

원래의 거리 : 12인치, 원래의 농도 : 1.0
새로운 거리 : 24인치, 새로운 농도 : ?

$$\frac{1}{\text{새로운 농도}} = \frac{(24)^2}{(12)^2}$$

$$\frac{1}{X} = \frac{576}{144}$$

$$576X = 144$$

$$X = 0.25$$

즉, 거리를 두 배로 변화시키면 새로운 농도는 원래 농도의 25% 또는 1/4이 된다.

연습 1

원래의 거리	새로운 거리	원래의 농도	새로운 농도
40인치	72인치	1.0	
60인치	72인치	1.0	
50인치	36인치	1.0	
72인치	96인치	1.0	

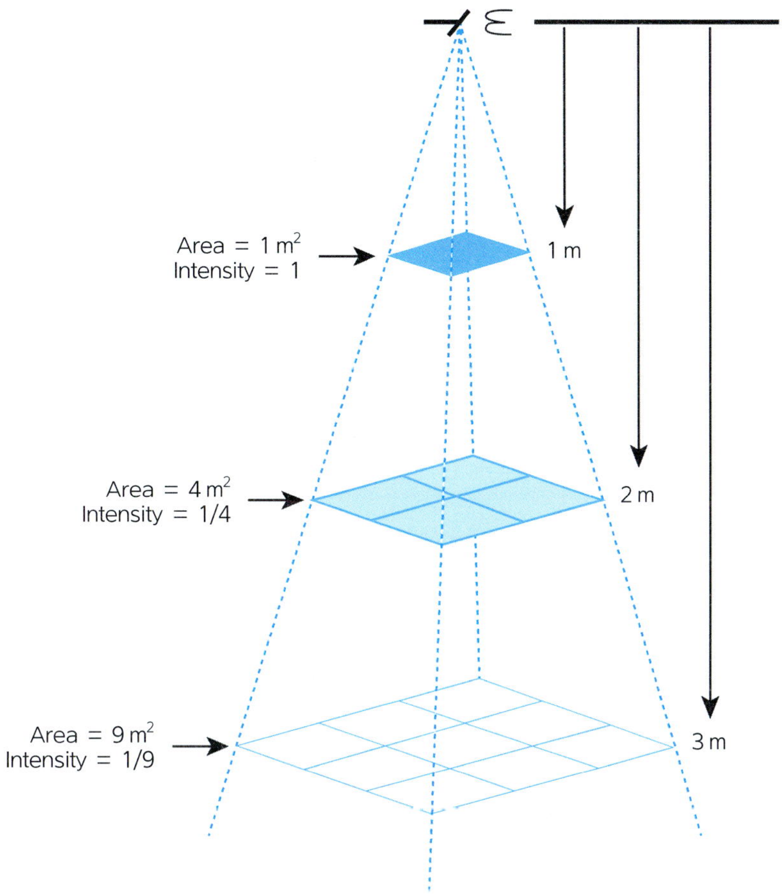

그림 1-19. 거리 역자승 법칙에 의한 선량의 감약

4.3.2 자승 법칙(Square law)

거리 역자승 법칙은 거리를 변화시켰을 경우 새로운 농도를 구하기 위해 사용한다면, 거리 자승 법칙은 거리를 변화했을 때 같은 농도를 유지하기 위한 촬영조건(mAs)을 구하기 위해 사용한다. 공식은 다음과 같다.

$$\frac{(\text{원래의 FFD})^2}{(\text{새로운 FFD})^2} = \frac{\text{원래의 관전류량}}{\text{새로운 관전류량}}$$

예제 3

원래의 거리 : 12인치, 원래의 mAs : 20
새로운 거리 : 24인치, 새로운 mAs : ?

$$\frac{20\ \text{mAs}}{X} = \frac{(12)^2}{(24)^2}$$

$$\frac{20\ \text{mAs}}{X} = \frac{144}{576}$$

$$144X = 11520$$

$$X = 80$$

즉, 24인치에서 80 mAs를 사용해야 최초의 농도를 유지할 수 있다.

연습 2

원래의 거리 : 25인치, 원래의 mAs : 25
새로운 거리 : 48인치, 새로운 mAs : ?

$$\frac{25}{X} = \frac{(25)^2}{(48)^2} \qquad \therefore\ X = \frac{2{,}304}{625} \times 25 = 92.16\ \text{mAs}$$

4.4 _ 정류 방식

엑스-선 장치에서 엑스-선을 발생시키고 있는데 최적의 화질을 갖춘 영상을 만들기 위해 수광체와 촬영부위에 따라 엑스-선질과 양을 선택하여 조사할 필요가 있다. 엑스-선질은 관전압(kV)에 의해 좌우되고, 엑스-선량은 관전류(mA)와 조사시간(sec), 즉 관전류량(mAs)에 의해 좌우되므로 관전압, 관전류, 조사시간을 조절하여 엑스-선을 발생시키면 된다. 이 때 초점의 선택과 엑스-선속의 여과(beam filtration)가 이루어진 상태가 된다.

관전류는 엑스-선 강도에 비례인자이나 동일 관전압(kV)과 동일 관전류량(mAs)에서도 관전류파형이 다르면 엑스-선량에 변화가 온다. 또한 발생되는 엑스-선량은 $I = V^2IT$에 비례하고, 이것이 흡수체를 투과할 경우에는 관전압의 4~6승에 비례한다. 이것은 엑스-선에 의한 사진효과는 관전압의 파고치 부근에서 결정되는 것을 의미한다. 단상전파(2피크)장치에서는 동일한 관전류 평균치라 하더라도 대전류일수록 사진효과는 크게 나타난다. 장치의 정류방식이 사진효과에 미치는 영향은 다음과 같다.

$$PE = K\ V^n\ IT$$

PE : 사진 효과	T : 조사시간
V : 관전압	n : 관전압 지수
I : 관전류	K : 정수

정류 방식에 따른 관전압, 관전류 파형은 그림 1-22와 같이 엑스-선 발생형태가 다르게 되므로 장치에 따른 관전압, 관전류의 파형을 이해하고 적절히 이용할 필요가 있다. 관전압, 관전류, 조사시간이 같다고 하더라도 정류방식이 다르면 발생되는 엑스-선의 질과 양은 판이하게 달라지고 있다.

- 흡수체 투과 후의 사진 효과비 : 단상전파를 기준으로 3상 6피크는 약 1.5배, 3상 12피크는 약 2배가 된다.
- 등가전압 : 그림 1-20에서와 같이 단상 100 kV는 3상 12피크의 87 kV와 등가전압(동질)이 된다.
- 3상장치는 단상장치보다 더 짧은 조사시간으로 촬영이 가능하며, 조사시간의 간격도 줄일 수 있다.

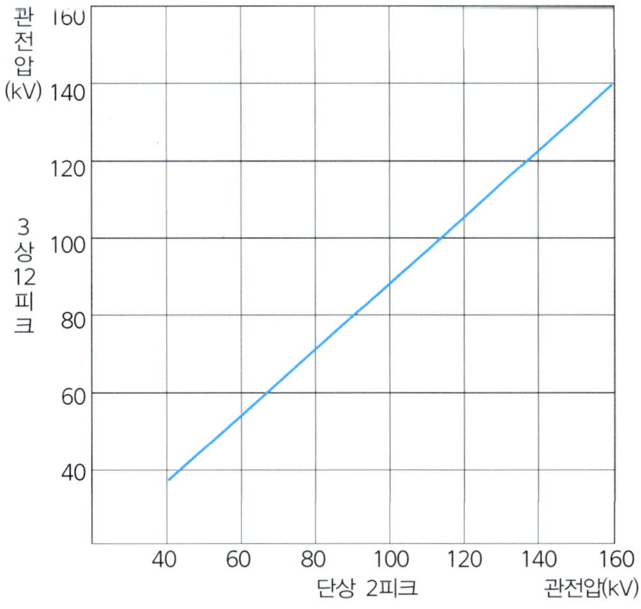

그림 1-20. **2피크 장치 12피크 장치의 등가전압**

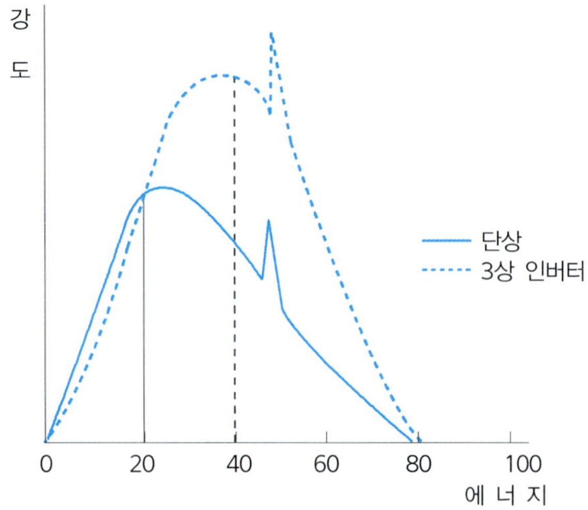

그림 1-21. **단상과 3상의 스펙트럼 분포도**

> 3상 장치가 단상장치보다 사진 효과가 높은 이유
> - mAs 당 엑스-선 출력이 크고
> - 엑스-선 빔의 평균 에너지가 증가하므로 투과력이 높아지기 때문이다.

◆ 정류방식에 따른 촬영 조건 변화

1) 단상전파 장치를 사용하다가 3상12피크 장치로 바꾸어 사용할 때는 조사조건 중 mAs를 1/2로 줄여서 사용하면 같은 사진 효과를 얻을 수 있다.
2) 자기 정류와 반파 정류 장치는 mAs당 엑스-선 출력이 단상 전파 장치의 1/2이 된다. 따라서 이들 장치는 단상 전파 장치보다 약 2배의 mAs를 조절해 주어야 한다. 3상12피크 장치보다는 4배를 더 주어야 한다.
3) 콘덴서 장치(capacitor discharge mobile)는 대체로 단상 전파 장치와 같다. 따라서 3상12피크 장치보다는 2배의 mAs가 요구된다.
4) 건전식 이동장치(Battery-operated mobile)는 3상 장치보다 사진효과가 약간 더 높다. 같은 사진 농도를 얻기 위해서는 3상보다 6 kV 적게 요구된다.
5) 인버터 장치(HF장치, High-frequency generators)는 3상12피크 장치와 거의 같은 출력을 나타내므로 사진 농도도 비슷하다. 단상 전파 장치보다 mAs를 1/2로 줄여서 사용한다.

발생장치의 주파수가 높으면 다음과 같은 현상이 발생한다.

- 전압의 맥동율이 적어서 직선성과 재현성이 향상된다.
- 불필요한 연선이 감소되어 환자의 피폭선량이 감소한다.
- 산란선에 의한 노이즈가 감소하여 영상의 질이 향상된다.
- 장비의 허용부하가 증가되어 내구성이 향상된다.

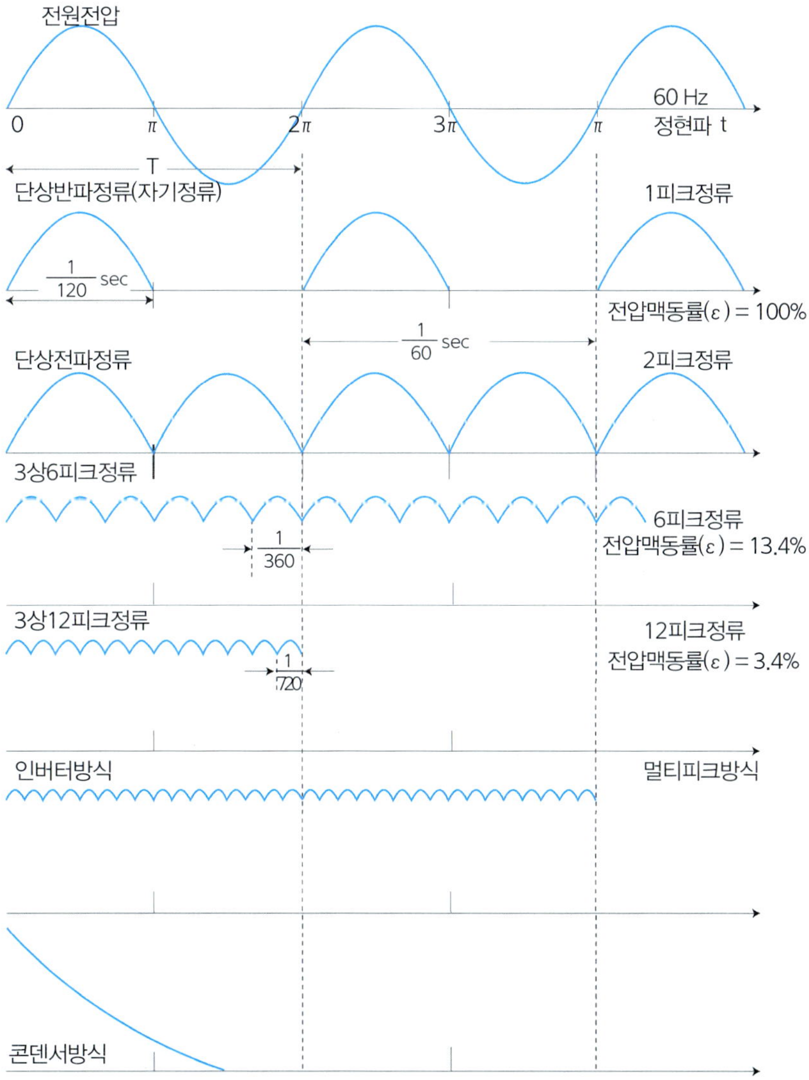

그림 1-22. 엑스-선장치의 정류방식에 따른 관전압, 관전류 파형의 비교

전압맥동률(ε)

- 단상1피크나 단상2피크 전압맥동률은 100%이다. 그러나 고압 케이블의 용량에 의해 100% 이하가 된다.
- 3상6피크는 13.4%, 3상12피크는 3.4%이다. 그러나 전압파형의 변동이 커서 전압맥동률이 증가된다. 즉, 3상6피크는 13~25%, 3상12피크는 4~10% 정도이다.
- 인버터방식은 4~15% 정도로 고주파 전압일수록 맥동률이 작아진다.
- 전압맥동률이 작은 장치일수록 같은 관전압에서 엑스선질이 강해지고 출력엑스선량도 증가된다.

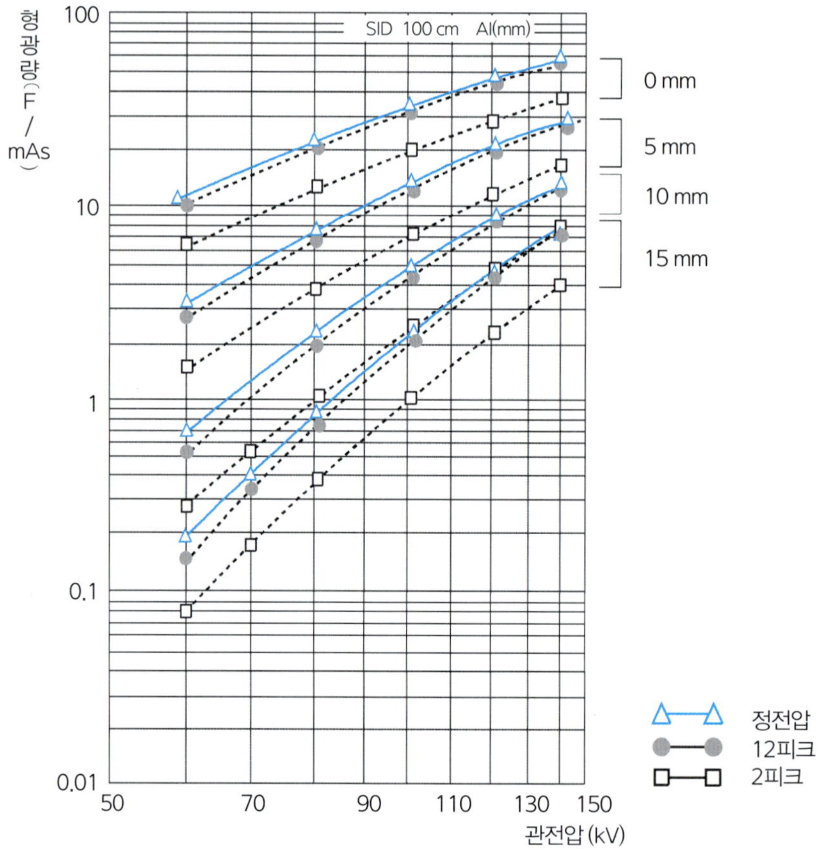

그림 1-23. **정류방식에 따른 엑스-선 출력의 관계**

그림 1-23과 표 1-5는 현재 사용하고 있는 단상 2피크, 3상 12피크, 정전압 장치의 사진 효과를 알기 위해 형광량을 실제로 측정하여 비교한 것이다. 흡수체가 두꺼워질수록 정전압 장치와의 비율은 크게 된다. 이 현상은 흡수체가 두꺼워지면 관전압의 저압 부분

표 1-4. 정류방식에 따른 엑스-선 형광량의 비(%)

장치명 \ Al(mm) \ 관전압	60 kV				100 kV			
	0	5	10	15	0	5	10	15
2 피크	54	49	45	44	57	54	50	49
12 피크	93	90	87	86	94	90	89	87
정전압	100	100	100	100	100	100	100	100

에서 사진효과가 감소되는데 있으며, 저관전압일수록 그 경향은 커진다. 또한 선질은 흡수체가 두꺼워질수록 저압 부분이 흡수되므로 경하게 된다.

3상 장치를 사용하면 엑스-선 사진의 대조도가 조금 감소되는데, 그것은 평균 에너지가 높아지기 때문이다. 그러나 우리 눈이 감지할 수 있는 시각적 변화는 무시해도 될 정도이다.

정류 방식에 따른 선예도 변화에는 직접적 관계가 없다. 그러나 소아 환자나 의식이 없는 환자의 움직임에 의한 불선예도는 3상 장치를 사용함으로써 감소시킬 수 있는데, 이것은 짧은 조사시간을 사용할 수 있기 때문이다.

4.5 _ 엑스-선 격자

촬영 부위와 카세트 사이에 격자를 위치시키고 피사체에서 발생되는 산란선을 제거하여 산란선이 화질에 미치는 악영향을 제거하기 위하여 사용하고 있다. 엑스-선 격자는 연박편을 가늘고 길게 나열하고 있다. 초점에서 발생한 엑스-선 중 일차선은 피사체를 지나 격자를 비교적 잘 통과하지만 피사체에서 발생한 산란선은 여러 방향으로 퍼지기 때문에 비교적 투과를 못한다.

4.5.1 구조

- 엑스-선 흡수가 큰 연박물질과 엑스-선 흡수가 작은 알루미늄, 베클라이트, 나무 같은 중간 물질을 배열하고, 그 표면에는 흡수가 작은 얇은 판으로 보호하고 있다. 1차선은 일부 연박에서 흡수될 수도 있으나 거의 대부분은 흡수가 작은 중간물질을 통과

한다. 산란선은 방향성이 없어 거의 대부분이 연박에 부딪쳐 흡수된다.

- 격자의 종류는 연박의 면이 서로 평행으로 되는 평행격자와 연박의 면이 중심부를 향해서 경사각으로 되면 집속형 격자라 한다.
- 엑스-선관의 초점과 격자 표면과의 수직거리를 초점-격자간 거리(focus grid distance) 또는 집속거리라고 한다.

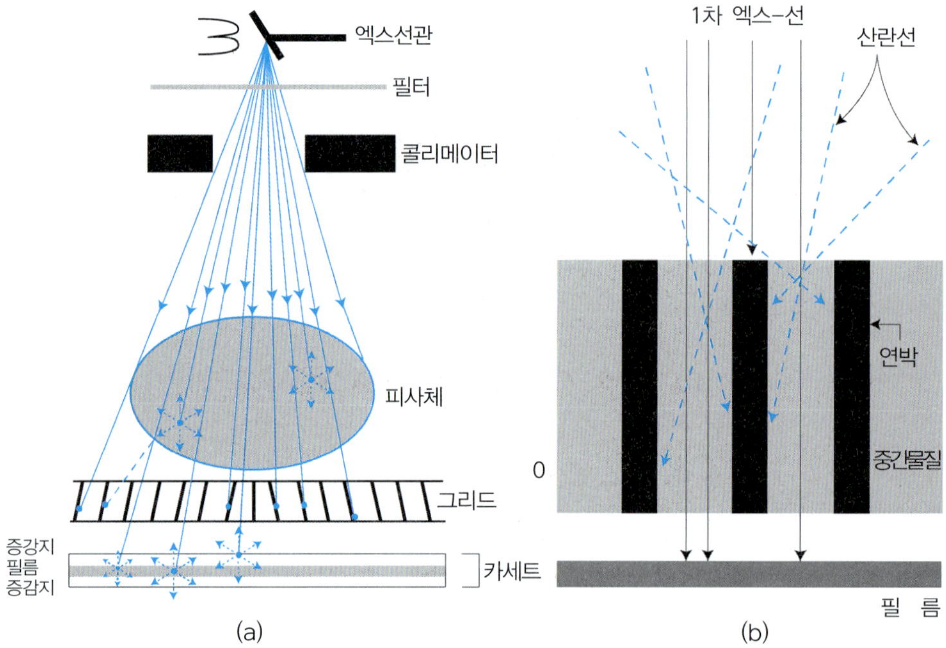

그림 1-24. **격자의 산란선 흡수현상**

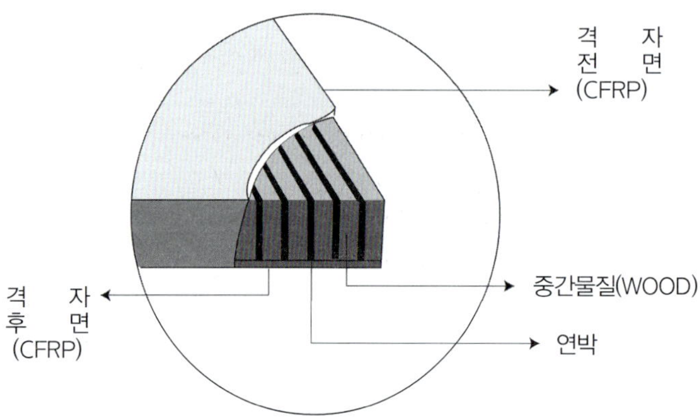

그림 1-25. **격자의 구조**

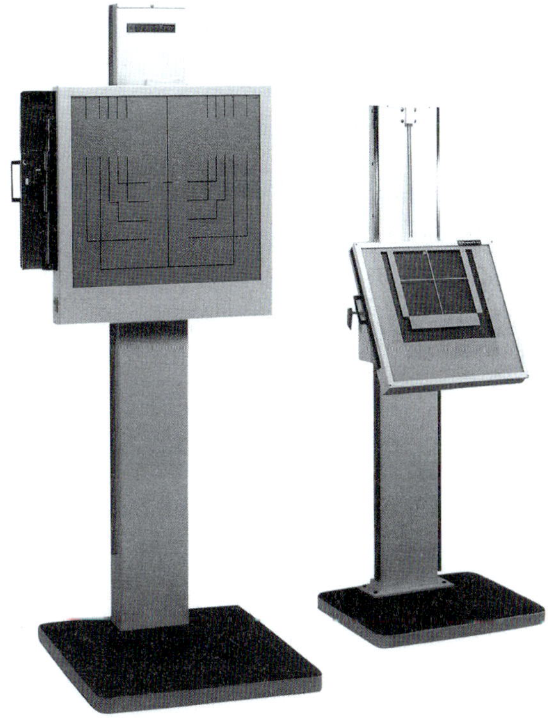

그림 1-26. Bucky stand의 외형

4.5.2 격자의 물리적 특성

1) 격자비(grid ratio)

격자비는 연박의 높이(H)와 연박 사이 간격(D)의 비이다. 격자비가 높으면 산란선 제거율이 커지는 반면 격자에서의 1차 엑스-선 흡수가 많아져 촬영조건이 증가하게 된다.

격자비는 격자의 성능 평가에 많이 사용되는 인자이다. 일반적으로 4 : 1에서 16 : 1 사이의 격자가 많이 제조된다. 격자비를 높게 사용할수록 화질의 개선보다는 피폭선량이 많아질 수 있기 때문에 촬영에 사용되는 격자비는 대부분 12 이하를 사용한다. 격자비가 동일해도 격자밀도에 따라 산란선 제거효과가 다르다는 것도 알아야 한다.

$$격자비 = \frac{연박의\ 높이}{연박의\ 간격(중간물질의\ 폭)} = \frac{H}{D}$$

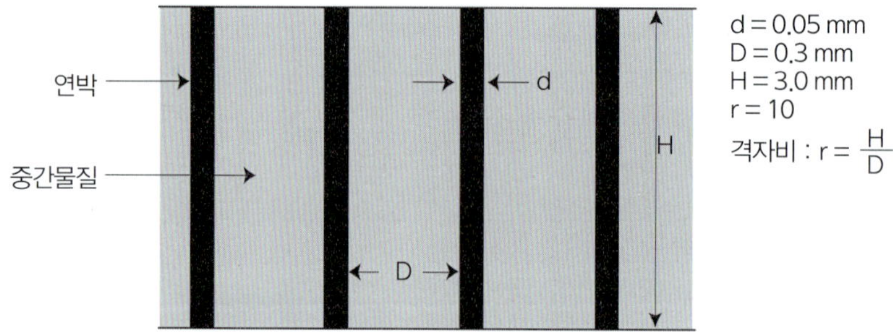

그림 1-27. 격자의 단면도

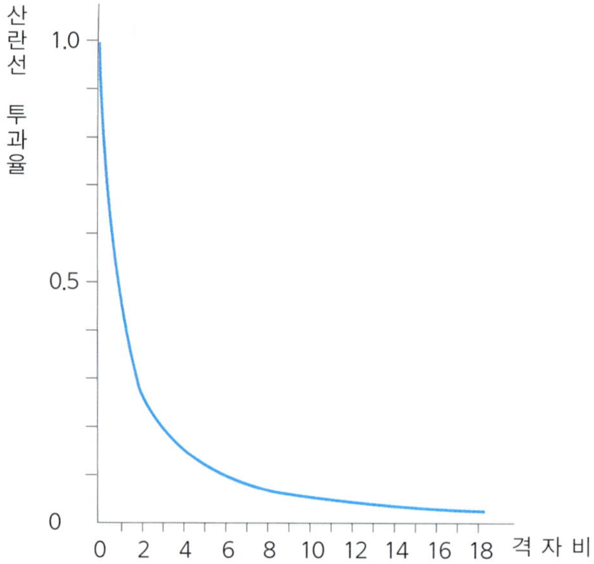

그림 1-28. 격자비에 따른 산란선 투과율

2) 격자밀도(grid density)

격자의 중심부에서 cm당 연박의 수를 말한다. 격자밀도를 높이려면 연박 두께를 얇게 하든지, 연박 사이의 간격을 줄이고 연박 높이를 줄이면 격자비는 변하지 않으면서 cm당 연박수를 증가할 수 있다. 즉, 납함유량을 줄이면서 격자에서의 산란선 제거 효과를 높일 수 있다.

$$격자밀도 = \frac{1}{연박\ 사이의\ 간격 + 연박의\ 두께} = \frac{1}{D+d}$$

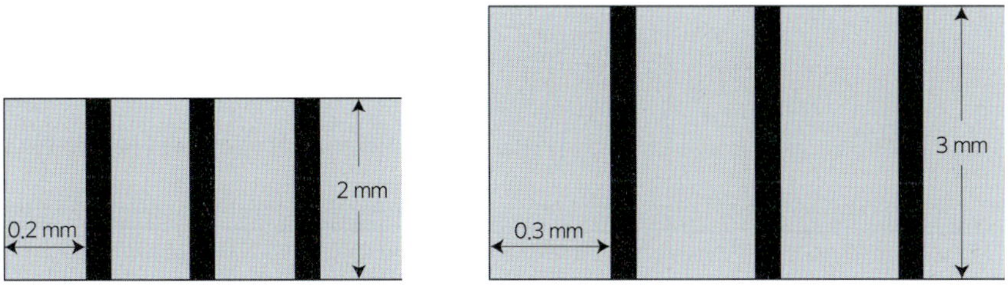

(a) 격자비 $= \frac{2.0}{0.2} = 10:1$ (b) 격자비 $= \frac{3.0}{0.3} = 10:1$

그림 1-29. 동일한 격지비에 따른 격자밀도

3) 노출 계수(Bucky factor)

격자에 입사한 선량과 격자를 투과한 선량의 비를 말하는 것으로, 이 비가 크면 노출조선이 증가하고 환자의 피폭도 많아진다.

$$\text{노출 계수} = \frac{\text{격자에 입사한 선량}}{\text{격자를 투과한 선량}} > 1$$

4) 대조도 개선 계수(Contrast improvement)

격자를 사용함으로써 대조도가 개선되는 것은 사용되는 엑스-선의 에너지 스펙트럼 분포와 산란물질의 양에 따라 좌우된다. 이것은 격자 성능의 궁극적 지표로서 관전압, 조사야, 피사체 두께에 따라 변화된다.

$$\text{대조도개선계수} = \frac{\text{격자가 있을 때의 대조도}}{\text{격자가 없을 때의 대조도}} = K$$

5) 선택도(Selectivity)

격자의 선택도가 높다는 것은 1차선 투과율이 많고, 산란선 투과율이 적다는 의미이다. 격자의 성능을 특정지을 수 있는 인자는 1차선 손실 계수(격자를 통과한 1차선의 손실), 산란선 제거 계수, Bucky 계수이다.

$$선택도(\Sigma) = \frac{1차선\ 투과율}{산란선\ 투과율}$$

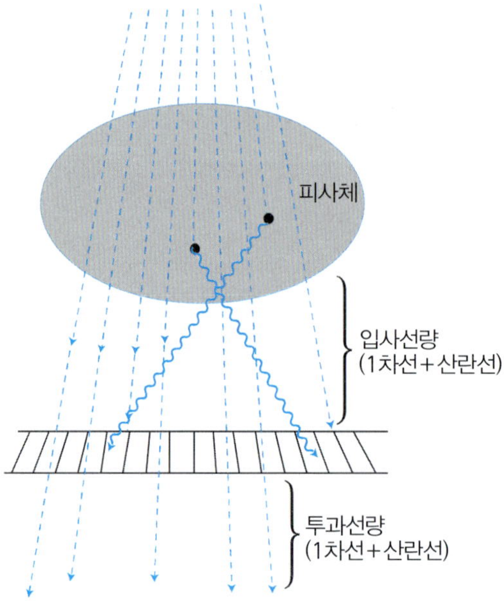

그림 1-30. Bucky factor

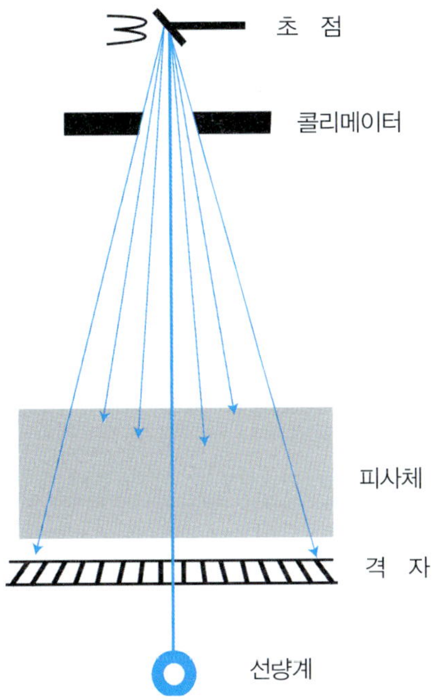

그림 1-31. 전체 엑스-선 투과율 측정방법

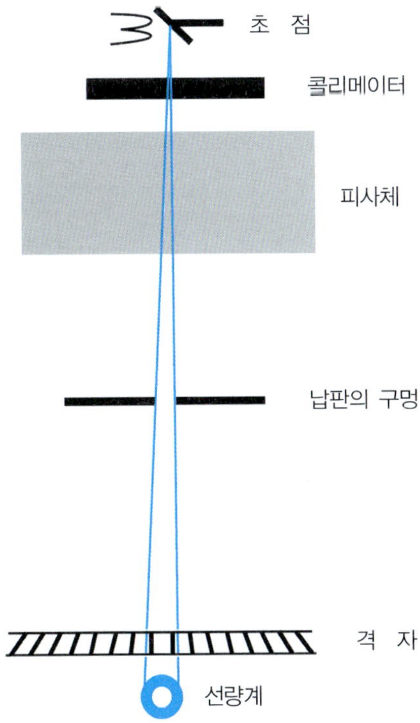

그림 1-32. 1차 엑스-선 측정 방법

표 1-5. 격자밀도와 격자비에 따른 특성

격자밀도	격자비	노출배수 B			선택도 Σ			콘트라스 개선능 K		
		75 kV	100 kV	125 kV	75 kV	100 kV	125 kV	75 kV	100 kV	125 kV
60개/cm^2	8 : 1	5.32	4.37	3.62	6.75	4.70	3.32	3.16	2.75	2.30
	10 : 1	6.45	5.29	4.39	8.38	5.98	4.03	3.41	3.09	2.60
	12 : 1	7.35	6.13	5.05	10.64	7.97	4.91	3.68	3.42	2.88
	14 : 1	8.13	6.80	5.71	12.76	7.81	5.96	3.84	3.40	3.14
40개/cm^2	6 : 1	4.42	3.82	3.27	4.54	3.77	2.82	2.67	2.46	2.12
	8 : 1	5.95	4.83	4.03	6.58	5.27	3.59	3.37	2.90	2.44
	10 : 1	6.71	5.75	4.85	8.95	6.89	4.34	3.48	3.25	2.70
	12 : 1	8.00	6.71	5.46	13.00	8.42	4.82	3.85	3.50	2.85
	14 : 1	9.09	7.09	6.45	17.42	9.22	6.00	4.12	3.60	3.14

4.5.3 이동 격자(Moving grid) : Bucky

엑스선이 격자의 연박에 흡수되어 생기는 필름상의 격자 line을 없애기 위해 격자를 엑스-선 조사 중에 등속도로 움직이도록 만든 것을 Bucky라 한다. 조사 중 한 방향으로 격자를 움직이도록 하거나, 어떤 것은 왕복운동을 한 후 바로 정지시킨다. 최근에는 새로 개발된 고밀도의 금속박으로 된 세밀형의 격자를 고정시킨 촬영대를 사용하고 있다. 또한 고정격자를 사용하여도 판독시 격자선에 의한 방해를 모를 정도로 조밀하게 제작되기에 이동격자의 필요성이 적어지게 되었다. Bucky가 부착된 검사대를 bucky table, bucky stand라 한다.

단점 :

- 구조상 피사체와 필름간의 거리가 있어 선예도가 약간 저하된다.
- 피폭선량이 증가된다.

이동 격자를 사용함에 있어서의 피폭선량 증가 요인

- 집속 이동격자에서는 측방 중심변위를 피할 수 없기에 1차선의 투과는 감소되며, 감소 정도는 20% 이하이다. 즉, 엑스-선 노출동안 격자가 1~3 cm 정도 왕복운동을 하기에 측면 이동에 의한 짤림 현상이 연속 발생한다. 이로 인한 일차선의 손실이 약 20% 정도 나타나기 때문에 이를 보상하기 위하여 노출 조건을 증가시킨다.
- 또 다른 이유는 이동격자 사용시 격자라인이 나타나지 않기에 엑스-선 광자가 필름상에 균등하게 분산된다는 것이다. 따라서 같은 면적의 필름에 입사되는 광자가 동일하다면 고정격자 사용 때보다 약 15% 정도의 흑화도가 낮아진다. 고정격자는 연박 사이의 광자밀도가 이동격자보다 높아져 흑화도가 약 15% 증가한다.

4.5.4 격자의 Cut off 현상

격자에서의 1차선 흡수현상을 말하며, 필름에 노출 부족 현상이 생긴다. 격자비와 결자밀도가 높을수록 cut off 현상에 따른 1차선의 흡수가 많아져 환자의 피폭선량이 증가되는 원인이 되기 때문에 주의를 기울여야 한다.

Cut off 현상이 일어나는 경우

- 집속격자의 전·후면이 바뀐 경우
- 엑스-선속 중심과 집속격자의 중심선이 일치하지 않을 경우 : 엑스-선관의 위치를 정확하게 맞추지 못했을 때 일어난다. 중심이 일치되지 않는 것은 집속 이동격자에 있어서는 당연히 일어날 수 있다. 따라서 필름면에 투영되는 1차선의 투과는 연박에 의해 감소된다.
- 집속거리와 촬영거리가 맞지 않는 경우 : 격자의 집속거리는 검사에 사용되는 초점-필름간 거리에 따라서 결정된다.
- 격자가 기울어진 경우
- 이들이 복합적으로 발생한 경우이다.

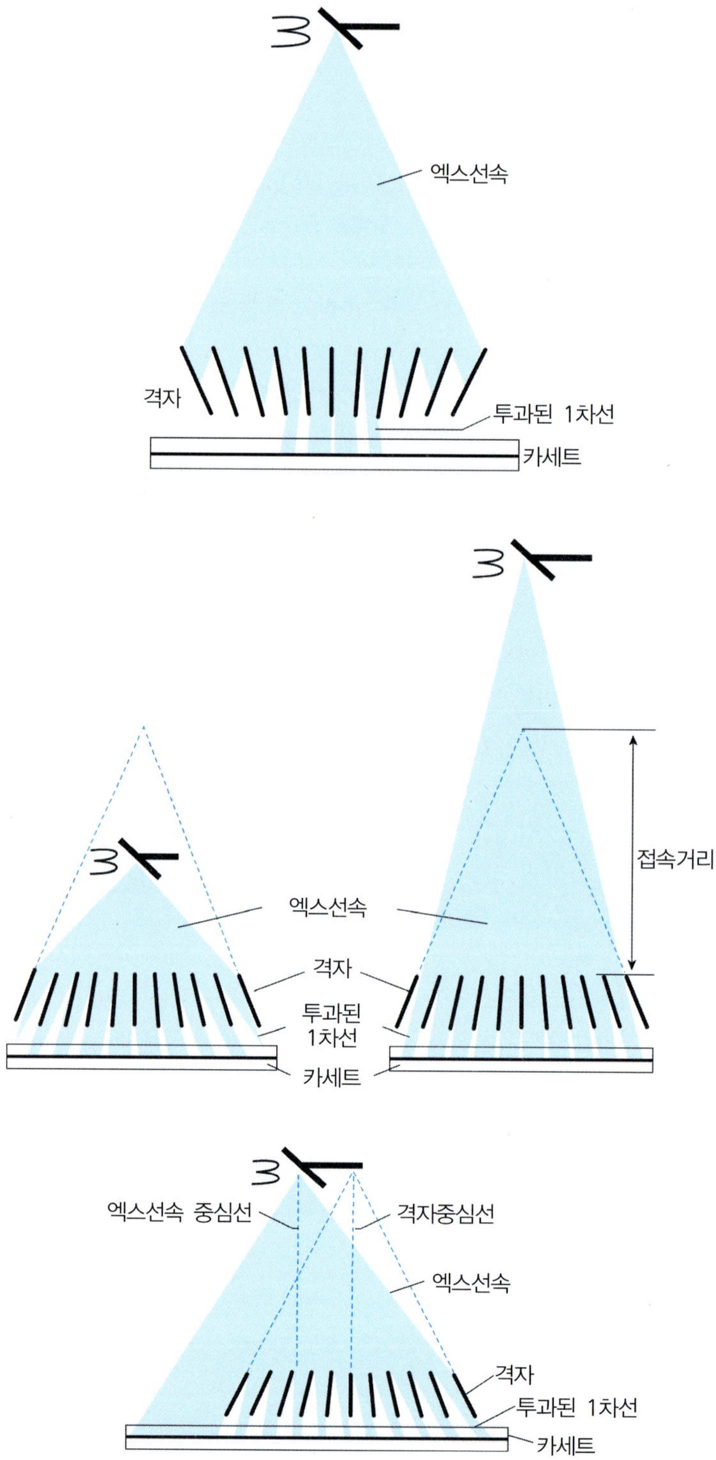

그림 1-33. 격자의 cut off 현상

4.5.5 격자 선택

조사야가 넓을수록, 피사체 두께가 두꺼울수록, 관전압이 높을수록 산란선의 양은 많아진다. 이러한 경우 산란선 제거율이 높은 격자를 선택할 필요가 있다. 그러나 격자비가 높은 격자를 저관전압에서 사용하면 대조도는 높아지나, 노출배수가 증가되어 피폭선량이 많아지므로 사용되는 관전압과 촬영부위에 따라 적절한 격자비를 선택해야 할 것이다.

격자를 사용하지 않다가 격자를 사용하거나 격자비, 격자밀도를 높이면 노출조건이 4~8배 많아진다. 이 때 mAs 값으로만 보정하면 촬영시간이 길어져 움직임에 의한 불선예도가 생길 수 있으므로 관전압과 mAs로 보정하는 것이 바람직하다.

4.5.6 산란선을 제거하기 위한 또다른 방법

소프트웨어로 생성된 그리드 기능은 물리적 그리드를 사용하지 않고도 산란선을 줄임으로써 이미지 품질을 향상시키는데 도움이 된다.

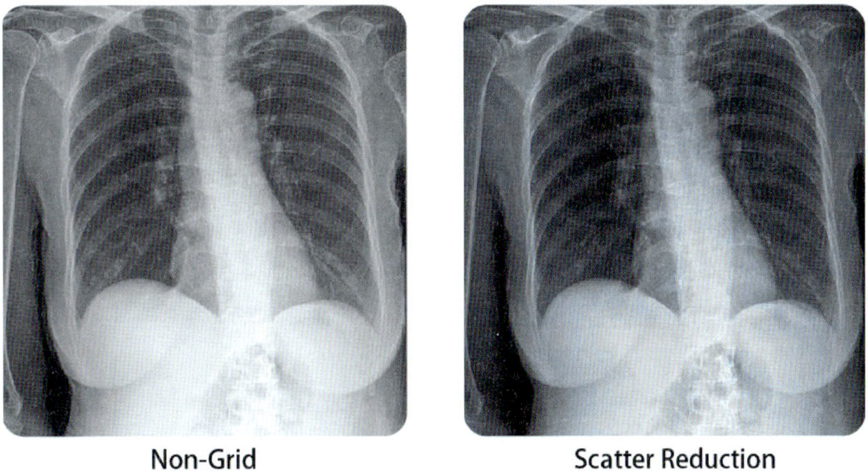

그림 1-34. Scatter Reduction

4.6 _ 산란선

엑스-선 사진의 화질에서 1차선이라 함은 엑스-선 사진에 유용한 정보를 전달하는 엑스-선이다. 반대로 산란선은 필요 없는 정보를 필름에 전달할 뿐 아니라, 유용한 정보의 전달을 방해하는 엑스-선이다. 산란선과 포그는 엑스-선 사진의 대조도를 저하시키는 동시에 농도를 증가시켜 주는 작용을 한다.

그림 1-35는 엑스-선속 주위의 산란체(scattering object)에 따라 영상의 가시도가 어떻게 변하는지를 보여주는 것이다. (a)는 산란체가 없을 경우, (b)는 산란체가 엑스-선속 주위에 존재했을 경우인데, 두 경우 반음영의 크기는 변하지 않는다. 결국 선예도를 좌우하는 반음영의 크기는 산란체의 유무에 따라 영향을 받지 않는다는 것이다.

그림 1-36의 (a)는 엑스-선상에 어떠한 산란선도 포함되지 않는 상태 (b)는 산란선이 포함된 상태의 대조도를 나타낸 것이다. 두 개의 면적에서 투과 엑스-선의 상대량은 변화가 없으나 산란선으로 인해 농도와 대조도가 다른 것을 알 수 있다. 산란선에 의한 대조도의 저하는 결국 진단적으로 중요한 선예도를 저하시킬 수 있다.

(a)는 일차선만 측정된 상태에서 사진의 농도는 (b)보다 낮으나, 연부조직(T)와 뼈(B)의 대조도는 20% 차이가 나타나는 것을 알 수 있다.

(b)는 일차선과 산란선이 통과된 상태로 사진의 농도는 (a)보다 높으나 대조도가 12.5% 나타나는 것을 알 수 있다.

산란선은 주로 피사체에서 발생하며, 조사면적, 피사체 두께, 관전압 등에 따라 발생량이 달라진다. 예로 관전압을 50 kV에서 100 kV로 증가시키면 산란선이 1차선보다도 5~10배까지 많이 발생된다. 따라서 이러한 인자들을 조절하여 사진대조도를 저하시키는 산란선의 발생을 가급적 억제하거나, 제거할 필요가 있다.

산란선에 대한 대책은 다음과 같다.

- 산란선 발생량을 될 수 있는대로 적게 한다.
- 발생된 산란선을 되도록 필름에 도달하지 못하게 한다.
- 산란선 영향을 필름면에서 최소한도로 작게 한다.

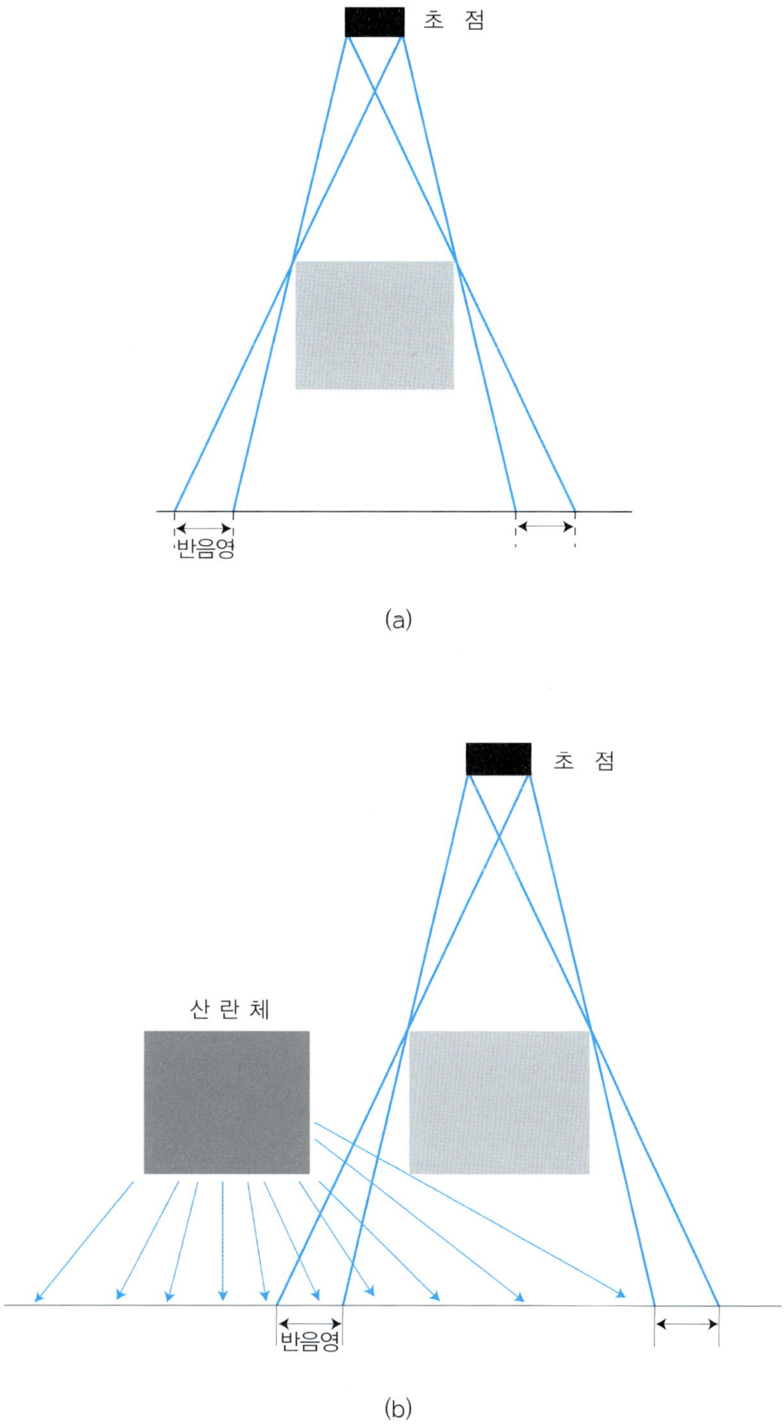

그림 1-35. 산란체의 유무에 따른 가시도의 변화

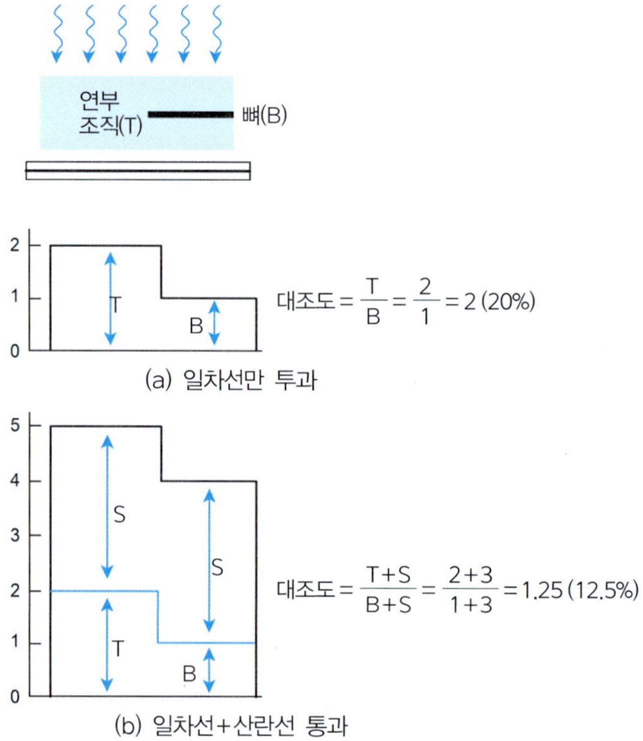

그림 1-36. **산란선에 의한 대조도의 변화**

4.6.1 산란선 발생량을 될 수 있는 대로 작게 하는 방법

1) 피사체 두께를 얇게 한다.

연박 원통, 밴드 등으로 피사체를 압박시키거나 엎드린 자세(prone) 등으로 복부를 촬영하는 것이다.

2) 조사면적을 좁게 한다.

환자의 피폭선량을 경감시키는 목적으로 조사야를 좁게 하는 것은 중요하지만 성인의 가슴촬영에서 조사야를 좁게 하면 피폭선량은 감소되나 영상정보면에서는 바람직하지 못하다.

3) 관전압을 낮게 한다.

고관전압보다 저관전압에서 산란선의 흡수계수가 크므로 결과적으로 필름에 도달하는 산란선은 적어진다. 고관전압에서는 산란선의 투과계수와 산란선의 흡수계수의 차가 적고, 산란선의 에너지가 크므로 결과적으로 필름에 도달하는 산란선은 많아진다. 이와 같은 현상은 피사체의 두께와 관전압에 따라 차이가 있다.

그림 1-37은 산란선이 광자에너지에 따라 영상의 대조도를 변화시키는 경향을 나타내는 그림이다.

A: 관전압 변화에 따른 산란선/1차선의 비율을 나타내는 그림, B: 산란선은 주로 이미지 수용체 근처에 있는 환자의 해부학적 부위에서 주로 발생한다. 이러한 산란선은 관전압이 증가할수록 환자를 투과해서 이미지 수용체로 향하는 가능성이 커진다.

그림 1-38은 관전압 변화와 피사체 두께에 따르는 1차선과 산란선의 분포를 나타내었다.

관전압 60 kV, 피사체 5~10 cm에서는 1차선이 산란선보다 많다. 80 kV, 피사체 15 cm에서 1차선과 산란선이 동등하며, 10 cm에서는 1차선이 산란선보다 많으며, 20 cm에서는 산란선이 1차선보다 많다. 피사체의 두께가 두꺼워지면 1차선의 비율은 적어지고, 산란선이 많아진다. 100 kV, 피사체 20~30에서는 산란선이 1차선보다 많으며 피사체의 두께가 증가될수록 그 차는 크게 된다.

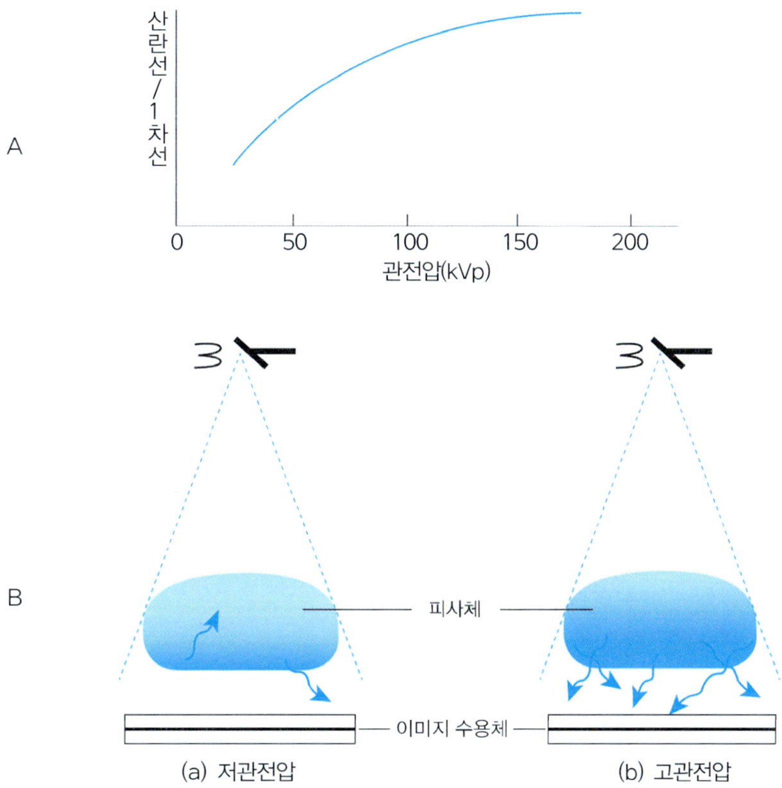

그림 1-37. 관전압 변화에 따른 산란선/1차선

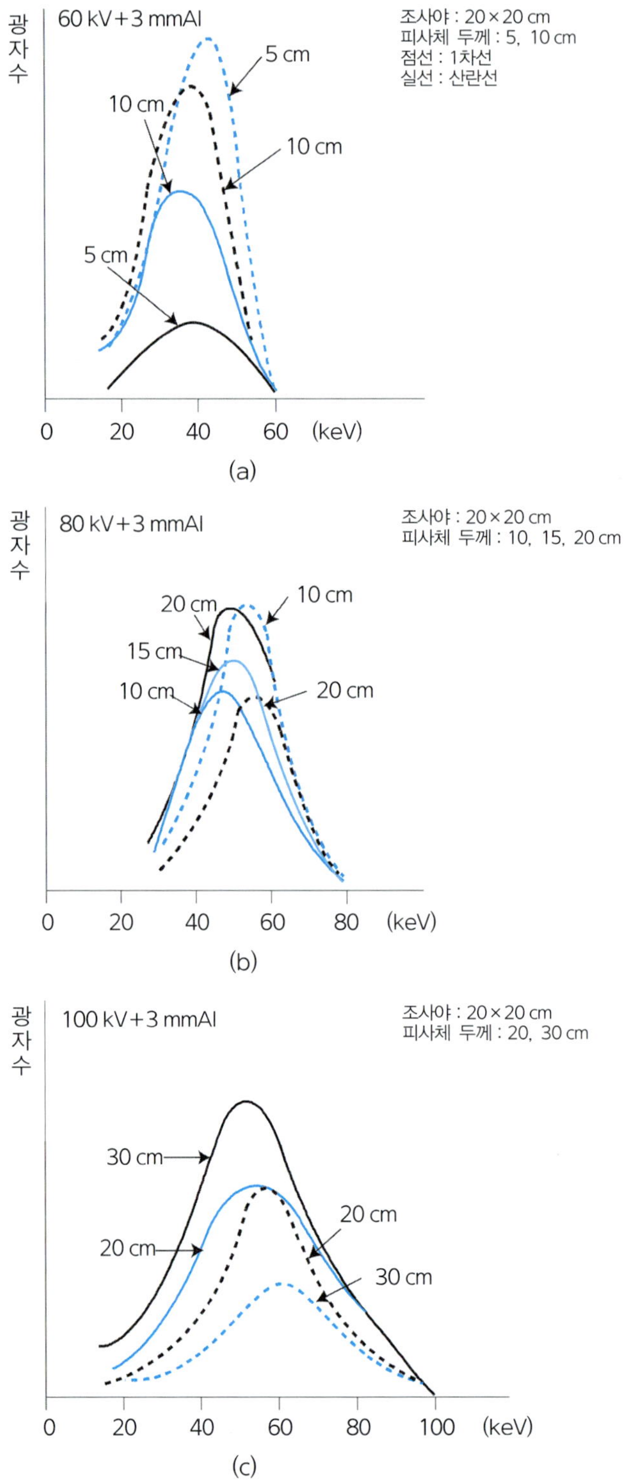

그림 1-38. 관전압과 피사체 두께에 따른 1차선과 산란선의 분포상태

4.6.2 발생된 산란선은 될 수 있는 대로 필름에 도달하지 못하게 하는 방법

1) 산란선 함유율 70% 이상에서는 격자를 사용한다. 이 방법은 화질을 향상시키는 반면 피폭선량을 증가시켜 주므로 주의를 해야 한다.
2) Air-gap 효과:
   피사체와 필름 사이에 적당한 간격을 두고 산란선을 감소시키는 방법이다. 상의 확대를 줄이기 위해 촬영거리를 길게 하여야 하므로 촬영조건을 증가시켜야 하는 단점이 있어 특수목적 외에는 자주 이용하지 않는다.
3) 카세트 후면에서 발생하는 산란선을 제거하기 위해 카세트와 테이블 사이에 얇은 납판을 사용한다.

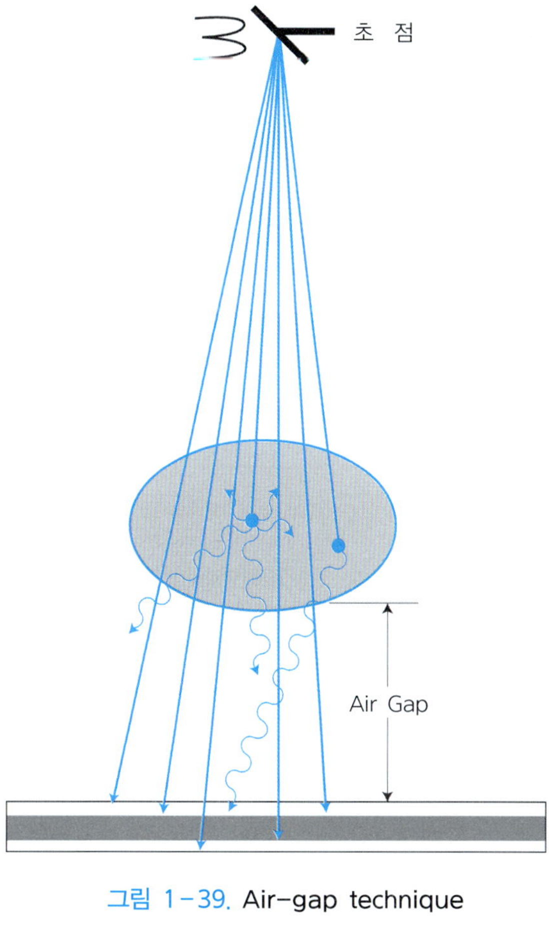

그림 1-39. Air-gap technique

4.6.3 산란선 에너지

전형적인 엑스-선 스펙트럼 분포는 그림 1-40과 같으며 1차선과 산란선 에너지 합계가 전체 엑스-선 에너지가 된다. 관전압이 높아지면 산란선의 에너지가 높아져 전방 산란이 많아지고, 필름에 도달하는 산란선도 많아진다. 또한 피사체 두께가 두꺼워지면 피사체 자체 여과 작용으로 필름에 도달하는 1차선과 산란선이 적어진다.

표 1-6에서 보면 산란선의 에너지는 상당히 큰 에너지이며, 실제적으로 1차선과 거의 같은 에너지로 이해하면 될 것이다. 산란선의 영향을 피하고 가장 안전하게 서 있을 수 있는 장소는 뒤가 아니라 엑스-선빔의 측면으로 중심에서 90°가 된다.

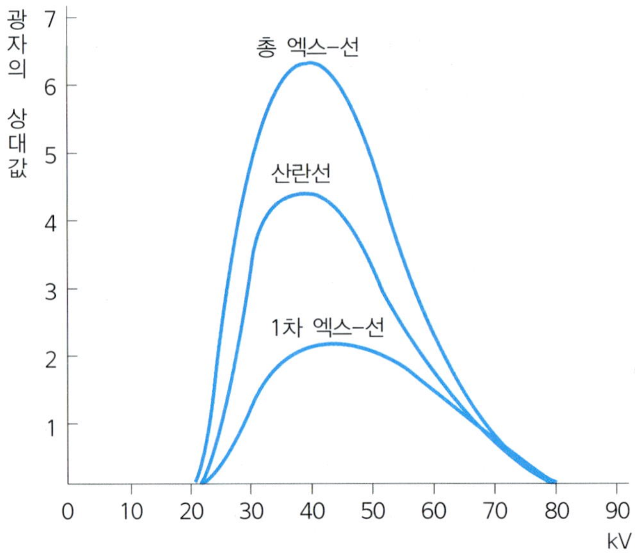

그림 1-40. **관전압 80 kV에서의 스펙트럼 분포** (반가층 2.9 mmAl)

> **장치를 사용할 경우 산란선 방어의 3가지 원칙**
> - 최소 조사시간
> - 최대 조사거리
> - 안전한 벽 사용

표 1-6. 방향에 의한 산란선의 에너지 분포

1차선 (keV)	산란선 에너지(keV)			
	30°	60°	90°	180°
25	24.9	24.4	24	23
50	49.6	47.8	46	42
75	74.3	70	66	58
100	98.5	91	84	72
150	146	131	116	95

4.7 _ 엑스-선의 여과(filtration)작용

진단용 엑스-선은 다색 엑스-선이기에 평균에너지는 최대 에너지의 1/2 또는 1/3 정도로 저에너지 영역이 많이 포함되어 있다. 저에너지가 많이 포함된 엑스-선의 대부분이 피부표면에서 수 cm 정도 깊이 조직에서 흡수되고, 나머지만이 투과하여 영상을 형성하는데 기여한다. 투과력이 약한 저에너지일수록 환자의 피폭선량이 많아짐으로 여과물질을 삽입하여 저에너지의 광자를 제거시킬 필요가 있다. 여과 물질 내에서의 엑스-선의 감약은 고에너지의 광자보다는 저에너지가 비교적 많이 제거된다. 이 효과를 엑스 선속이 경화(hardning)되었다고 한다.

- 여과작용이란 여러 가지 에너지로 구성된 엑스-선 스펙트럼을 여과물질을 통과시켜 평균 에너지를 증가시키는 것을 말한다.
- 여과작용은 환자의 피폭선량을 감소시켜 준다.
- 여과 후의 평균 에너지는 8~10 kV 정도 증가시키는 것이 적당하다.

여과의 종류는 다음과 같이 나눌 수 있다.

- 고유여과(Inherent filtration) : 엑스-선관의 유리, 절연유, 엑스-선 관용기의 창(window)에서 일어나는 여과를 말하며, 1 mmAl 당량 정도이다.
- 부가여과(Added filtration) : 엑스-선속의 경로에 삽입한 필터에서 일어나는 여과를 말하며, 관전압의 크기에 따라 여과판 두께를 달리한다. 진단장치에서는 1~3 mmAl 필터를 사용한다.
- 피사체 여과 : 엑스-선이 피사체를 통과할 때 일어나는 여과를 말한다.
- 총여과(Total filtration) : 초점에서 인체 표면까지 일어나는 여과의 총계로, 최소치는 다음과 같이 한국공업규격(KS A 4021 : 1997)에 의해 규정되어 있다.

  관전압 60 kV 미만일 경우 → 1.5 mmAl 이상
  관전압 60 kV 이상, 110 kV 이하일 경우 → 2.0 mmAl 이상
  관전압 110 kV를 초과할 경우 → 2.5 mmAl 이상
  50 kV 이하의 유방촬영일 경우 → 0.5 mmAl까지 줄여도 된다.

4.7.1 고유여과(Inherent filtration)

엑스-선관의 고유여과는 엑스-선관의 유리, 엑스-선관에 들어 있는 절연유, 엑스-선 관용기의 창, 콜리메이터 거울에서 일어난다. 엑스-선관의 유리용기에서 고유여파가 가장 많이 작용하는 이유는 실효원자번호가 높기 때문에 흡수가 많이 일어난다.

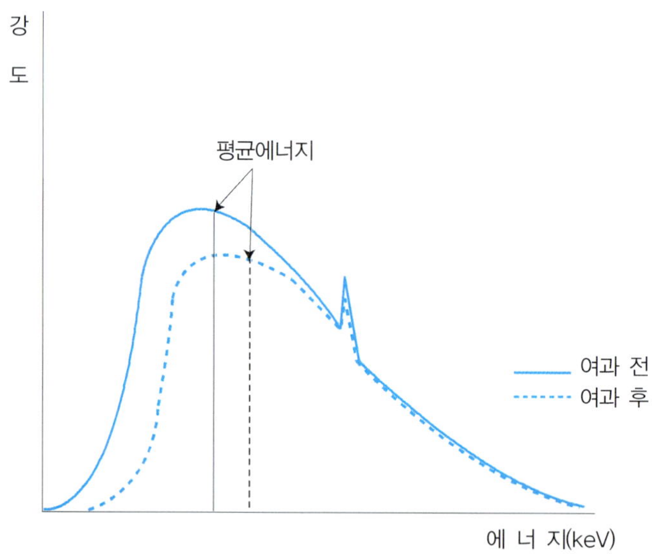

그림 1-41. 엑스-선 스펙트럼의 여과작용

고유여과는 알루미늄 당량(mmAl)으로 표시하며, 진단용 엑스선 장치의 고유여과는 0.5~1.0 mmAl 정도이다. 연부조직이나 유방촬영용 엑스선관의 방사구를 베리륨(berylium : Z = 4)으로 만들어 고유여과를 감소시키고 있다.

4.7.2 부가여과(Added filtration)

고유여과에 의해 저에너지의 광자는 비교적 많이 제거되고 있으나 선속의 평균에너지보다 저에너지의 광자가 더 있다는 것은 바람직하지 못하다. 저에너지 광자는 검사부위에 많이 흡수되어 투과선량이 적어지고 환자의 피폭선량이 증가된다. 따라서 고유여과에서 제거되지 못한 저에너지 광자를 흡수하기 위해 엑스-선관과 환자 사이에 여과판을 삽입하여 제거한다.

1) 여과판으로 사용되는 물질의 두께와 종류

- 사용하는 관전압
- 요구되는 경도(hardening)에 따라 결정한다.

이렇게 선택한 여과판은 필요한 엑스-선에는 아무런 영향을 주지 않고 불필요한 광자만을 제거시켜야 할 것이다. 그러나 이러한 이상적인 여과판은 존재하지 않으며, 저에너지의 광자를 대부분 제거시키지만 높은 에너지의 광자도 어느 정도 제거된다.

2) 부가여과판 물질의 조건

- 저에너지 광자에 대해 감약계수가 높고, 에너지가 높아짐에 따라 급격하게 감약계수가 낮아지는 물질을 선택한다.
- 진단영역에서는 알루미늄을 주로 사용한다.
- 알루미늄의 엑스선 감약은 50 kV 이하의 에너지에서는 광전효과에 의한 흡수로 이루어지며, 에너지가 높아지면 흡수가 급격하게 감소된다.
- 10~120 kV : Al
  120~140 kV : Al + Cu
- Al + Cu를 사용할 때
  - 원자번호가 높은 물질의 여과판을 사용함으로써 보다 높은 에너지의 광자를 제거시킬 수 있다.

- 원자번호가 높은 것(Cu)은 엑스선관측에 원자번호가 낮은 것(Al)은 환자측에 위치시킨다.
- 이는 원자번호가 높은 구리(Cu)에서 발생하는 2차선을 알루미늄(Al)에서 흡수시켜 피부선량을 감소시킬 목적이다.
- 구리의 특성 엑스선 에너지(8 keV)는 환자까지 도달할 수 있는 충분한 에너지이고, 알루미늄의 특성 엑스선 에너지(1.5 keV)는 약해서 환자에 도달하기 전에 공기 중에서 흡수된다.

그림 1-42에서 알루미늄과 구리의 여과효과를 비교하면 알루미늄 여과판보다 구리여과판이 효율이 좋은 것을 알 수 있다.

표 1-7에서 여과판의 두께를 증가시키면 피부입사선량은 감소하나 감약률의 변화는 점점 작아져 포화상태가 된다. 따라서 필요 이상의 과도한 여과는 필름의 농도만을 저하시키고 필름에 동일한 농도를 내기 위한 mAs값을 증가시키는 결과가 된다.

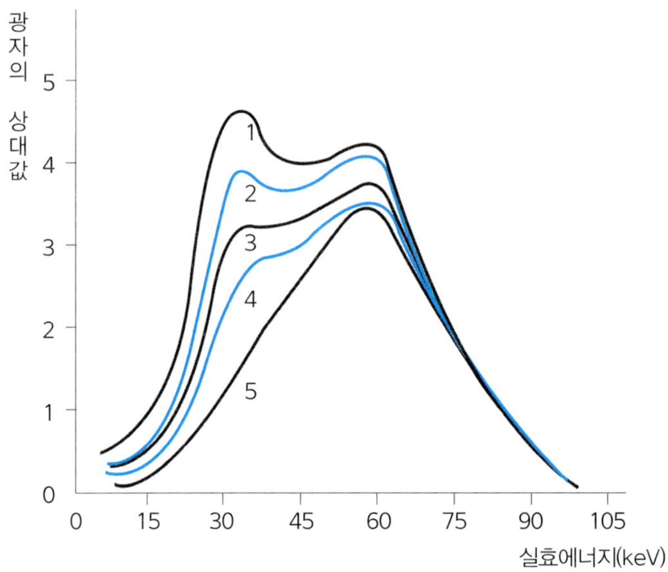

1. 고유여과의 콜리메이터의 여과 2. 1 mmAl 3. 2 mmAl
4. 3 mmAl 5. 0.125 mmCu

그림 1-42. 100 keV의 에너지의 부가여과 효과

표 1-7. 여과판의 두께에 따른 피부입사선량

여과판	관전압(70 kV)	
	피부입사선량	감약률
0 mm	140 mR	0%
1.0 mm	108 mR	23%
2.0 mm	85 mR	39%
3.0 mm	70 mR	50%

4.8 _ 선속 조절기(Collimator)

◆ 엑스-선속 조절기의 작용

- 피폭선량 감소 :
  만일 20×20 cm의 조사야를 10×10 cm로 변화한다면 피폭 부위는 1/4배로 줄어든다.
- 산란선을 억제시켜 대조도를 향상시킴 :
  산란선 발생원이 되는 용적을 적게 하여 대조도를 향상시킨다.

다른 조건(예 : 관전압, 관전류, 조사 시간, 거리 등)은 고정하고 조사야만을 변경했을 때 1차선과 산란선의 비율은 그림 1-43과 같다.

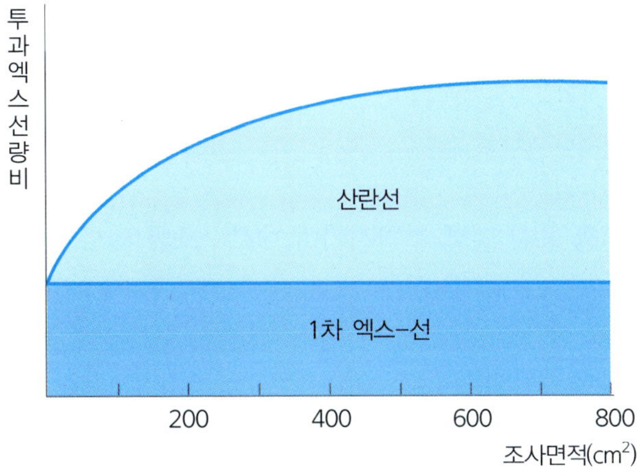

그림 1-43. 조사야 변화에 따른 투과선량비

- 그림에서 보는 바와 같이 필름에 작용하는 1차선은 조사야가 변하는 것과는 관계없이 항상 일정하다.
- 조사야 넓이를 증가하면 엑스-선 필름에 도달하는 산란선의 양은 많아진다.
- 조사야 증가에 따라 산란선량이 증가하지만 30×30 cm 이상이 되면 산란선 발생도 포화상태가 된다.
- 산란선량을 감소시키기 위해서는 조사야를 최대한으로 작게 하여야 한다. 조사야는 선예도, 확대 왜곡 등과 같은 인자와는 관계가 없다.

◆ 엑스-선속 조절기의 노출조건

- 조사야를 좁게 하면, 1차선의 강도는 그대로 유지된다 하더라도, 산란선은 상대적으로 적어 필름의 총 흑화도는 조사야를 감소할수록 낮아진다.
- 조사야를 넓게 하여 필름 농도를 일정하게 유지하려면 노출조건을 그만큼 증가시켜야 한다.
- 조사야 넓이가 넓어지면 농도는 1/2, 1/3까지 낮아질 수 있다. 이때는 mAs를 조절하여 보상해야 한다.

그림 1-44는 조사야 크기 변화에 따른 농도와 대조도는 1차선이 아닌 산란선의 영향을 받고 있음을 나타내고 있다.

(a), (b)의 직사각형 면적은 동일하며 도달되는 1차선의 개수는 4개로 동일하다. 그러나 (a)는 (b)보다 조사야가 넓기 때문에 더 많은 산란선이 영향을 미쳐 직사각형 내의 농도는 높아지지만 화질(대조도)를 떨어뜨리게 된다.

검사부위가 작은 담낭이나 부비강 촬영에는 원형 조사야가 효율적이다. 그러나 검사부위가 넓을 경우 원형 조사야를 선택하면 필요없는 부위까지 피폭이 되므로 네모꼴의 조사야가 일반적이다.

콜리메이터는 엑스-선관 용기 앞에 부착시키며 내부구조와 외형은 그림 1-45, 1-46과 같다.

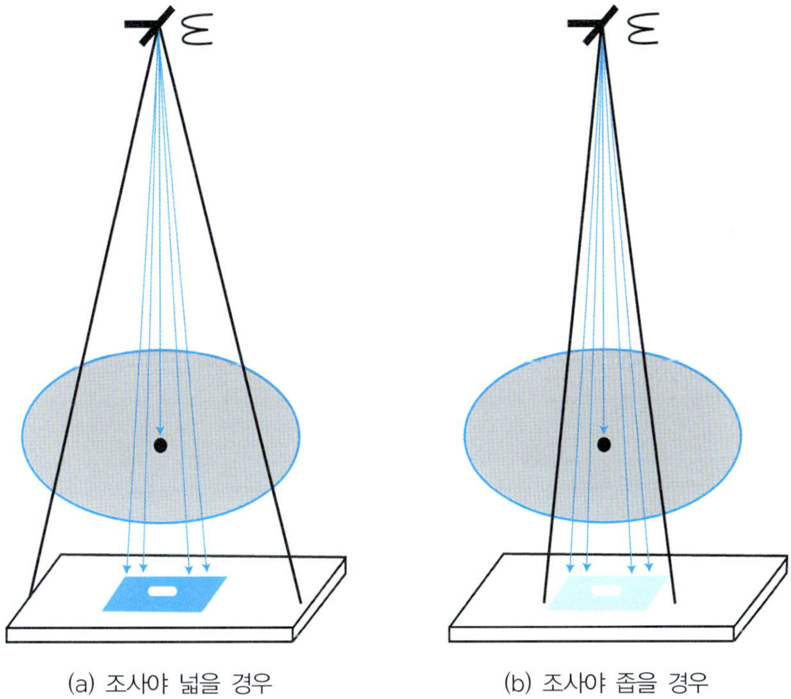

그림 1-44. 조사야 크기 변화에 따른 영상의 농도, 대조도

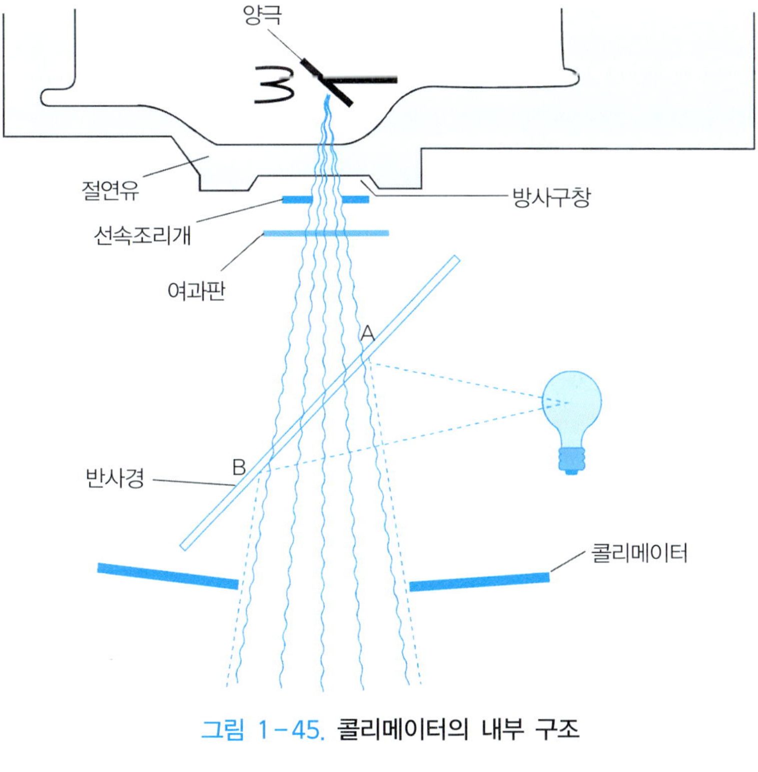

그림 1-45. 콜리메이터의 내부 구조

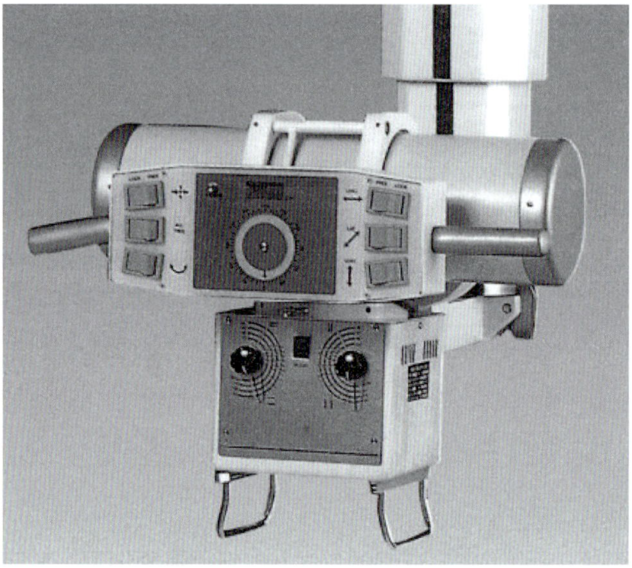

그림 1-46. 콜리메이터의 외형

엑스-선 조사야는 콜리메이터를 조절하여 만드는데 우리 눈에 보이지 않으므로 전구를 켜고 거울을 비춰 광조사야를 만든다. 광조사야를 이용하여 촬영부위에 알맞게 조절한다. 콜리메이터는 엑스-선 흡수가 많은 텅스텐 판이나 납판을 쓰고 있으며, 대개 다단으로 만들어져 있다.

반사경은 그림 1-45처럼 경사져 있으므로 엑스-선 흡수가 위치마다 다르게 된다. 즉, 초점에 가까운 쪽 (A)는 엑스-선 흡수가 적게, 초점에서 먼 쪽 (B)는 엑스-선 흡수가 많게 되므로 위치마다 엑스-선 강도 분포가 달라진다. 엑스-선 강도 분포는 heel effect에 의해 음극측 강도가 양극측 강도 보다 크기 때문에 콜리메이터 거울의 상부를 양극 측에 가깝게 하고 음극측은 거울이 멀도록 경사지게 하면 상호 보완되어 어느 정도 균일화된 강도 분포를 낼 수 있으나 반대로 하면 엑스-선 강도 분포는 더욱 불균등하게 될 것이다.

그림 1-47은 엑스선관 축에 대해서 거울이 붙어있는 방향을 변화시키고, 중심선의 반가층을 1로 했을 때 상대적 반가층을 나타낸 것이다.

(a)는 heel effect에 의한 선질 변화가 거울의 필터효과에 의해 상쇄되어 선질에 변화가 없는 한편, 선량분포의 불균등도 어느 정도 해소될 수 있다.

(b)는 선질변화가 더욱 커지게 된다. 따라서 거울의 부착방향은 (a)처럼 시행하는 것이 선량과 선질의 변화를 균등하게 얻을 수 있는 방법이다.

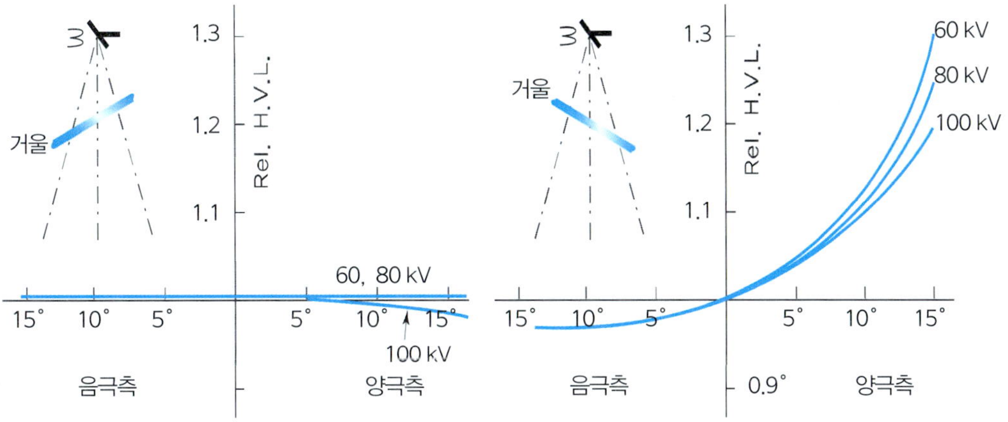

(a) 거울의 상부가 양극측에 가까운 경사 (b) 거울의 상부가 음극측에 가까운 경사

그림 1-47. **반사경의 위치에 따른 선질(반가층)의 변화**

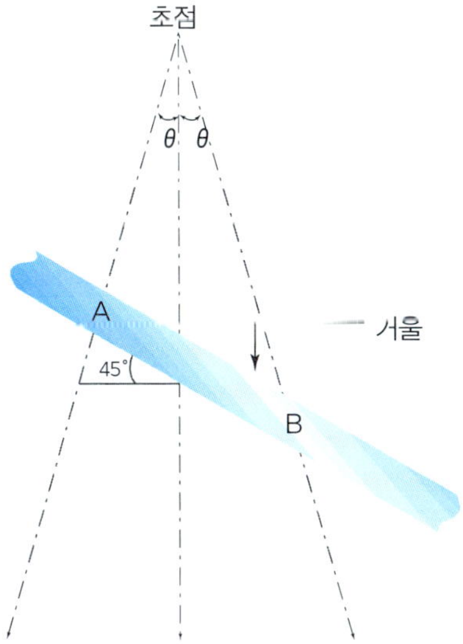

θ	5°	10°	15°
A	0.93	0.87	0.84
B	1.11	1.23	1.34
(A-B)	0.18	0.36	0.50

그림 1-48. **양극 경사각에 따른 강도 차이**

그림 1-48은 양극 경사각에 따라 A, B의 선량 차이가 달라지는 것을 보여준다. 경사각이 작을수록 선량 차이가 가장 적은 것을 알 수 있다.

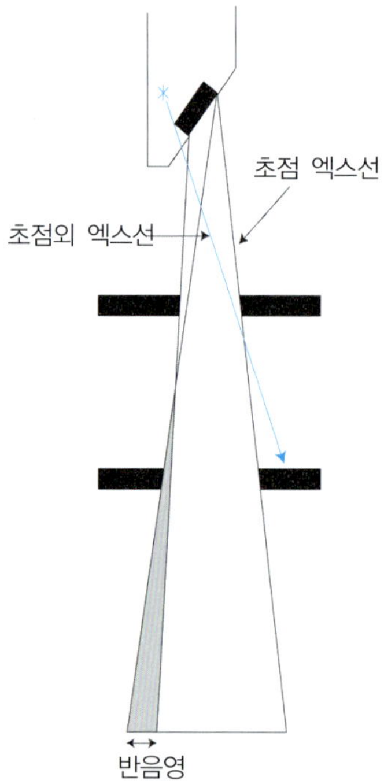

그림 1-49. **초점외 엑스-선**

4.8.1 Auto collimation

촬영장치에 내장된 프로그램의 APR 매개변수에 의해 Field of view를 조절한다. 환자의 촬영위치를 빠르게 찾아내며, 선량을 줄여준다.

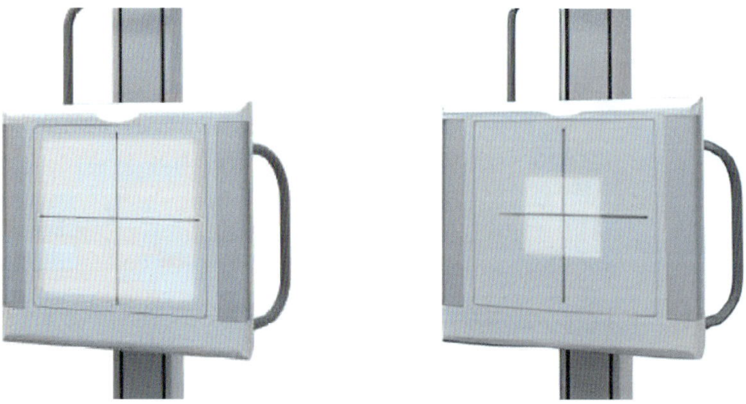

그림 1-50. Auto Collimation

4.9 _ 카세트(Cassette)

카세트는 증감지를 엑스-선 필름에 밀착시키고, 가시광선을 차단하는 용기이다. 카세트의 전면은 엑스-선 흡수가 적은 재료를 쓰고 있으며, 후면 뒤 뚜껑에는 0.2~0.3 mmPb를 도포시켜 엑스-선 흡수로 인한 배후산란을 막고 있다.

종류로는 평면, 곡면, flexible, 경량, TV용, 무증감지 카세트 등이 있으며, 필름 크기에 따라 여러 종류가 있다.

카세트가 갖추어야 할 조건

- 차광성이 좋을 것
- 엑스-선 흡수가 적을 것
- 산란선의 영향을 받지 않을 것
- 필름에 이상 음영이 나타나지 않을 것
- 목적한 필름에 따라 크기가 일정할 것
- 증감지와 필름의 밀착이 좋을 것
- 가벼울 것
- 착·탈이 용이할 것
- 파손이 잘 되지 않을 것

Chapter 2

기록계

01 필름이란 ?

- 엑스선이 환자를 투과한 정보를 시각적으로 해독할 수 있게 만든 수용기이다.
- 직접 엑스선을 이용할 수도 있지만 대개 증감지를 이용하여 엑스선 에너지를 빛으로 바꾼 다음 그 빛으로 필름을 감광시켜 영상을 만들어 낸다.
- 엑스선 필름은 감광유제가 양면에 도포되어 있고, 감광유제의 감색성이 사용하는 빛과 증감지 형광체가 발광하는 빛이 일치해야 한다.

1.1 _ 필름의 제조과정

- 젤라틴과 KBr을 혼합하고 $AgNO_3$ 용액을 첨가하여 AgBr 결정을 만든다.
  $AgNO_3$+KBr(과다한 브롬화칼륨) = AgBr+KNO_3(제1숙성 후 제거시킨다.)
  $AgNO_3$용액은 필름 제조 시 원료은으로 사용한다.
- 물리 숙성(제1숙성) : 온도와 시간을 일정하게 유지시키면 할로겐화은 결정이 성장한다. 입자크기가 커지고, 유제의 감도가 증가한다. 온도, 수소이온농도(pH), 농도, 숙성시간, 교반도 등의 요소들이 영향을 준다.
- 분쇄
- 수세
- 화학적 숙성(제2숙성 또는 후숙성) : AgBr 결정 안에 감광핵을 만들어 유제의 감도를 증가시키지만 AgBr 입자의 크기나 모양은 변하지 않는다.
- 제2숙성 후 증감색소, 경막제, 안정제 등이 필름유제에 첨가된다.

1.1.1 감광핵

1) 할로겐화은 결정 중 특수한 위치에 있다.
2) 브롬이온으로부터 유리된 전자가 감광핵에 의해 포획되고 감광핵은 음전하로 대전된다.
3) 이 감광핵은 은이온을 포획하여 은원자를 형성한다.
4) 은원자 집합 크기가 가장 큰 것은 잠상이다.

1.1.2 젤라틴의 역할

1) 사진유제의 조제, 감광과정, 현상처리 등에 중요한 역할을 한다.
2) 콜라겐을 가수분해한다.
3) 감광유제 제조할 때 증감유제 높인다.
4) 감광과정에서 할로겐 수용체로 되어 잠상을 안정화 시켜 준다.
5) 할로겐 화은의 미세한 결정을 유지해주고 보호교질 역할을 한다.
6) 격자구조에서 '전자포획'을 하는데 기여한다(전자포획은 잠상이 형성될 때까지 한다.)
7) 결정성상 매개체로 브롬화은핵의 형성과 성장을 유지시켜 할로겐화은이 성장하도록 돕는다.
8) 유제를 필름베이스에 결합시킨다.
9) 브롬화은을 부유 상태로 있게 한다.
10) 노출되는 동안 브롬화은은 Ag^+와 Br^-으로 분해된다.
11) 할로겐화은이 노출된 다음에 Ag^+이온과 Br^-이온이 재결합을 방해한다.
12) 현상처리 단계에서 수분을 흡수하면 젤라틴은 팽윤하고 분자구조가 열리고 현상처리액이 쉽게 침투되도록 한다.

1.1.3 과다한 브롬화칼륨(KBr)의 효과

- 결정의 형태를 변화 : 더 많은 결정결함을 만들고, 결과적으로 전자포획을 증가시킨다.
- 결정들의 표면장력을 증가 : 결정들의 장벽은 결정표면에 모인 브롬이온의 장벽으로 이루어진다.
- 과다한 브롬화칼륨은 브롬이온들의 적정한 공급을 확보해 준다(현상액의 선택도를 높여줌).

1.2 _ 잠상이론(Latient Image)

- 잠상은 "노출 후에 그러나 현상 전에 감광재료에 만들어진 불가시 상"이다.
- 감광재료의 유제층에 빛이 닿으면 그 중에 함유되어 있는 할로겐화은이 광화학 변화를 일으켜 잠상이 형성되는데, 이 때 개개의 할로겐화은이 어떤 상태로 되어 있는가를 해명한 것이 잠상이론이다.
- 유제에 노출을 주면 할로건화은 결정이 감광하여 잠상을 형성한다.

- 현상이란 잠상이 있는 할로겐화은을 금속은으로 변환하는 환원반응이다.
- 현상을 통해 가시상이 된다.
- 은원자 집합의 크기가 가장 크다.
- 노출 후 장시간 방치하면 잠상퇴행이 일어난다.
- 잠상퇴행은 고온, 고습, 방치시간이 길어지면 많이 일어난다.

> - 광화학 제1법칙(Grotthus-Drapper의 법칙)
>   반응계는 흡수된 빛 또는 에너지만이 광화학 반응을 일으킬 수 있다.
> - 광화학 제2법칙(Vant-Hoff의 법칙)
>   광화학 반응은 흡수된 빛이나 에너지의 양에 비례한다.

1) 잠상 형성의 기본적인 이론에는 핵 성장과 형성을 포함하고 있다. 두 이론은 성장과정에서는 공통적이지만, 핵 형성과정에서 다르다.

- Gurney-Mott 이론
- Mitchell 이론

2) Gurney-Mott의 잠상 형성과정

(1) Br(−)+빛 ⟶ Br(정공)+(−)전자
노출에 의해 방출된 전자는 포획중심에 일시적으로 배치된다.

(2) 전자(−)+Ag(+) ⟶ Ag(단일 은원자: 전잠상핵)
양전하를 띈 음이온 Ag(+)이 포획중심으로 이동하고, 전자(−)와 만나 단일 은원자를 형성한다.

(3) 아잠상핵 : 단일 은원자는 불안정하며 분리가 일어나거나 다시 과정을 시작하기도 한다. 다행히 짧은 시간에 단일 은원자는 다른 전자를 포획하는 단위로 활동한다. 이때 은이온을 이 위치로 끌어당기면 안정된 두 Ag원자가 만들어진다. 성장이 완료되었을 때 아잠상핵들은 현상핵이 될 때까지 은원자를 계속해서 끌어들인다.

(4) Mitchell 이론이 Gurney-Mott와 다른 점은 단일 은원자(Ag)가 또다른 전자의 (−)의 포획단위로 활동하지 않는 것이다.

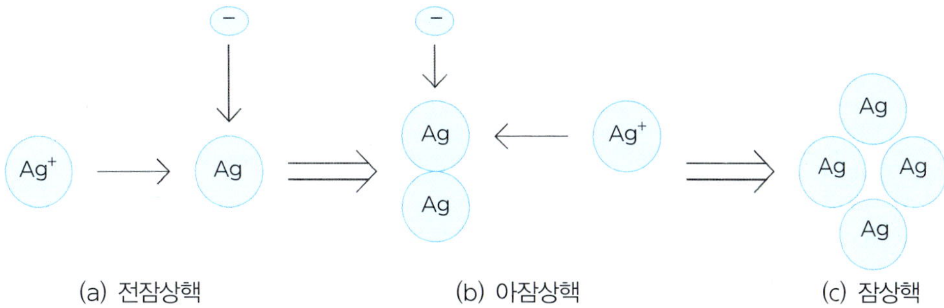

그림 2-1. 얇은 전자 포획에 의한 잠상이론(Gurney-Mott)

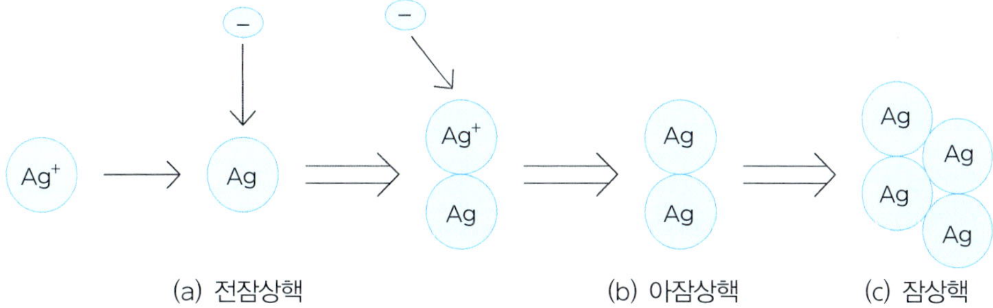

그림 2-2. 깊은 전자 포획에 의한 잠상이론(Mitchell)

1.3 _ 사진유제

- $AgNO_3$ + KBr(과다한 양) → AgBr ↓ + KNO_3(제1숙성 후 제거)
- AgBr + 젤라틴 + 현탁액 = 감광핵
  감광핵은 유리전자를 포획하며, 제2숙성 중에 만들어진다.
- 유제란 할로겐화은과 젤라틴 내 불순물의 현탁액이다.
- 브롬화은 결정의 내부구조는 은이온(Ag^+)과 할로겐 이온(Br^-)이 앞, 뒤, 위, 아래, 좌, 우에서 서로 일정하게 배열된 이온성 입방격자 구조이다.
- 완벽한 형태의 브롬화은 결정은 사진적으로 쓰임새가 없으므로 브롬화칼륨의 양이 초과된 젤라틴 현탁액에서 화학반응이 이루어진다.
- 브롬화은을 단독으로 사용하지 않고 적은 양의 요오드화은을 혼합하여 사용한다. 이것은 유제의 감도를 증가시키고 스펙트럼 감도가 장파장 영역으로 확장시키는 효과를 준다.
- AgBr(90~99%) + AgI(1~10%)로 구성되어 있다.

• 할로겐화은은 젤라틴 내에 작은 결정형으로 부유되어 있으며, Ag, Br, I는 6면체 격자형으로 배열되어 있다.

1.3.1 필름의 감광물질(사진유제)의 종류

- AgBr · I : 엑스선 필름 감광재료
- AgBr : 공업용 엑스선
- AgBr · Cl : 인쇄용, 복제용 프린트
- 감광도는 AgBr · I가 가장 높고, AgBr, AgCl, AgI 순으로 감광도가 낮아짐

1) **브롬화은(AgBr)** : 유제제조시 가장 많이 사용한다.
   - 최고감도 – 430 nm(필름이 가장 민감하게 반응하는 파장)
   - 최저감도 – 480 nm(전혀 반응하지 않는 파장)

2) **요오드화은(AgI)** : 감도가 높으나 두가지 중대한 결점이 있다.
   - 유제 안에 요오드가 들어 있으면 현상처리 중 정착되는데 걸리는 시간이 길어진다.
   - 화학적 특성 때문에 브롬화은이나 염화은 없이는 사용할 수 없다.

3) **염화은(AgCl)** : 감도가 낮으며, 다른 할로겐화은보다 신속히 현상되고 정착된다.

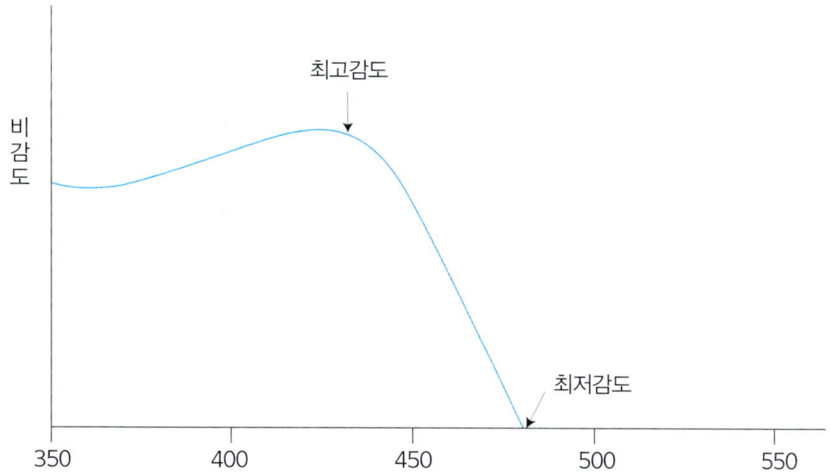

그림 2-3. 브롬화은(AgBr)의 스펙트럼

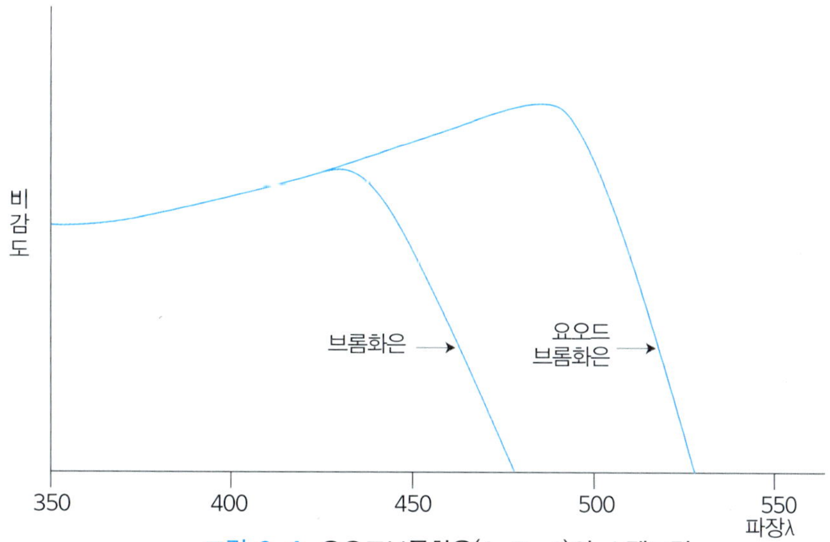

그림 2-4. 요오드브롬화은(AgBr·I)의 스펙트럼

1.3.2. 유제 입자의 크기 및 분포에 따라 감도와 대조도, 입상성이 결정된다.

유제 제조시 제1숙성 단계에서 조절된다.

1) 감도 : 입자의 평균크기 커지면 증가한다.

2) 입상성 : 입자의 크기가 크면 구조적 입상성은 거칠어진다.

3) 대조도 :

- 입자 크기 분포가 넓은 경우 : 폭넓은 노출범위에 민감하므로 관용도가 높은 필름이 된다.
- 입자 크기 분포가 좁은 경우 : 대조도가 높은 필름이 된다.
- 입자 크기가 일정할 때 : 대조도가 가장 높은 필름이 된다.

1.3.3 유제의 분광감도

유제가 반응하는 전자기파 스펙트럼의 파장범위이다. 브롬화은의 최고 감도는 430 nm, 최저감도는 480 nm이다.

- 최고감도 : 유제가 가장 민감한 반응을 나타내는 파장
- 최저감도 : 필름이 더 이상 감광성을 가지지 않는 파장

1) 유제의 분광감도 종류

(1) 단색성 유제

- 청색감성, 비정색성, 최고감도 430 nm
- 구형입자
- 텅스텐산 칼슘 증감지, 청색 형광을 방출하는 희토류 증감지, 자외선 형광을 방출하는 증감지에 사용

(2) 정색성 유제

- 녹색 감성, 정색성, 최고감도 540~560 nm
- 판형입자
- 녹색 형광을 방출하는 희토류 증감지에 사용
- 단색성 유재와 비교하여 감광파장영역의 확장은 증감색소를 사용하여 분광 증감한다.

(3) 전정색성 유제

- 가시광선 스펙트럼의 모든 파장에 감광된다.

2) 분광감도를 넓힐 수 있는 방법

(1) 브롬화은 유제만을 사용했을 때 가시광선의 청자색 부분에만 감광성을 나타내어 영상을 만든다. 여기에 요오드화은을 첨가하여 감광파장영역을 개선할 수 있다.

(2) 할로겐화은 자체의 감도를 확장하기 위하여 유제에 적절한 염료를 첨가하면 녹색 부분까지 감도를 넓힐 수 있다.

이러한 처리에 사용하는 염료들을 증감색소라고 부른다. 증감색소들은 유제를 제조할 때 첨가하며 브롬화은의 결정 표면을 덮는다.

필름유제 제조 시 증감색소를 첨가하는 증감처리를 분광증감이라 한다. 이러한 분광증감에는 광학증감, 색증감, 염료(화학)증감 등이 있다.

1.3.4 유제입자 기술

1) 종류

- 구형입자 : 청색 김싱 또는 난색성 유제에 사용된다.
- 판형입자 : 정색성 유제와 높은 해상도 컬러필름에 사용되어 왔다

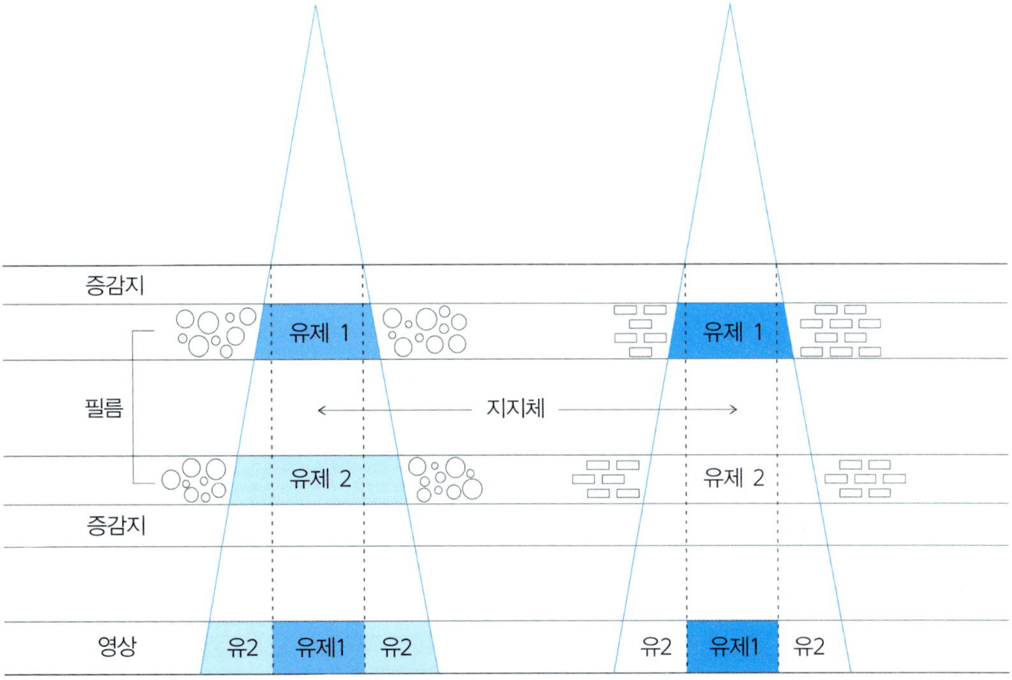

그림 2-5. **구형입자와 판형입자의 crossover**

2) 판형입자의 특징

- 감도가 높다.
- 은 코팅 무게를 낮추어 유제층 두께를 줄일 수 있다.
- 해상도가 매우 높다.: 겹쳐짐의 감소
- 기존에는 판형 입자의 구성비율이 적었으나 모든 입자가 판형입자 형태를 띄우는 유제를 만들었다. 따라서 겹쳐지는 양이 기존의 75%에서 37%로 줄어들어 선예도가 현저히 개선되었다.

1.4 엑스선용 필름

피사체를 투과한 엑스-선이 카세트 내에 있는 증감지에 닿게 되면 형광이 발생한다. 이 형광이 엑스-선 필름을 감광시켜 영상이 얻어지게 된다. 이 부분이 영상 수신계(Image receptor) 및 영상 기록계(image recorder)이며, 필름은 가장 간단하면서 보편화되어 있다.

◆ 필름의 선예도가 나빠지는 현상

- 필름의 강도를 높이기 위해 유제층을 두껍게 하거나 할로겐화은 입자를 크게 하면 같은 촬영 조건에서 저감도 필름 사용 때보다 영상의 농도를 높일 수 있다. 그러나 영상의 농도는 필름 단독으로 이루어지는 것이 아니고, 증감지를 조합한 전체적인 감도에 의해 결정된다.
- 필름의 감도가 높을수록 확산현상이 더욱 커져 선예도를 감소시키는 반면 대조도는 증가한다.
- 엑스-선이 빛으로 변환되어 필름의 지지층이나 유제층을 통과하면서 반사나 확산으로 일어나는 Irradiation, halation 현상에 의해 선예도가 저하되는 약점을 가지고 있다.

필름의 종류를 선택해서 사용할 때 고려하여야 할 사항

- 감도(speed)
- 대조도(contrast)
- 관용도(latitude)
- 해상력(resolution)

양면유제 필름과 단면유제 필름으로 나눈다. 양면유제 필름은 지지체 양쪽에 유제가 도포된 필름으로 증감지를 사용하지 않는 필름과 증강지를 사용한 필름으로 나눈다.

필름의 구조에 따라 감도와 대조도, 시차효과에 의한 사진의 선예도가 달라진다.

1.4.1 필름의 구조

- 지지체 : 감광재료의 종류에 따라 폴리에스테르, 유리 3초산섬유소, 종이를 사용한다.
- 유제층 : 젤라틴을 결합제로 하며, 물에 잘 용해되지 않는 할로겐화은의 결정입자가 균일하게 분산되어 있다. 이 현탁액의 결정모양은 구형이나 판형입자로 만들어지고, 분광감도를 조절하기 위해 증감색소로 증감처리를 한다.
- 하도포층 : 지지체에 유제를 접착시키는 역할을 한다.
- 보호층 : 현상처리 중에 필름의 취급 부주의나 롤러에 의한 필름이동과 같은 기계적 손상으로부터 유제를 보호하는 역할을 한다.

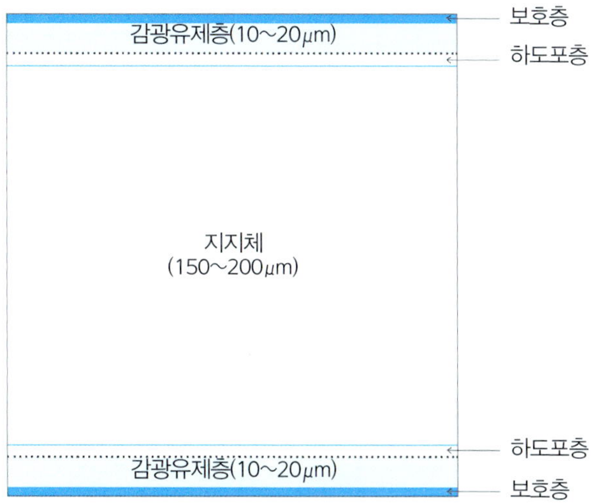

그림 2-6. 양면유제 필름 구조

1.4.2 필름의 종류

1) 필름의 구조에 따라

(1) 증감지를 사용하지 않는 양면유제 필름(non-screen type film)

증감지를 사용하지 않는 직접촬영용 엑스-선 필름은 엑스-선에 의한 감광작용을 단독으로 하기 때문에 많은 양의 조사선량(radiation dose)이 필요하다.

이 필름의 최대 장점은 증감지 필름보다 해상도가 우수하다는 것이다. 상을 확대할 경우에도 적절한 촬영기법을 사용하면 월등히 선예한 상을 얻을 수 있다.

사지(extremity), 치아, 절개된 신장, 유선(mammary gland) 등의 미세한 병변을 보기 위한 경우에만 사용하는 것이 적합하다.

그림 2-7은 증감지를 사용한 필름과 증감지를 사용하지 않는 필름 특성을 나타낸 그림이다.

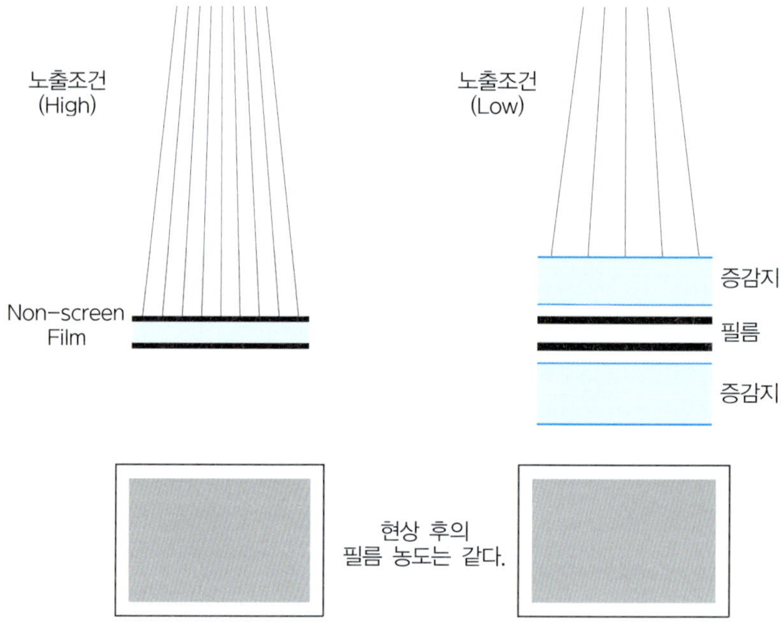

그림 2-7. **증감지와 비증감지**

(2) 증감지를 사용한 양면유제 필름(screen type film)

필름 지지체 양쪽에 유제가 도포되어 있으며, 보호층과 하도포층으로 구성되어 있다.

이 필름은 전·후면 증감지 사이에 끼워서 사용하게 되어 있으며, 자동현상처리를 주로 하지만 수동현상도 가능하다. 자동현상 처리용 필름은 유제가 아주 얇게 도포되어 있어 막면의 손상을 방지하도록 주의해야 한다.

양면유제(증감지형) 필름의 장단점

(1) 장점

- 필름 감도가 높다.
  - 환자에 대한 선량 감소
- 선예도가 높아진다.
  - 감도가 높기 때문에 노출조건(mAs)를 줄일 수 있다. 따라서 노출시간 감소로 운동에 의한 불선예도를 줄이거나 소초점 엑스선관을 사용할 수 있기 때문에 기하학적 불선예도를 줄일 수 있다.
- 의료진에 대한 피폭선량이 감소한다.
- 대조도가 높아진다.

(2) 단점

- 시차효과에 의해 사진의 선예도가 저하된다.

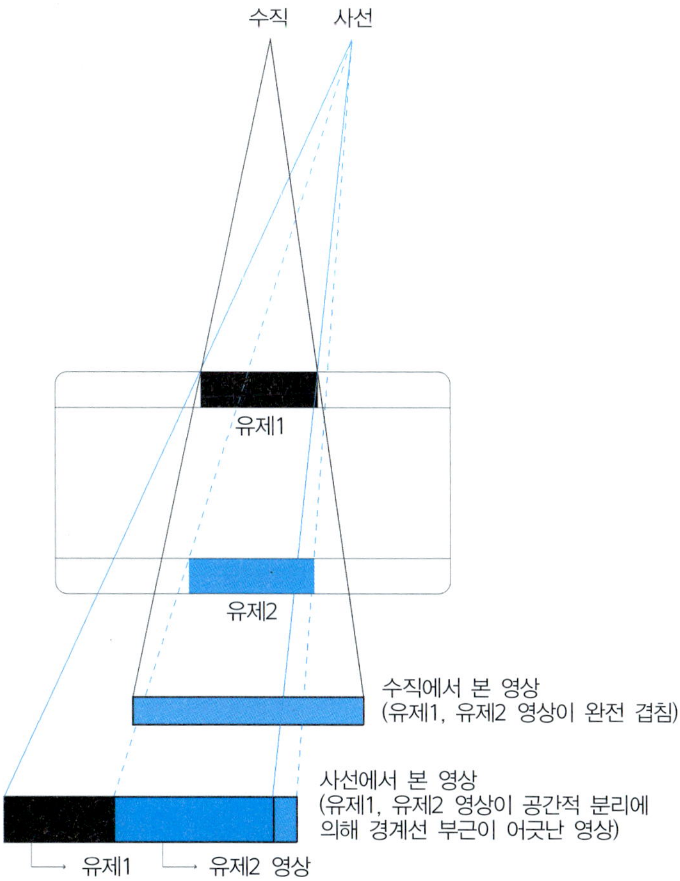

그림 2-8. **시차에 의한 영상 왜곡**

(3) 단면유제 필름

지지체의 한쪽면에만 유제층이 도포되어 있어 은코팅 무게가 적고, 510 nm 이상의 파장에 민감하다.

가. 단면유제 필름 종류

a) 소거용(subtraction)과 복사용(duplication) 필름

이들 필름은 유제층이 단면 도포되어 선예도의 손실을 극소화시켰다. 할레이션 방지막이 있으며, 자동현상처리에 적합하도록 되어 있다.

b) 투시용 필름

형광판, I.I(Image Intensifier), CRT에 의한 영상을 얻어내기 위해 사용한다. 단면에 유제가 도포되어 있으며 할레이션 방지막이 있다.

c) 유방(Mammo) 전용 필름

유방 전용 필름은 연부조직(soft tissue)을 미세하게 묘사하기 위한 목적으로 만들어졌다. 초기에는 고해상도를 유지하기 위하여 증감지를 사용하지 않아 저관전압, 대선량으로 표면선량의 피폭이 많았다. 현재는 표면선량을 감소시키면서 화질을 유지하기 위한 증감지-필름 시스템이 개발되었으며, 표면선량을 85% 이상 감소시킬 수 있게 되었다.

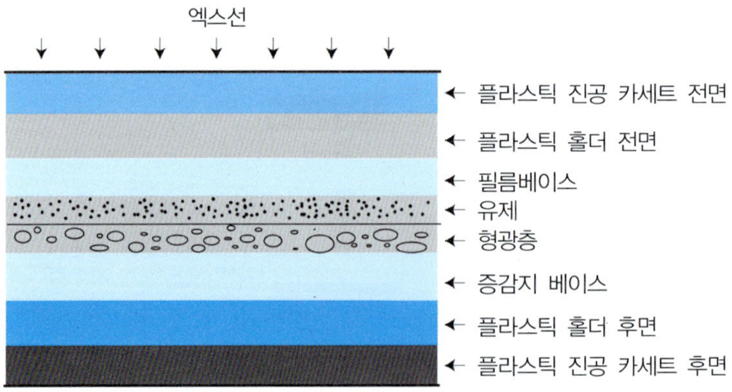

그림 2-9. 유방촬영용 진공 카세트

할레이션 방지막이 도포되어 있는 편면유제로 저농도부의 대조도를 향상시켜 0.1 mm 이하의 석회화 병변도 식별할 수 있는 선예한 영상을 얻을 수 있다.

d) 레이저 필름(laser image film)

CT, MR, DSA(Digital Subtraction Angiography) 등의 영상을 나타내고자 할 때 사용된다. 적색 또는 적외선 감응(780~820 nm)을 하며, He-Ne laser(633 nm)에 좋은 반응을 보인다. 편면 유제층이며 보통의 대조도용으로 사용된다.

- 복제용 필름
- 감산처리 필름
- 레이저 필름

나. 단면유제 필름 구조

a) 이도층(curling 방지층)

- 유제 도포면 반대쪽에 젤라틴을 얇게 도포시킨다.
- 현상처리액의 수분을 흡수할 때 팽창 정도가 서로 달라 꼬임이 나타나므로 이를 방지시킬 수 있다.
- 현상하는 동안 필름을 펴진 상태로 유지시킨다.

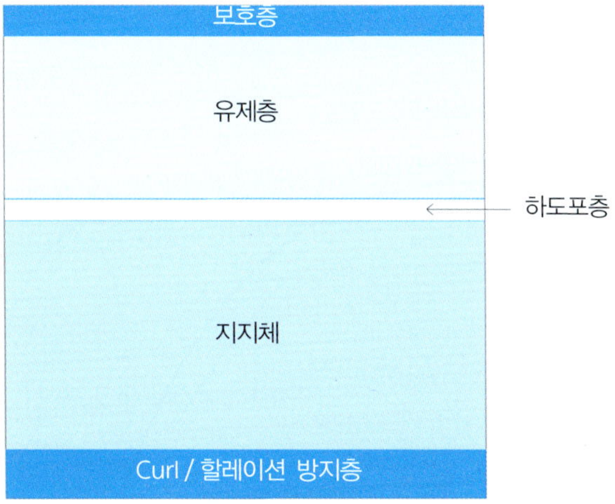

그림 2-10. 단면유제 필름 구조

b) 할레이션 방지층

할레이션은 공기가 있는 지지체의 경계선에서 빛이 반사되어 일어난다. 빛은 뒤로 반사되어 유제층을 다시 노출시킬 수 있기 때문에 해상도를 떨어뜨리는 효과를 나타낸다.

c) 빛의 확산(Irradiation)

할레이션과 유사한 효과이며 유제층 안에서 빛이 퍼지는 현상에 의해 일어난다.

2) 필름의 감색성에 따라

증감지에서 발광하는 빛의 파장에 대한 필름의 감색성에 따라 비정색성(regular type) 필름과 정색성(orthochromatic type) 필름으로 나눈다.

(1) Regular type film - 비정색성

이 필름은 $CaWO_4$의 발광 스펙트럼에 일치하는 청자색(비정색성)에 감도가 높다. 3가지 종류가 있다.

- 고대조도(평균 계조도 = 2.85) 타입 : 사지골, 요추, 두부 등에 적용한다.
- 표준 타입 : 광범위한 촬영에 무리없이 사용되나 특정 부위의 화질 저하는 피할 수 없다.
- 넓은 관용도 타입 : 고농도부의 세부묘사가 우수하며, 저농도부에서 중농도부에 이르는 부분의 묘사도 좋은 편이다. 흉부 촬영에 적합하다.

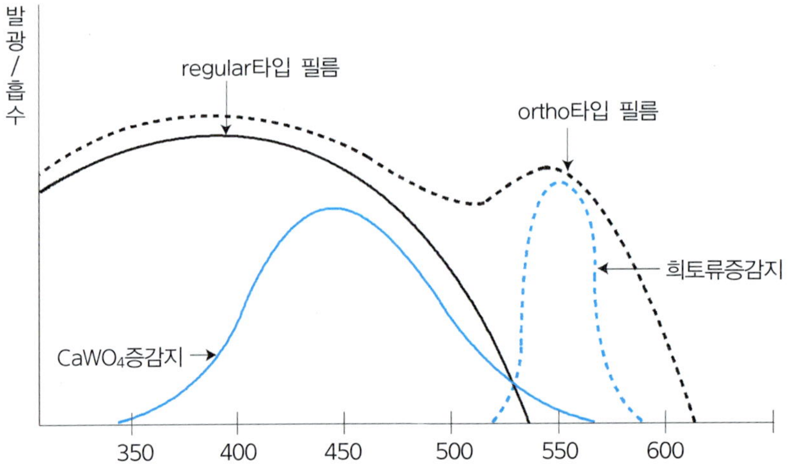

그림 2-11. 필름의 분광감도와 증감지의 발광 파장에 따른 필름과 증감지의 조합

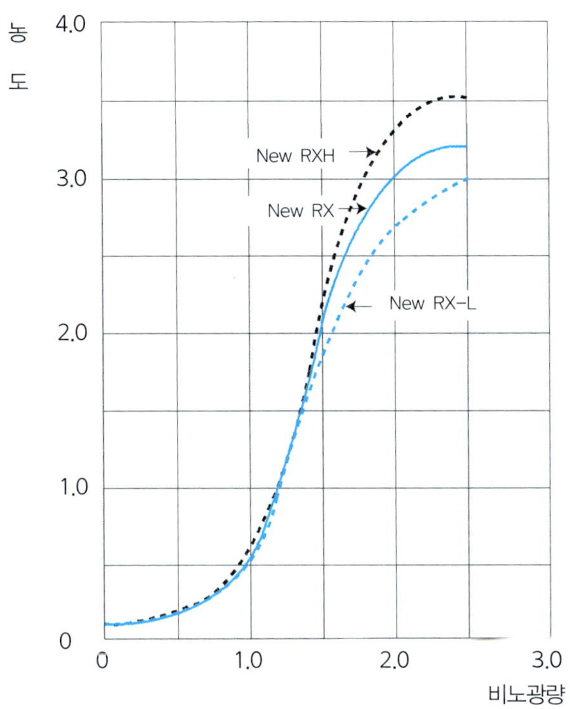

그림 2-12. Regular 필름의 특성곡선

(2) Orthochromatic type 필름 - 정색성, 녹색감성

희토류증감지와 조합하여 사용하면 저농도부에서 대조도와 선예도가 높아지므로 풍부한 정보량을 포함한 영상을 묘사할 능력을 가지고 있다.

Orthochromatic type film의 특성

- 대조도가 regular type 필름보다 높다.
- 현상 온도 변화에 대한 포그의 안정성이 높다.
- 녹색 발광체의 분광감도와 일치하는 5,400~5,600Å에서 가장 감도가 높다.
- 감도가 regular 타입보다 2~5배 높으면서 같은 정도의 선예도를 유지한다. 감도가 높으면 같은 농도를 만들기 위한 mAs를 줄일 수 있다. 즉, 노출시간을 줄이고 소초점 사용이 가능해져 더욱 선예한 영상을 얻을 수 있다.

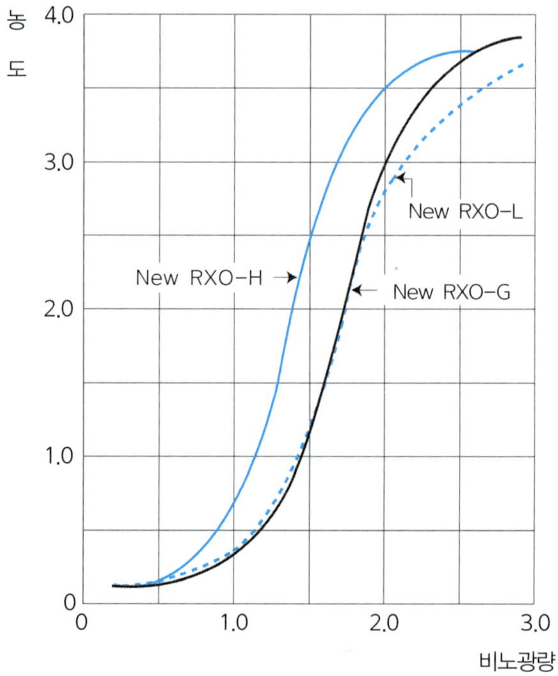

그림 2-13. Ortho타입 필름의 특성곡선

02 증감지

엑스-선 필름 자체가 가지고 있는 감광 작용은 불과 1% 미만이고, 나머지 에너지는 투과되어 버린다. 이렇게 증감지를 사용하지 않는 촬영에서 잠상이 형성되는 것은 단지 엑스선 광자뿐이다. 엑스-선 흡수가 많고 자극의 크기에 따라 가시광선을 발생하는 증감지를 사용하면 가시광선에 의한 잠상을 형성할 수 있다. 이 경우의 엑스-선의 역할이란 증감지의 형광 입자를 자극하는 일이며, 일부만이 잠상 형성에 기여한다.

따라서 증감지를 사용하면 적은 선량으로 잠상을 형성할 수 있으므로 엑스-선량을 줄일 수 있게 된다. 그러나 증감지의 감도를 높이면 엑스-선량을 줄이는 데는 유용하게 사용되지만 화질은 월등히 저하된다.

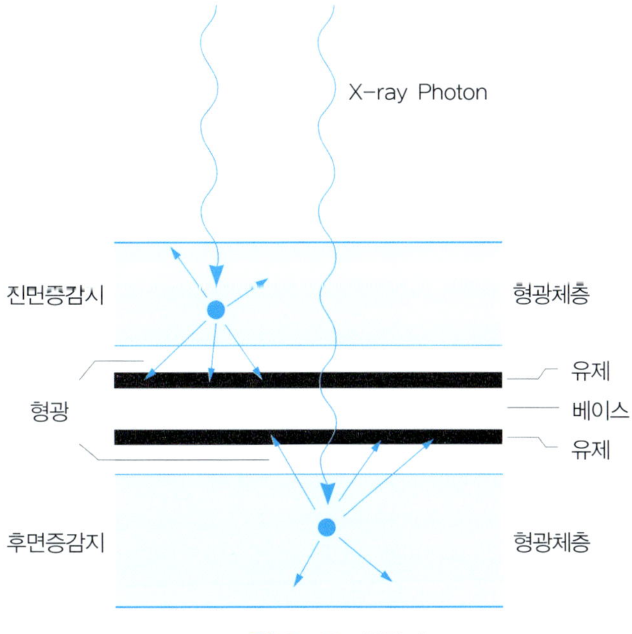

그림 2-14. **증감지**

- 엑스선을 가시광선으로 변환시켜 빛으로 필름을 노출시킨다. 이는 검사시 요구되는 방사선량을 줄일 수 있다.
- 이로 인해 노출시간을 짧게 할 수 있고, 영상에 나타나는 운동 불선예도를 감소시킨다. 그러나 증감지 구조로 인한 불선예도를 나타낼 수 있다.

다음과 같은 3가지 요인이 엑스-선 에너지를 빛으로 바꾸어 필름에 작용하는 능력이 된다.

◆ 형광체가 빛을 발하여 필름 자체의 감광보다 효과를 증가시키는 요인

- 형광체층의 엑스-선 흡수효율
- 형광체에 흡수된 엑스-선이 빛으로 변환되는 효율
- 발생된 빛을 형광체층 밖으로 투과시키는 효율

일정한 조건하에서 증감지의 감도가 증가하면, 영상의 농도와 대조도가 증가된다. 이 효과는 하나의 증감지 감도에서 다른 증감지로 바꿀 경우 뚜렷한 변화는 없다. 그러나 direct-exposure film holder의 사용에서 증감지로 바꾸면 대조도의 변화는 크게 나타난다.

증감지의 감도가 증가하면 영상의 선예도가 떨어지는 가장 큰 원인은 형광체층이 두껍고, 입자가 크게 만들어졌기 때문이다. 그러나 이러한 현상도 $CaWO_4$에서 희토류 증감지로 바꾸어 사용할 경우 일어나지 않는다. 그 이유는 희토류 증감지는 화학적 효과를 이용하여 감도를 변화시키기 때문이다.

증감지 사용시 고려 사항

- 형광체 종류와 발광색 : $CaWO_4$와 희토류계의 regular 필름용 증감지는 3,600~4,800Å인 청자색을 발광하고, 희토류계의 ortho 필름용 증감지는 5,600Å의 청록색을 발광하고 있다.
- 형광체의 발광색에 맞는 필름의 분광감도 : 표 2-1은 회사별 생산되는 증감지의 형광체, 발광색을 나타내었다.
- 형광체의 관전압 의존성 : 그림 2-15의 ortho system의 감도는 80kV 이상에서 일정하게 유지되고 있으나 저관전압이 될수록 저하되고 있다.

표 2-1. 형광체 종류와 발광영역

형 광 체	발광색	파장(nm)	형 광 체	발광색	파장(nm)
$CaWO_4$	청색	425	$YTaO_4 : Tm^{3+}$	청색	360, 460
$BaSO_4 : Eu^{2+}$	청색	380	$YTaO_4 : Nb$	청색	410
$BaFCI : Eu^{2+}$	청색	390	$Gd_2O_2S : Tb^{3+}$	녹색	545
$Y_2O_2S : TB^{3+}$	청백색	420	$La_2O_2S : Tb^{3+}$	녹색	545
$LaOBr : Tb^{3+}$	청백색	420	$ZnCdS : Ag$	녹색	530
$LaOBr : Tm^{3+}$	청색	360, 460			

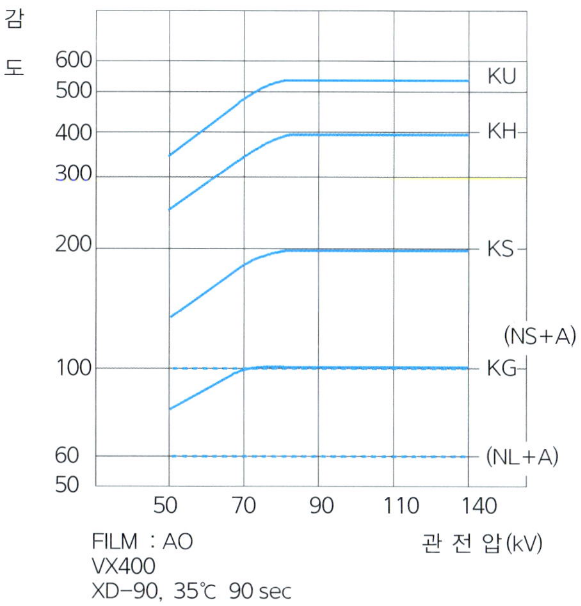

그림 2-15. 관전압 변화에 따른 시스템 감도

증감지에서 선예도를 높이기 위한 방안

1) 보호막을 얇게 한다.
2) 형광체의 입자를 작게 한다.
3) 형광체층의 두께를 얇게 한다.
4) 입자분포를 고르게 한다.
5) 빛 흡수성 염료를 착색하여 지지체에서의 반사를 억제시킨다.
6) 형광체층을 균일분산 구조로 한다(그림 2-16).

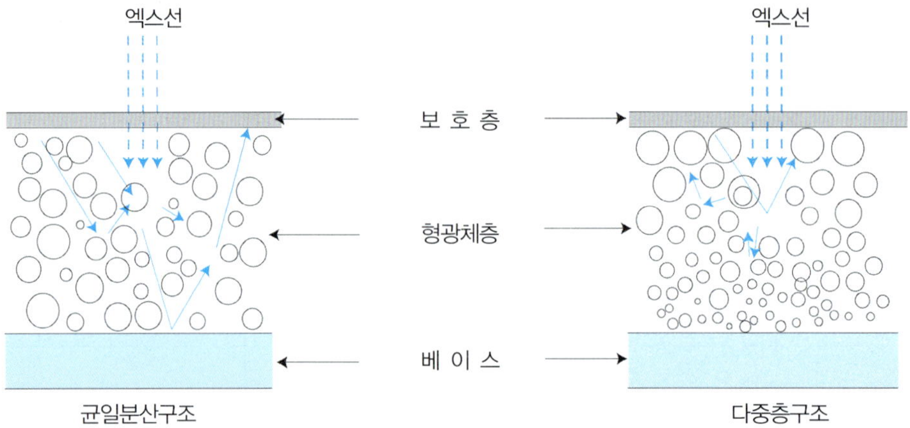

그림 2-16. **형광체층 입자의 분산상태가 선예도에 미치는 영향**

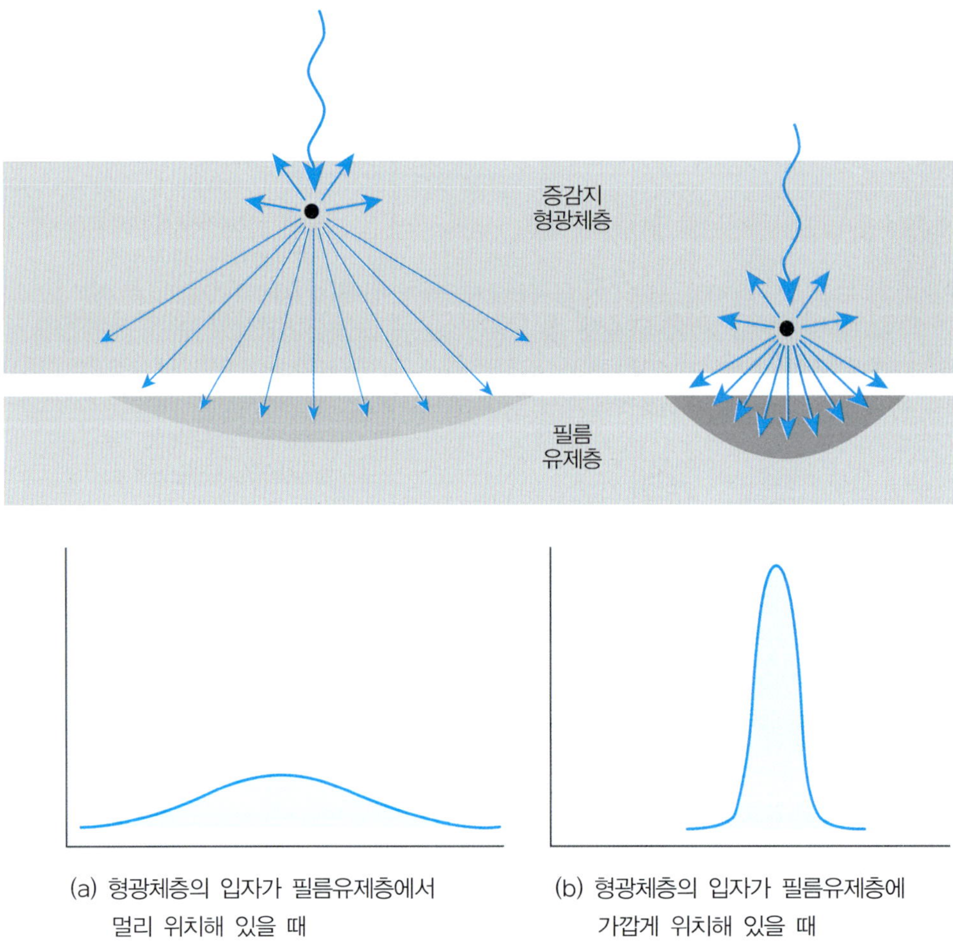

(a) 형광체층의 입자가 필름유제층에서 멀리 위치해 있을 때

(b) 형광체층의 입자가 필름유제층에 가깝게 위치해 있을 때

그림 2-17. **형광체 입자 위치가 선예도에 미치는 영향**

Ortho system의 입상성에 대한 대책은 다음과 같다.

- 시스템의 감도가 높으면 입상성(양자반점)의 영향은 크다. 입상성의 영향을 줄이는 방법은 시스템의 감도를 regular시스템의 2배까지 제한한다.
- 시스템의 감도가 2배이면 regular시스템과 거의 동등한 입상성이 되고, 감도가 1.5배가 되면 regular시스템보다 입상성의 영향이 높아진다.
- 동일한 감도에서는 고감도 스크린/저감도(저대조도) 필름으로 연결시키면 입상성은 향상되고, 저감도 스크린/고감도(고대조도) 필름을 연결시키면 입상성은 악화된다.

2.1 _ 증감지 구조

1) **지지층**

2) **반사층/흡수층**

- 반사층 : 시스템 감도가 높아져 피폭선량을 감소시켜 준다.
- 흡수층 : 시스템 감도는 낮아지나 영상의 불선예도를 개선시켜 준다.

3) **형광체층**

(1) 형광체의 종류 : 일반적으로 희토류 형광체가 $CaWO_4$ 형광체보다 흡수, 변환, 투과 효율이 높아 감도가 높다.

(2) 형광체 입자의 크기 : 입자의 크기가 클수록 빛이 더 많이 방출하여 고감도이나 불선예한 영상이 만들어진다.

(3) 형광체층의 두께 : 같은 종류의 형광체라도 형광체층의 두께가 두꺼울수록 증감지의 감도는 증가하지만 영상의 선예도는 낮아진다.

- 형광체 binder에서 색소의 양과 유무에 따라 선예도가 달라진다.
- Binder에 색소를 첨가하면 형광체층 두께의 조절없이 감도와 선예도를 조절할 수 있다. 색소가 빛 흡수효과를 가지기 때문에 필름의 노출을 감소시켜 엑스선 노출을 증가시켜야 한다. 즉 불선예도와 감도를 감소시킨다.

(4) 단위부피당 형광체의 수를 coating weight라고 하며, 이 값이 높을수록 증감지를 얇게 만들 수 있어 선예한 영상을 만들 수 있다.

(5) 형광체/binder의 관계가 형광체층의 두께를 결정한다. (보통 9:1)

(6) 희토류 형광체는 관전압 의존성이 있다. 관전압에 따라 감도가 달라지므로 관전압 선정에 유의하여야 한다.

4) 보호층

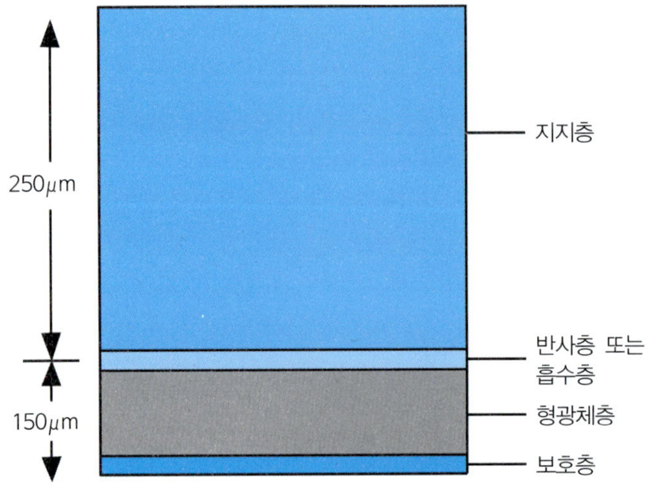

그림 2-18. 증감지구조

2.2 _ 증감지 사용에 따른 효과

2.2.1 증감지 사용에 따른 효과

- 대조도가 높아진다.
- 장치 부하량을 감소시킨다.
- 환자 피폭선량 감소시켜 준다.
- 감도 증가에 의한 선예도가 저하된다.
- 조사시간을 짧게 하여 운동 불선예도를 줄일 수 있다.
- 소초점 엑스선관 사용으로 기하학적 불선예도를 줄인다.

1) 피폭선량 경감

- 증감계수는 증감지를 사용하여 사진농도가 1.0이 되게 하는 노출량과 증감지를 사용하지 않고 사진농도 1.0이 되게 하는 노출량의 비이다.
- 얼마만큼 노출량을 줄일 수 있는지를 알려주는 값으로 계수값이 클수록 피폭선량을 많이 줄일 수 있다.

$$증감계수 = \frac{증감지를\ 사용하지\ 않는\ 경우의\ 엑스-선량}{증감지를\ 사용한\ 경우의\ 엑스-선량}$$

예제 4

증감지를 사용하지 않는 경우에 사용한 관전류량은 300 mAs이며, 이 때의 농도는 2.0이다. 증감지 A에서 같은 농도를 내기 위한 관전류량이 10 mAs라면 증감계수는 얼마인가?

$$증감계수 = \frac{300}{10} = 30$$

증감지 A는 증감지를 사용하지 않는 경우보다 증감지 감도가 30배 높기 때문에 선량 감소를 현저하게 줄일 수 있다.

2) 조사시간 단축

증감계수를 조사선량의 비로 표시하기도 하지만 조사시간의 비로 표시할 수 있다.

$$증감계수 = \frac{증감지를\ 사용하지\ 않는\ 경우의\ 조사시간}{증감지를\ 사용한\ 경우의\ 조사시간}$$

증감계수가 커질수록 같은 농도를 표현하기 위해 필요한 mAs량을 줄일 수 있다. 따라서 관전류와 조사시간을 단축시킬 수 있다. 관전류를 낮추면 초점크기에 따른 반영음을 작게 할 수 있고, 조사시간을 단축하면 운동에 의한 불선예도를 줄일 수 있다.

3) 대조도 향상

그림 2-19에서 두 필름의 대조도를 비교하면 증감지를 사용한 필름은 3.5, 사용하지 않은 필름은 2.5이다. 대조도가 높으면 시각적인 명세도를 높여주어 진단 능력 향상에 도움을 주므로 증감지의 사용은 증가되었다.

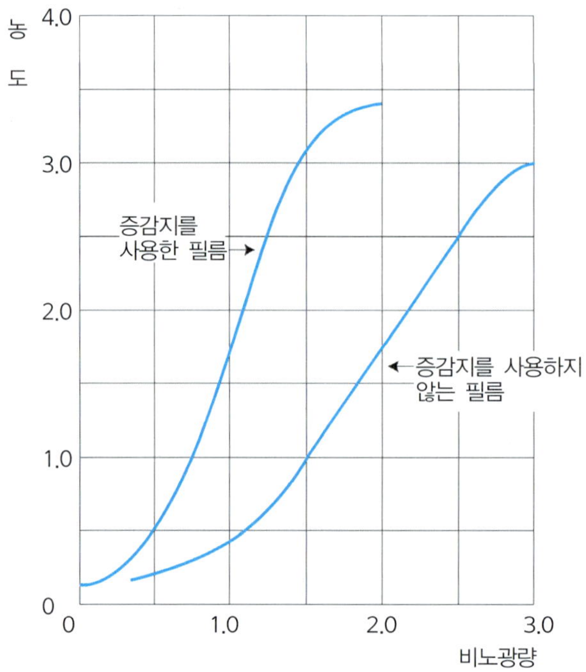

그림 2-19. 증감지 사용에 따른 대조도 변화

4) 증감지 감도와 선예도의 상호관계

감도와 선예도는 상호 보완적으로 감도가 높아지면 선예도는 낮아진다.

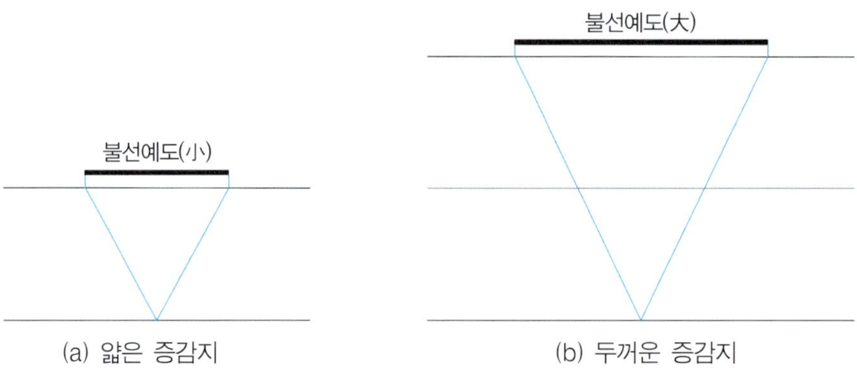

그림 2-20. 증감지 두께에 따른 불선예도

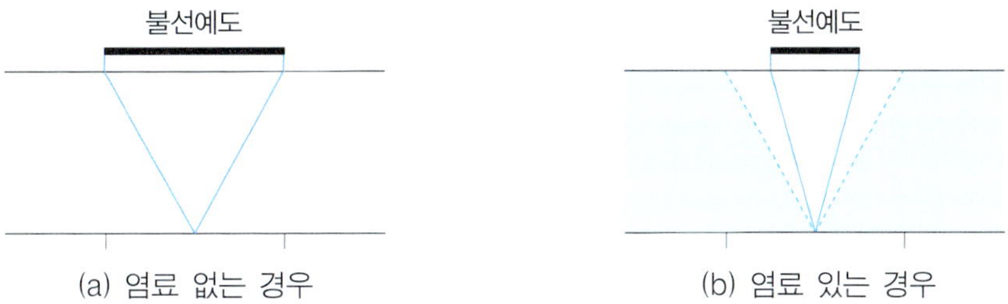

그림 2-21. **형광체층 염료 사용 유·무에 따른 불선예도**

2.3 _ 증감물질(형광체)

2.3.1 종류

1) $CaWO_4$

- 발광효율은 3~5%이다.
- 활성제를 필요로 하지 않는다.
- 암실 등은 600~650 nm의 황(등)적색이다.
- 단색성 필름 유제와 같은 감광영역에서 반응한다.
- 형광파장은 430 nm에서 최고감도를 나타내며, 청색감성이다.

2) 희토류 형광체

- 발광효율은 15~18%
- 암실 등은 650~700 nm의 암적색이다.
- 정색성 필름 유제와 같은 감광 영역에서 반응한다.
- 형광파장은 540 nm에서 최고 감도를 나타내며 녹색감성이다.
- 형광체 종류로는
  - LaOBr : Tb(청색감성)
  - Gd_2O_2S : Tb(녹색감성)
  - BaFCl : Eu(자외선 영역 385 nm에서 반응)
  - Tb, Eu : 희토류 증감지의 주요한 활성제이다.

2.3.2 희토류 형광체의 특징

- 선예도가 높다.

- 판형입자는 빛을 받는 면적이 넓어 감도가 높아지기 때문에 $CaWO_4$ 형광체 두께보다 얇게 만들 수 있다.
- 감도가 높으면 mAs량을 줄일 수 있어, 기하학적 불선예도와 운동 불선예도를 감소시킬 수 있다.

• 발광효율이 크다.
• 물성이 강하여 자동현상기의 롤러 자국에도 fog가 적다.
• 고감도 필름/고감도 증감지(희토류 형광체)의 조합으로 mAs량이 줄어들면, 입상성(양자반점)이 나빠질 수 있다. 따라서 필름을 저감도로 사용하면 입상성을 어느 정도 유지할 수 있다.
• 관전압 의존성이 있다.
- 희토류 시스템은 80~105 kV 사이에서 감도는 다소 일정하다.
- 희토류 증감지에 의해 제공되는 감도를 최대로 살리기 위해서는 관전압의 적절한 선택이 필요하다.

표 2-2. **증감지 종류별 특성**

	Ortho type	regular type
감광 영역	녹색감성(정색성) 580 nm 이하	청색감성(비정색성), 500 nm 이하
증감지	희토류 증감지(Gd_2O_2S : Tb, La_2O_2S : Tb)	$CaWO_4$

필름과 증감지를 조합하여 사용할 때 고려하여야 할 사항
• 필름과 증감지 형광체의 감색성
• 필름과 증감지의 감도
• 촬영 부위마다 목적하는 대조도, 선예도
• 관전압 의존성

2.4 증감지의 감도와 화질에 따른 분류

(1) 초고감도형 증감지

• 생식선 주위의 장기 촬영, 소아의 고관절, 임산부, 태아의 검사, 비뇨기 검사 등에서 미소병변의 발견을 목적으로 하지 않는 경우에 적합하다.

- 혈관조영촬영에서도 혈류속도에 따라 조영제가 빠르게 움직이는 고속촬영에서 노출시간을 줄여야 하기 때문에 사용된다.

(2) 고감도 표준화질형

- 고감도이면서 화질이 유지되어야 하는 부위, 촬영 부위가 두껍거나, 촬영매수가 많아 피폭선량을 고려해야 하는 부위, 장기의 운동이 활발한 부위의 촬영에 적합하다.
- 예를 들어, 위장조영촬영은 촬영부위가 두껍고, 촬영매수가 많으며, 움직임에 의한 불선예도가 고려되므로 피폭선량 경감과 단시간 촬영의 목적으로 적합하다.

(3) 표준감도 고화질형

- 미세 병변 부위나 장기 운동에 따른 선예도 저하가 우려되는 부위에 적합하다. 예를 들어, 흉부촬영에서 미세암, 폐결핵, 혈관, 심장음영을 식별해야 할 경우 운동에 의한 불선예도를 줄일 수 있는 고화질의 증감지가 적합하다.
- 사지골 촬영에서 미세골절이나 뼈의 중복 부위, 흉부단층촬영, 두개골 촬영에도 적합하다.

(4) 저감도 초고화질형

- 영상의 선예도와 입상성을 강조하고자 할 경우 적합하다. 대표적인 부위로는 유방이며, 연부조직, 근육, 지방의 종양 발견에 유용하다.
- 편면유제 증감지와 편면유제 필름을 조합하여 촬영하면 선량감소 효과를 얻을 수 있다.

03 감도측정법(Senssitometry)

- 감도뿐만 아니라 대조도, 포그 등 감광재료가 지니고 있는 사진특성을 전반적으로 측정할 수 있다.
- 감광재료를 노출하고 현상처리할 경우에 조사된 선량과 사진농도의 관계를 정량적으로 구하는 방법이다.

3.1 _ 감도 측정법의 용도와 과정

1) 용도

- 증감지의 감도 측정
- 필름의 사진 특성 측정
- 현상처리조건의 성능 측정
- 자동현상기의 처리성능 측정

2) 과정

- 노광
- 현상처리
- 농도측정
- 특성치 산출
- 특성곡선의 작성

3.2 _ 감도측정법의 종류

<table>
<tr><th>빛 노출의 감도측정법</th><th colspan="2">Sensifometer method, 감광계법</th></tr>
<tr><td rowspan="3">엑스-선 감도 측정법</td><td colspan="2">Timescale method</td></tr>
<tr><td rowspan="2">강도 조절법</td><td>Bootstrap method(Al 계단노광법)</td></tr>
<tr><td>Distancescale method(거리변경법)</td></tr>
</table>

1) 빛노출의 감도측정법

- 자동현상기의 액관리에 가장 적합하다.
- 노출량의 재현성이 높다 : 빛(blue, green)으로 노광한다.
- 증감지나 엑스선장치의 출력 차이에 따르는 영향을 받지 않는다.
- 1단계는 포그 농도
- $E = 1.41^{X}$($X = 0, 1, 2, 3, \cdots$) : 21계단

2) Timescale method

- 관전압, 관전류, 촬영거리를 고정하고 촬영시간만을 변화시키기 때문에 선질의 영향을

받지 않고 선량을 변화시키는 방법이다.
- Screen/film 계의 감도 측정에 적합하다.
- $E = 2^x$(X = 0, 1, 2, 3, …) : 11계단
- 상반법칙이 성립되는 범위 내에서 조사시간을 변화시켜야 한다.
- 상반법칙 불궤현상은 조사시간이 너무 짧거나 길 때 일어날 수 있는 현상이므로 시간 설정시 고려해야 한다. 0.002~3초 사이에서는 무난하다.
- 장치 타이머의 정확성, 재현성이 좋아야 한다.

3) Intensityscale method(강도 조절법)

(1) Boot-strap method(Al계단노광)
- 각 계단의 단계 차이가 일정해도 이것을 투과하는 엑스선은 두께에 따라 감약의 차이가 다르다. 계단의 두께가 증가할수록 감약의 차이는 작아진다.
- Stepwedge 두께를 그대로 횡축으로 하는 것은 특성곡선이라 할 수 없다. 각 세난의 두께를 투과하는 엑스선량으로 보정할 필요가 있다.
- 필름의 감도측정법에만 사용할 수 있다.
- 산란선이 많이 발생한다.
- 가장 간단하다.

(2) Distancescale method(거리 노광법)
- 거리 역자승 법칙을 이용한다.
- 관전압과 관전류, 조사시간을 고정하기 때문에 선질의 영향을 받지 않고 촬영시간이 일정하므로 필름의 상반칙불궤의 영향이 없어 감도측정법으로 가장 신뢰도가 높다.
- 공기에 의한 엑스선 흡수가 있으므로 거리를 너무 멀리하지 않는다(약 400 m 이내에서 적당하다).
- $E = 1/\sqrt{2}$ 씩 변화
- 다른 방법에 비해 장치의 오차가 없다

3.3 _ H-D곡선 작성법

- 등비노광을 해야 한다.(E^x = 1, 2, 4, 8, 16, …)
- 곡선의 종축은 농도(D), 횡축은 노출량의 대수치(log E)로 나타낸다. 횡축에서 오른

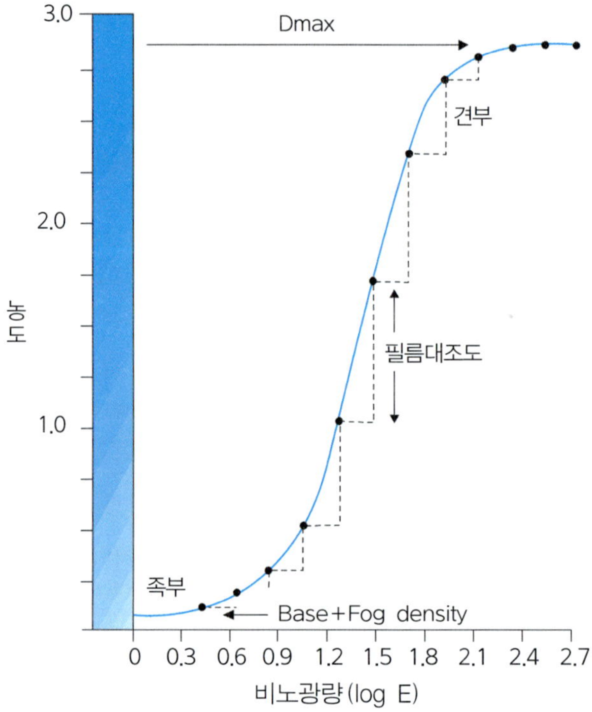

그림 2-22. **특성곡선(H-D곡선)**

쪽으로 갈수록 노출량은 증대된다.

- 등차간격으로 작성해야 한다. : 종축과 횡축의 간격표시를 똑같이 해야 한다. 예로 농도 1.0을 그래프 용지에서 5 cm으로 하면 log E = 1.0도 같은 5 cm으로 표시한다.
- 횡축을 노출량의 대수로 하는 이유는 특성곡선을 그리기 위해서 필름에 조사되는 노출량의 폭이 크게 되어 노출량(E)을 그대로 나타낼 경우에 횡축이 너무 길어지기 때문이다.

1) 특성곡선의 형태

- L : Latutude type
- C : Chest전용
- G : General contrast type
- H : High contrast type

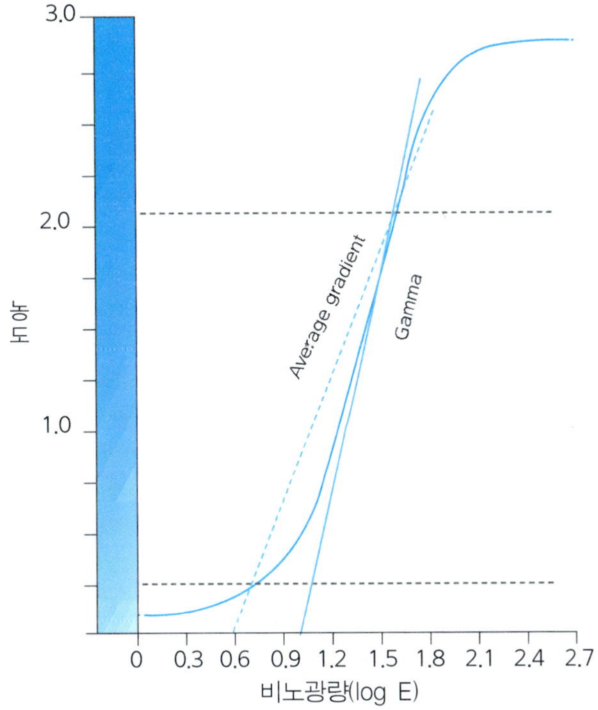

그림 2-23. **감마와 평균계조도**

2) 특성치 산출

(1) 비노광 흑화도(Fog)

- 필름에 노출하지 않아도 현상처리 후에 생기는 농도를 말한다.
- 특성곡선에서 족부의 가장 낮은 농도 부분으로 평행으로 되는 부분이다.
- 순수한 fog 농도와 지지체 농도를 합친 것이다. 대부분 0.18~0.2 정도이다.

(2) 대조도(Gamma) : 직선부의 기울기(감마값) 크기에 따라 필름의 대조도를 좌우한다.

① 기울기(감마값) : D=1.0과 D=2.0 사이의 기울기를 나타낸다.

$$\text{감마값} = \frac{1.0}{\text{비노출량의 차이}}$$

② 평균계조도(Average Gradient) : D = 0.25 + Dmin과 D = 2.0 + Dmin 사이의 직선부의 기울기값을 구한다.

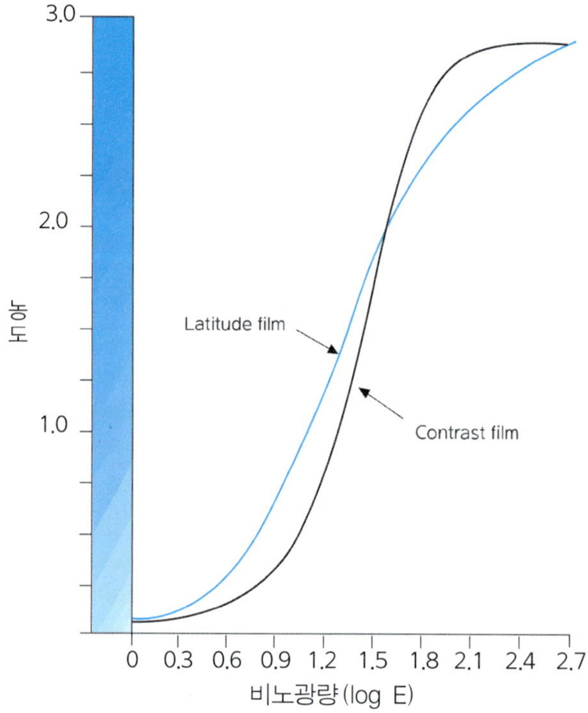

그림 2-24. **대조도가 높은 필름과 관용도가 높은 필름**

$$\text{평균계조도}(\overline{G}) = \frac{1.75}{\text{비노출량의 차이}}$$

(3) 비감도 : D = 1.0 + Dmin(진단유효농도범위의 중간 농도)에서의 노광량의 비

(4) 관용도 : 필름의 적정 노출영역을 나타내는데 허용되는 촬영조건의 영역이다.

- 유용한 대조도를 만들어 낼 수 있는 노출범위를 말한다.
- 필름관용도는 필름대조도와 반대의 개념이다.

(5) 최고농도(Dmax) : 필름의 종류, 현상처리조건 등에 따라 변화한다.

04 현상과 정착

4.1 _ 현상

- 잠상을 1억 배 정도 증폭하여 우리가 볼 수 있게 하는 과정이다.
- 환원제인 현상액을 이용하여 빛에 노광된 할로겐화은을 검은 금속은으로 환원시킨다.
- 노출된 입자, 미노출 입자를 구별하여 선택적으로 작용한다.

1) 수동 현상액의 성분과 기능

(1) 환원제 : 감광된 할로겐화은을 검은 금속은으로 변환시킨다(MQ현상액).

(2) 촉진제 : 유제를 부드럽게 하여 환원제의 침투가 용이하게 한다. 현상액이 알카리성을 띄우게 한다.

(3) 억제제 : 미노출 흑화 발생을 억제하고 미노출 할로겐화은 입자가 금속은으로 전환되는 것을 감소시켜준다.

(4) 보호제 : 현상주약의 산화를 방지해준다.

(5) 용제 : 물(연수, 증류수)

2) 자동현상액의 성분과 기능

(1) 환원제 : 감광된 할로겐화은을 검은 금속은으로 변환시킨다(PQ현상액).

(2) 촉진제 : 유제를 부드럽게 하여 환원제의 침투가 용이하게 한다. 현상액이 알카리성을 띄우게 한다.

(3) 경막제 : 유제의 팽윤도를 조절하여 현상기에서 필름의 급속한 이동을 돕는다.

(4) 억제제 : fog발생을 억제하고 미노출 할로겐화은 입자가 금속은으로 전환되는 것을 감소시켜준다.

(5) 보호제 : 현상주약의 산화를 방지해준다.

(6) 용제 : 물(연수, 증류수)

표 2-3. 수동·자동현상액의 성분

	수동현상액	자동현상액
환원제	Metol Hydroguinome (MQ현상액)	Phenidone Hydroguinone (PQ현상액)
촉진제	Sodium Carbonate (탄산나트륨)	
억제제	kBr (브롬화 칼륨)	
보호제	Sodium Sulfite (아황산나트륨)	
경막제		Glutraldehyde (유기성 경막제)
용제	물 (연수, 증류수)	

4.2 _ 정착

- 현상을 정지시키고 영상을 정착하도록 도와준다.
- 감광유제로부터 미노출된 할로겐화은을 제거시킨다.
- 필름 유제에 경막 처리해준다.

1) 정착액의 성분과 기능

(1) 주약 : 할로겐화은과 반응해서 가용성은염으로 바꾸어 준다.
- 티오황산소오다(Sodium thiosulfate)
- 티오황산 암모늄(Amminium Thiosulfate)

(2) 보호제 : 정착주약의 분해를 억제시킨다.(아황산나트륨)

(3) 산성제 : 현상을 확실하게 정지시킨다. 현상얼룩, 포그 방지, 현상주약이 산화 착색되어 오염되는 것을 억제해준다.(Acetic acid(CH_3COOH))

(4) 완충제 : PH범위 유지(붕산 H_2BO_3)

(5) 경막제 : 필름의 젤라틴막을 경화시키고 필름막면의 상처를 방지해준다.(크롬명반, 명반칼리)

(6) 용제 : 물(증류수)

2) 포그(Fog)

- 엑스선 및 빛에 의해 노출되지 않은 필름 부위임에도 현상되어 생긴 것으로 고온 다습에서 발생한다.
- 종류
  - age fog : 유효 사용기간이 지난 필름
  - oxidation fog : 공기에 의해 산화된 감광 필름
  - 화학적 fog : 부적절한 현상처리에 의해 생긴다.
  - 산란선 fog : 산란선에 노출될 때 생긴다.
  - 이색 fog(dichromatic fog)

Chapter 3

화질론

화질(image quality)이란 영상 자체가 가지고 있는 여러 가지 성질인 농도, 계조재현, 대조도, 선예도, 해상력, 입상성 등의 품질을 말한다. 보통 대조도, 선예도, 입상성을 화질의 3요소라고 한다. 이러한 용어들은 용어의 의미, 용어의 연관성, 물리적인 연관성이 불확실한 상태에서, 관찰자가 자신의 능력 범위 내에서 화질 평가가 이루어지고 있는 실정이다.

어떤 영상이 거칠고, 흐려져 보이며, 전체적으로 밝은지, 어두운지를 관찰하는 사람의 시각적, 심리적 요인에 따라 좌우될 수도 있다. 예를 들어, 가슴 엑스-선 사진을 보고 어떤 관찰자는 선예도가 높은 사진이라고 평가하고, 다른 관찰자는 대조도가 낮은 사진이라고 했을 때, 두 사람의 평가가 옳은 것인지, 옳지 않은 것인지는 판단할 수 없다. 이와 같이 확실치 못한 근거에 의해 사진의 화질 평가가 이루어지고 있는 것이 현실이다.

엑스-선 사진의 화질을 좌우하는 인자는 관전압, 관전류, 촬영시간이 있으며, 이 외에도 많은 인자들이 영향을 미치고 있다. 이러한 인자들이 피사체를 촬영할 경우 나타나는 정보는 외형뿐이다. 예를 들어, 피사체의 두께가 X cm이면 물리적인 식으로 표현하면 다음과 같다.

$$I = KI_0 e^{-\mu X}$$

실제 피사체 두께 X cm 안에는 뼈(X_b), 근육(X_m), 지방(X_f), 공기(X_a), 조영제(X_c) 등이 있으므로 이 식의 X는

$$X = X_b + X_m + X_f + X_a + X_c \cdots\cdots$$

로 나타낼 수 있으나, 뼈의 종류도 연골에서 경골까지 여러 가지 있기에 더 세밀하게 분류하지 않으면 안 된다. 따라서 엑스-선 사진의 화질을 이론적으로 설명하기에는 복잡한 인자가 많이 있으므로 정확한 화질을 구하는 계산은 불가능하다. 완성된 엑스-선 필름의 화질을 물리적인 방법으로 평가하는 것은 가능하다. 그러나 평가방법의 범위 내에서만 유효하며 엑스-선 사진의 화질을 전체적으로 평가하는 방법으로는 많은 문제가 있다.

01 농도

엑스-선 사진 농도는 영상 전체가 밝고 어두운 정도를 말하며, 영상을 형성하는 기본 요건이 된다. 대조도와 선예도, 입상성이 우수한 영상에서도 적절한 농도 레벨이 되지 못하고 너무 희거나 검게 되면 좋은 엑스-선 영상이라 할 수 없다. 또한 적절한 농도 레벨에 있어도 영상의 균형이 적절하게 유지되지 못하면 보기 좋은 영상이라 할 수 없다. 따라서 영상의 균형을 이루기 위해서는 대조도, 선예도, 입상성 외에 적절한 농도가 필요하다. 현재의 상태에서는 임상 관찰 부위에 따라 적절한 영상 균형이 유지되고 등질감(homogeneity sense)이 높은 농도 레벨의 영상이 보기 좋은 영상이라 할 수 있다. 이것은 영상을 관찰하는 사람의 시·지각계와 관련이 있다. 진단방사선 분야에서 가장 많은 정보를 지닌 농도의 범위는 0.3~2.0이다.

사진 농도란 현상으로 흑화된 필름 농도를 표현하는 것으로, 입사광(I_o)에 대한 투과광(I_t)의 비를 대수로 표시하며 다음 식으로 정리된다.

$$\text{사진농도}(D) = \log_{10} \frac{\text{입사광}(I_o)}{\text{투과광}(I_t)}$$

그림 3-1은 사진학적 농도의 형태를 나타냈으며, 표 3-1은 투과도, 투과율, 불투과도, 농도의 관계를 나타냈다. 필름에 1의 입사광량이 입사되어 그 광량의 1/10, 1/100, 1/1,000, 1/4이 투과되었다면 그에 대한 농도는 다음과 같이 구한다.

$$\log \frac{1}{1/10} = \log 10 = 1$$

$$\log \frac{1}{1/100} = \log 100 = 2$$

$$\log \frac{1}{1/1{,}000} = \log 1{,}000 = 3$$

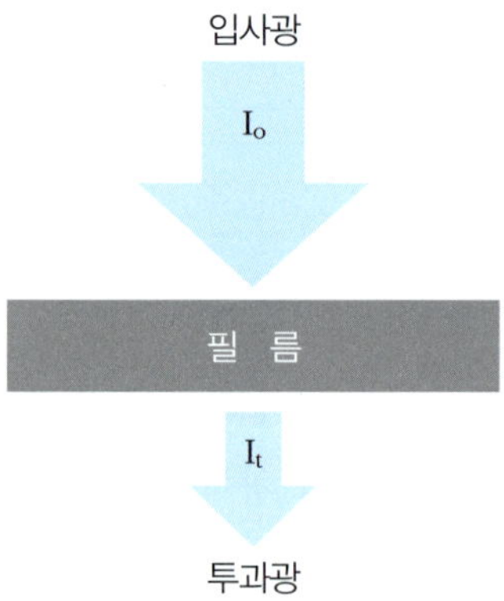

그림 3-1. 사진학적 농도

표 3-1. 투과도, 투과율, 불투과도, 농도의 관계

투과도	투과율	불투과도	농도
I_t / I_o	$I_t / I_o \times 100$	I_o / I_t	$\log I_o / I_t$
1	100	1	0
1/2	50	2	0.3
1/4	25	4	0.6
1/10	10	10	1.0
1/100	1	100	2.0
1/1,000	0.1	1,000	3.0
1/10,000	0.01	10,000	4.0

02 대조도(Contrast)

영상을 인식하기 위해서는 목적하는 부위와 주변의 농도차가 있어야 가능하게 되는데 그 농도차가 크면 클수록 인식하기가 쉽게 된다. 이와 같이 인식을 목적으로 하는 부위와의 농도 차이를 대비 또는 대조라 하며, 그 농도비를 대조도라 한다. 유용한 대조도를 만들어 낼 수 있는 노출범위를 관용도라고 한다.

엑스-선 사진대조도를 일반사진과 비교하기 위하여 선 대조도(radiation contrast, linear contrast)라고도 하며 피사체대조도와 필름대조도로 분류한다.

사진 내의 최고 농도와 최저 농도의 차이를 비교할 경우 또는 좁은 범위의 농도차이인지, 넓은 범위의 농도 차이인지에 따라 대조도가 달라질 수 있기에 대조도를 어떤 면적 내의 농도 차로 정의한다는 것은 많은 문제가 있다. 예를 들면 가슴 엑스-선 사진에서, 가슴 내의 최고 농도와 최저농도의 차이, 왼쪽 허파와 오른쪽 허파의 농도 차이, 중엽 부분의 허파와 갈비뼈와 중복된 부분의 농도 차이에 따라 대조도는 달라질 수 있기 때문이다. 따라서 대조도가 높으냐 낮으냐를 엑스-선 사진이 가지고 있는 정보량의 대소로 비교하는 것은 잘못된 것이다.

2.1 _ 피사체 대조도

엑스-선이 피사체를 투과하면 장파장과 단파장의 엑스-선이 혼합된 연속 스펙트럼이 발생된다. 피사체의 조성물질이나 두께 차이에 따라 엑스-선 흡수율이 달라지고 투과 엑스-선의 강도가 달라지게 된다. 이 강도 차이는 피사체에 의한 것으로 피사체 대조도라 한다. 그러나 강도 차이로 나타난 피사체 대조도는 직접 우리 눈으로 볼 수가 없고, 필름을 감광시킴으로 볼 수 있다. 그러나 엑스-선 사진이 만들어지기 위해 증감지나 필름 등을 거치는 과정에서 비직선적으로 증폭되므로 피사체 대조도와 필름 대조도가 각각 달라진다.

◆ 피사체 대조도에 영향을 주는 인자

- 피사체의 두께, 밀도, 원자번호
- 엑스-선질(관전압)
- 조영제
- 감약계수

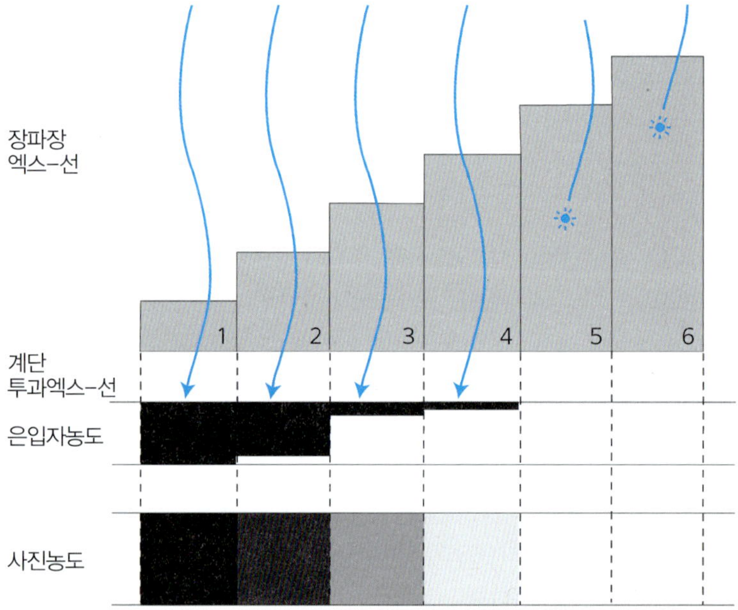

(a) SHORT SCALE

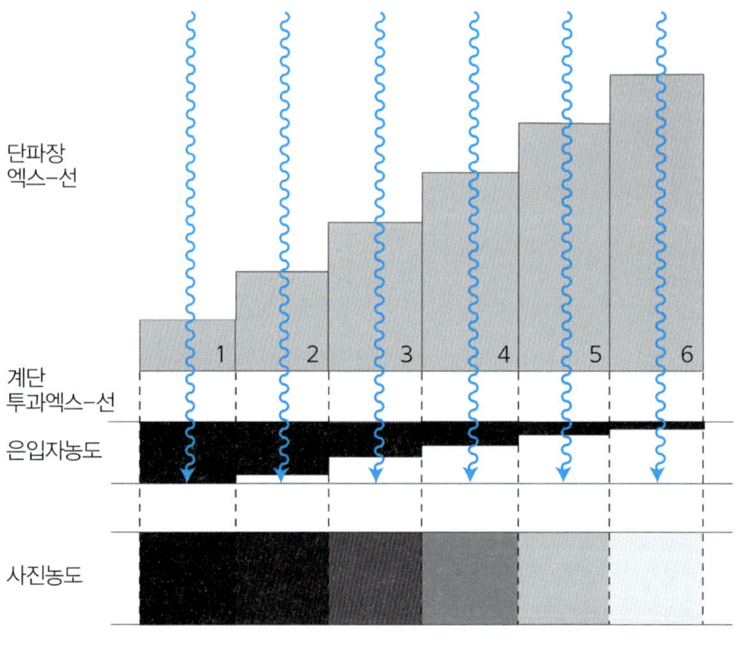

(b) LONG SCALE

그림 3-2. **피사체 대조도의 형성**

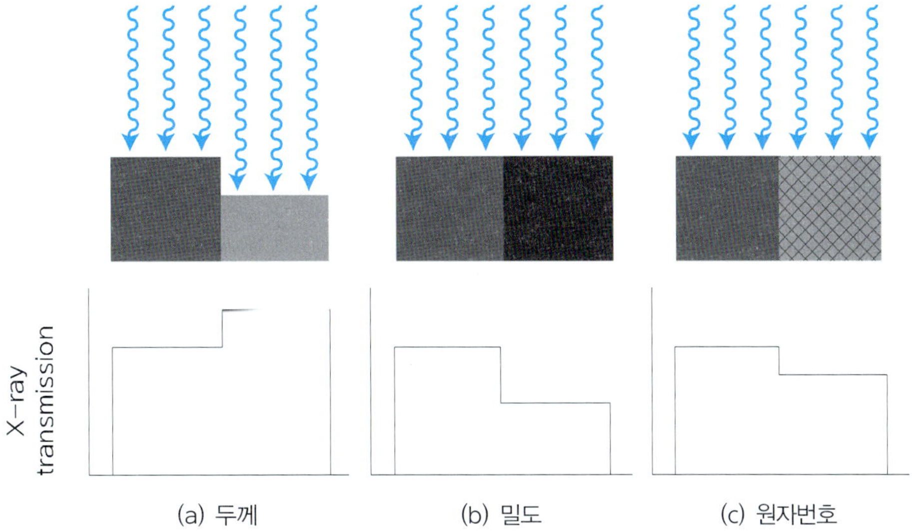

그림 3-3. 물질 특성에 따른 대조도

피사체를 통해 전달되는 X선 에너지의 상대적인 양은 광자의 에너지와 물질의 특성 즉, 피사체 두께, 피사체 밀도, 원지번호에 따라 달라진다.

2.1.1 피사체 두께

피사체를 구성하는 물질이 균등하고, 두께가 다를 경우 피사체 대조도는 다음 식으로 나타낼 수 있다.

실제로 인체를 촬영할 경우에는 더욱 복잡하다. 머리촬영의 경우 촬영부위의 두께가 동일해도 외상이 있을 경우와 뇌실촬영의 경우 피사체 두께만으로 촬영조건을 결정할 수는 없다. 인체의 단면이 타원형이라 한다면 엑스-선의 입사 방향 두께는 0 cm에서 최고의 두께까지 고루 분포하기에 어느 부위의 두께를 기준으로 삼아야 하는지도 신중히 해야 한다.

2.1.2 피사체 밀도

피사체 대조도의 중요한 요소인 조직 밀도가 커질수록 엑스-선의 흡수가 많아진다. 물에 떠 있는 얼음을 영상으로 나타낼 수 있는 것은 물 속 얼음의 밀도가 물보다 약 9% 작기 때문이다. 조성물질에 따른 엑스선 흡수계수가 달라지므로 피사체 대조도가 형성된다. 이렇게 피사체 대조도가 형성되었다 해도 증감지나 필름 등을 거치는 과정에서 비직선적인 증폭이 일어나 9%의 차이가 없어지면 영상으로 나타낼 수 없게 된다.

2.1.3 피사체 원자번호

엑스-선의 흡수는 피사체의 두께, 밀도와 함께 인체에 함유되어 있는 구성원소의 원자번호에 따라 달라진다. 인체는 수소, 탄소, 산소, 알루미늄, 요오드 등의 원소로 구성되어 있다. 엑스-선 촬영 영역에서 광전 효과에 의한 흡수는 원자번호의 3승에 비례하므로 원자번호가 높을수록 엑스-선 흡수는 커진다. 뼈의 원자번호 13.8, 근육 7.42, 지방 5.9이므로 뼈와 근육의 원자번호 차가 커서 피사체 대조도는 높게 되나, 근육과 지방은 대조도 차이가 작게 된다. 유방과 같은 연부조직 촬영에서는 원자번호의 흡수차를 크게 하기 위해 광전 효과의 발생효율이 높은 저관전압 촬영을 선택한다.

2.1.4 조영제

피사체 대조도를 높이기 위해 조영제를 사용하는데 공기, 산소와 같은 음성 조영제와 요오드, 바륨 등의 양성 조영제가 있다. 음성 조영제는 밀도의 차이를 이용하여 피사체 대조도를 높인다. 양성 조영제는 광전흡수 현상이 많이 발생하는 원자번호가 높은 요오드, 바륨을 이용하여 피사체 대조도를 향상시킨다.

이러한 조영제는 엑스-선의 감약, 즉 흡수가 큰 물질이 우수하다는 것과 화학적인 성질이나 독성이 없어야 한다.

2.1.5 엑스-선질

엑스-선 에너지 따라 피사체를 투과시키는 능력에는 차이가 있다. 엑스-선 에너지가 낮으면 피사체를 투과하는 선량이 적으며, 반대로 에너지가 높으면 피사체에 흡수되는 양이 적고 디텍터에 도달하는 선량이 많아진다.

관전압 변화에 따른 피사체 대조도의 관계는 그림 3-4로 설명할 수 있다. 저관전압(70 kV)과 고관전압(100 kV)에 똑같이 100의 선량을 조사하면 두꺼운 부분과 얇은 부분의 투과선량 차이가 저관전압(70kV)에서는 30%, 고관전압(100kV)에서는 22%가 나타난다. 따라서 피사체 대조도는 저관전압일 때가 더 높다.

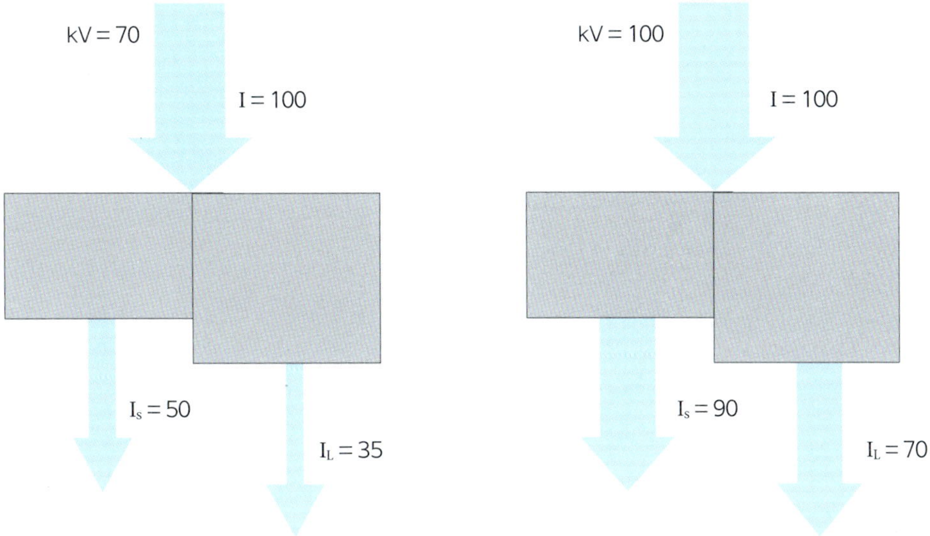

그림 3-4. **관전압 변화에 따른 피사체 대조도**

- 관전압 70 kV일 때 : $\dfrac{50-35}{50} = 0.3\ (30\%)$
- 관전압 100 kV일 때 : $\dfrac{90-70}{90} = 0.22\ (22\%)$

2.1.6 감약계수

엑스-선 촬영에서 피사체 대조도가 생기는 것은 조성물질에 따른 엑스-선 감약계수 차이가 발생하기 때문이다.

뼈, 근육, 지방의 실효 에너지에 따른 감약계수는 광전 효과, 콤프턴 효과에 따라 달라진다. 뼈는 저관전압에서 광전 효과가 많이 발생하나 관전압이 높아질수록 콤프턴 효과의 발생이 많아진다. 근육(물)에서는 콤프턴 효과가 주로 작용하고 있다. 이러한 효과를 종합한 결과가 각 실효에너지에 따른 감약계수로 나타나게 된다. 그림 3-5에서 보면 에너지가 낮을수록 각 조직의 감약계수차는 커지고, 에너지가 높을수록 차이는 작아진다. 100 keV 이상이 되면 감약계수 차이가 없어진다.

따라서 뼈와 근육으로 이루어진 사지뼈, 석회화되는 질병과 같이 피사체 대조도가 명확한 경우에는 별 문제가 없으나, 뼈의 연골화와 같이 대조도가 저하되는 질병에서는 감약계수와 관계가 있는 관전압 선정에 유의하여야 한다.

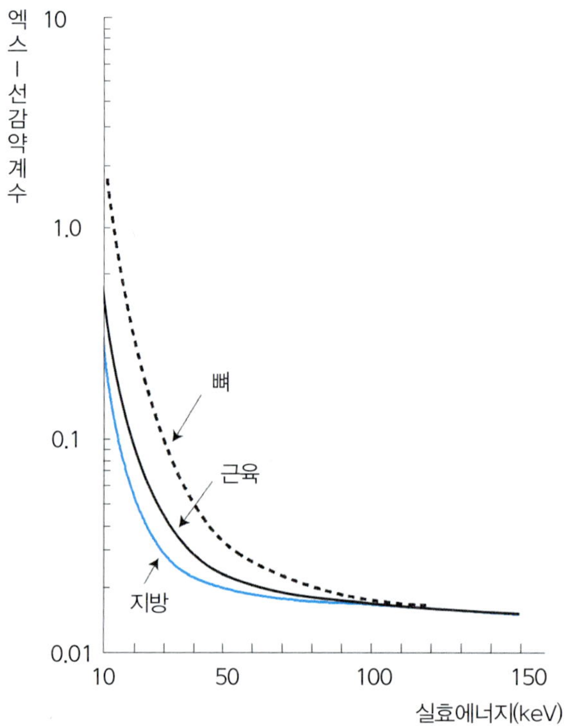

그림 3-5. 물, 지방, 뼈의 엑스-선 감약계수

03 선예도(Sharpness)

영상의 선예도란 농도가 다른 두 부분의 경계선을 어느 정도까지 구별할 수 있느냐 하는 능력을 말한다. 선예도가 영상의 경계선을 선명하게 나타낼 수 있는 능력을 말한다면, 해상력(resolution)은 근접해 있는 작은 물체의 영상을 얼마나 식별할 수 있는가 하는 능력을 뜻한다.

선예도와 대조도는 밀접한 관계가 있기 때문에 불선예한 경계선이라 하더라도 대조도가 높으면 잘 보이고, 선예한 경계선이라 하더라도 대조도가 낮으면 잘 보이지 않을 수 있다. 그러나 선예도와 대조도를 변화시키는 인자는 엄밀히 다르다.

- 선예도 : 기하학적 인자(촬영거리, 초점크기, 움직임, 증감지 등)에 따라 달라진다.
- 대조도 : 피사체의 두께, 밀도, 원자번호, 관전압에 따른 투과력의 차이로 달라진다고 할 수 있다.

선예도를 움직일 수 있는 인자에는 여러 가지가 있으며, 이러한 인자들이 선예도에 종합적으로 영향을 주게 된다. 각 불선예도의 원인은 확률적인 현상이므로 확률적인 요소가 아니면 정확한 식이라고는 할 수 없으나 대부분 다음과 같은 식으로 충분하다.

$$\text{종합적인 불선예도}(U_t) = \sqrt{U_g^2 + U_m^2 + U_a^2 + U_s^2 + U_p^2 + \cdots}$$

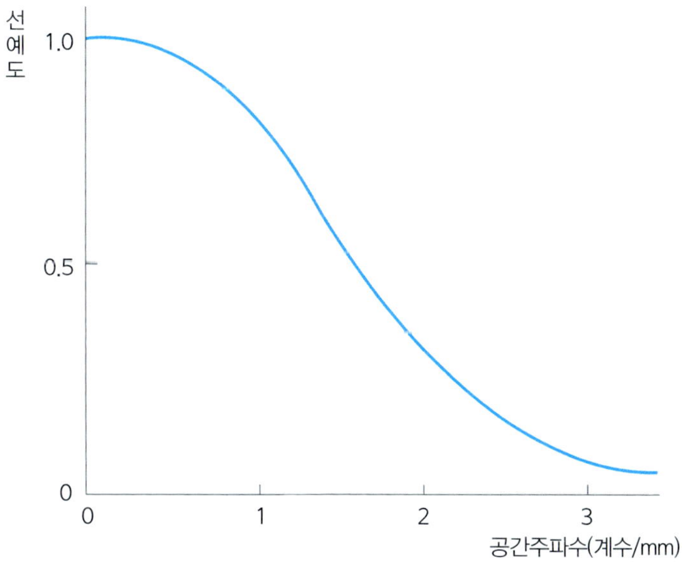

그림 3-6. 레스폰스 함수 곡선

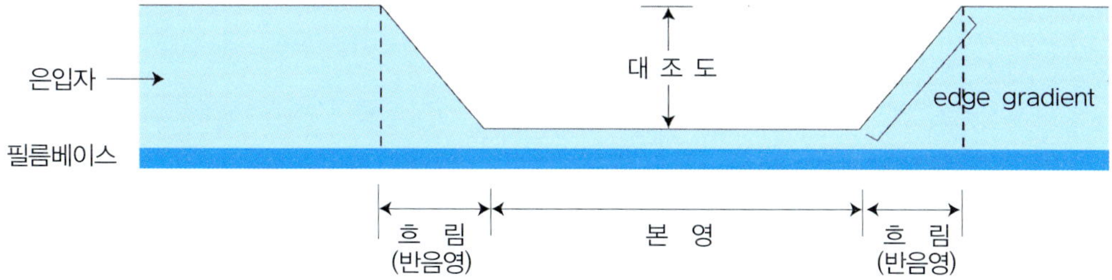

그림 3-7. 농도 자취(trace)에 따른 대조도, 선예도

◆ 불선예도의 종류

- 기하학적 불선예도(Ug)
- 운동에 의한 불선예도(Um)
- 흡수에 의한 불선예도(Ua) : 피사체에 의한 것
- 증감지에 의한 불선예도(Us)
- 시차변위(parallel)에 의한 불선예도(Up) : 전·후면의 감광유제로 인한 것

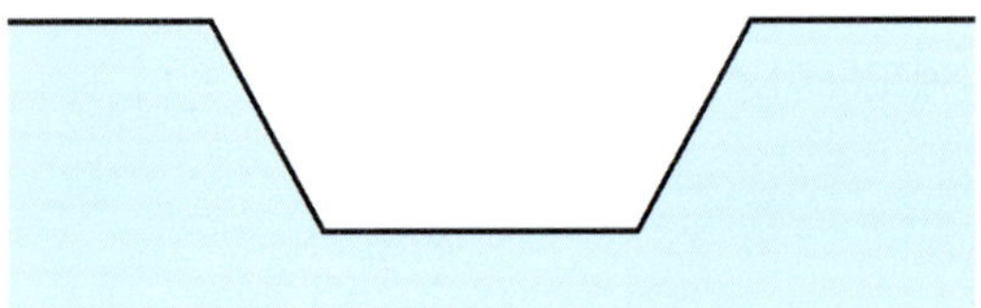

(a) 고대조도, 흐림이 적음

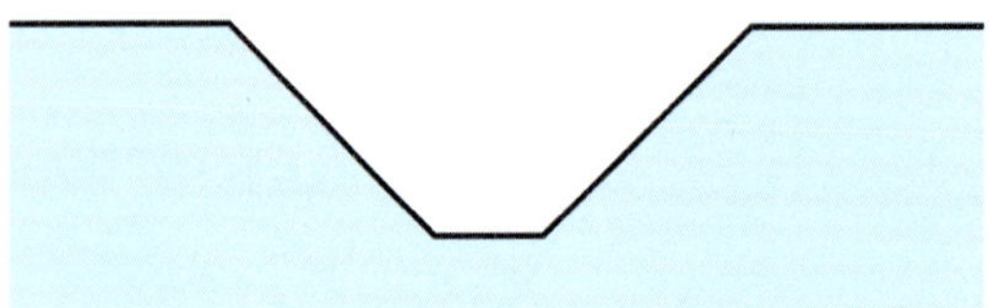

(b) 고대조도, 흐림이 큼

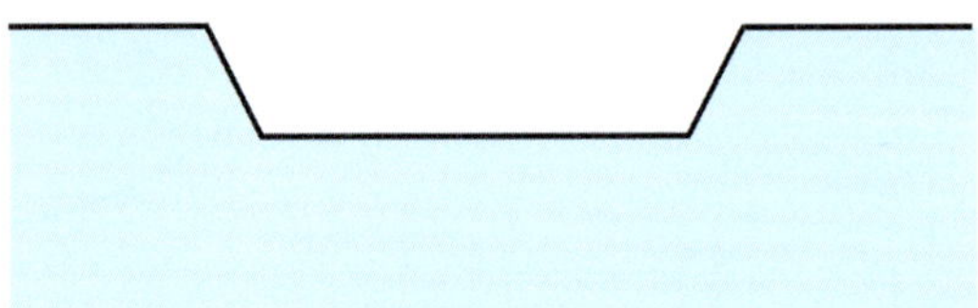

(c) 저대조도, 흐림이 적음

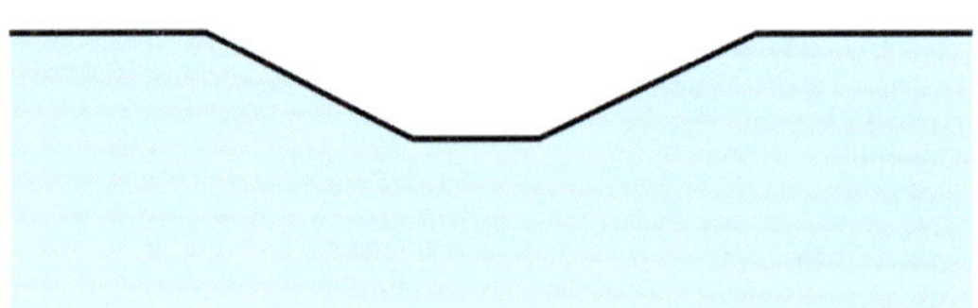

(d) 저대조도, 흐림이 큼

그림 3-8. **농도 자취에 따른 다양한 대조도와 선예도**

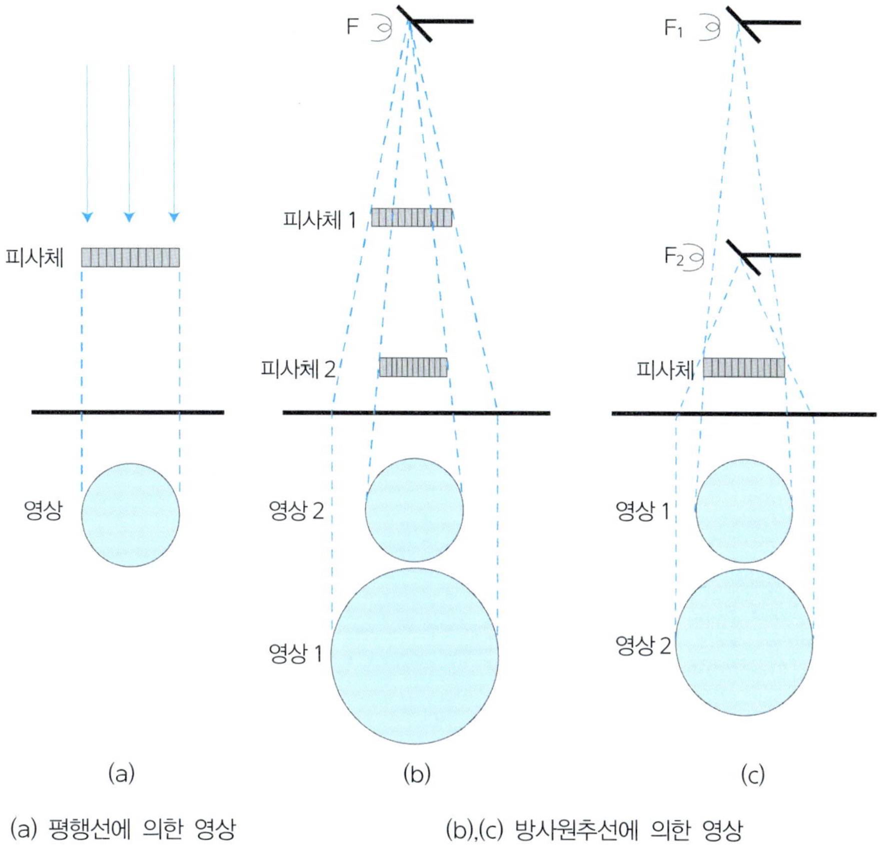

그림 3-9. 초점, 피시체, 필름의 기하학적 관계에 따른 영상

3.1_기하학적 불선예도

영상에 변화를 주는 근본적인 인자는 무엇인가? 그림 3-9와 같이 피사체(동전)를 놓고 촬영하면 엑스-선 영상은 피사체-필름 사이의 거리와 초점-피사체간 거리에 따라 필름에 나타나는 영상은 여러 가지로 변화한다. 즉, 엑스-선 영상은 피사체의 형태, 크기, 위치에 따라 여러 모양으로 나타난다.

엑스-선은 무한대의 거리에서 오는 평행선의 집합이 아니고 보통 빛과 같이 집광렌즈를 써서 평행선을 만들 수도 없다. 결국 어떤 유한 거리의 한 점에서 부채 모양으로 끝 쪽이 퍼지면서 방사되는 방사원추선이라는 것이다. 이러한 특징은 영상을 관찰하거나, 영상을 만들어 낼 때 항상 염두에 두어야 할 문제이다.

따라서 엑스-선이 방사원추선인 이상 영상은 항상 실물보다 확대되어 있다. 그 확대의 정도는 피사체와 필름과의 거리, 초점과 피사체와의 거리에 따라 달라진다.

영상이 비뚤어짐을 가급적 적게 하고 병소의 위치적 관계나 퍼짐을 정확하게 인식하기 위해서는 피사체를 필름에 근접시키는 반면 초점과 피사체와의 거리는 멀게 하여야 한다.

기하학적 불선예도에 의해 생기는 현상

- 확대(magnification)
- 왜곡(distortion)
- 반음영(penumbra)

◆ 관심부위를 필름에 밀착시킴으로써 좋은 점

- 확대율 감소에 의한 선예도 증가
- 엑스-선관 - 촬영부위 - 필름이 일치하므로 왜곡을 최소화시킨다.
- 밀도가 높은 조직이 엑스-선상으로 나타날 때 겹침이 없음으로 가시도가 증가한다.

3.1.1 확대율(Magnification ratio)

엑스-선 촬영시 엑스-선관 초점과 필름과의 거리는 보통 100cm 이상 180cm가 대부분이다. 100cm 이하로 하면 피사체 왜곡과 확대율이 커지므로 영상의 관찰에 정확성을 기할 수 없으나 180cm 정도로 하면 이런 점이 많이 시정된다.

피사체 크기를 OB, 영상의 크기를 IM, 초점-피사체간의 거리를 FOD, 초점-필름간 거리를 FFD라 하고 확대율 M을 수식으로 나타내면 다음과 같다.

$$M = \frac{\text{영상 크기(IM)}}{\text{피사체 크기(OB)}} = \frac{\text{FFD}}{\text{FOD(FFD - OFD)}}$$

확대율(Magnification ratio) M을 줄이는 방법은

- 초점-필름간 거리가 일정한 경우 초점-피사체간 거리를 멀게 한다.
- 피사체-필름간 거리가 짧을수록 영상의 크기(IM)는 피사체의 크기(OB)에 가까워진다.

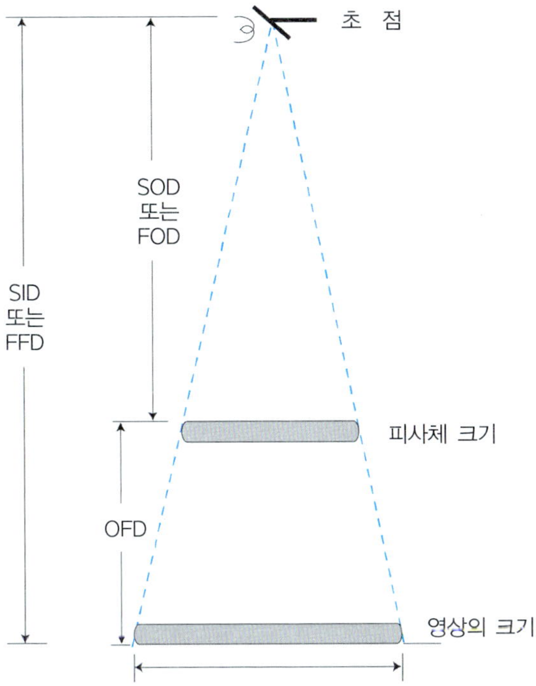

그림 3-10. **엑스-선 영상의 기하학적 관계**

예제 1

FFD = 40인치, FOD = 20인치일 때 확대율은 얼마인가?

$$M = \frac{FFD}{FOD} = \frac{40}{20} = \frac{2}{1}$$

따라서 영상(IM)은 피사체의 크기(OB)보다 2배 크게 나타날 것이다.

예제 2

FFD = 30인치, 영상크기 = 8인치, 피사체는 필름으로부터 15인치 떨어졌다면 피사체의 크기는 얼마인가?

$$M = \frac{FFD}{FFD - OFD} = \frac{30}{30 - 15} = \frac{2}{1}$$

M = 2이므로 피사체 크기는 영상크기의 1/2이 된다. 즉 영상의 크기가 8인치이므로 피사체의 크기는 4인치가 되는 것이다.

연습 1

피사체 크기	영상 크기	FFD	FOD
8인치		60인치	30인치
6인치		60인치	45인치
	10인치	60인치	20인치
1인치	9인치	72인치	
5인치	15인치		60인치

확대율(M)이 피사체 크기보다 영상의 크기가 몇 배 확대되었는가를 알 수 있다면, %확대는 확대율(M)에서 1을 빼면 몇 %가 확대되었는지를 알 수 있다.

% 확대(% magnification)

$$\left(\frac{FFD}{FFD-OFD}-1\right)\times 100\,\%$$

예제 3

FFD 48인치에서 필름으로부터 5인치 위에 피사체가 있다면 몇 % 확대가 되었는가?

$\frac{48}{48-5}-1\times 100(\%)=11.5\,\%$이다.

FFD 증가에 따른 영향

① 반음영이 감소하는 만큼 선예도가 증가한다.
② 영상 확대가 적어진다.
③ 거리 역자승 법칙에 의해 농도가 감소한다.
④ 영상의 대조도에는 영향을 주지 않는다.
⑤ 기본 흉부촬영에 심장의 확대를 감소시키기 위해 96인치를 사용하는 Teleradiography를 권고하고 있다.
⑥ 거리 자승 법칙에 의해 거리 변화에 따른 mAs를 보정할 수 있다.

3.1.2 왜곡(distortion)

기하학적인 불선예도 중에서 왜곡은 중요한 인자로서, 같은 피사체에서 확대율이 차이가 나는 현상을 말한다(그림 3-11). 피사체가 필름면에 평행이 되면 왜곡은 나타나지 않는다고 생각할 수 있으나, 피사체는 여러 가지 입체적인 형태를 하고 있으므로 엑스-선 사진에 왜곡은 항상 일어나는 현상으로 보는 것이 타당하다.

원통의 피사체라면 방사원추선의 중심축상에 있느냐 또는 그보다 치우친 위치에 있으냐에 따라 모양이 달라진다. 그림 3-12와 같이 동전의 투영상이 원형인 것과 타원형인 것의 차이는 초점의 위치에 따른 것이다. 따라서 왜곡을 최소화시키는 방법은 피사체와 필름을 평행하게 하고, 엑스선관 중심축상에 위치시키는 것이다.

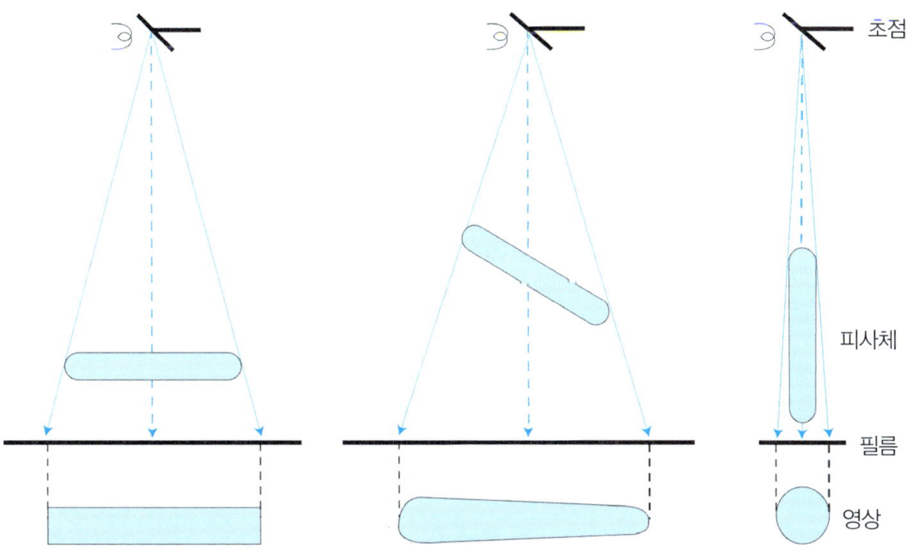

그림 3-11. 왜곡 현상

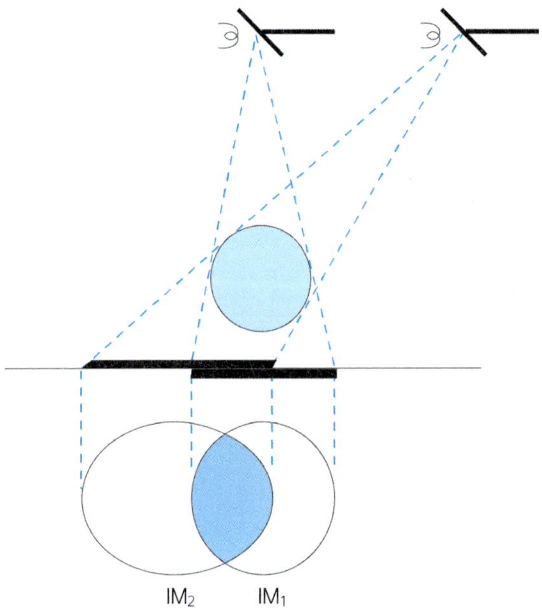

그림 3-12. 초점의 위치에 따른 영상의 왜곡

3.1.3 반음영(Penumbra)

엑스-선관의 초점은 점선원이 아니기 때문에 그림 3-13과 같이 피사체 끝부분의 영상이 흐려지게 된다. 이렇게 흐려진 영역을 반음영(penumbra)이라 한다. 반음영의 크기는 다음 공식과 같이 나타낼 수 있다.

$$반음영의\ 크기(P) = 초점크기 \times \frac{OFD}{FOD}$$

$$= 초점크기 \times \frac{피사체-필름\ 간\ 거리}{초점-피사체\ 간\ 거리}$$

그림 3-14처럼 엑스-선관의 초점은 경사져 있으므로 양극측 반음영은 음극측 반음영보다 작게 나타나고 있다. 따라서 양 끝이 같은 물체라도 그 영상에 있어서는 양극측보다 음극측에서 흐림(blurring)이 더 심하게 되어 불선예도가 커지게 된다. 그림에서와 같이 반음영(penumbra)을 제외한 부분의 음영을 본음영(umbra)이라고 한다.

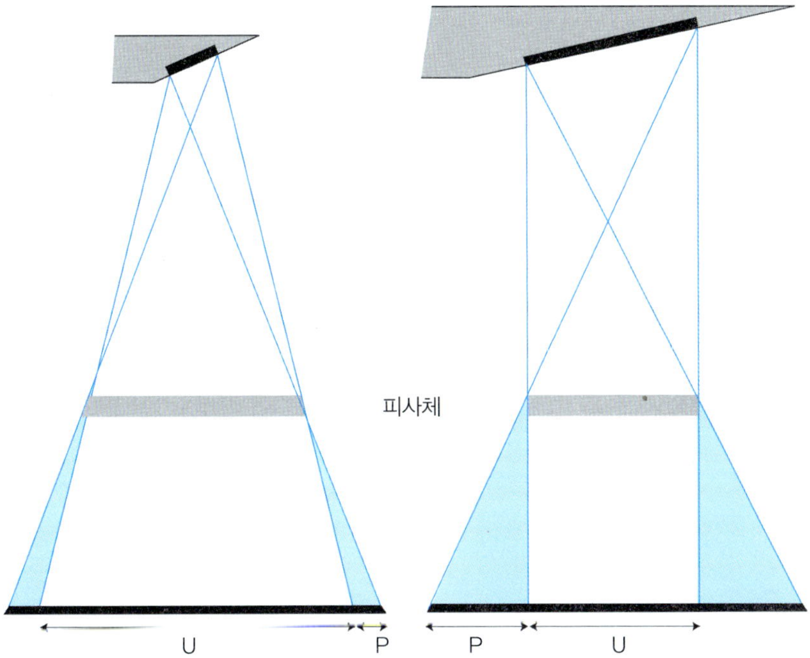

(a) 소초점 (b) 대초점

그림 3-13. 초점크기에 따른 반음영의 차이

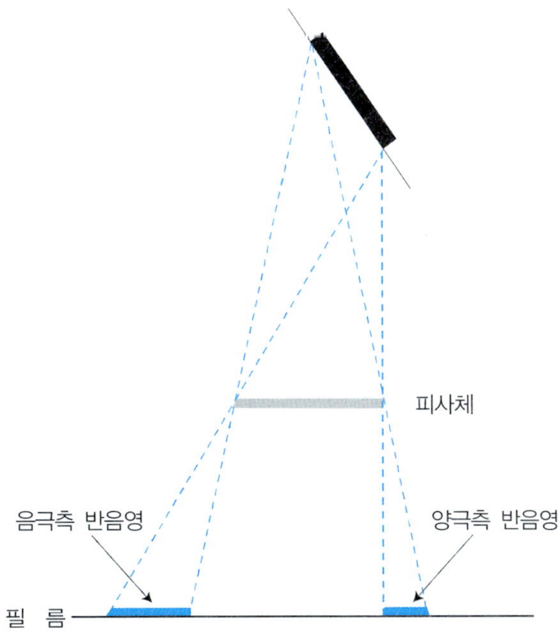

그림 3-14. 양극측과 음극측의 반음영 크기

기하학적 반음영을 줄이는 방법

① 초점크기를 작게 한다.
② 피사체-필름간 거리를 짧게 한다.
③ 초점-피사체간 거리를 길게 한다.

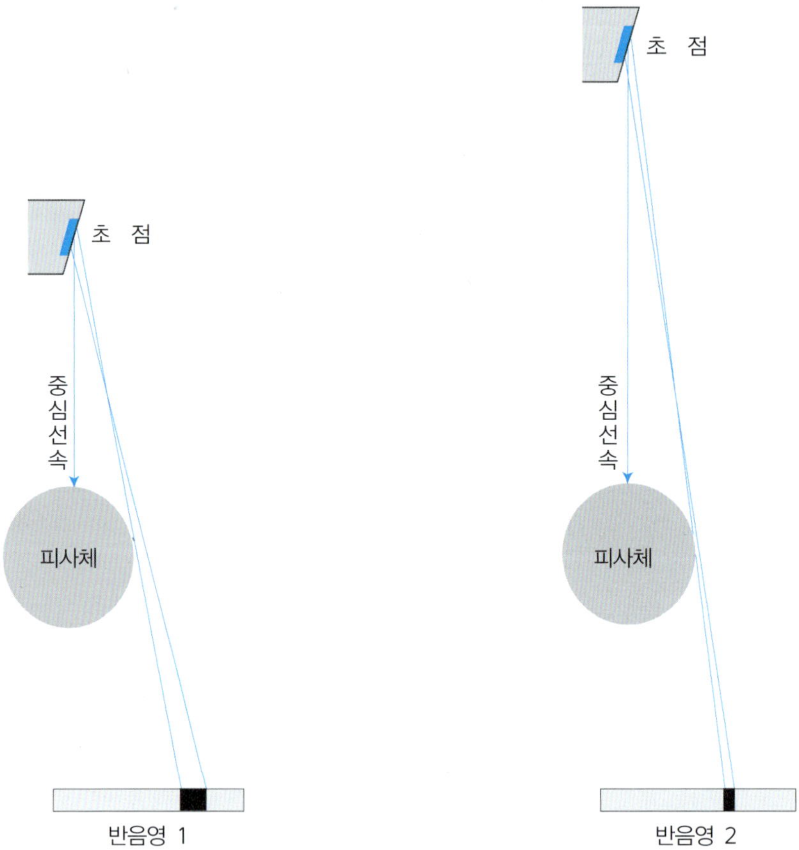

그림 3-15. 초점-피사체간 거리(FOD) 변화에 따른 반음영의 크기

OFD 증가에 따른 영향

① 선예도가 감소한다. : 확대가 커져 영상의 경계면에 반음영이 커진다.
② 농도를 감소시킨다. 피사체에서 발생되는 산란선이 필름에 도달하기 전 강도가 약해지기 때문이다.
③ 대조도가 증가된다. : 피사체를 투과한 1차선에 비해 산란선의 양은 감소하기 때문이다(그림 3-17).
④ 영상이 확대된다. : 매우 뚱뚱한 환자를 촬영할 경우 대조도를 향상시키기 위해 Air-gap technique를 실시할 수 있으나 확대에 따른 불선예도가 생기는 것은 피할 수 없다.

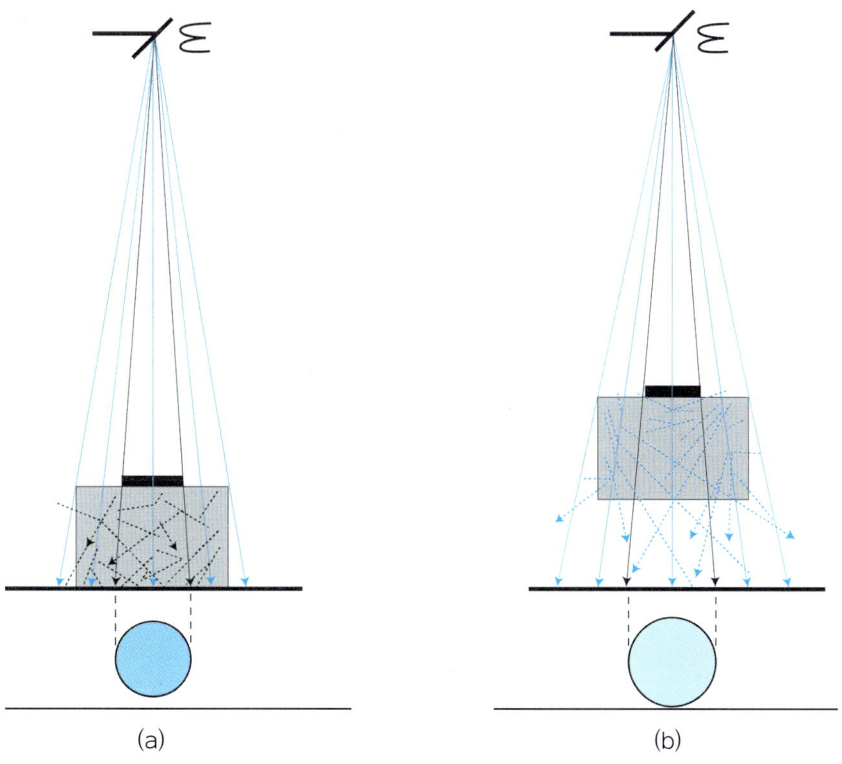

그림 3-16. OFD를 증가시킬 경우의 산란선과 영상의 크기

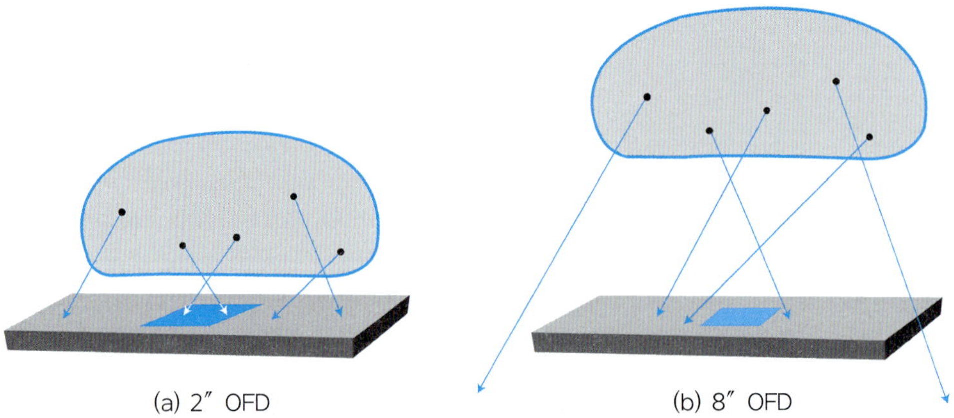

(a) 2″ OFD (b) 8″ OFD

그림 3-17. OFD를 변화시킬 경우의 산란선의 영향

2) 초점 크기

초점 크기를 무한적으로 작게 하는 것은 기하학적으로 가능하지만, 실제 엑스-선관 초점의 제작에서는 불가능하다. 또 초점이 아주 작으면 부하에도 문제가 되고 있다. 그러나 초점이 작을수록 영상의 선예도가 높아지기 때문에 미소초점 회전양극 엑스-선관이 사용된다. 회전 양극 엑스선관에서는 필라멘트가 2개로 대초점, 소초점을 바꾸어 사용하고 있다.

- 일반촬영용 엑스선관 공칭초점 크기 : 1.0~2.0 mm, 0.6~1.2 mm
- 유방촬영 엑스선관 초점 크기 : 0.1~0.3 mm
- 2배 확대촬영 : 0.1 mm(100 μm)

(1) 소초점

- 관전류가 낮을 경우
- 선예도를 높이고자 할 경우
- 얇은 촬영부위
- 움직이지 않는 부위

(2) 대초점

- 관전류가 높을 경우
- 촬영부위가 두꺼울 때
- 움직일 우려가 있을 때

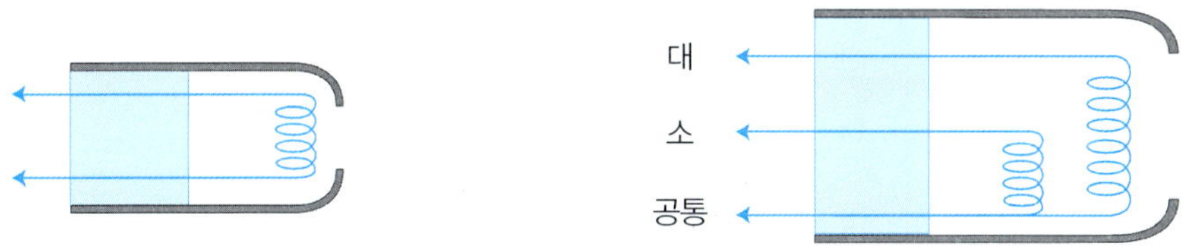

(a) 단초점　(b) 이중초점

그림 3-18. 단초점(a)과 2중 초점(b)

(3) 초점크기 변화에 따른 영향

- 초점크기는 선예도의 기본적 제어인자이다. 초점크기가 커지면 영상의 경계에서 반음영이 커지고, 선예도가 감소한다. 초점크기는 반음영에 비례한다.
- 초점크기에 따라 영상의 확대율이 변하지는 않는다. 반음영의 크기가 커지면 상대적으로 본음영(umbra)이 작아지기 때문에 전체적인 영상의 크기는 변하지 않기 때문이다.

> Macroradiography
> angiography나 mammography 같은 촬영에서 대단히 작은 초점크기(0.1~0.3 mm)로 확대촬영을 하는 것을 말한다. 이렇게 작은 초점크기를 사용함으로써 air gap technique에서 손실되어지는 선예도를 거의 회복시킬 수 있다.

3) 양극 경사효과(Anode heel-effect)

그림 3-19에서 타깃 내의 O에서 발생한 엑스선을 A, B, C방향에서 생각해 보면

- OA방향 : 음극으로 향하는 엑스선으로 양극이 경사져 있기 때문에 B, C방향 엑스선보다 타깃 투과 두께가 얇아 타깃에서의 엑스선 흡수가 가장 적다.
- OB방향 : 중심선속 엑스선으로 타깃 투과 두께는 OA방향보다 두껍고 OC방향보다 얇아 엑스선 흡수는 중간정도 된다.
- OC 방향 : 양극측으로 향하는 엑스선으로 OA, OB방향 엑스선보다 타깃 투과 두께가 가장 두꺼워 타깃에서의 엑스선 흡수가 가장 많다. 따라서 엑스선 강도 분포는 음극측 엑스선 강도 〉 중심측 엑스선 강도 〉 양극측 엑스선 강도 순이다.

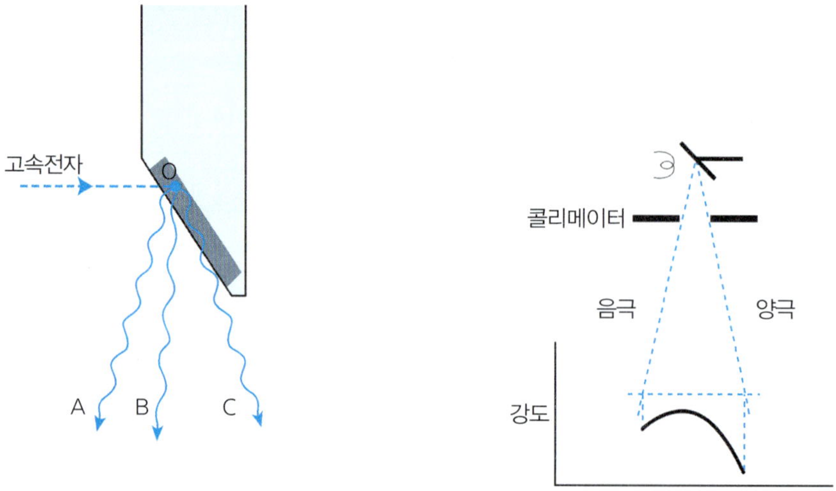

그림 3-19. Heel effect

(1) Anode heel-effect는 양극측에서 여과가 일어나 엑스-선의 강도가 음극측과 차이가 생기는 것으로 양극측으로 갈수록 타깃 투과 두께가 두꺼워져 엑스선 흡수가 많아지기 때문에 일어나는 현상이다.

(2) Anode heel-effect는 양극 경사각이 급경사일수록, 필터를 사용하지 않을 때, 조사야가 넓을수록, 촬영거리가 짧을수록 양극과 음극의 강도 차이는 더욱 두드러진다.

(3) 경사각이 작으면(급경사일 때) 유효선속이 좁아지기 때문에 양극측으로 향하는 엑스선 광자가 더 긴거리를 통과하므로 양극에서 흡수가 더 많이 일어난다.

(4) 조사야가 크면 조사야 내의 양극과 음극 사이의 거리가 멀어져 엑스선 강도차가 증가한다.

(5) 초점-기록계의 거리를 짧게 하면 넓은 엑스선속이 이용되므로 엑스선 강도차가 커지고, 거리를 멀게 하면 좁은 엑스선 속을 이용하므로 상대적으로 엑스선 강도차가 작아진다(그림 3-20).

(6) 양극측의 사진농도가 낮아지기 때문에 촬영시 두께가 얇은 부분을 양극측에 오도록 해야 한다. 위팔뼈(Humerus), 넙다리뼈(Femur), 가슴등뼈(Thoracic spine), 흉추 lateral의 촬영에서 두꺼운 부위를 음극에 맞추어 촬영하는 것이 효과적이다.

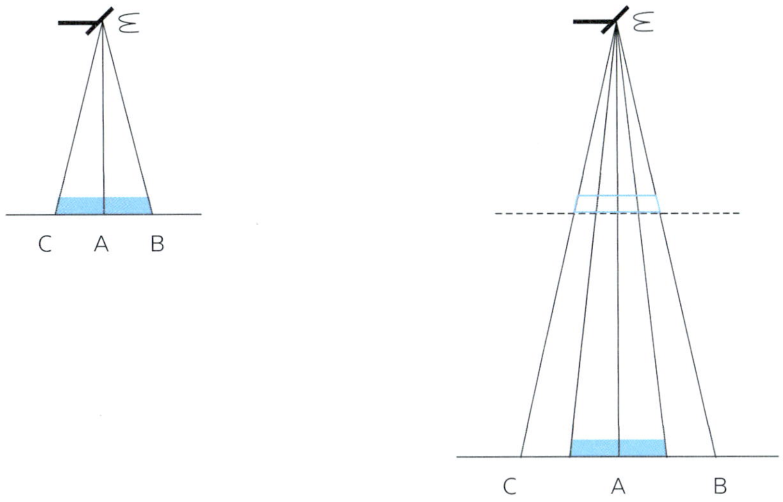

그림 3-20. 촬영거리 변화에 따른 Heel effect

4) 실초점과 실효초점

(1) 실초점(Actual focus) : 열전자가 타깃에 충돌된 면적의 초점

(2) 실효초전(Effective foucs) : 중심 엑스선속을 따라 투영뒤 초점크기로 상의 형성에 관여하는 초점

(3) 실초점이 크고 실효초점을 작게 하면 진단범위를 확대시켜 좋은 화질의 영상을 만들 수 있다. 그러나 경사각도가 작으면 실효초점이 작아지고 유효선속이 좁아지기 때문에 촬영거리(FFD)에 의한 조사야(Field size)에 제한을 받게 된다(그림 3-23).

(4) 양극 경사각이 작을수록(급할수록) 실효초점의 크기는 더욱 작아진다. 이런 경우 선예도는 높아지나 조사야가 좁아지기 때문에 해부학적 상이 작게 기록될 것이다.

(5) 투사 초점(Projected focal spots): 방사각에 따라 형성되는 초점으로 양극쪽에서 가장 작고, 음극 쪽으로 갈수록 커진다. 이 중에서 엑스선 중심선속에서 만들어지는 초점이 실효초점이다(그림 3-24).

(6) 실효초점의 길이 = 실초점 길이 $\times \sin\theta$($\sin\theta$는 표적경사각)

(7) 양극의 표적(target)은 고온에 잘 견디기 위해 높은 용융점을 갖고 있으며, 엑스선 발생효율을 높이기 위해 원자번호가 높은 물질을 사용한다.

- 일반촬영용 표적 물질 : 텅스텐
- 유방촬영용 엑스선관 물질 : 몰리브덴(Mo)이나 로듐(Rh)을 사용한다.

(8) 표적경사각 :

- 진단용 엑스선관 12~16°
- 머리 혈관조영촬영엑스선관 7~9°
- 유방촬영엑스선관 7~20°

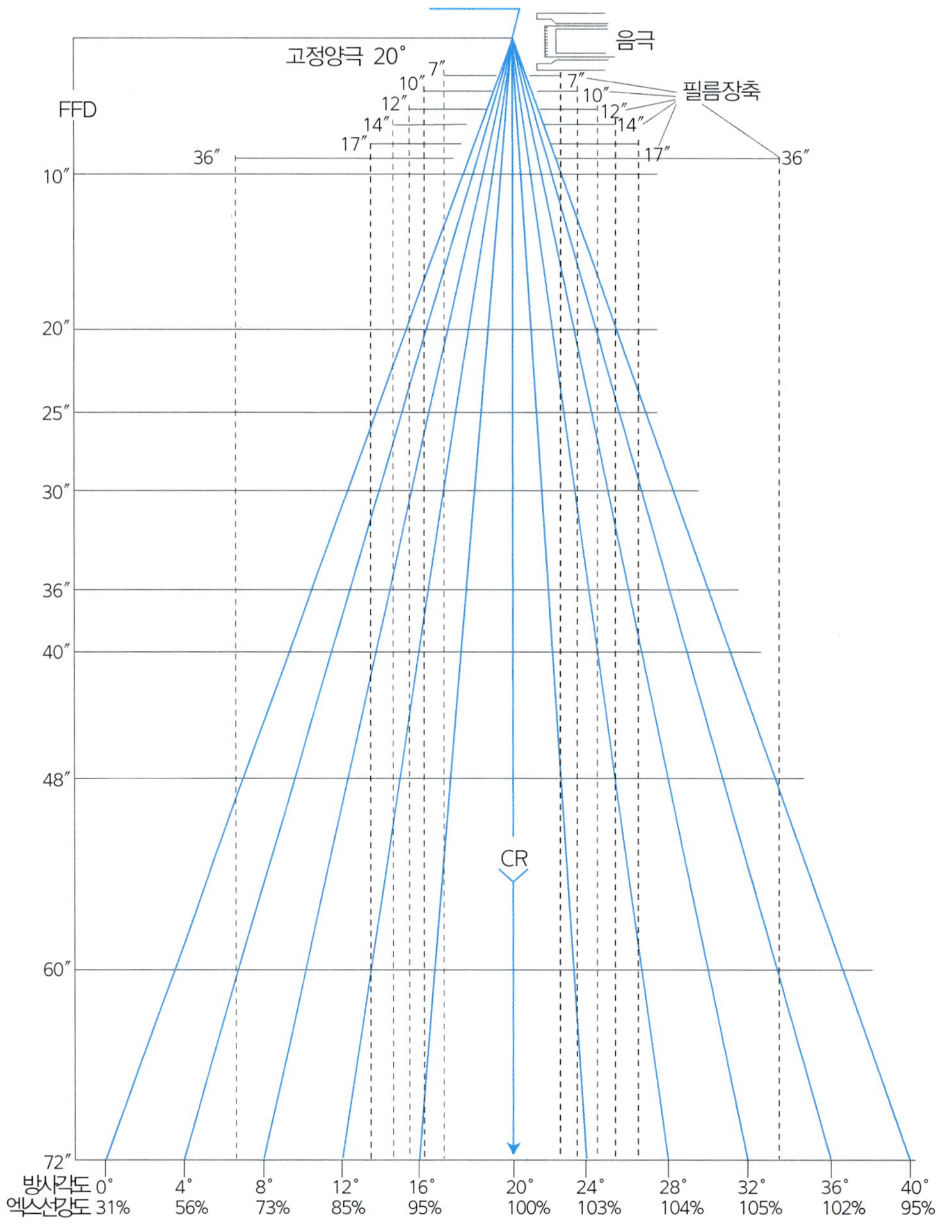

그림 3-21. 촬영거리 변화에 따른 anode heel effect

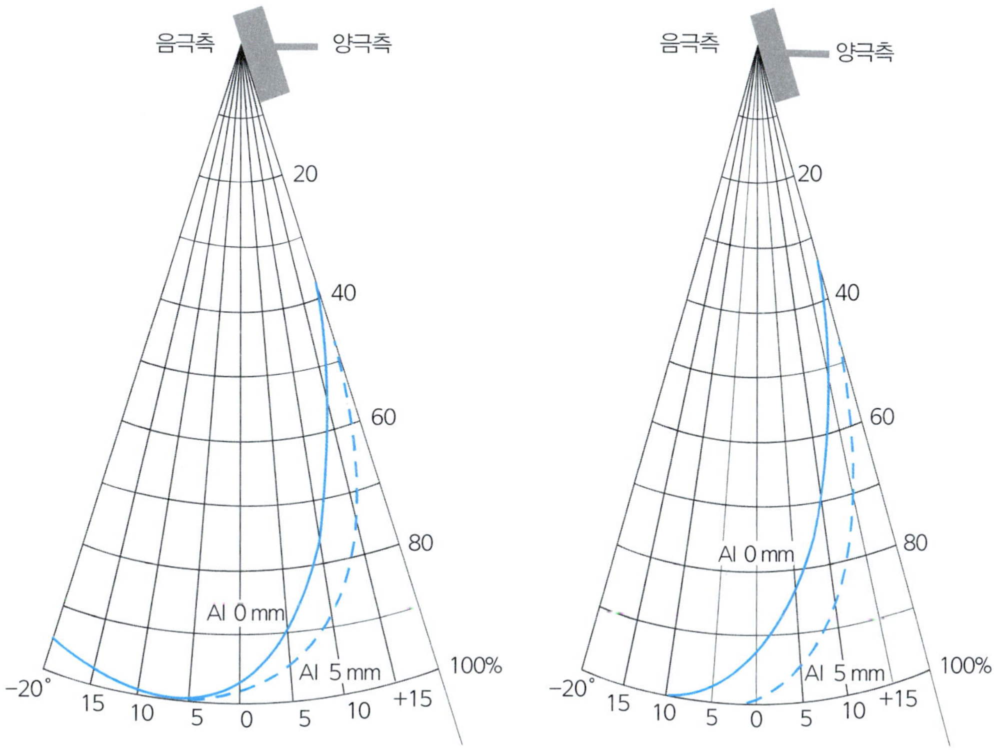

(a) 양극 경사각도 18°　　(b) 양극 경사각도 12°

그림 3-22. 양극 경사각도 및 필터 사용 유무에 따른 엑스선 강도분포

표 3-2. 부가필터와 경사각도에 의한 상대 엑스-선 강도(%)

부가필터유무	경사각도 18°			경사각도 12°		
	-5°	중심축	+5°	-5°	중심축	+5°
없을 때	99	95	89	98	93	84
부가필터 5 mmAl	100	98	95	100	98	95

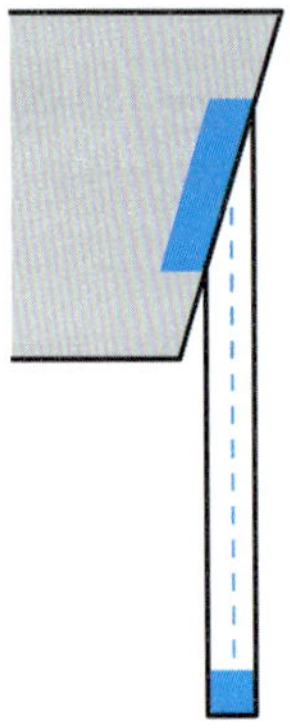

양극 경사각도가 작으면
실효초점이 작아진다.

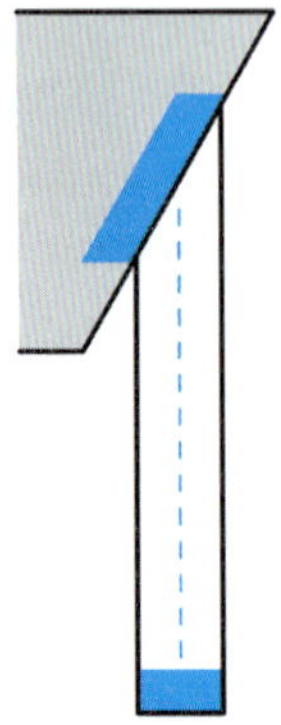

양극 경사각도가 크면
실효초점이 커진다.

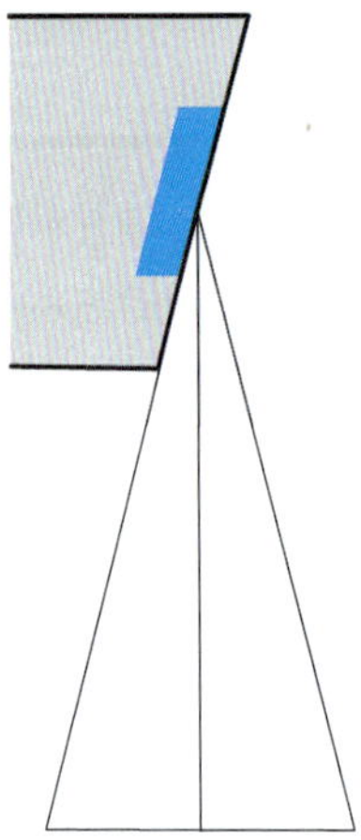

(a) 양극 경사각도가 작으면
유효선속이 좁아진다.

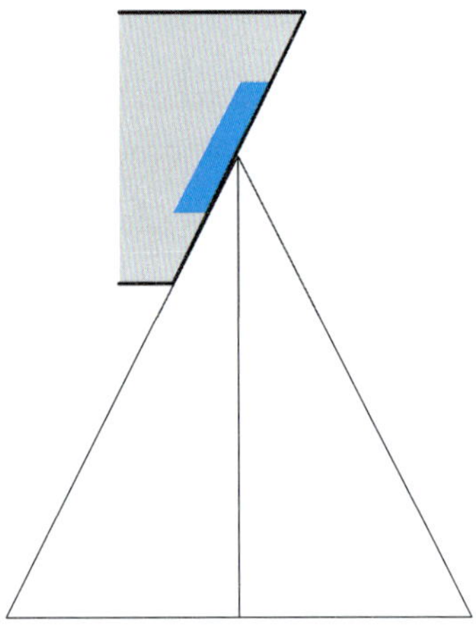

(b) 양극 경사각도가 커지면
유효선속이 넓어진다.

그림 3-23. **양극 경사에 따른 유효선속, 실효초점 크기**
(이때, 실초점 크기는 모두 동일하다)

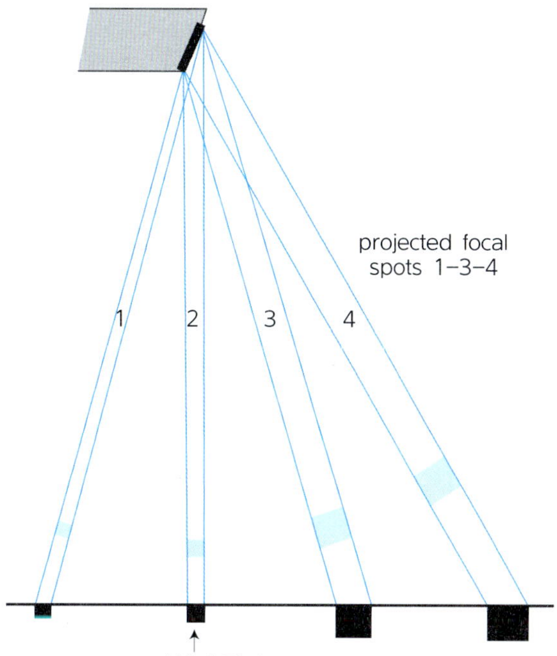

그림 3-24. Projected focal spots

∷3.2 _ 운동에 의한 불선예도

피사체의 운동은 선예도를 저하시키는 가장 큰 파괴인자이다. 피사체의 움직임에 따라 영상 경계면(image edge)의 반음영이 넓어지기 때문이다. 움직임이 많아지면 선예도의 저하뿐 아니라 대조도도 저하시킬 수가 있다.

그림 3-25를 설명하면 다음과 같다.

(a)의 그림 : 약간의 움직임으로 경사각(edge gradient)이 작아지나, 다른 면의 경사각이 커져서 결과적으로 영상 중앙의 대조도는 변하지 않는다. 움직임에 의한 선예도만 저하된다.

(b)의 그림 : 움직임이 커짐으로 인한 선예도의 저하뿐만 아니라 경사각이 겹치면서 대조도가 떨어지게 된다.

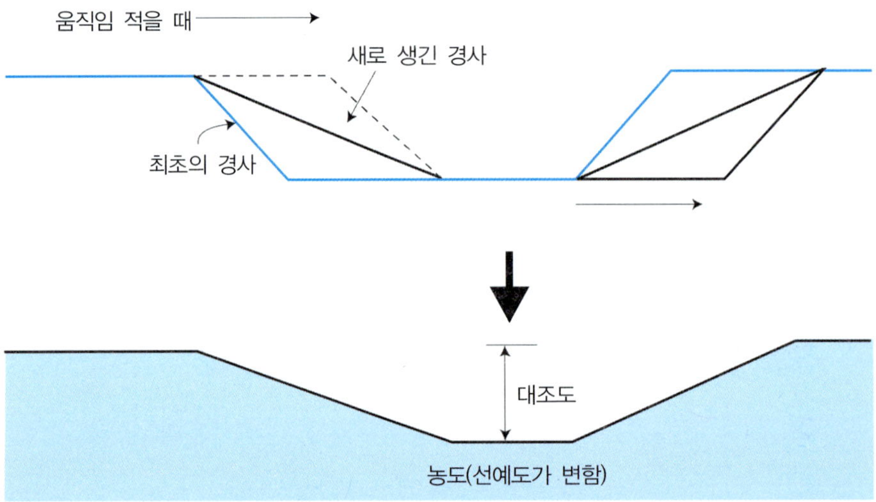

(a)

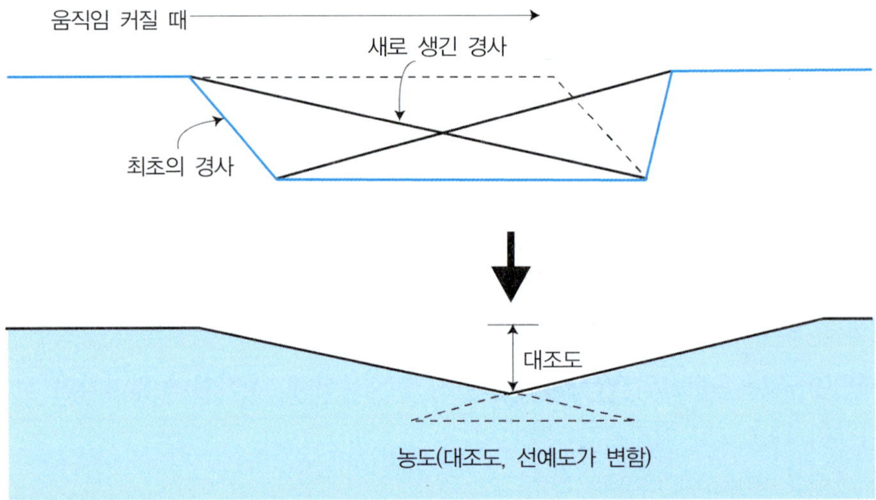

(b)

그림 3-25. 움직임 크기에 따른 선예도와 대조도의 영향

조사시간 Δt 동안 속도 υ로 피사체가 움직였다면, 이 때 움직인 거리는 $\upsilon \cdot \Delta t$가 된다. 만약 확대율이 M이라면 영상의 불선예도 영역 ΔIM은 다음과 같다.

$$\Delta IM = M \cdot \upsilon \cdot \Delta t$$

운동에 의한 불선예도는 다음 식으로 표시된다. 단 υ는 피사체의 운동 속도, t는 촬영시간이다.

$$U_m = \frac{FFD}{FFD - OFD} \times \upsilon \cdot t$$

일반적으로 피사체의 운동은 직선운동보다는 반복운동이다. 인체 내의 장기는 임의로 운동을 정지시키지 못하는 부위와 손이나 발 부위와 같이 임의로 일정 시간에 운동을 정지시킬 수 있는 부위가 있다. 인체 중에서 가장 운동이 심한 부위로 심장을 들 수 있으며, 그 중에서 심방 및 심실은 0.8~1 mm/sec의 속도로 움직인다. 움직임을 1 mm/scc 이하까지 억제하기 위해서는 1/1,000 sec까지의 촬영시간이 필요하다. 이와 같이 운동에 의한 불선예도는 촬영시간에 크게 의존한다. 촬영시간이 짧으면 짧을수록 운동에 의한 불선예도는 작아진다. 피사제의 운동 외에 엑스 선관의 진동 및 이동 격자의 기계적인 진동에 의한 불선예도도 무시할 수 없는 원인이 된다.

3.3 _ 흡수에 의한 불선예도

그림 3-26에서와 같이 피사체의 형태에 따라서도 경계선의 불선예도가 나타난다. 또한 같은 마름모꼴 형태라도 놓여진 위치에 따라 흡수정도가 달라 선예도에 영향을 미친다. (a)에서 불선예도가 가장 적게 나타나며 (c)에서 가장 많이 나타난다.

3.4 _ 증감지에 의한 불선예도

증감지의 감도에 따라 생기는 불선예도 현상으로, 감도가 높으면 빛의 확산에 의한 경계선의 흐림현상이 커진다. 따라서 증감지 감도와 선예도는 반비례 관계를 가진다.

또한 필름 감광유제에서 전면 및 후면의 위치적인 관계도 불선예도가 되는 원인이 된다. 엑스-선의 입사각에 따라서 선예도는 크게 변동이 되는데 입사각도가 크면 클수록 선예도는 저하된다.

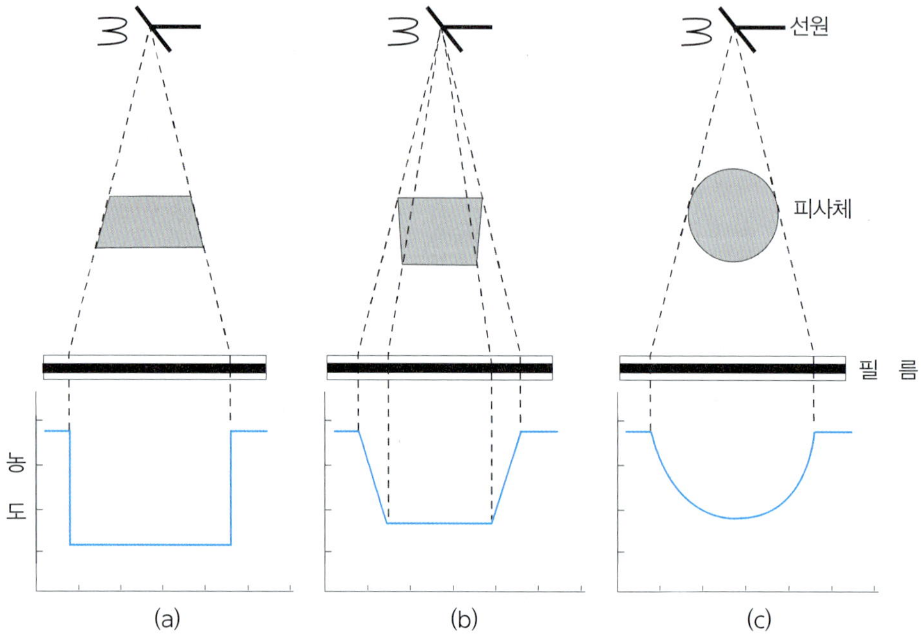

그림 3-26. 피사체의 형태에 따른 불선예도

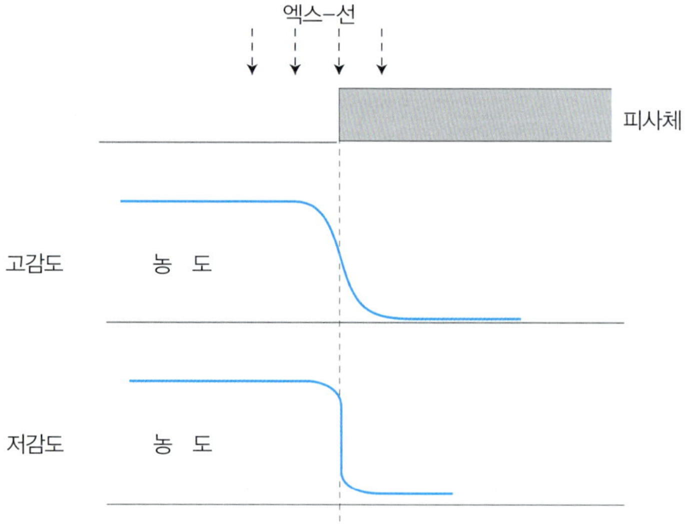

그림 3-27. 증감지에 의한 불선예도

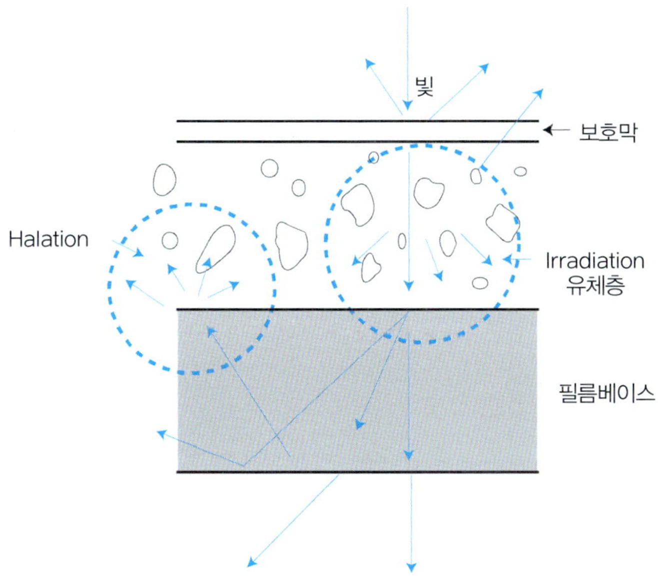

그림 3-28. Irradiation과 halation 현상

필름이 노광되어 영상의 선예도가 나빠지는 현상

- Cross-over 현상: 양면 유제 필름에 증감지로부터 형광이 조사될 경우에 전면 증감지의 유제층이 감광되는 동시에 반대측의 유제층도 감광시키는 현상을 말한다. 후면 증감지에서 발생되는 형광에 의해서도 이러한 현상이 동시에 발생된다. 이 형광이 확산되어 흐림을 만들며 선예도를 떨어뜨린다.
- Irradiation 현상 : 유제층에서 형광이 퍼져 상이 흐리게 되는 현상을 말한다.
- Halation 현상 : 유제층을 투과한 형광이 베이스 뒷면에 반사되어 다시 유제층을 감광시켜 흐림을 생기게 하는 현상을 말한다.

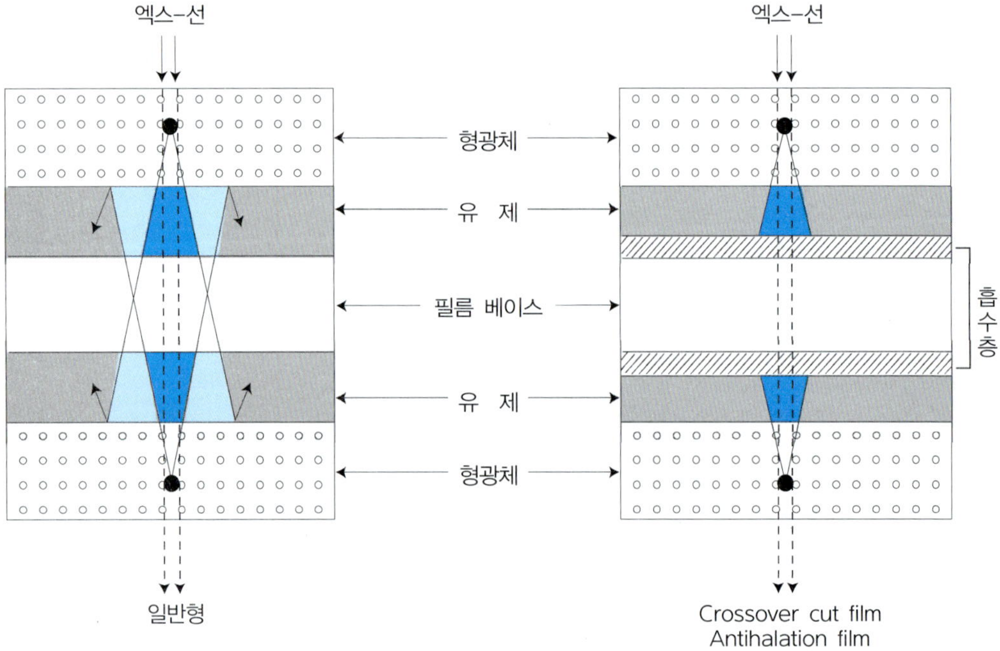

그림 3-29. Cross-over 현상과 Anticross-over 필름

3.5 _ 선예도의 영향인자

엑스-선 사진의 선예도에 영향을 미치는 인자는 엑스-선 발생장치에서 관찰대까지 많은 인자가 있다. 그림 3-29에서 알 수 있듯이 선예도에 영향을 미치는 가장 큰 인자는 피사체 두께에 따른 흡수차이로 발생하는 반음영과 초점 크기에 따른 기하학적 반음영이다.

총 불선예도 = 흡수에 의한 불선예도 + 기하학적 불선예도

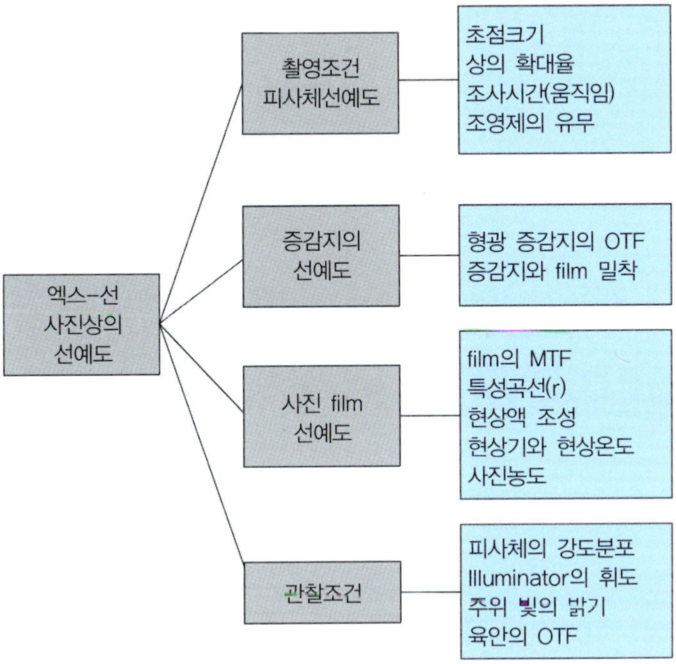

그림 3-30. 엑스-선 사진상의 선예도에 영향을 미치는 인자

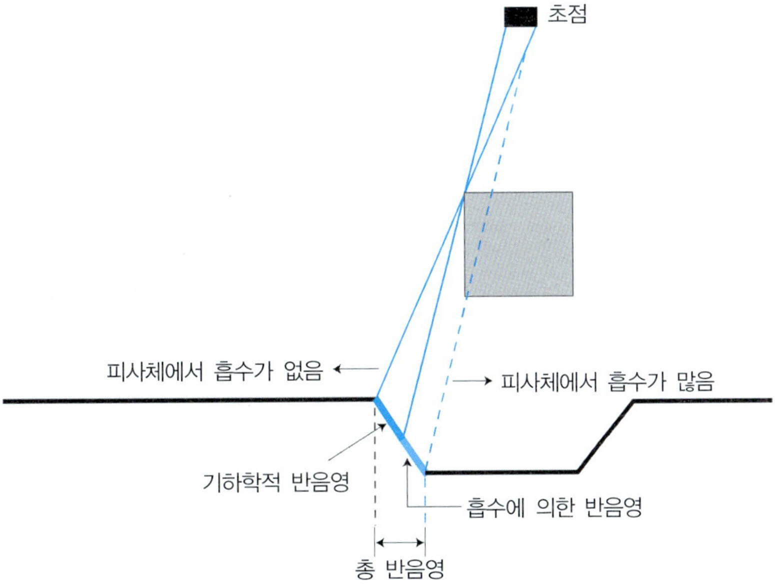

그림 3-31. 총불선예도(총 반음영)

3.6 _ 선예도를 측정하는 방법

- 해상력 측정 : 해상력 차트를 촬영해서 가는 선이 어디까지 분리되어 있는가를 측정한다.
- 레스폰스 함수(MTF) : 해상력 차트를 촬영해서 공간주파수마다의 진폭의 감쇠율을 측정한다.
- 혼탁도 측정 : 점 또는 슬릿상을 노광해서, 노광량과 유제내의 빛의 번짐(spreading)을 측정한다.
- 할레이션 : 미세한 strip을 노광해서 빛의 번짐을 제외한 할레이션(halation)만을 측정한다.
- Acudance : 경계가 분명한 H상을 필름에 밀착시키고 노광하여 경계선의 농도분포를 측정한다.

엑스-선 사진상의 선예도를 평가하기 위해 해상력을 측정하고 있으나 해상력 측정에 의한 방법은 사용하는 차트나 촬영장치, 조명조건 등에 따라 측정값이 다르고, 시각판단을 요하는 특징이 있다.

04 해상력(resolution)

4.1 _ 해상력이란?

선예도는 사진에 있어 물체의 경계(edge)를 표현하는 능력으로 실물의 재현 가능성을 나타낸다. 해상력은 근접한 작은 물체의 분리능력을 나타내고 있는 것으로 정의한다. 한 장의 엑스-선 사진을 보고 해상력과 선예도를 평가할 경우, 표현방법에 따라 차이가 생기거나 관찰자에 따라 차이가 생기기도 한다. 해상력이 높다고 해서 실제 육안으로 관찰하였을 때 선예도가 높다고 볼 수 없다. 해상력은 점과 선의 분리여부를 나타내는 척도는 될 수 있지만 선예도를 나타내는 척도는 될 수 없다는 것이 지적되고 있다. 이런 결점을 보충하기 위해 레스폰스 함수나 해상력 차트(acudance)를 이용한 측정법이 많이 사용되고 있다.

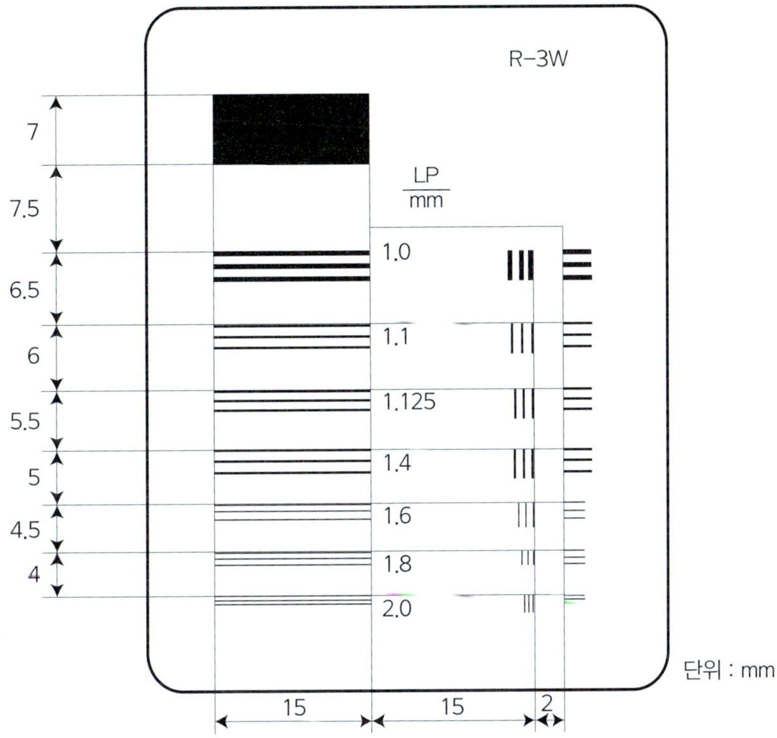

그림 3-32. **해상력 차트**

- 해상력은 공간주파수로 표현하며 보통 mm당 선쌍의 수로 나타낸다(LP/mm).
- Line Pairs 하나는 한 개의 납(lead) 줄무늬와 인접한 분리간격으로 구성된다.
- 해상력은 두 물체를 구별할 수 있는 최소거리로 정의한다.
- 해상력 $R = \frac{1}{2S}$ (단위는 mm, μm)
- 식에서 S(spatial resolution)는 사진에 흑백의 선으로 나타내는 차트를 촬영하고(그림 3-32), 그 상의 격자가 분리되어 흑백의 선이 구분되는 가장 작은 공간주파수를 표현한다.
- 해상력 차트의 공간주파수 범위
  - 직접촬영용 : 0.5~5.0 LP/mm
  - 확대 촬영 등의 미소구조 측정 또는 맘모용 : 10 LP/mm
- 엑스선 사진의 해상력은 수평방향, 수직방향, 중심, 주변에 따라 각각 다른 값을 나타내므로 각각의 위치에서 해상력을 측정할 필요가 있다.

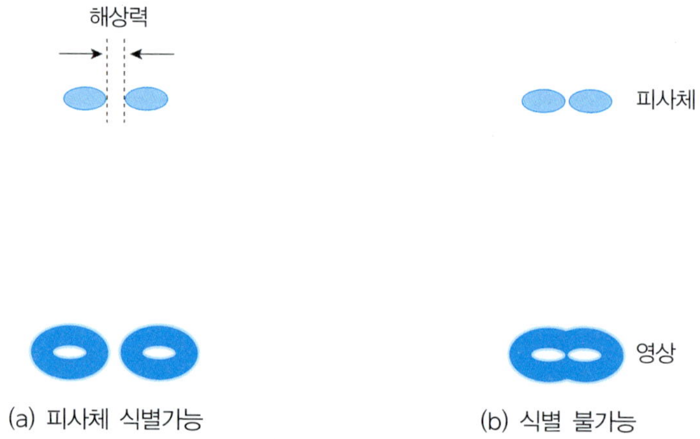

그림 3-33. **인접해 있는 물체의 식별능력**

4.2 _ 해상력 측정의 문제점

인체를 촬영할 경우, 인체는 금속보다 저대조도 물질로 구성되어 있다. 따라서 금속과 같이 높은 대조도 물질을 사용하여 해상력을 측정하는 것은 많은 문제가 생긴다.

1) 사용되는 해상력 차트의 대조도에 따라 해상력 값에는 차이가 생긴다 :
   텅스텐, 납, 금과 같은 높은 대조도의 차트를 사용하는 것보다는 알루미늄, 합성수지 등의 원자번호가 낮은 차트를 사용하는 것이 적당하다.
2) 한계 해상력을 구하는 것은 관찰자의 개인에 따라 차이가 난다 :
   관찰환경, 관찰자의 조건을 고루 갖춘 상태에서 많은 사람이 관찰하여 그 데이터를 평균한다.
3) 엑스-선량, 감광재료, 현상처리, 관찰조건 등에 따라 해상력이 차이가 생기므로 동일한 상태에서 측정한다.
4) 차트의 두께에 따라 기하학적인 불선예도, 산란선의 인자가 달라진다 :
   인체의 두께와 흡수비가 같은 두께를 차트로 사용한다.
5) 해상력 차트에서 나타나는 해상력은 몇 mm라는 하나의 값이므로 해상력의 연속적인 변화를 구할 수 없는 결점이 있다.

05 입상성

엑스-선 사진의 입상성이란 사진상에 불필요한 농도의 변동·격차가 공간적으로 있는 것을 말한다.

필름이나 증감지의 감광재료와 형광재료는 입자(grain)의 집합이므로, 이 입자의 상태에 따라 엑스-선 사진의 입상성이 달라진다. 필름을 노광하여 현상처리된 사진상을 10배 이상으로 확대하여 관찰하면 은입자가 불규칙(random)하게 분산된 상태에서 육안으로 식별될 수 있는 정도의 크기인 입자집단(mottle)으로 나타나면 입상이 거칠어 보인다. 조밀하고 균일하게 분산된 상태에서는 입자의 크기가 커져도 입상이 거칠어 보이지 않는다(그림 3-34). 따라서 입상성은 개개 입자의 영향보다 입자 집단의 영향이 더 크다고 생각된다. 고감도 필름은 할로겐화은의 결정이 크기 때문에 현상은의 입상성도 거칠어지기 쉽고, 현상시간이 길어지면 입상성이 거칠어진다.

영상에 보이는 조밀한 입상구조에 관해 시각으로 느낄 경우 심리적 입상성(grainness)이라 하며, 미세한 농도 분포를 측정하여 물리량으로 평가하면 물리적 입상성(granularity)이 된다. 본래 사진은 시각적으로 평가하는 일이 많으므로 심리적 입상성이 널리 쓰이나, 객관성이나 정밀도가 요구되는 경우 물리적 입상성도 필요하다. 심리적 입상성과 물리적 입

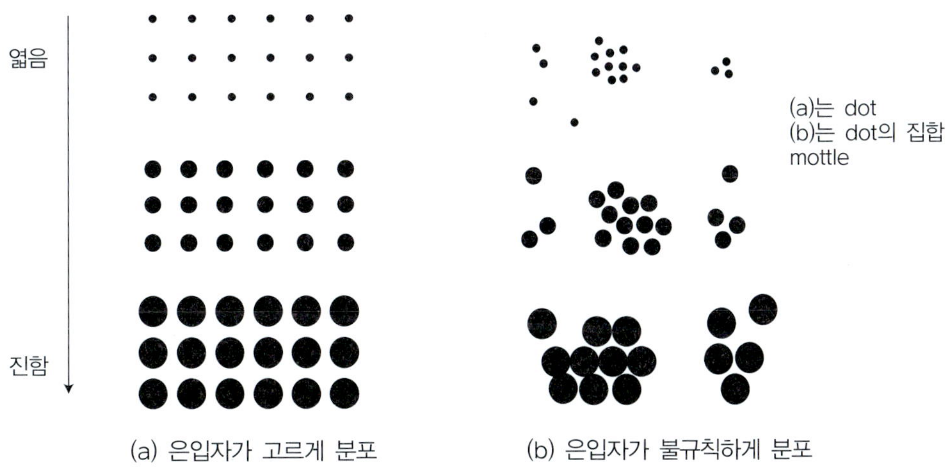

그림 3-34. 은입자의 분포 상태에 따른 입상성

상성을 총칭해서 엑스-선 사진의 입상성이라 하며 엑스-선 사진 반점이라고도 한다.

그림 3-34에서 (a)처럼 입자의 크기가 커져도 고르게 분포되면 입상성의 영향은 적게 받지만, (b)처럼 불규칙한 분포가 되면 농도의 변동·격차가 커지고 그에 따라 입상성이 불량해진다.

사진 입상성에 영향을 주는 인자

- 유제 입자의 분산 상태
- 유제막 두께
- 감광재료의 유제입자 크기
- 현상처방과 현상시간 등

입상성을 관찰하기 쉬운 상태

① 사진농도에 따라 입상성이 나타나는 상태가 달라지는데, 일반적으로 저농도 영역(0.3~0.6 정도)에서 입상성이 거칠게 나타난다.

② 피사체에서 뼈와 같이 밀도가 높은(미세한) 구조를 가진 것은 입상이 거칠어 보이지 않으나 근육과 같이 밀도가 낮은 구조는 입상이 거칠게 나타나기 쉽다.

③ 대조도·선예도와 같은 화질이 좋은 경우 입상의 영향의 커서 관찰이 쉬워진다. 대조도가 낮거나 필름/증감지 밀착이 나빠서 상이 흐려 있을 때에는 문제가 되지 않는다.

5.1 _ 엑스-선 사진 입상성

엑스-선 광자가 증감지에 입사하면 증감지 자체의 구조적인 반점이 만들어지고 증감지의 반응에 따라 불규칙한(random) 분포로 발광하는 양자반점(quantum mottle)을 만든다. 이러한 상태에서 필름의 입상이 추가되어 엑스-선 사진의 입상이 형성되는 것이다. 결국 여러 가지 인자가 엑스-선 사진의 입상성에 영향을 주고 있다.

엑스-선 사진 입상성 종류

- 증감지 입상성(screen mottle)
  - 엑스선 양자반점(mottle) : 선속 내에 조사되는 양자의 불균등 분포도에 따라 발생
  - 증감지 구조 반점(mottle) : 형광체 입자의 크기, 두께, 분산상태
- 필름의 입상성:
  할로겐화은 입자의 크기, 유제층의 여러 성질, 현상처리조건(현상약 조성, 현상기의 현상온도와 시간)

5.2 _ 양자반점(Quantum mottle)

양자반점이란 엑스-선속 내에 조사되는 입자수의 불균등 분포에 따라 증감지에서 발생하는 빛 방출도 균일하지 못하여 발생하는 입상성을 말한다. 이러한 입상성이 엑스-선 사진에서 문제가 되는 이유는 여러 가지 인자 중 가장 많은 영향(약 60~70%)을 미치고 있기 때문이다.

엑스-선 필름이 균일한 흑화도가 되지 않는 가장 큰 이유가 증감지에서 발광한 빛의 강도가 동일하지 않기 때문인데 이는 증감지의 단위 면석에 부딪친 엑스-선 입자의 수가 불규칙하기 때문이다. 균등한 조사라 해도 미세하게 관찰하면 균일한 조사가 이루어진 것이 아니며, 1 mm^2마다 입자수를 세어보면 결코 같은 수가 되지 않는다. 엄밀한 의미에서 균등 조사라는 것은 있을 수 없다. 1 mm^2 면적에 부딪치는 입자수는 확률의 법칙에 따르며 이것은 엑스선 조사가 불규칙한 현상이기 때문이다.

1 mm^2마다 광자의 평균치를 N으로 하면, 변동의 비율은 다음과 같다.

$$\text{변동의 비율} = N \pm \sqrt{N}$$

평균치 N의 값이 커질수록 변동률이 작아진다. 그림 3-35에서와 같이 N = 10,000일 때의 변동률은 1%이지만, N = 100일 때는 10%가 된다. 이 식에서 N의 값이 크다는 것은 엑스-선관에서 발생되는 양자의 수가 많다는 것이다. 즉, 시스템의 감도가 낮아 많은 엑스선량이 필요한 때를 말한다. 반대로 N의 값이 작다는 것은 증감지/필름의 감도에 필요한 엑스-선량이 적은 것을 말한다. 이러한 양자반점은 변동률이 클수록 눈에 띄게 나타난다.

따라서 양자반점의 영향이 클 때는 시스템 감도가 높거나 고관전압 촬영인 경우이고 유방촬영과 같이 저감도 시스템에서 양자반점의 영향은 적다.

101	106	123	98
84	111	107	104
111	91	98	93
108	100	97	102

(a) 평균 : 100 photoms/pixel
표준편차 : 10
변동비율 : 10%

10,087	10,114	9,900	10,284
9,937	9,986	10,123	10,104
9,841	10,206	10,042	9,881
10,040	9,972	9,906	10,062

(b) 변동비율 : 10,000 photoms/pixel
표준편차 : 100
변동비율 : 1%

그림 3-35. **양자반점**

5.3 _ 입상성의 측정 방법

- RMS 입상성 : 시료의 입상모양에 의해 농도 변화의 표준 편차를 측정하여 그 값을 구한다.
- Wiener spectrum : 각각의 공간주파수마다의 표준편차로 입상성을 나타내는 방법

연습 1

다음 표의 조건에 따라 영상의 질이 증가하면 +, 감소하면 −, 직접 관계가 없으면 0을 표시하시오.

조 건	농도 (density)	대조도 (contrast)	선예도 (sharpness)	확대 (magnification)	왜곡 (distortion)
관전류(mA)의 증가					
조사시간 증가					
관전압의 증가					
여과효과 증가					
정류방식 (단상, 3상, HFG)					
조사야 크기 증가					
환자 크기 증가					
격자비 증가					
증감지 감도 증가					
초점 크기 증가					
FFD 증가					
OFD 증가					

• Selwyn 입상성 : 상기의 표준편차를 측정하고, 농도계의 측정에 사용했던 aperture의 면적을 곱해서 가산하여 구한다.

06 화질에 대한 용어

다음은 화질에 대한 용어가 갖는 의미를 설명한다.

1) Density : **흑화도**

영상에서 검은 정도를 말하며, 필름 은입자의 총수에 의해 결정된다.

2) Tone value :

필름을 통해 나오는 빛(translucency)의 총수이며, density의 반대이다.

3) Contrast : **대조도**

필름상에서 인접한 두 부분의 농도 차이의 비율을 말한다.

4) Gray scale : **회색도**

contrast의 반대이며, 필름 상에서 나타나는 여러 가지 농도의 수와 범위를 말한다.

5) Noise : **잡음**

얻고자 하는 영상의 가시도를 방해하여 필요 없는 정보를 기록한다. fog, artifacts가 포함된다.

6) Fog : **미노광 농도**

Noise의 한 형태이며, 얻고자 하는 영상에 덮어 씌워지는 불필요한 농도로써 산란선에 의해 생긴다.

7) Sharpness of recorded detail :

영상 음영의 가장자리가 선명하여 반음영이 없는 것을 말한다.

8) Blur : **흐릿한 형체**

영상에서 선예도가 낮아져 반음영이 존재하는 것을 말한다.

9) Penumbra : **반음영**

영상의 가장자리가 부분적으로 흐려지는 것을 말한다.

10) Magnification : **확대**

피사체의 크기와 영상의 본음영이 차이가 남으로써 생긴다.

표 3-3. **화질에 대한 용어**

화 질 용 어	A.R.R.T	기 타 기 관
Density	Density	
Contrast	Contrast	Contrast Resolution
Gray Scale	Contrast Scale Scale of Contrast	Latitude
Noise	Noise, Artifacts and Fog	
Sharpness of Recorded Detail	Record Detail	Detail Resolution Spatial Resolution Sharpness
Magnification	Size Distortion	
Shape Distortion	Shape Distortion	
Visibility	Visibility	
Geometrical Integrity (Recognizability)	Sharpness of Detail	
Radiographic quality Resolution	Radiographic quality Definition	Detail Clarity

11) Distortion of shape : **왜곡도**

같은 피사체 내에서 확대율의 차이에 의해 실제 피사체의 형태와 영상의 형태가 달라지는 것을 말한다.

12) Visibility factors :

Density, tone value, contrast, gray scale, fog, noise가 포함된다.

13) Geometrical integrity(recognizability) factor :

영상의 질을 나타나는데 직접 영향을 미치는 기하학적인 모든 인자를 말한다. Sharpness detail, magnification, distortion of shape이 포함된다.

14) Resolution : **해상력**

흑과 백의 경계를 섬세하게 구별할 수 있는 능력을 말한다.

Visibility factors와 Geometrical factor에 의해 제어된다.

15) Radiographic image quality : **영상의 질**

영상에서 얻어지는 유효한 진단 정보의 총수를 말한다.

Chapter 4

의료영상의 평가

영상의 평가 방법

- 물리적 평가 방법 :
  시각이나 지각과 같은 사람의 주관이나 가치를 생각하지 않고, 확고부동한 이론이나 일정한 법칙에 따라 객관적인 양으로 평가하는 방법이다.
  종류에는 특성곡선, MTF, 해상력 측정, RMS, Wiener spectrum, Entropy 등이 있다.
- 심리적 평가 방법 :
  시각이나 지각을 통한 인간의 심리 상태에 의해 평가하는 방법으로 주관적 평가라고도 한다. ROC(Receiver Operating Characteristic)가 대표적인 방법이다.

01 물리적 평가 방법

1.1_특성 곡선(H-D Curve)

- 피사체 상태를 담아내는 감광재료는 보다 많은 양의 정보를 나타낼 수 있어야 한다. 이와 같은 요구를 충족시키기 위해서는 사용하고 있는 감광재료가 지니고 있는 특성인 포그, 관용도, 대조도, 비감도를 알아야 한다. 이러한 값들은 특성곡선을 그려서 구할 수 있다.
- 감광재료에 조사되는 엑스-선량과 현상 후에 나타나는 사진 농도와의 관계를 나타내는 그래프이다.
- 최종 출력으로 필름을 쓰고 있는 아날로그계(S/F계)에서는 입력이 되는 엑스-선량과 출력이 되는 사진농도 사이에는 직선관계가 아닌 비선형관계가 이루어지고 있다.
- 이처럼 입력과 출력의 관계를 나타내고 있는 특성곡선은 필름이나 증감지의 종류, 현상조건 등에 따라 여러 가지 형태의 곡선이 만들어진다.
- 특성 곡선의 형태에서 최종적인 사진의 상태를 높은 정도까지 측정할 수 있다.

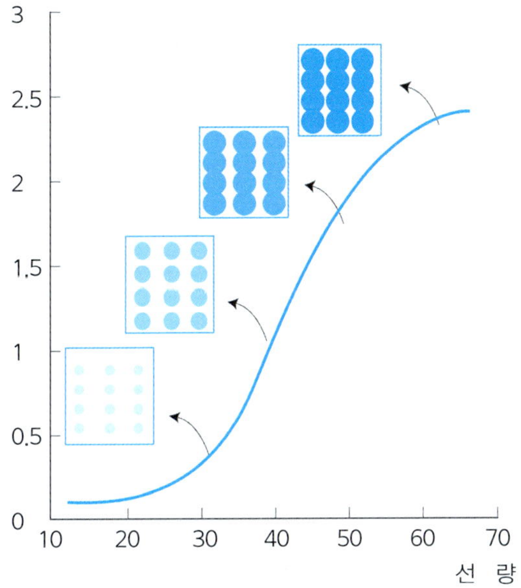

그림 4-1. Gray-scale shading에 의한 특성곡선

> 특성곡선에서 일반적으로 알 수 있는 정보
> - 포그
> - 감도
> - 대조도(Contrast)
> - 평균 계조도
> - 관용도
> - 최고 농도

1.2 _ MTF(Modulation Transfer Function : 정보전달 함수)

영상의 질을 결정하는 인자 중 하나가 선예도인데 이러한 선예도를 평가하기 위해 MTF를 이용하고 있다. MTF는 레스폰스 함수(response function)라고도 하며 시스템의 주파수 응답(response)을 나타내는 것이다. 레스폰스 함수는 선예도뿐만이 아니라 해상력을 종합적으로 나타낼 수 있다.

처음에는 전기 통신계에서 스피커 등의 성능평가로 사용되어 온 것을 광학계와 엑스-선계에도 적용되었다. 광학계 및 엑스-선계의 레스폰스 함수는 OTF(Optical Transfer Function), MTF(Modulation Transfer Function), CTF(Contrast Transfer Function), Sign- wave response라고도 하며 사진렌즈나 감광재료의 선예도 특성을 해석하는 수단으로 널리 쓰이게 되었다.

레스폰스 함수란 그 흐려져 있는 정도를 객관적·정량적으로 해석하고 표시하는 것을 말한다. 레스폰스 함수곡선에서 공간주파수가 0일 때의 선예도값 1.0이 가장 이상적인 응답특성이며 공간주파수가 높아질수록 응답특성이 감소되는 것은 그 만큼 전달능력이 감소된 것이다.

레스폰스 함수의 본래 의미 외에 각 공간주파수에서의 위상 차이가 문제가 되고 있다. 이것은 입력측과 출력측의 위상이 달라서 상이 왜곡되는 현상을 말하는데, 특히 광학계에서 문제가 되고 있다. 공간주파수가 낮은 영역에서는 진폭이 바뀌어도 위상은 바뀌지 않지만 높은 영역에서는 위상차가 생긴다.

절대치만을 그 감쇠의 정도로 나타낸 것을 MTF라 하고, 위상이 다른 것에 착안한 것을 PTF(Phase Transfer Function)라 한다. MTF와 PTF를 종합하면 OTF(Optical Transfer Function)가 된다. S/F계의 레스폰스 함수를 표시할 경우는 위상이 다른 것이 거의 없어서 MTF로 표현한다.

한편, 수학적으로는 같지만 다른 방향에서 정의한 것이 있다. 엑스선이 점상 또는 선상의 구멍을 통과할 경우 시스템의 응답을 측정해보면 엑스-선의 강도 분포는 시스템의 고유한 포그로 인해 가우스(gauss) 분포와 닮은 형이 된다. 이것을 PSF(Point Spread Function), LSF(Line Spread Function)라 한다. 이것들의 푸리에 변환(Fourier Transformer)을 MTF로 정의하는 것이다.

1.2.1 MTF의 개념

1) MTF란?

- 시스템에 저주파에서 고주파까지 여러 가지 주파수의 정현파를 입력하고 그 출력 정현파의 진폭이 입력 정현파의 진폭에 대해서 어떻게 변화하는가를 입력과 출력 정현파의 진폭비에 따라 평가하는 것이다.
- 출력이 입력과 같은 진폭으로 있게 되면 바르게 전달되는 것인데, 이는 원래의 신호를 충실하게 재현시킨 것을 나타내고 있다.
- 입력진폭에 비해 출력진폭이 낮아진 때에는 전달능력이 떨어진 것이 된다. 이러한 현상은 공간주파수가 높을수록 커진다.

공간주파수는 정현파의 조밀성을 나타내는데 1 mm 내에 정현파 모양으로 변화한 엑스-선 강도 분포가 몇 회 존재하는가를 나타내는 것이다. 공간주파수의 단위는 cycle/mm 또는 lp/mm이다. 정현파의 반복시간을 주기라 하면 정현파의 높이를 진폭이라 한다. 공

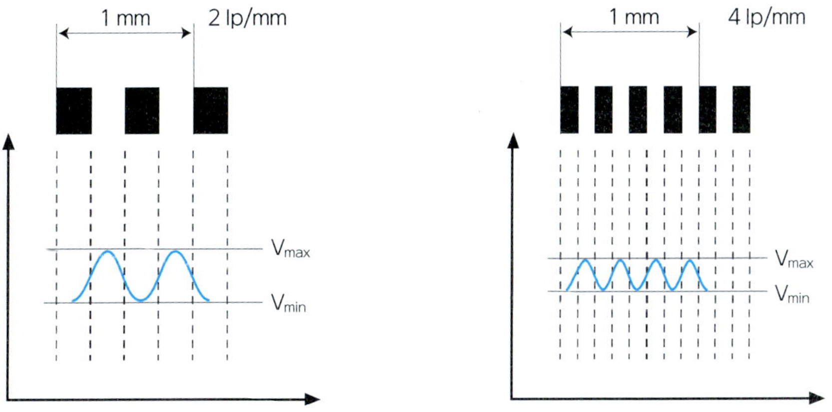

그림 4-2. 공간주파수

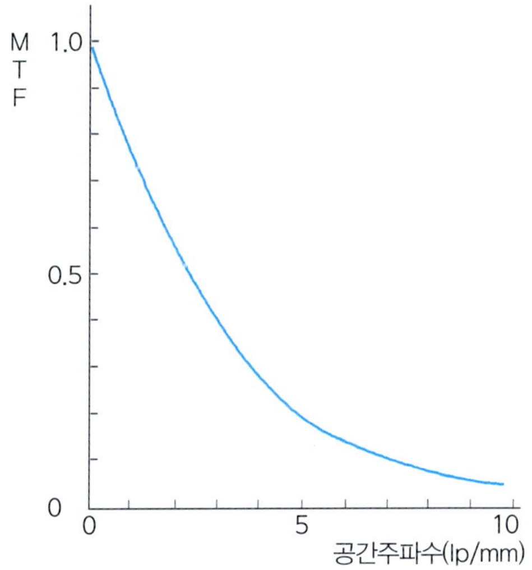

그림 4-3. MTF곡선

간주파수가 높다는 것은 엑스-선 강도의 반복시간이 짧은 주기의 파형이 되며 작은 피사체의 정보가 여기에 해당한다.

그림 4-3은 우리가 가장 많이 볼 수 있는 MTF곡선이다. 횡축에서 공간주파수 0이라 함은 1 mm당 반복되는 농도가 전혀 없다는 것을 나타내는 것이다. 또 종축은 공간주파수 0의 MTF를 1.0으로 하고, 각각의 공간주파수를 MTF 1.0의 상대값으로 표시한다. 농도의 반복이 전혀 없는 공간주파수 0의 MTF를 1로 하고, 공간주파수가 높아짐에 따라 MTF는 작아진다.

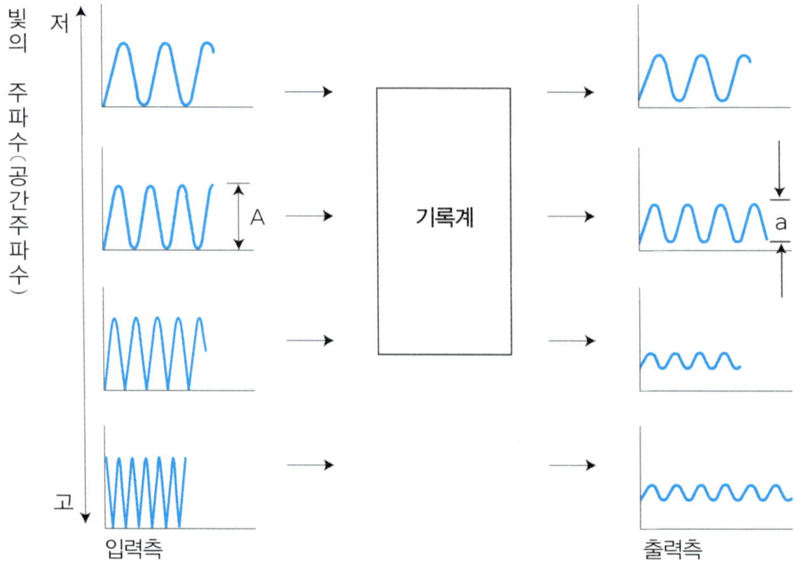

그림 4-4. 기록계의 주파수 응답 특성

2) 기록계의 주파수 응답 특성

기록계의 주파수 응답 특성을 나타낸 것이 그림 4-4이다. 여러 가지 공간 주파수의 정현파를 입력(촬영)하면 주기는 같지만 진폭이 저하되는 정현파형(영상)이 얻어진다. 진폭의 저하는 시스템에서 포그가 생겼기 때문인데 이러한 현상은 고주파측에서 현저하게 발생한다. 이때 진폭비가 1이면 입력과 출력의 엑스-선 강도 변화가 없다는 것으로, 전달력이 높다는 것이다.

따라서 정현파를 입력한 경우, 입력과 출력의 진폭비만으로 기록계의 해상특성을 나타낼 수가 있다. 이와 같이 여러 가지 공간주파수의 정현파를 촬영하고 입력과 출력 정현파의 진폭비를 구해 공간주파수 함수로 나타낸 것이 MTF이다.

$$\mathrm{MTF} = \frac{\text{출력노출 진폭(a)}}{\text{입력노출 진폭(A)}} = \frac{\text{기록 정보량}}{\text{발생 정보량}}$$

3) 방사선계의 MTF적용

MTF를 방사선계에 적용하면, 입력은 엑스-선 강도이고 출력은 기록계에서 얻어낸 엑스-선상이다. 여기서 입력과 출력은 엑스선 강도가 정현파 모양으로 변화하고 있는 패턴으로 취급한다. 정현파 입력이라면 전달 후에도 정현파로 출력되므로 진폭의 변화만으로 MTF를 평가할 수 있다.

- 엑스-선 영상이 형성될 때 증감지, 필름, I.I(Image Intensifier), TV계 등 여러 가지 기록계를 이용하고 있는데, 이들 검출기의 해상특성을 MTF로 평가할 수 있다.
- 영상 기록계의 해상 특성만이 아니고 엑스-선관 초점에 의한 기하학적 선예성도 평가할 수 있다.

따라서 최종 영상의 해상특성을 모두 MTF로 구할 수 있다. 더욱이 피사체의 강도 분포를 안다면 촬영될 영상도 추측할 수 있다.

4) 유효노광량의 개념

- 엑스-선 사진의 입장에서 볼 때 입력강도는 피사체를 투과한 엑스-선량이고, 출력강도는 사진농도가 된다. 그러나 입력 엑스-선량을 일정량씩 바꾼 경우 출력 사진 농도가 비례적으로 바뀐다고는 할 수 없다. 따라서 MTF를 구할 때 출력 사진 농도가 아닌 그 농도를 얻는데 필요했던 노광량을 이용하면 된다. 이것을 유효 노광량이라 하며 시료를 만들어 그린 특성곡선에서 출력농도에 대한 상대적인 노광량을 구하면 된다.
- 입력과 출력의 관계가 직선으로 나타나는 선형관계를 갖추고 있어야 한다. 그러나 엑스-선 영상인 경우 엑스-선량에 대한 사진 농도의 관계를 나타내는 특성곡선에서 알 수 있듯이 직선성이 성립되지 않는다. 따라서 출력으로서의 농도를 그대로 사용하지 않고, 변환해서 얻은 유효노광량을 사용하면 직선성이 성립되는 것이다.
- 사진에 대한 MTF는 농도 분포 $D(u)_{high}$, $D(u)_{low}$에서 직접 구할 수 없기 때문에 변환해서 얻은 유효노광분포 $E(u)_{high}$, $E(u)_{low}$에서 구할 수 있다.

$$MTF(u) = \frac{E(u)_{high} - E(u)_{low}}{E(u)_{high} + E(u)_{low}}$$

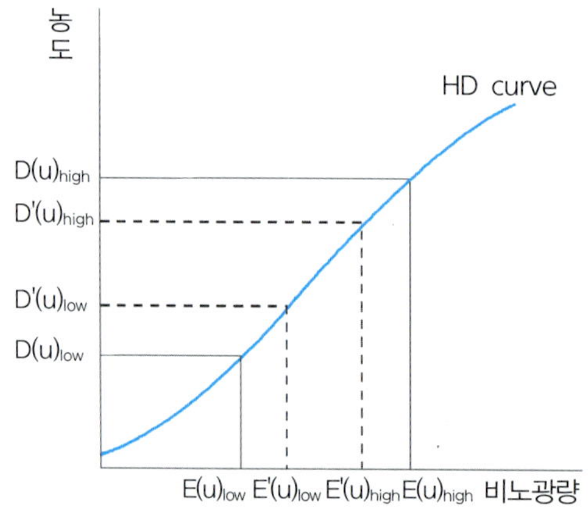

그림 4-5. 유효노광량의 개념

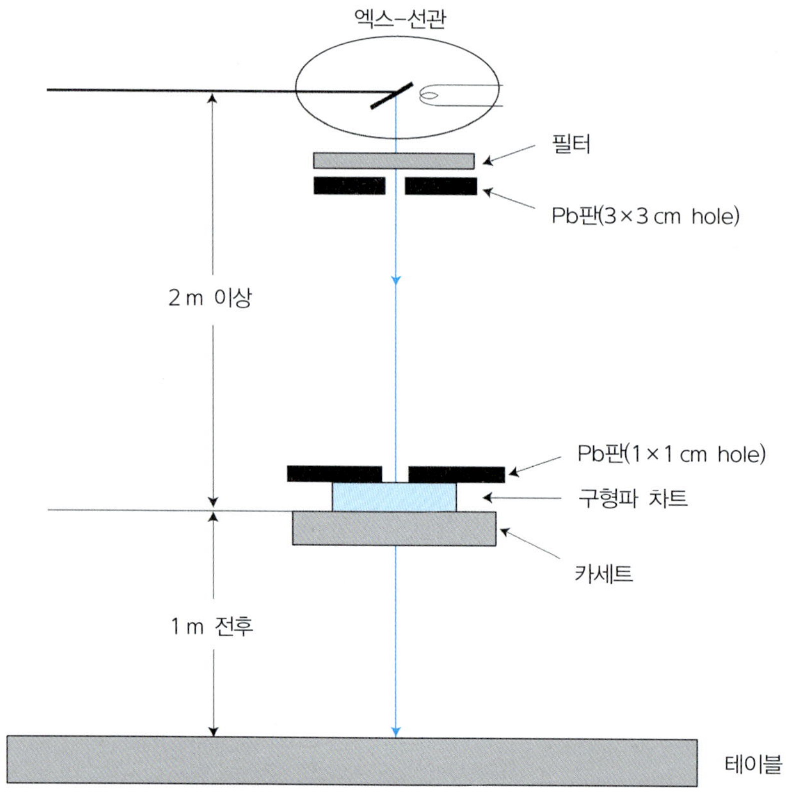

그림 4-6. 구형파 차트의 촬영 배치도

1.2.2 MTF 측정방법

MTF를 측정하는 방법
- Chart method(Contrast method)
- Slit method
- Edge method

1) Chart method(Contrast method)

차트에 엑스-선을 조사해서 생긴 엑스-선상의 대조도를 측정하여 MTF를 구하는 방법으로, 구형파 차트법과 정현파 노출법이 있다. 실제 측정에서 엑스-선의 투과율이 정현파적으로 변하는 시험체를 사용하기에는 어려우므로 차트 제작이 쉬운 구형파 차트를 이용하여 MTF를 구하고, 콜트만 환산식에 의해 정현파 MTF를 구하는 방법이 널리 이용되고 있다.

측정방법은 다음과 같다.

(1) 구형파 차트를 그림 4-6, 4-7과 같이 배치하고, 차트의 기준창(공간주파수가 0인 부분)의 농도가 1.6~1.9 정도가 되는 조건으로 노광을 한다.

(2) 실험의 정확도를 높이기 위해 산란선의 영향을 피할 수 있는 촬영거리와 조사야의 크기를 조절한다.

(3) Heel effect 효과를 피하기 위해 차트의 장축을 엑스선관과 수직으로 하고, 엑스선관에서 될 수 있는 한 멀리 위치시킨다(2 m 전후).

(4) 후방산란선의 영향을 제거하기 위해 카세트 후방에 1 m 이상 두지만, 공간적으로 무리가 있는 경우 후방에 납판을 두면 된다.

(5) 필름을 현상한 후 마이크로 농도계로 각 공간주파수의 최고농도의 평균치인 $D(u)_{high}$와 최저농도의 평균치인 $D(u)_{low}$를 측정한다(그림 4-8).

(6) 특성곡선용 시료를 만들기 위해 거리법으로 등비노광을 한 다음 현상하여 마이크로 농도계로 측정하여 특성곡선을 작성한다. 이 때 구형파 차트상과 특성곡선용 시료를 한 필름에 배치하여 노광하는 것이 바람직하다(그림 4-9).

(7) 그림 4-10과 같이 특성곡선에서 $D(u)_{high}$, $D(u)_{low}$에 대한 유효노광량 $E(u)_{high}$, $E(u)_{low}$으로 변환한 후(표 4-2 참조) 다음 식에 대입하여 각 공간 주파수의 MTF를 계산한다.

$$MTF(u) = \frac{E(u)_{high} - E(u)_{low}}{E(u)_{high} + E(u)_{low}}$$

(8) 각 공간주파수마다 구한 MTF(u)에서 공간주파수 0의 값을 MTF 1로 하고, 각 공간주파수의 MTF(u)값을 1에 대한 상대값으로 구한다. 구형파 차트의 MTF를 콜트만 환산식에 의해 정현파 MTF로 바꾸어 주는 것이 정확하지만, 변환하지 않고 그대로 사용해도 무방하다(표 4-1).

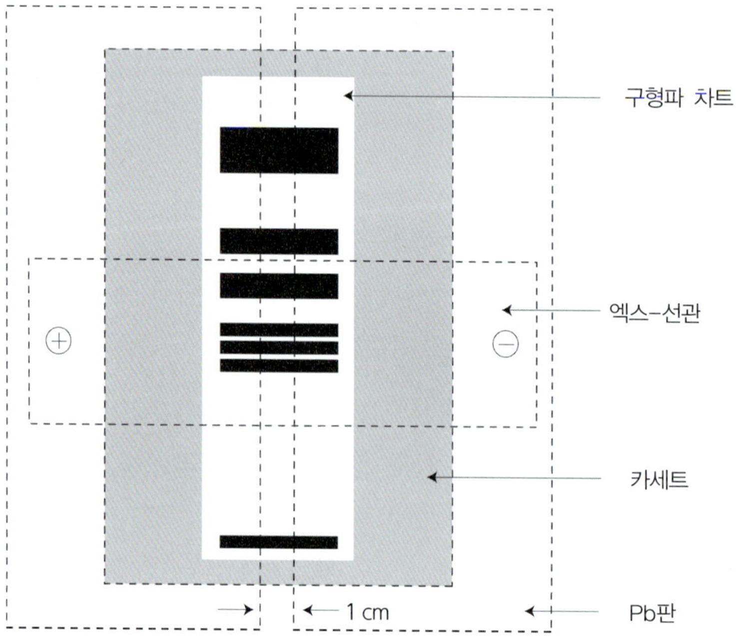

그림 4-7. 구형파 차트는 엑스-선 입사면에서 1 cm 정도를 좁힌다. 엑스-선관과는 수직으로 배치한다.

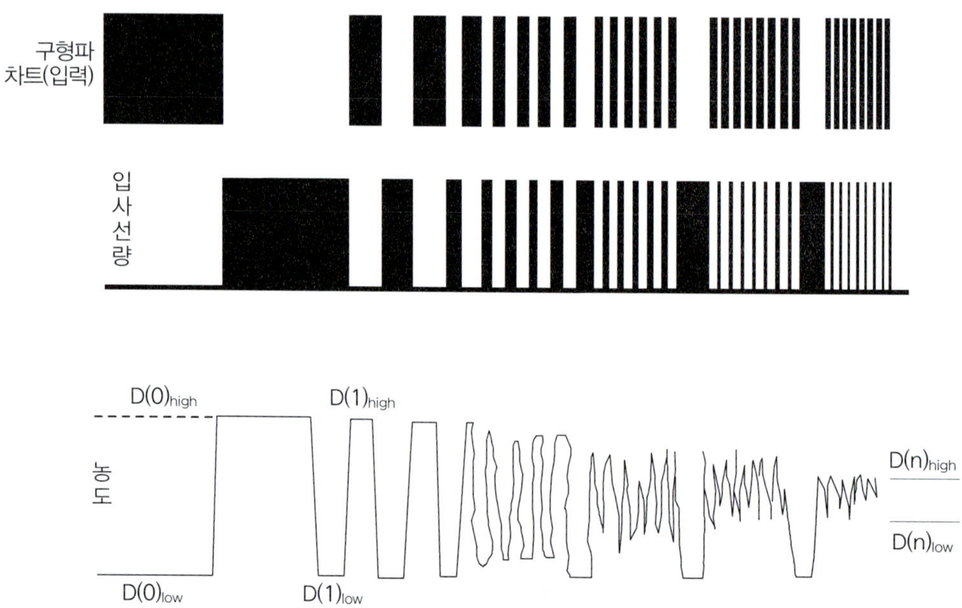

그림 4-8. 구형파 차트상을 주사해서 얻어낸 농도 분포상

표 4-1. 조사거리와 엑스선 강도비($\Delta \log E = 0.3$)

조사계수	1	2	3	4	5	6	7	8
조사거리(cm)	40.3	56.9	80.4	113.5	160.4	226.5	320	452
조사 강도비	125.93	63.11	31.62	15.85	7.94	3.98	2.0	1.0

Coltman 변환식

$$R(U) = \frac{\pi}{4}\left\{S(U) + \frac{1}{3}S(3U) - \frac{1}{5}S(5U) + \frac{1}{7}S(7U) - \frac{1}{9}S(9U)\cdots\cdots\right\}$$

여기서 R(u): 정현파 MTF

S(u): 구형파 MTF

u: 공간 주파수

예를 들어 공간주파수 0.5 lp/mm의 정현파 MTF를 구하면 다음과 같다.

$$R(0.5) = \frac{\pi}{4}\left\{S(0.5) + \frac{1}{3}S(3\times0.5) - \frac{1}{5}S(5\times0.5) + \frac{1}{7}S(7\times0.5)\cdots\cdots\right\}$$

$$= \frac{\pi}{4}\left\{S(0.5) + \frac{1}{3}S(1.5) - \frac{1}{5}S(2.5) + \frac{1}{7}S(3.5)\cdots\cdots\right\}$$

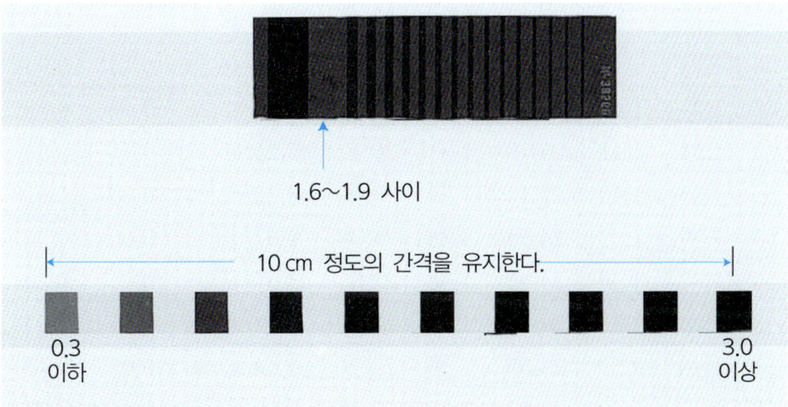

그림 4-9. 구형파 차트상과 특성곡선용 시료를 위한 노광 방법

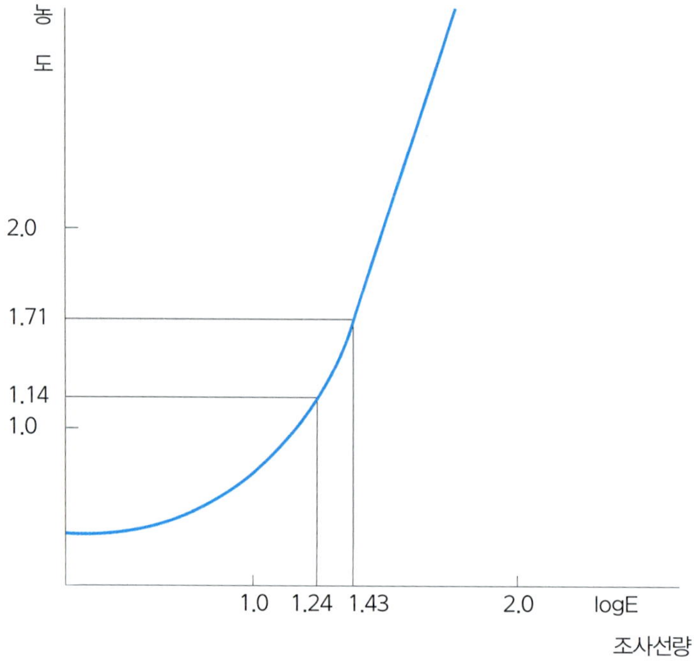

그림 4-10. 농도에 대한 유효노광량의 변환

표 4-2. MTF 계산 용지

공간주파수 (LP/mm)	$D_{H(ui)}$	$D_{L(ui)}$	$E_{H(ui)}$		$E_{L(ui)}$		$\frac{E_{H(ui)}-E_{L(ui)}}{E_{H(ui)}+E_{L(ui)}}$	구형파 MTF	정현파 MTF
			R logE	E	R logE	E			
0	1.71	1.14	1.43	26.92	1.24	17.38	$\frac{26.92-17.38}{26.92+17.38}=0.215$	1.00	1.00
0.5	1.68	1.22	1.42	26.30	1.28	19.05	7.25/45.35 = 0.16	0.744	0.679
1.0	1.65	1.29	1.42	26.30	1.30	19.95	6.35/46.25 = 0.14	0.639	
1.5	1.60	1.31	1.41	25.70	1.31	20.42	5.28/46.12 = 0.11	0.532	
2.0	1.58	1.35	1.40	25.12	1.32	20.89	4.23/46.01 = 0.09	0.428	
2.5	1.55	1.39	1.39	24.55	1.33	21.38	2.87/45.93 = 0.06	0.321	
3.0	1.54	1.41	1.39	24.55	1.34	21.88	2.67/46.43 = 0.057	0.267	
4.0	1.53	1.43	1.39	24.55	1.35	22.39	2.16/46.94 = 0.05	0.214	
5.0	1.51	1.44	1.39	24.55	1.36	22.91	1.64/47.46 = 0.03	0.161	
6.0	1.50	1.46	4.38	23.99	1.37	23.44	0.55/47.43 = 0.01	0.054	
8.0	1.50	1.47	1.38	23.99	1.37	23.44			
10.0	1.49	1.47	1.38	23.99					

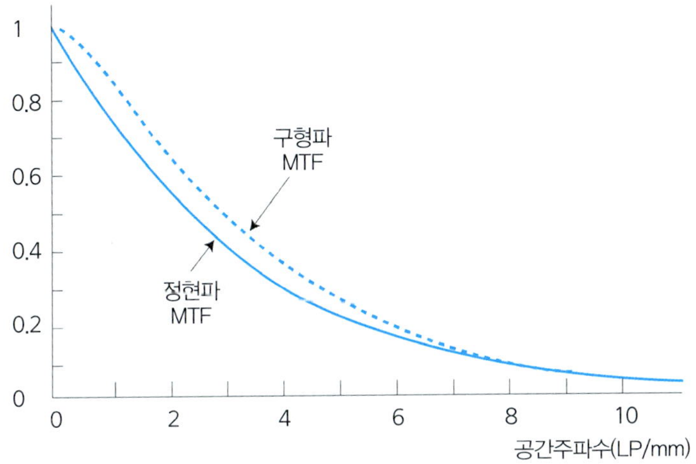

그림 4-11. 구형파 MTF(점선)와 콜트만 변환식에 의해 구한 정현파 MTF(실선)를 나타낸 그래프

2) Slit method

이 방법은 PSF(Point Spread Function)나 LSF(Line Spread Function)을 이용해서 얻어내는 방법이다. 엑스-선속을 점 보는 신상으로 하기 위해 platinum판에 10 μm 폭의 가는 슬릿을 만들고, 시스템에서 빛의 확산으로 인한 영상의 경계선이 얼마나 불선명해 지는가를 나타내는 것이다.

(1) PSF(Point Spread Function)

- 엑스-선이 점상의 구멍을 통과할 경우 그림 4-12와 같이 엑스-선의 강도는 입체적인 원추상의 분포를 나타내고 있다.
- 엑스-선 사진의 농도분포는 중심의 흑화도가 높고 주변으로 갈수록 농도 분포의 확산을 나타낸다.
- 2차원의 확산을 360도의 전체 방향에서 합치면 분포를 구할 수 있다. 이것이 점확산 함수(PSF)이다.

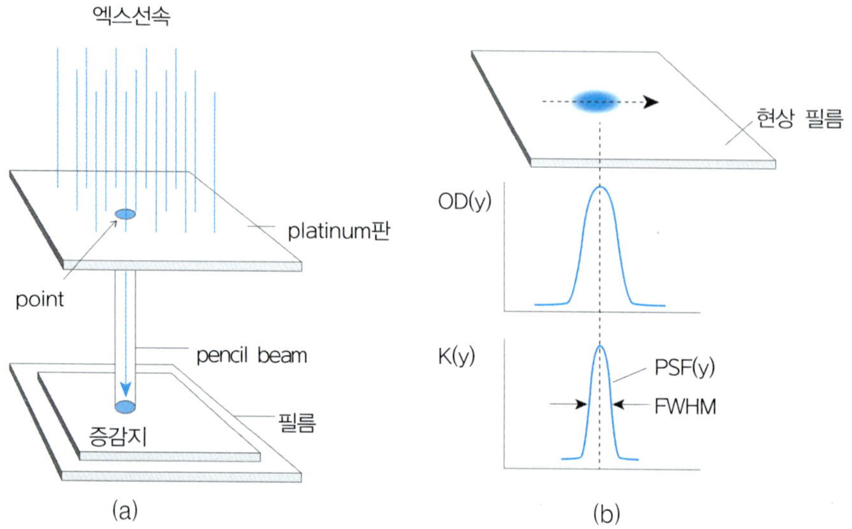

그림 4-12. 점상의 강도 분포

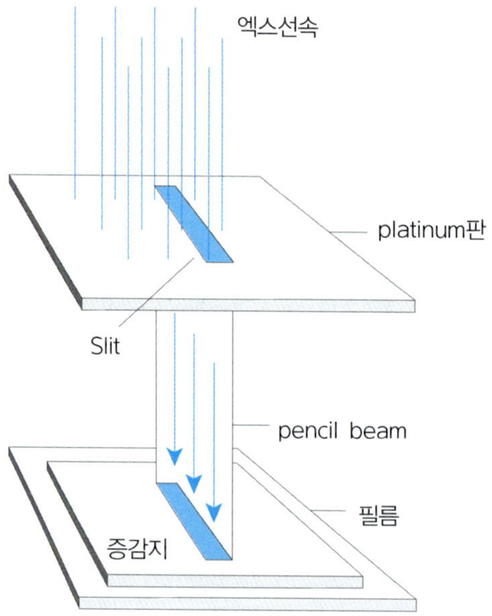

그림 4-13. 선상 강도 분포

(2) LSF(Line Spread Function)

- 증감지/필름 시스템에 적용할 경우, S/F 위에 platinum판을 위치시키고 노광하면 그림 4-13과 같다.
- 선상의 엑스-선 강도의 분포에서도 그림 4-14의 (b)와 같이 선은 점의 집합이므로 PSF를 슬릿의 길이만큼 합치면 선확산함수(LSF)를 구할 수 있다.

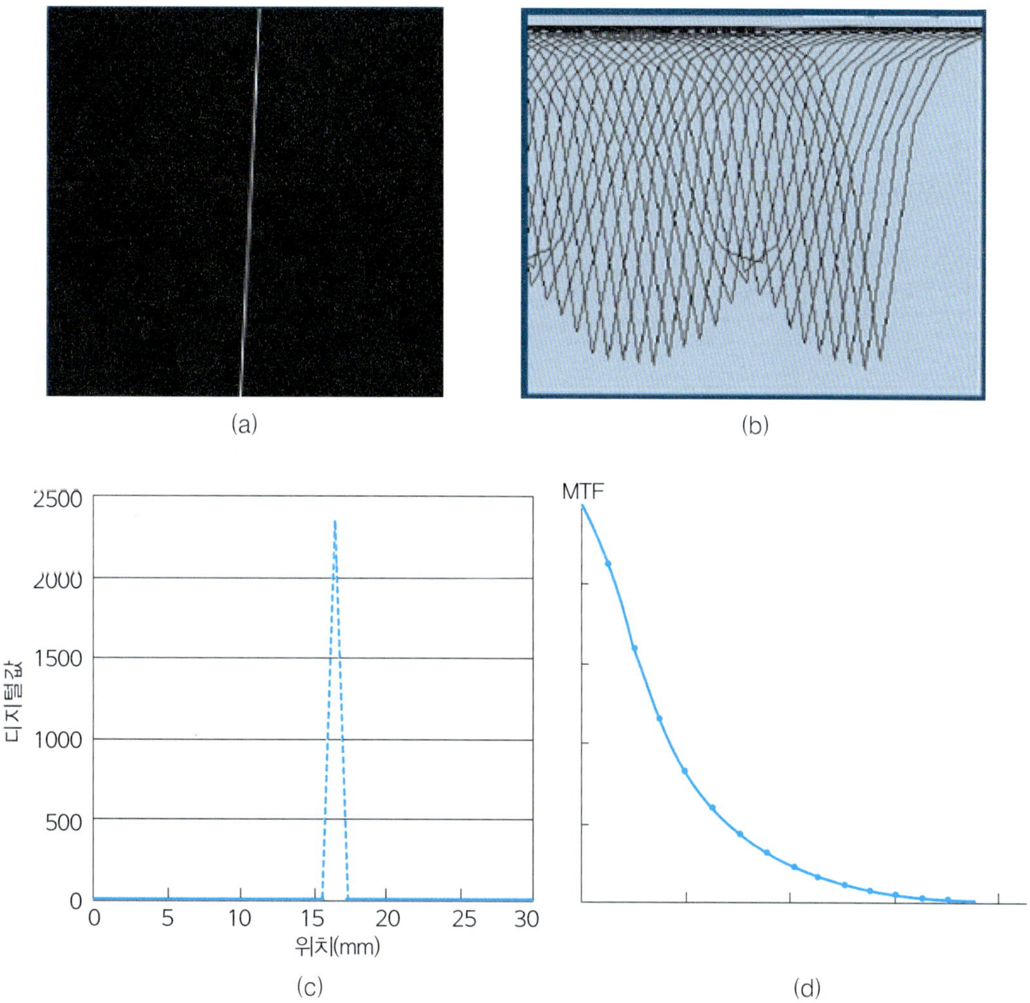

그림 4-14. Slit method의 진행과정

(a) 엑스선이 선상의 구멍을 통과한 경우의 영상

(b)(c) LSF(Line Spread Function)

(d) LSF를 푸리에 변환하면 MTF곡선을 구할 수 있다.

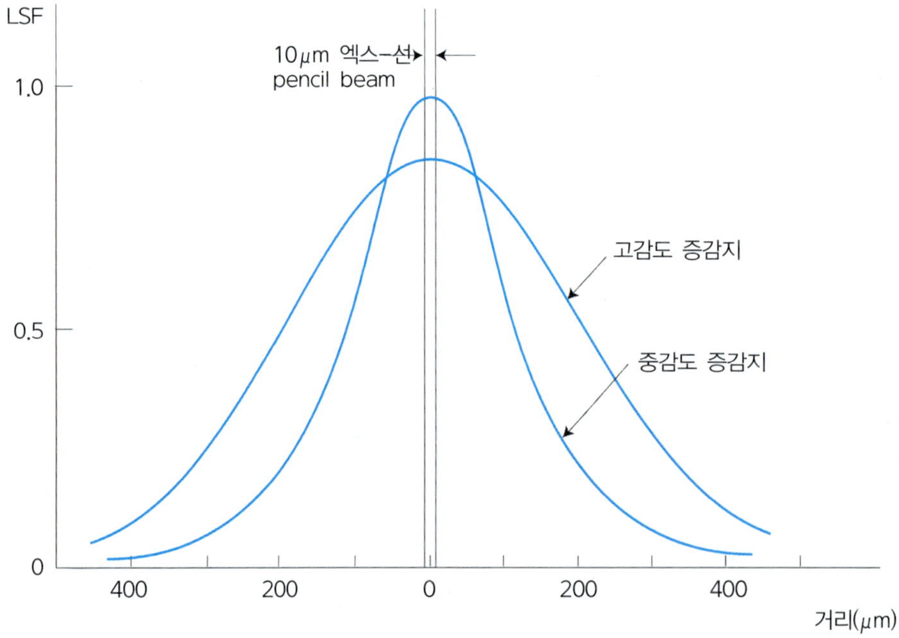

(a)

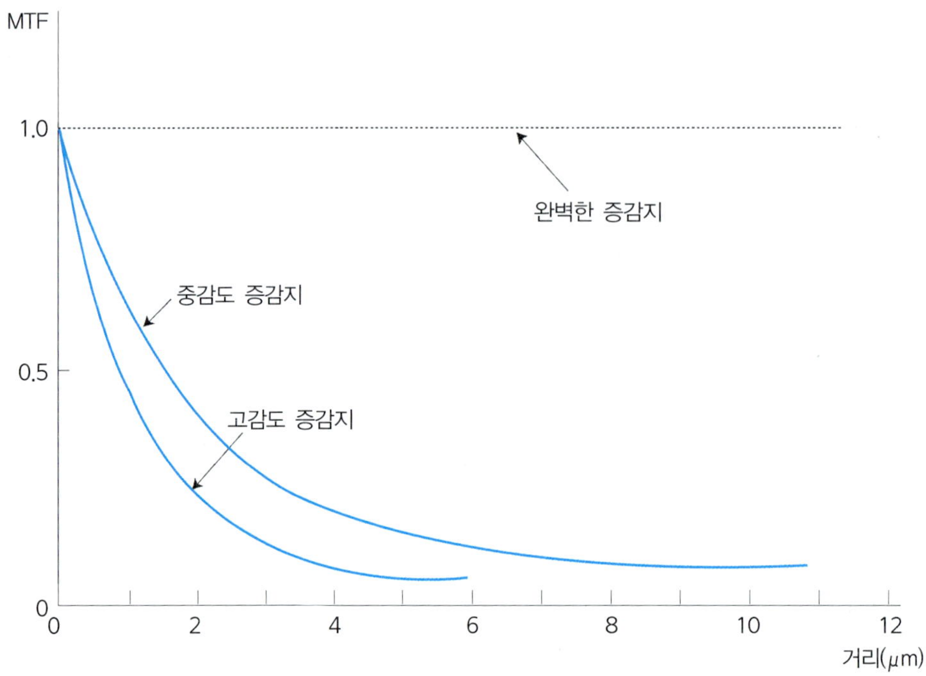

(b)

그림 4-15. 전형적인 고감도와 중감도 증감지의 LSF(또는 PSF)와 MTF

- 그 세격영상을 마이크로덴시로미터로 주사 측정하면 그림 4-14(b), (c)와 같은 LSF 강도분포가 나타난다.
- LSF 강도분포를 푸리에 변환(Fourier Transform)하면 그림 4-14(d)와 같은 MTF를 구할 수 있다.

$$MTF(f) = | FT [LSF (x) |$$

- 그림 4-15에서 고감도 증감지보다 중감도 증감지를 사용했을 때 확산의 정도가 감소함을 알 수 있다. 이는 고감도 증감지에서는 영상의 경계선(edge)이 흐려지고 재현성도 낮아진다는 의미이다. 따라서 빛의 확산이 적은 저감도 증감지일수록 영상경계면이 선명하여 선예도가 향상된다. 즉, MTF가 높아진다는 것이다.

3) Edge method

이 방법은 그림 4-16과 같이 수직인 절단면을 가진 금속의 단면을 촬영하여 그 농도분포를 유효노광량으로 변환한다. 얻어진 경계면의 농도 분포인 ESF(Edge Spread Function)를 구하고, 그 값을 미분하여 LSF를 구한다. LSF를 푸리에 변화하면 MTF로 나타낸다.

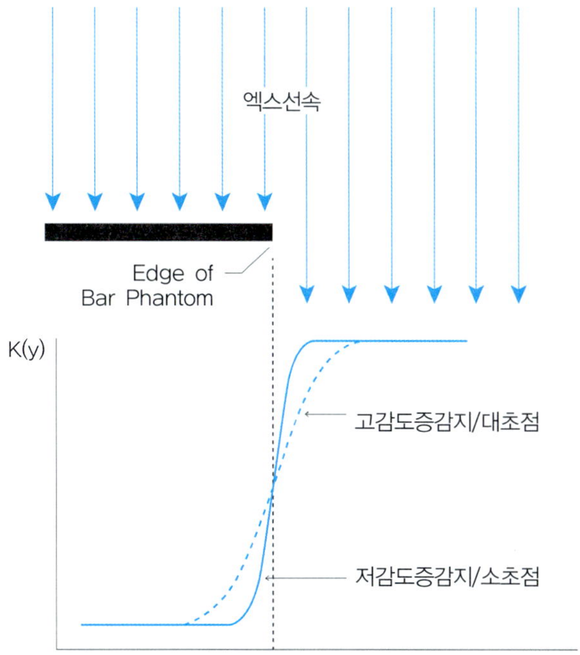

그림 4-16. Edge 강도분포

엣지 스프레드 함수(ESF)는 해상도를 평가하는 또 따른 척도이다.

수직인 절단면을 가지고 있는 팬텀의 바깥쪽 가장자리 위치에 대해 그래프로 표시하면 초점크기가 작거나 고해상도 디텍터(저감도 증감지)를 사용할 때 경계선의 선명도가 높아진다.

(a) 계면영상

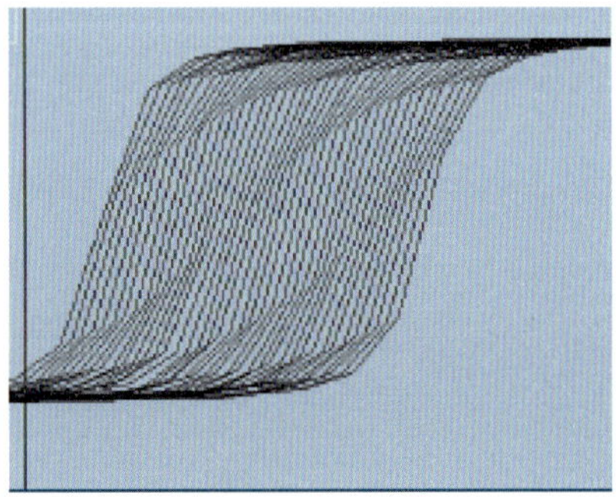

(b) 계면영상의 profile

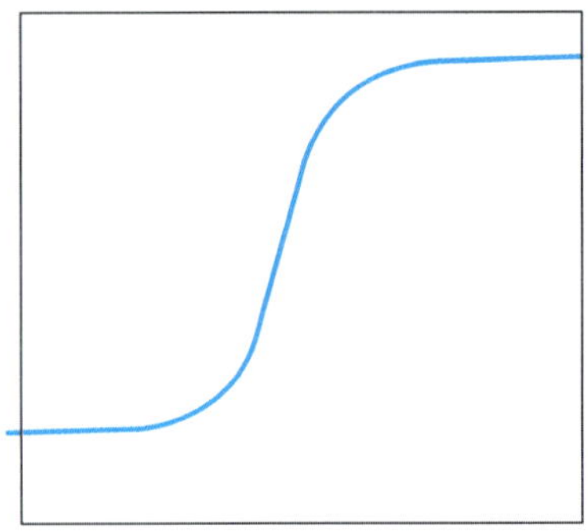

(c) ESF

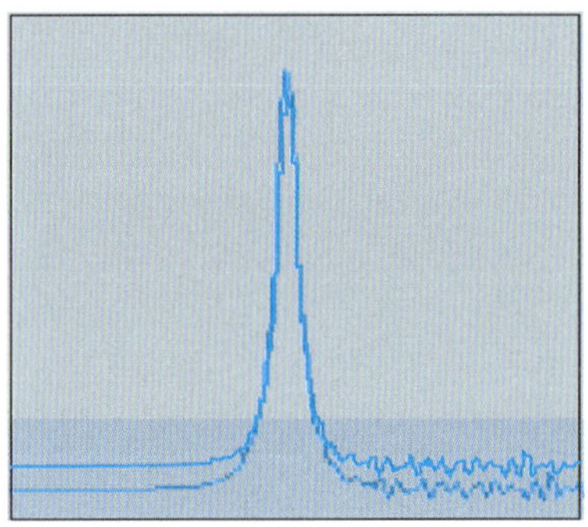

(d) LSF(ESF를 미분한다.)

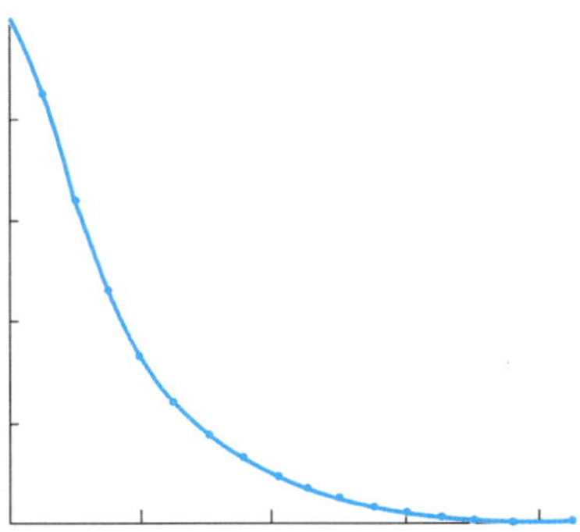

(e) MTF(LSF를 푸리에 변환한다.)

그림 4-17. ESF → LSF → MTF로 변하는 과정

1.2.3 MTF 평가

그림 4-18과 같이 엑스-선 영상의 선예도는 증감지/필름, 초점크기, 환자의 움직임 등 여러 가지 요인이 복합적으로 합쳐져서 전체적인 MTF로 나타낼 수 있다.

그림 4-19는 일반적으로 많이 사용되는 두 종류의 S/F 시스템을 MTF로 표시한 것이다. 객관적으로 공간주파수가 높은 영역이라도 MTF값이 클수록 분해능이 높다. 그러나 분해능이 높아도 반드시 선예도가 높다고는 할 수 없다. 실제로 선예도는 공간주파수가 낮은 영역에서 결정되며, 분해능은 공간주파수가 높은 영역에서 결정된다. 그림에서 보면 B시스템이 선예도는 높으나 분해능이 낮은 것을 알 수 있다.

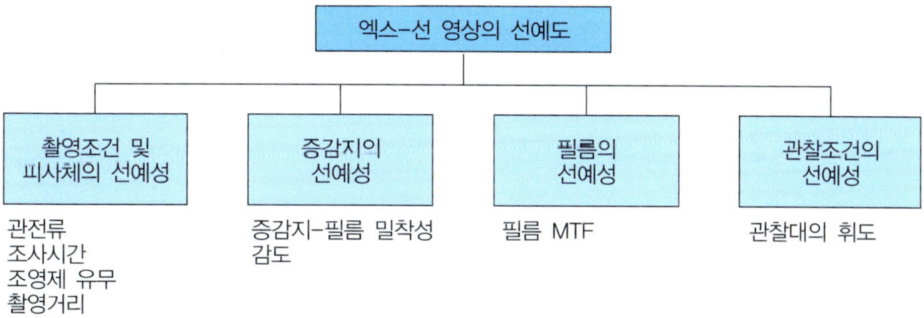

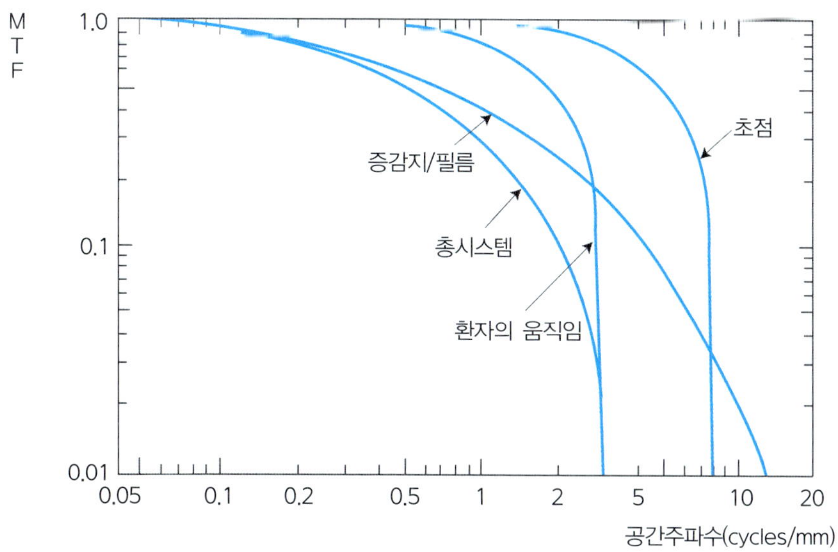

그림 4-18. **전체적인 MTF**

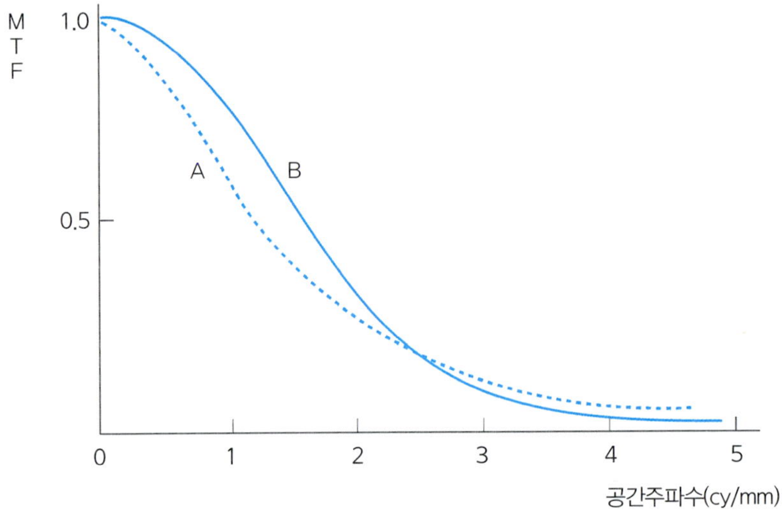

그림 4-19. 두 종류의 증감지/필름 시스템의 MTF

MTF곡선의 평가 방법

- 분해능의 평가 :
  MTF = 0.1과 곡선이 교차하는 곳의 공간주파수의 값을 그 시스템의 최대 공간주파수의 지표로 한다. 이 값이 클수록 분해능이 높게 된다.
- 선예도의 평가 :
  MTF = 0.5와 곡선이 교차하는 곳의 공간주파수가 높은 시스템이 선예도가 높은 것이다.
- 우리가 인식할 수 있는 한계에 가까운 주파수인 2.0~2.5 cycle/mm에서의 MTF값을 비교한다.

1.3 _ 위너스펙트럼(Wiener Spectrum)

엑스-선 영상에서 노이즈는 영상정보신호와는 전혀 관계가 없는 농도의 변동으로 영상신호에 작용한다. 이러한 노이즈는 필름이 일정하게 노광되고 현상되어 있다면 필름의 위치와 방향에 의존하지 않고 불규칙적이다. 또한 영상정보신호와는 전혀 다른 별개의 농도분포를 나타난다. 따라서 영상정보가 전혀 포함되지 않은 상태에서 노광된 필름의 농도분포를 구하면 기록계의 노이즈를 알 수 있다.

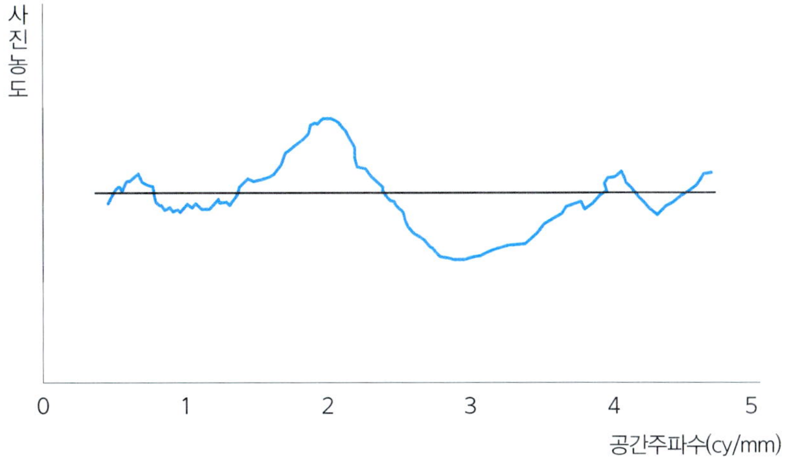

그림 4-20. **노광된 필름의 농도분포**

1) RMS와 위너스펙트럼의 차이점

(1) RMS 입상도

- 그림 4-20과 같이 농도가 균일한 샘플 필름 10×10 cm 정도의 크기를 마이크로덴시토미터로 측정하여, 입상 구조를 연속적인 농도 변화로 기록하고 이것을 통계적 해석을 수행하면 RMS(평균농도에서 표준편차) 입상도가 된다.
- RMS 입상도에 따른 평가는 노이즈의 진동인자인 사진농도차를 구할 수 있으나 주파수에 따른 입상은 알 수 없다.

(2) 위너스펙트럼

- RMS입상도 시료의 농도분포에 통계적 해석과 주파수 해석을 병합시킨다.
- 위너 스펙트럼을 구하기 위해 시료를 작성할 경우에 엑스-선 강도 분포와 현상 처리 등으로 인한 불균일성으로 노이즈 이외의 농도차가 나타나게 된다. 이와 같은 현상을 위너 스펙트럼의 주계산 처리과정에서 삭제하는 별도의 계산과정도 필요하다.

2) 위너 스펙트럼 측정시 고려사항

- 측정점의 수
- 마이크로덴시토미터의 검출부 크기
- 주사간격 등의 설정

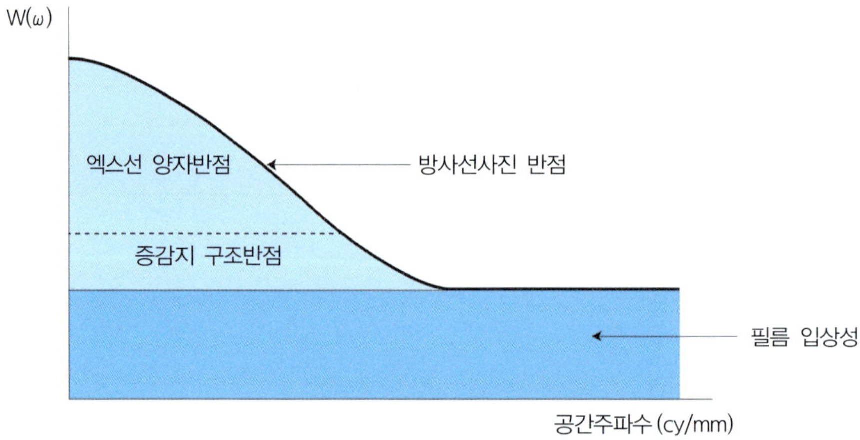

그림 4-21. **위너스펙트럼 그래프**

- 위너 스펙트럼의 계산과정은 컴퓨터로 이루어지므로 전문적인 지식을 알아야 할 점
- 좋은 결과를 내기 위해서는 좋은 시료를 작성해야 한다는 점

3) 위너스펙트럼 그래프

그래프에서 알 수 있는 것은 위너스펙트럼 전체는 필름 입상성에 따라 결정되며 공간주파수가 낮은 영역은 양자반점에 따라 결정된다는 것이다. 증감지 구조반점은 전체 엑스-선 사진 반점의 영향이 작아서 거의 무시해도 된다.

위너스펙트럼의 평가방법은 MTF와 같이 각 공간주파수의 수치를 비교하는 방법이지만 그것을 위해서는 위너스펙트럼 값에 따라 그 영상의 입상성이 좋거나 나빠진다는 것을 잘 이해하지 않으면 안 된다.

1.4 _ RMS(Root Mean Square)

RMS란 통계학에서 불규칙성의 크기를 나타내는데 쓰이는 표준편차를 말한다. 불규칙하게 발생하는 것들의 불규칙성 정도를 표준편차로 표현하는 것이 가능하다. 측정법도 비교적 간단하여 일반적으로 많이 쓰이고 있는 입상도 표시법이다.

마이크로덴시토미터를 사용해서 대단히 작은 측정면적(aperture size)을 목적에 맞게 조절하고 주사한다면 측정면적 내에 포함되어 있는 은입자수의 변화(농도변화)를 알아내는 것이 가능하다. 즉, 얻어진 농도 데이터에서 표준편차를 구함으로써 입상성의 대소를

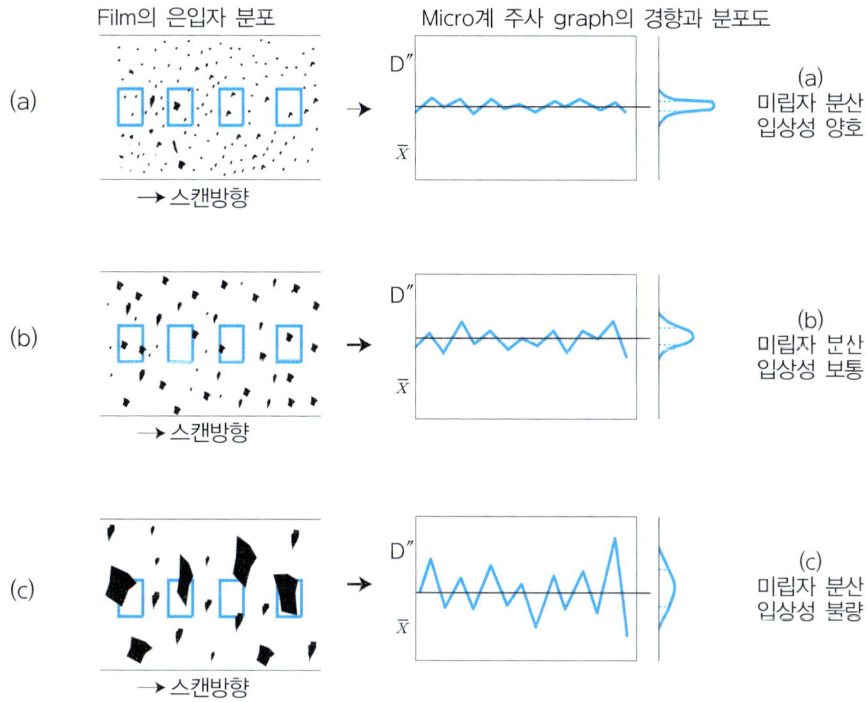

그림 4-22. **은입자의 분포상태를 마이크로덴시토미터로 주사한 곡선**

수치화시켜 나타낼 수 있다. 입상이란 이러한 농도변화를 눈으로 인식하는 것이고 입상성이 좋아지는 만큼 농도 변화가 작게 된다. 이러한 방법에 의한 RMS값은 심리적 입상성의 결과와도 관계된다는 것이 확인되었다.

Sample의 총수는 X_1, X_2 · · ·, X_n이고
농도의 평균치를 $\overline{X}$로 하면
표준편차 S는 다음과 같다.

$$S = \sqrt{\frac{\sum_{i=1}^{n}(X_i - \overline{X})^2}{n-1}} = \sqrt{\frac{(X_1 - \overline{X})^2 + (X_2 - \overline{X})^2 + \cdots + (X_n - \overline{X})^2}{n-1}}$$

여기서, 측정치의 집단이 정규분포를 취할 경우, 그 분포(산의 모양)는 분산(σ)의 크기로 정해진다. 표준편차인 S의 값이 작을수록 측정치의 분산이 작아진다.

1) RMS측정방법

- Time scale법을 이용하여 선량을 변화시킨 시료(4~5 step)를 만든다.
- 시료의 농도는 0.3~2.0 정도로 하고, 농도 얼룩과 농도의 치우침이 없는 것을 선택한다.
- 마이크로덴시토미터의 개구부의 크기(aperture size)를 적절하게 선택하고, 기록지를 읽어 내는 속도를 필름을 읽어 내는 속도의 50배로 설정한다.
- Microdensitometer로 측정한 데이터를 그림과 같이 △x 간격으로 농도를 읽어낸다.
- △x 간격을 조밀히 하여 충분한 개수(n)의 데이터에서 계산한다면 정규분포 곡선이 완성된다. 입상성이 거친 만큼 정규분포 곡선이 넓어진다. 즉, 분산이 커지고 표준편차(σ)도 크게 된다.
- 횡축에 농도, 종축에 표준편차로 하고 농도에 대한 표준편차값의 점을 취한 후 연결하여 RMS곡선을 그린다.

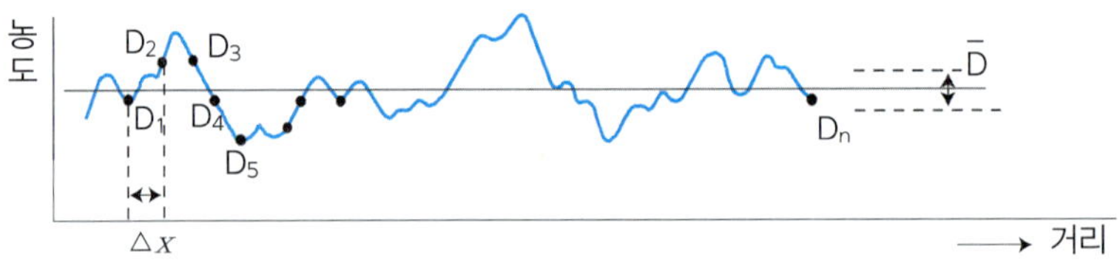

그림 4-23. 데이터 샘플링

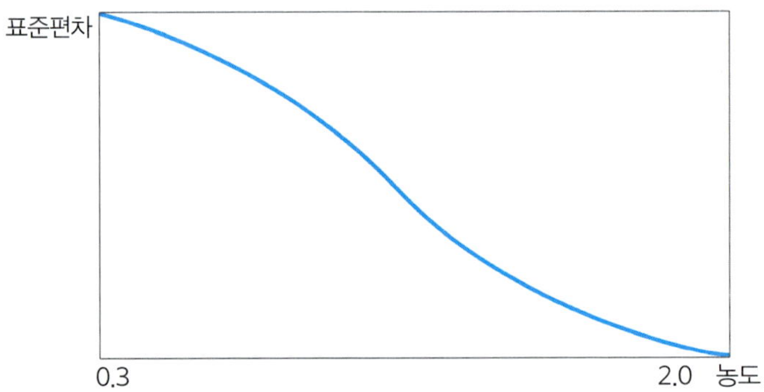

그림 4-24. RMS그래프

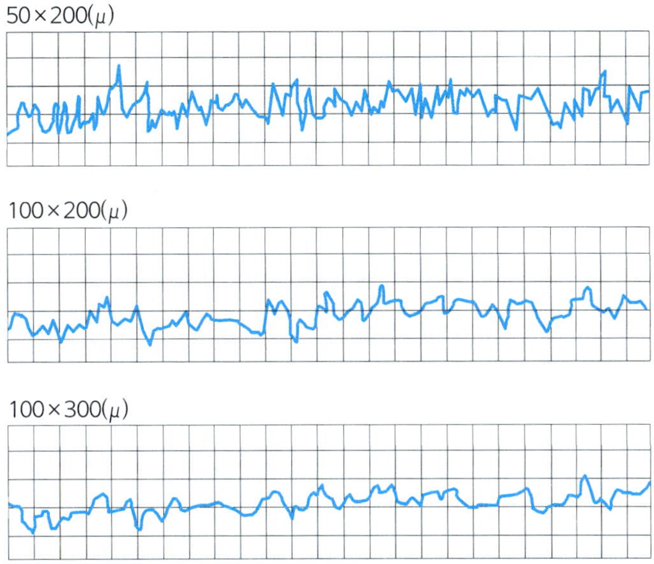

그림 4-25. 측정면적에 따른 동일시료 주사곡선

2) 개구부 크기(aperture size)에 따른 RMS값

개구부 크기(Aperture size)와 RMS값에는 다음 식과 같은 관계가 있다. Aperture size를 크게 할수록 조밀한 진폭은 부드럽게 되므로 RMS값이 작게 된다. 따라서 RMS 입상도의 값을 가리킬 때는 개구부 크기를 표시할 필요가 있다. 이 때 aperture size가 입자보다 크기 때문에 양자반점 등을 포함한 엑스선 사진에서는 어렵다고 할 수 있다.

$$G(\text{selwyn 입상도}) = \text{RMS} \times \sqrt{\text{구멍크기}}$$

02 주관적(심리적) 평가 방법

엑스-선 사진은 MTF, RMS, Wiener spectrum, Entropy 등의 물리적 방법에 의해 화질이 평가되어 왔다. 이러한 물리적 평가는 실제로 시·지각 평가와 다를 경우가 생긴다. 이유는 영상 정보량이 일정해도 그것을 관찰하는 사람의 시·지각 능력이 다르기 때문에 생기는 문제이다. 한 장의 영상이 제시되어도 관찰자의 경험, 인식능력이 다르면 그 영상은 전혀 다른 평가를 받게 되는 것이다. 이 방법은 정량적이고 객관적이나 영상을 관찰하는 사람의 시·지각을 배제하였기에 물리적 평가만으로 화질이 좋고 나쁨을 판단할 수 없는 경우가 많다. 따라서 엑스-선 사진은 최종적으로 관찰자의 시·지각에 의해 판정되기 때문에 관찰자의 영역을 포함한 주관적 평가가 요구되고 있다.

물리적 평가는 대조도, 선예도, 입상성의 특성을 단일 평가하는 것에 불과하지만, 심리적 평가인 주관적 평가는 물리적 평가가 가지고 있는 특성 전부를 포함하면서 관찰자의 관찰능력 내지는 심리상태 등이나 주위환경까지도 포함시킨 종합평가 시스템인 것이다. 이러한 심리적 평가의 대표적 방법이 ROC(Receiver Operation Characteristic)해석이다.

> ROC해석이란?
> 신호검출 이론(signal detection theory)에 입각하여 시·지각 평가에 의한 실험을 정량적으로 취급, 해석하는 것으로 ROC 곡선으로 표시하고 있다. 현재 시·지각 평가방법 중 가장 우수한 방법이라 할 수 있다.

2.1 _ ROC해석

2.1.1 ROC해석이란?

피사체의 정보를 영상으로 기록할 경우, 신호에 잡음이 포함되는 것은 다 아는 사실이나 영상을 기록하는 매체인 증감지/필름, 관찰하는 환경, 관찰자에 따라 신호를 검출하는 능력이 좌우되기도 한다. 이러한 영상을 평가하려면 동일한 관찰조건에서 동일한 관찰자에 의해서 일정한 평가 기준에 따라 실행하면 된다. 또한 복수의 관찰자에 의해 실시하고 그 데이터의 평균을 취하면 관찰자 개인의 능력 차이에 따르는 결과를 평균할 수 있다.

ROC해석은 보통 이와 같은 방법으로 행하고 있으며, 영상에 잡음만 포함되어 있는 것과 신호에 잡음이 섞여 있는 것을 시료로 만들고 신호가 검출되는 정도를 보는 것이다.

"잡음", "신호+잡음"의 두 종류의 입력에 대해서 관찰자의 응답능력은 다음과 같이 네 가지 분류할 수 있다.

- 신호+잡음을 "신호 있다"로 응답하는 경우 : P(S/S)
  → 참의 양성(TP : True Positive)
- 잡음만 있는 것을 "신호 없다"로 응답하는 경우 : P(N/N)
  → 참의 음성(TN : True Negative)
- 신호+잡음을 "신호 없다"로 응답하는 경우 : P(N/S)
  → 위의 음성(FN : False Negative)
- 잡음만 있는 것을 "신호 있다"로 응답하는 경우 : P(S/N)
  → 위의 양성(FP : False Positive)

위의 4가지 항에 응답할 경우, 조건에 대한 확률은 각기 P(S/S), P(N/N), P(N/S), P(S/N)으로 표시한다. 이들의 관계를 자극-반응의 행렬로 나타내면 그림 4-26과 같다.

또한 두 종류 자극의 모집단 분포를 가정하여 4종류의 응답관계를 나타낸 것이 그림 4 28과 같다. 평가방법은 두 종류의 자극이 있는 영상을 각기 준비하고, 그 1매의 영상에 대해

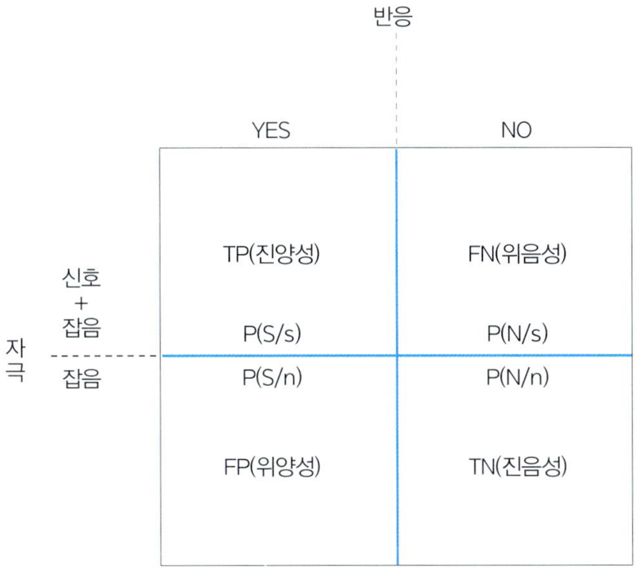

그림 4-26. 자극-반응행렬

이와 같이 두 종류의 자극에 대해서 판정기준을 정하고, 표 4-3과 같이 상대적인 관계를 정량적으로 표현한다. 이것을 그래프로 그린 것이 ROC 곡선이며 그림 4-27과 같다.

영상의 시·지각 평가에서는 신호를 신호로 바르게 검출하는 능력 및 신호가 전혀 없고 잡음만 있는 것을 바르게 잡음만으로 검출하는 능력을 알 필요가 있다. 전자를 감도(sensitivity)라 하고, 후자를 특이도(specficity)이라 한다. 다음과 같은 공식에 의해 쉽게 구할 수 있다. 감도와 특이도의 수치가 크면 검출능은 크다고 할 수 있다.

$$감도(\%) = \frac{참의\ 양성수(TP)}{관찰한\ 신호의\ 총수(TP+FN)} \times 100$$

$$특이도(\%) = \frac{참의\ 음성소(TN)}{관찰한\ 잡음의\ 총수(TN+FP)} \times 100$$

표 4-3. **판정 결과의 예**

		판정기준					
		I	II	III	IV	V	
신호 + 잡음	T(S/s)	3	12	32	38	15	100
	T(Si/s)	100	97	85	53	5	
	P(S/s)	1.00	0.97	0.85	0.53	0.15	
잡음	T(S/n)	15	38	32	12	3	100
	T(Si/n)	100	85	47	15	3	
	P(S/n)	1.00	0.85	0.47	0.15	0.03	

· T(S/s) : 신호+잡음의 영상을 Ⅰ~Ⅴ로 나누었을 때의 수
· T(S/n) : 잡음만의 영상을 Ⅰ~Ⅴ로 나누었을 때의 수
· T(Si/s), T(Si/n) : T(S/s), T(S/n)을 판정기준 Ⅴ에 준해 누적한 수
· P(S/s), P(S/n) : T(Si/s), T(Si/n)을 각각 T(S/s), T(S/n)의 총수로 나눈 수

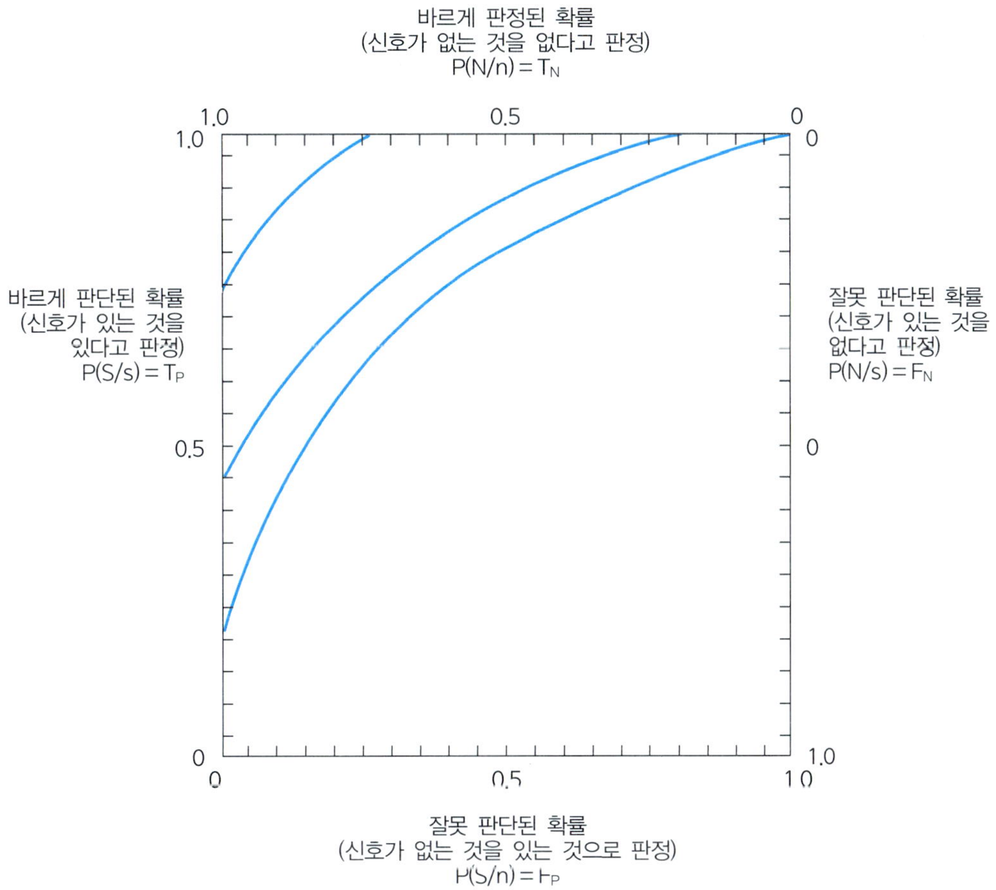

그림 4-27. ROC 곡선의 예

2.1.2 ROC 곡선 평가

◆ ROC 곡선 평가하는 방법

- ROC 곡선의 형상 위치
- 감도, 특이도의 값
- 감수성의 측도 d', d'_e
- 최대정보량 Imax

그림 4-28은 각기 다른 두 종류의 ROC 곡선의 형상, 표 4-4는 감도·특이도, 최대정보량을 평가한 예이다.

1) 감도와 특이도의 값이 크다는 것은 ROC 곡선의 형상이 TP = 1.0, FP = 0에 가깝다는 것으로, 그림에서는 좌상방에 가까워진다는 것을 알 수 있다. 즉 곡선 밑의 면적

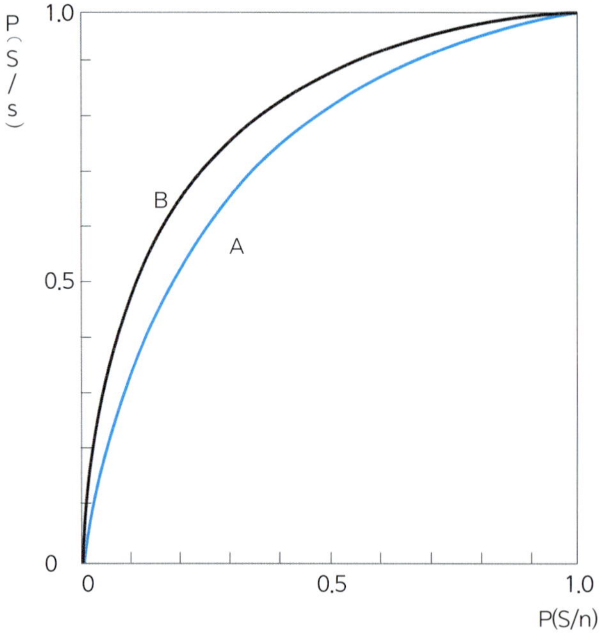

그림 4-28. 종류가 다른 두 가지 시스템의 ROC 곡선의 비교

표 4-4. 종류가 다른 두 가지 시스템의 감도, 특이도, 최대정보량의 비교

증감지/필름	감도(%)	특이도(%)	최대정보량(bit)
	76.7	66.3	0.113
	84.0	71.2	0.205

이 넓을수록 ROC평가를 잘한 것이다.

2) 감수성의 측도 d', d'_e는 ROC 곡선의 특징을 하나의 수치로 나타낸 것으로, 그 수치에 따라 관찰자의 감각적인 능력을 평가한다. 그림 4-29에서 보는 바와 같이 d'는 TP, TN이 정규 분포이고 분산이 같을 경우의 값을 나타내며, d'_e는 분산이 다른 경우이다. 엑스-선 영상을 평가할 때는 d'_e를 써서 나타내는 수가 많다.

$$d' = \frac{m_s - m_n}{\sigma_n}$$

m_n : 잡음만으로 응답한 분포의 평균

m_s : 신호 + 잡음으로 응답한 분포의 평균

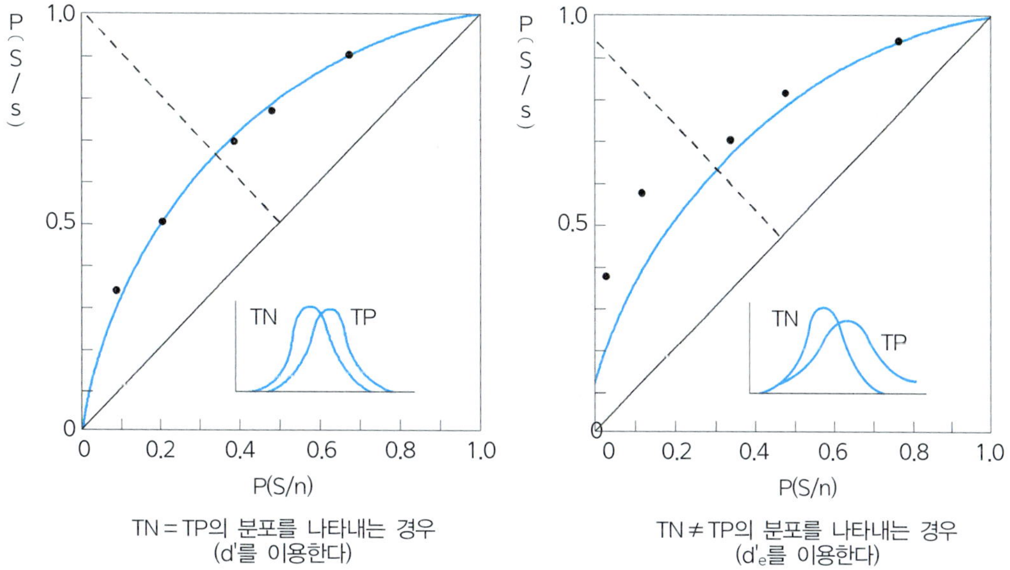

그림 4-29. d', d'_e를 쓸 경우의 TN, FP의 분포차이와 ROC 곡선

$$d'_e = \frac{m_s - m_n}{\sigma_m}$$

σ_m : m_s와 m_n의 표준편차의 평균

σ_n : m_s와 m_n 각각의 표준편차

d', d'_e의 값이 크게 되면 검출능력이 커지며, 이것은 TP = 1.0, FP = 0에 가까워지는 것을 나타낸다.

그림 4-30과 같이 실제로 d', d'_e를 구할 경우에는 ROC 곡선의 양쪽 정규확률지에 표시하여 다음과 같은 공식에 의하여 구한다.

$$d',\ d'_e = |\Delta Z(S/s)| + |\Delta Z(S/n)|$$

3) 최대정보량 Imax는 ROC 곡선의 좋고 나쁨을 정보이론의 불확정성(entropy)의 개념에 따라 정량적으로 평가하기 위한 것이다. ROC 곡선의 좌표측에 대한 정(正)의 대각선에 평행으로 접선을 이동시킴으로써 나타난 접선의 값인 전달정보량을 나타내며, 단위는 bit이다.

ROC 평가는 지금까지 기술한 바와 같이 인간의 시·지각을 검출기로 취급하고, 그 출력을 통계적 처리 및 정보이론에 따라 정량적으로 해석하는 것이다. 그러나 ROC 평가의 측정단계에서 알 수 있듯이 이 평가방법은 영상의 공간주파수 성분이 극히 낮은 저주파 부분만을 취급하고 있는 것도 사실이다. 또한 물리적 평가방법과 일치되지 않는 점도 있다. 앞으로 더욱 연구가 진전되어 검출기로서 시·지각의 MTF, Wiener spectrum이 실시될 때, 영상의 평가방법은 통합화되어 물리학적 평가방법과 시·지각 평가방법의 통일이 완성될 것이다.

2.2 주관적 평가에 이용되는 차트의 종류

2.1.1 Hawlet chart

1) Hawlet chart는 시각 인식의 평가를 정확하게 할 수 있다.
2) 임상에서 간편하게 사용할 수 있어 기록계의 성능 비교를 위시하여 엑스-선 사진의 변화에 관한 많은 요인을 알 수 있다.
3) 구성은 1장의 차트에 3행 3열로 9조의 동일한 패턴이 배치되어 있다. 도넛 모양의 패턴은 중심부 원의 직경과 외경 비가 1 : 3이다.
4) 해상력에 대응하여 공간주파수(0.5~4.0개/mm)를 달리 하였으며 13개의 도넛 모양이 지그재그(갈지자형)로 배치되어 있다.
5) 음과 양 두 종류와 동판의 두께에 따른 흡수차를 두기 위해 35 μm와 70 μm의 두 종류가 있으므로 같은 촬영에서도 적절하게 선택하여 사용하면 대조도가 달라지는 패턴 묘출능을 구할 수 있다.
6) Hawlet chart에서 나타난 데이터는 화질치(I.Q)로 표현이 된다.

2.2.2 Landolt chart

시력검사에 이용되는 landolt환에 착안하여 만든 차트로 화질의 주관적 평가에 이용되고 있다.

2.2.3 Burger's phantom

이 팬톰은 가로와 세로가 각각 255 mm이며, 면적 내에 가로, 세로 15개의 요, 철(凹, 凸)로 이루어졌다. 요철의 높이와 직경은 최소 1 mm부터 시작하여 0.5 mm씩 증가시켰으며 두께, 깊이, 직경이 최대 8 mm까지 되어 있다. 이 팬톰의 구조는 그림 4-32에 나타내었다.

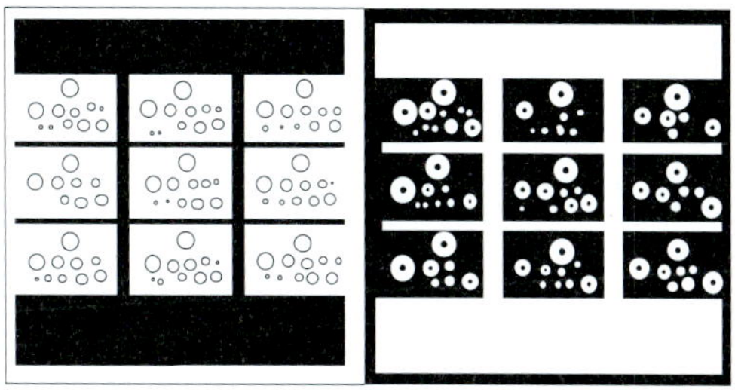

두께 : 35μm, 70μm
세트 내용 : nega type N-35 N-70, posi type P-35 P-70

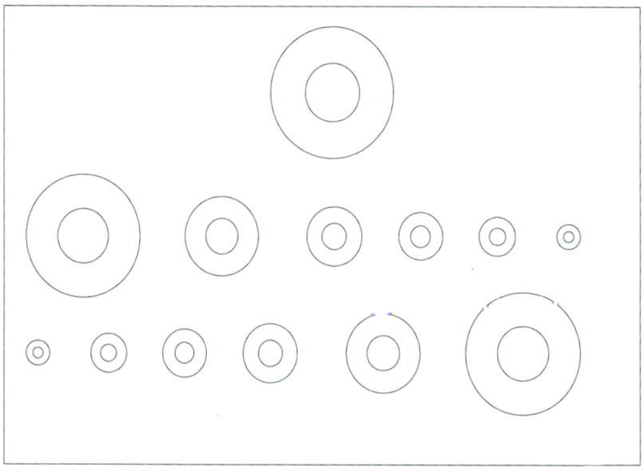

(a)

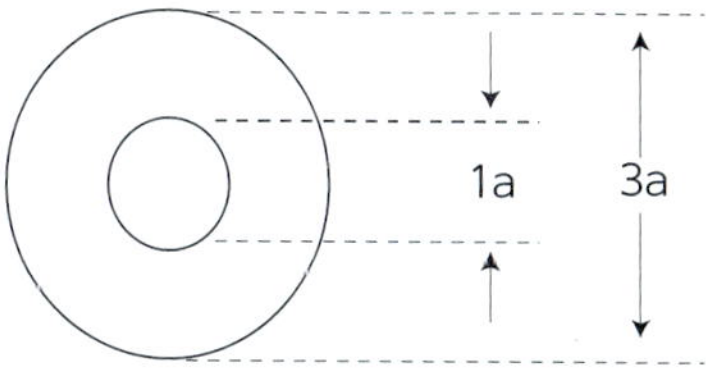

(공차 ±20μ 외경 40μ)

(b)

I·Q	1	2	3	4	5	6	7	8	9	10	11	12	13
공간주파수 (LP/mm)	0.5	0.6	0.7	0.8	1.0	1.19	1.43	1.72	2.0	2.38	2.78	3.33	4.0

(c)

그림 4-30. Hawlet chart의 외형과 구성

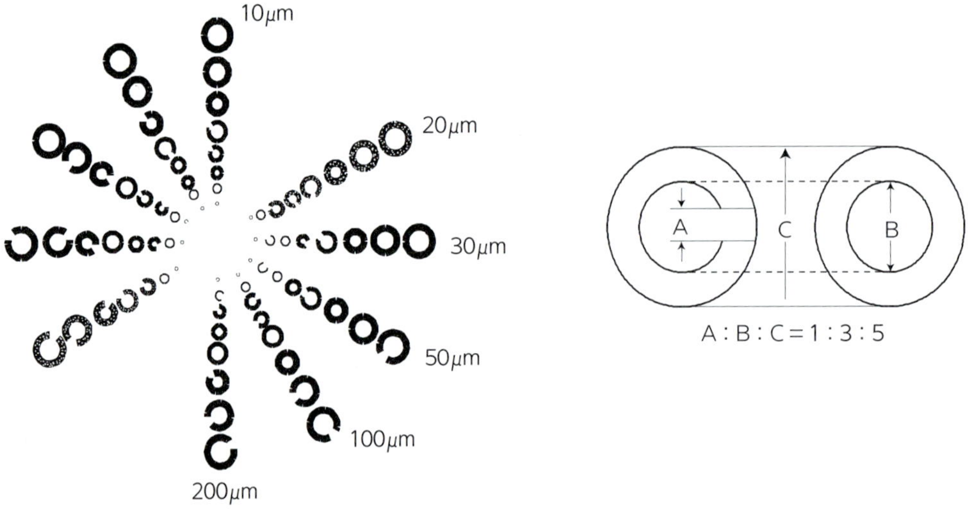

그림 4-31. Landolt chart의 사진과 링의 구조

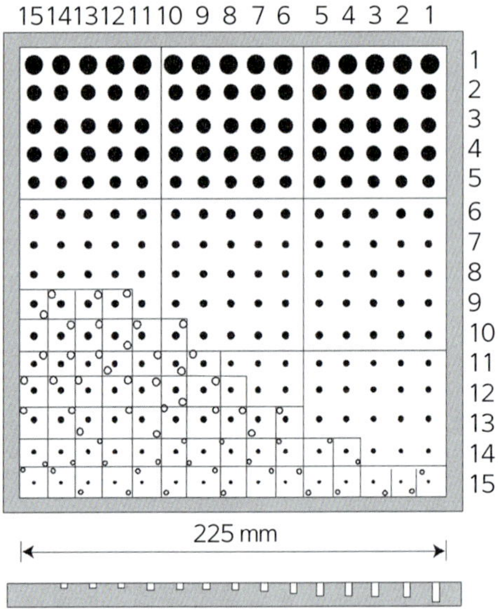

그림 4-32. Burger's phantom의 구조

2.3 _ 임상 엑스-선 사진의 평가 예

의료 영상 평가와 개선을 위해서는 촬영시스템 및 영상의 물리적 특성을 해석, 인식하는 것이 절대적으로 필요하다. 그러나 그것만으로는 불충분하여 좋은 영상의 해부학적 지표나 그에 기초하는 평가방법을 아울러 이해하는 것이 필요하다.

좋은 흉부사진의 정의를 내리는 것은 간단하지는 않으나 가급적 많은 임상정보를 얻을 수 있는 패턴이 나타나야 한다. 또한 이상 소견을 쉽게 찾아내고 그것을 충분히 해석할 수 있는 사진이어야 한다. 이를 위해서는 정상적인 구조가 잘 묘출되어 있는 것이 필요하다. 좋은 흉부사진은 다음과 같은 조건이 갖추어져 있어야 한다.

흉부사진 조건

- 폐혈관의 음영(폐문리)은 말초까지 명확하게 보이며, 흉막 바로 아래까지 적정한 농도가 유지되어 골성 흉곽(늑골 음영)과 폐의 경계가 뚜렷하게 되어 있어야 한다.
- 폐문 음영이 한 덩어리가 되지 않고 분리 해석하기 쉬워야 한다. 복잡하게 서로 포개지는 굵은 혈관이나 기관지의 주행이 해부학적 지식을 이용하여 분리 해석하기 쉬워야 한다.
- 쇄골이나 늑골의 음영이 너무 강하지 않고, 그들의 골량구조를 통해서 폐의 구조(폐문리)가 잘 보여야 한다.
- 심장 음영이나 횡격막 아래에 포개진 폐혈관이 보여야 한다. 단 이 부분은 폐야에 비해 저농도가 되기 쉽고 산란선 함유율이 높기 때문에 폐야와 같은 정도의 묘출이 쉽지 않다.
- 기관 및 좌우 기관지의 내강이 투괴상으로 보여야 한다.
- 종격 구조선과 하행대동맥의 좌측 연변이 잘 보여야 한다.
- 추체의 윤곽은 하나씩 보여야 한다.

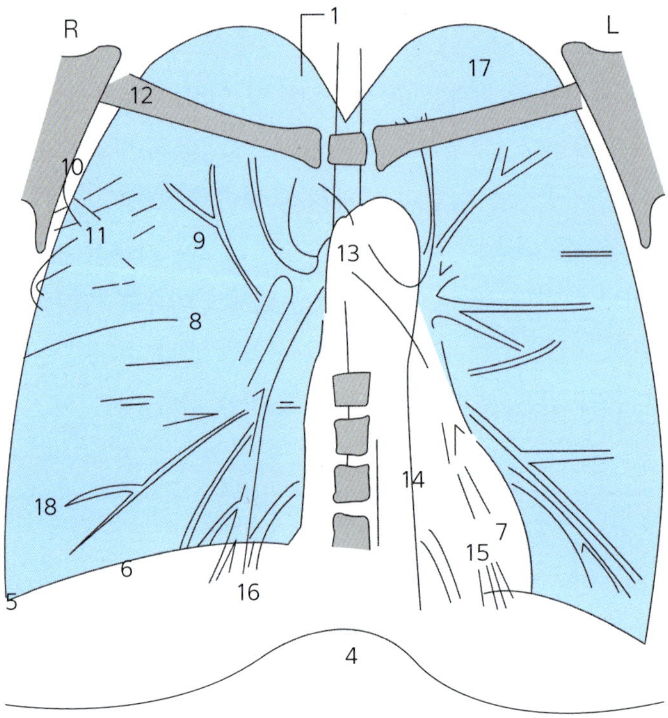

1. 대칭된 정면촬영이 되어 있는가
2. 폐첨부는 너무 좁지 않은가
3. 어깨뼈는 가능한 한 폐야 밖으로 제거되어 있는가
4. 생식샘 방어는 이루어져 있는가
5. 늑횡각부(肋横角部)에 결손음영은 없는가
6. 충분히 흡기하여, 호흡 때문에 흐리게 촬영되지는 않는가
7. 심장 음영 외연은 선명한가
8. 폐문음영은 한 덩어리로 되지 않고 판독하기 쉬운가
9. 폐야 부위 농도가 너무 높지는 않은가
10. 흉막 바로 아래까지 필요한 농도, 대조도를 유지하고 있는가
11. 측흉부의 이중골부(二重骨部)는 농도 부족이 아닌가
12. 빗장뼈 음영을 통해서 혈관을 판독할 수 있는가
13. 기관·주기관지의 투과상은 보이는가
14. 좌하행대동맥선은 보이는가. 기타의 종격구조선은 보이는가
15. 심장 음영에 포개어지는 혈관은 보이는가
16. 횡격막 아래의 굵은 혈관은 보이는가
17. 폐첨부는 농도 부족이 아닌가

그림 4-33. 정면사진의 점검 항목

일본 결핵 예방협회 폐암 검진 정도관리 소위원회가 1984년부터 행하고 있는 필름 평가회에서 가장 우수한 평가로 인정된 필름농도의 평균치를 표 4-5에 나타내었다. 또한 이 평가에 쓰이는 평가기준을 표 4-6에 나타내었다. 평가항목은 농도, 대조도, 선예도, 자세, 생식선 방어 등의 9개항이며 2~4단계로 평가된다. 평가기준은 샘플 필름을 평가하여 조정 통일함으로써 안정된 평가를 얻을 수 있다.

표 4-7은 병실 촬영(portable)의 흉부필름 평가법으로서 J. Vucich가 제한한 Bureau of Radiological Health(USA)의 평가기준을 나타낸 것이다. 이 기준은 일본에서도 폐암 검진 간접사진 평가에 적용하여 그 유효성이 뒷받침되고 있다. 평가항목은 7개의 해부학적 지표와 4개의 물리적 지표로 되어 있으며, 그 합계 득점으로 평가하도록 되어 있다. 평가 점수의 배분에 대해서는 검토의 여지가 있다.

표 4-5. 일본 결핵예방협회 흉부필름의 기준 농도

폐야부(최고농도부)	1.78(간접필름 : 1.56)
폐주변부(2중골부)	0.65(간접필름 : 0.63)
종격부(기관분기부)	0.49(간접필름 : 0.62)
심장음영부(중앙)	0.46(간접필름 : 0.56)
횡격막 내	0.80(간접필름 : 0.61)

- 폐야부 : 우측 후방늑골 5번째와 6번째 늑골간의 최고농도부
- 폐 주변부 : 우측 전방늑골 4번째와 후방늑골 6번째의 늑골이 중복된 부분
- 종격부 : 기관 분기부 바로 밑 부분의 농도
- 심장 음영부 : 늑골간의 하행동맥 측근에서 굵은 폐혈관과 겹치지 않는 부분의 농도
- 횡격막내 : 우횡격막 중앙의 바로 밑에서 혈관이 중복되지 않는 부분

표 4-6. 일본 결핵예방회 직접 엑스-선 사진의 평가표와 평가기준

필름의 크기		직접 엑스-선사진 평가표			
		1. 14×17인치	2. 14×14인치	3. 14×11인치	4. 10×12인치
1. 농도	a. 폐 야 부	1. 적당 (2,3,4의 경우)	2. 약간적당 (1) 과다	3. 약간 부적당 (2) 부족	4. 부적당
	b. 폐주변부	1. 적당 (2,3,4의 경우)	2. 약간적당 (1) 과다	3. 약간 부적당 (2) 부족	4. 부적당
	c. 종 격 부	1. 적당 (2,3,4의 경우)	2. 약간적당 (1) 과다	3. 약간 부적당 (2) 부족	4. 부적당
	d. 심음영부	1. 적당 (2,3,4의 경우)	2. 약간적당 (1) 과다	3. 약간 부적당 (2) 부족	4. 부적당
2. 콘 트 라스트	a. 폐 야 부	1. 적당	2. 약간적당	3. 약간 부적당	4. 부적당
	b. 폐주변부	1. 적당	2. 약간적당	3. 약간 부적당	4. 부적당
	c. 종 격 부	1. 적당	2. 약간적당	3. 약간 부적당	4. 부적당
	d. 심음영부	1. 적당	2. 약간적당	3. 약간 부적당	4. 부적당
3. 선 예 도		1. 적당	2. 약간양호	3. 약간 양호	4. 불량
4. 자 세		1. 적당	2. 약간양호	3. 약간 양호	4. 불량
		불량부위(몇 개라도) a. 견갑골 b. 사위 c. 상위 d. 하위 e. 좌우편위 f. 폐첨야 협소 g. 결상 h. 이물 i. 흡수			
5. 생 식 성 방 어		1. 적당	2. 약간양호	3. 약간 양호	4. 불량
6. Fog		1. 없음 (1) 현상	2. 약간 있음 (2) 산란선	3. 있음 (3) 기타( )	
7. 얼 룩·흠 집 등		1. 없음 (1) 폐야내	2. 약간 있음 (2) 폐야밖	3. 있음 (3) 기타( )	
8. 장치의 연결·마크		1. 적당	2. 약간 부적당	3. 부적당	
9. 필 름 크 기		1. 적당	2. 약간 부적당	3. 부적당	
10. 기 타					
종 합 판 정		1. A 2. B	3. C상 4. C중	5. C하 6. D	7 E
비 고					판정자명

「평가기준」으로부터,
1. 농도와 2. 대조도
  a. 폐야부(뼈와의 포개어짐 없음) : 폐문리를 잘 추적할 수 있는가
  b. 폐 주변부(늑골과 포개어진 부분) : 폐문리가 잘 추적되는가. 흉부와 폐야의 경계가 명확한가
  c. 종격부 : 기관과 기관분기부의 투과상을 추적할 수 있는가
  d. 심장 음영부 : 심장 음영을 통해서 폐문리를 추적할 수 있는가

〈종합평가〉
A : 우수한 사진으로, 판독가치가 극히 높은 것(9인자가 모두 ①로 평가된 것)
B : 우수한 사진으로, A에 가까운 것(②로 평가된 인자가 2개 이내인 것)
C : 판독 가능한 것
  상 : B에 가깝다(③이 있어서는 안 된다)
  중 : (②나③이 많은 것)
  하 : D에 가까운 것(②, ③, ④가 많은 것)
D : 판독이 극히 곤란한 것
E : 판독이 전혀 불가능한 것

표 4-7. 병실촬영 가슴사진의 평가기준(J. Vucich)

Ⅰ. 해부학적 방법(100점)		
갈비뼈연이	매우 잘 보인다. 잘 보인다. 보통 보이지 않는다. 병소 때문에 평가할 수 없다.	5점 4 2 0 N
갈비뼈 빗장뼈의 골량이	매우 선명하게 보인다. 선명하다. 그다지 선명하지 않다. 보이지 않는다. 병소 때문에 평가할 수 없다.	5 4 2 0 N
좌측 가로막의 추적이 가능한가	전체가 잘 보인다. 부분적으로 잘 보인다. 병소 때문에 평가할 수 없다.	15 7 N
전흉추의 추적이 가능한가	매우 잘 보인다. 잘 보인다. 잘 안 보인다. 전혀 보이지 않는다. 병소 때문에 평가할 수 없다.	7 15 3 0 N
기관의 추적이 가능한가	좌주기관지(左主氣管支)가 잘보인다. 기관분기가 잘 보인다. 상종격부의 기관이 잘 보인다. 기관이 보이지 않는다. 병소 때문에 평가할 수 없다.	15 10 5 0 N
가로막의 추적이 가능한가	양쪽의 횡격막이 잘 보인다. 우측 횡격막만이 보인다. 좌측 횡격막만이 보인다. 좌우 모두 보이지 않는다. 병소 때문에 평가할 수 없다.	15 7 7 0 N
혈관음영의 추적이 가능한가	우측 횡격늑골각 우측 중앙 폐야의 동정맥 우측 하부 폐동맥 혈관의 추적은 불가능 병소 때문에 평가할 수 없다.	30 20 13 0 N

Ⅱ. 물리학적 방법(100점)		
대조도	최적 적당 부적당(진단가능) 과도 부족 불량(진단 불가능) 과도 부족	35점 23 11 0
입상성	입상성이 보이지 않는다. 입상성이 마음이 걸린다. 입상성이 거칠어져 있다. 진단가능 진단불가능	20 13 6 0
농 도	최적 적당 부적당(진단가능) 과도 부족 불가능	15 10 5 0
선예도	최적 적당 부적당(진단가능) 불가능	30 20 10 0

평가의 표시방법(%)

$$\frac{(\text{Ⅰ})\text{의 각 항목의 합} + (\text{Ⅱ})\text{의 각 항목의 합}}{200} \times 100$$

(Ⅰ) 항만으로도 가능, 분모는 100으로 한다. 또한 분모 분자로부터 N항은 제외한다.

Chapter 5

엑스-선 촬영조건론

촬영조건을 적절하게 선택하여 촬영한다는 것은 엑스-선 촬영의 기본일 뿐만 아니라 임상현장에서 환자의 위치를 정확하게 취하는 정위론 이상으로 중요하다. 촬영조건을 설정한다는 말은 엑스-선 영상의 화질을 형태적 특징의 농도차이로 표현한다는 의미이다.

이러한 촬영조건의 설정에는 논리적 방법과 경험적 방법이 있는데, 임상현장에서는 논리적 방법의 적용이 쉽지 않아 대부분 경험적인 방법으로 촬영하는 것이 현실이다. 경험적 방법을 선호하는 이유는 많은 환자를 신속하게 처리할 수 있고, 결과의 대부분이 진단 가치가 높은 필름을 얻을 수 있다는 것이다. 수치로 환산하고, 더하고 빼는 번거로운 절차가 따르지 않는다는 것이다. 그러나 이 방법의 문제점은 일정한 숙련단계가 필요하며, 다양한 환자에 따른 수 많은 변수를 고려하기가 쉽지 않으며, 조건에 대한 표준화를 기할 수 없다는 것이다.

따라서 촬영조건을 설정함에 있어 논리적 방법으로 할 것인가, 경험적 방법으로 할 것인가는 선택의 문제이나 촬영조건의 과학화와 표준화를 추구한다는 측면에서는 논리적 방법을 취하여 정립하는 것이 필요하다.

촬영조건을 결정할 때 고려사항

- 정보 캐리어로서의 엑스-선 스펙트럼은 어떤 것으로 선택할 것인가?
- 정보원인 피사체나 병소가 어떠한 형태적 특징으로 구성되어 있는가?
- 수광계인 증감지/필름, I·I, 그리드 등이 가지고 있는 세부적 사항을 알고 있어야 한다.

01 엑스-선 촬영조건의 기본인자와 그 설정방법

1.1 _ 장치측 조절인자

1.1.1 관전압

최소의 관전압이란 관심있는 모든 조직을 투과해서 필름에 도달할 수 있는 관전압 범위를 말한다. 따라서 최적의 농도는 충분한 투과없이 만들어질 수 없다. 관전압-농도의 관계는 비례관계가 아닌 지수관계를 가지고 있으며 사진효과에 직접적인 영향을 준다. 따라서 관전압을 조금만 변화시켜도 사진효과에는 크게 작용한다. 관전압은 농도 보상을 위해 사용할 수는 있으나 농도를 제어하는 인자로 쓰는 것은 좋은 방법이 아니다. 관전압 변화에 따른 농도를 설정하는 방법에는 관전압의 15% 법칙이 있다.

1) 관전압의 15% 법칙이란?

관전압에 따른 농도의 관계는 비례관계가 아닌 지수관계이므로 설명할 수 있는 정확한 법칙도 없다. 관전압의 자승법칙은 엑스-선 에너지의 변화를 고려하지 않았기 때문에 필름농도에 적용하기에 적절치 않다.

관전압의 15% 법칙은 필름농도 변화에 따른 관전압의 영향을 예측할 때 가장 적절히 사용할 수 있다.

- mAs를 처음의 두 배로 했을 때, 원래의 농도를 유지하기 위해서는 관전압을 15% 감소시켜야 하는 것이다.
- 관전압을 8% 증가시키면, 필름농도는 1/2 또는 50% 증가한다.
- 관전압의 5% 변화는 필름농도의 변화를 식별할 수 있는 최소의 값이다.

2) 관전압 15%법칙 적용 예

관전압의 15%를 조절하는 것은 그다지 어려운 일은 아니나, 약간의 연습이 필요하다. 원래의 관전압에서 15%를 찾기 위해서는 먼저 10%를 계산하고, 다시 그 값의 반을 더하면 손쉽게 얻을 수 있다.

예제 1

60 kV의 15%는?

60×10%=6, 6/2=3

6+3=9, 60×15%=9(60×0.15=9)

따라서 결과 값을 원래의 관전압에 더한 69 kV를 설정하면 원래의 농도를 2배로 하는 관전압이 된다. 또한 결과 값을 빼면 농도를 1/2로 하는 관전압 값이 된다.

연습 1

- 60 kV에서 mAs를 1/2로 줄이기 위해 관전압은 얼마로 하여야 하는가?
- 60 kV에서 엑스-선 사진 농도가 너무 진해서 이를 1/2로 줄이기 위한 관전압은 얼마인가?

15% 법칙을 두 단계로 사용한 관전압 조절의 실제적인 예는 상부소화기(Upper GI)나 큰창자 검사(Bariun Enema)와 같이 바륨을 사용하는 촬영술에 적용할 수 있다. 배 전후 검사(Abdomen A-P)를 80 kV, 20 mAs로 촬영했다면, 위장관을 바륨으로 충만시키고, 복부의 적절한 침투력을 다음과 같이 계산하여 촬영할 수 있다.

20 mAs, 80 kV : routine AP Abdomen

10 mAs, 92 kV : 첫 번째 단계에서 관전압을 15%(12 kV) 증가시키고, mAs는 1/2로 감소시켜 농도를 처음과 같이 유지시킨다.

5 mAs, 106 kV : 두 번째 단계에서 관전압을 15%(14 kV) 증가시키고, mAs는 1/2로 감소시킨다.

따라서 106 kV, 5 mAs로 촬영하면 바륨의 침투력이 높아져 영상의 전체적인 농도를 적당하게 유지시켜 줄 것이다.

연습 2

- 80 kV의 5%는?
- 60 kV의 15%는?
- 110 kV의 15%는?
- 80 kV의 15%의 1/2은?
- 120 kV의 15%의 1/2은?
- 120 kV에서 처음 농도의 1/2이 되는 관전압은 몇 kV인가?
- 40 kV에서 처음 농도의 2배가 되기 위한 관전압은 몇 kV인가?
- 60 kV에서 처음 농도의 2배 또는 1/2이 되기 위한 관전압은 각각 몇 kV인가?
- 80 kV에서 처음 농도의 1/4이 되는 관전압은 몇 kV인가?

연습 3

– 같은 농도를 유지하기 위한 조건을 기록하시오.

- 400 mA, 1/20 sec, 90 kV : 300 mA, 1/60 sec, ( )kV
- 50 mA, 1/60 sec, 50 kV : 400 mA, 1/120 sec, ( )kV
- 300 mA, 1/30 sec, 120 kV : 400 mA, 1/10 sec, ( )kV
- 300 mA, 1/20 sec, 70 kV : 150 mA, 3/20 sec, ( )kV

1.1.2 관전류와 조사시간

관전류의 설정은 엑스-선관의 사용정격 내에서 관전압과 조사시간에 의해 결정되어진다. 부위별로 가장 적합한 관전압을 설정한 후에 허용되는 최장시간 내에서 엑스-선관 정격곡선에 의해 최대 관전류를 선택하면 된다.

그림 5-1은 허용되는 최대 관전류량을 표시한 것으로 곡선의 위쪽은 과부하영역이 되며, 곡선을 참고하여 촬영 관전압과 관전류를 설정하면 된다.

조사시간의 설정은 피사체의 움직임에 의해 정해지는 것이 보통이다. 예를 들면, 가슴 엑스-선 촬영에서 건강한 성인의 심박동수는 매분 평균 72회 정도이며, 매번 7~10 mm의 진폭으로 팽창과 수축을 반복하며 운동을 한다. 따라서 1초간 약 24 mm의 운동량이 된다. 육안으로 불선예도가 없다는 것을 느끼는 정도의 운동량이 0.2 mm 정도이므로

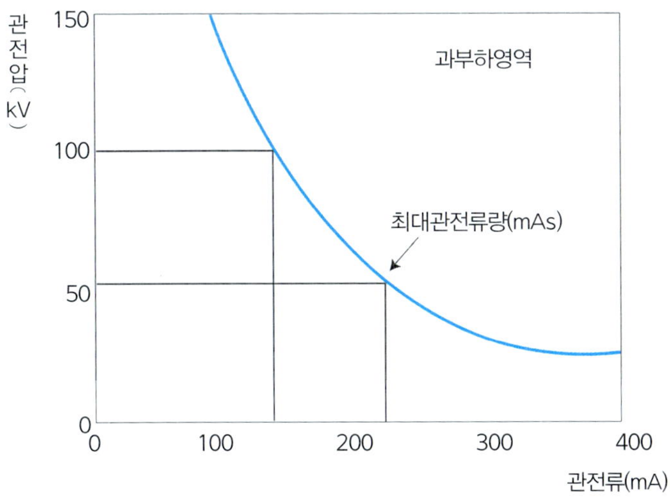

그림 5-1. 관전류량(mAs)을 일정하게 고정시킨 후의 엑스-선관 정격 곡선

1/120 sec 정도의 시간으로 촬영을 해야만 선예한 사진을 얻을 수 있다.

관전류와 조사시간은 필름농도에 비례관계를 유지하며 직접적인 영향을 미친다. 원래의 mAs에서 1/3(30%)가 변화해야 눈으로 식별할 수 있는 필름농도의 변화를 줄 수 있다.

총 mAs에서 mA와 sec는 각각 역비례하게 된다. 즉, mA를 배로 하면, 조사시간은 1/2이 되어야 원래의 농도를 유지한다. 따라서 총 mAs는 필름농도를 제어하는 중요한 인자이다. 관전류와 조사시간은 다음의 식이 성립한다.

$$\frac{\text{원래의 관전류(A)}}{\text{새로운 관전류(B)}} = \frac{\text{새로운 조사시간(F)}}{\text{원래의 조사시간(E)}}$$

예제 2

예를 들면, A : 10 mA, E : 0.5 sec로 촬영했다가, F를 0.05 sec로 한다면 B는 얼마로 해야 하는가?

$$B = \frac{AE}{F} = \frac{10 \times 0.5}{0.05} = \frac{5}{0.05} = 100\ \text{mA}$$

예제 3

A : 10 mA, E : 0.5 sec로 촬영했다가, B를 100 mA로 한다면 F는 얼마로 해야 하는가?

$$F = \frac{AE}{B} = \frac{10 \times 0.5}{100} = \frac{5}{100} = \frac{1}{20}\ \text{sec}$$

1.1.3 촬영 거리

촬영거리 변화에 따른 농도 보상은 관전압보다는 mAs로 하는 것이 좋다. 이것은 영상의 질을 변화시키지 않고 농도를 변화시킬 수 있는 방법이 된다. 관전압으로 변화시키면 농도 이외의 영상의 질을 변화시킨다.

1) 거리 역자승 법칙

초점-필름간 거리는 엑스-선 사진 농도에 관계가 있으며, 다음과 같은 공식이 성립된다.

$$\frac{\text{원래의 농도}}{\text{새로운 농도}} = \frac{(\text{새로운 거리})^2}{(\text{원래의 거리})^2}$$

예제 4

원래의 거리 : 30cm, 원래의 농도 : 1.0
새로운 거리 : 60cm, 새로운 농도 : ?

$$\frac{1}{\text{새로운 농도}} = \frac{(60)^2}{(30)^2}$$

$$\frac{1}{X} = \frac{3,600}{900}$$

$$3,600X = 900$$

$$X = 0.25$$

즉, 새로운 농도는 최초 농도의 25% 또는 1/4이 된다.

연습 4

원래의 거리	새로운 거리	원래의 농도	새로운 농도
100cm	180cm	1.0	
150cm	180cm	1.0	
125cm	90cm	1.0	
180cm	240cm	1.0	

2) 자승 법칙(Square law)

거리 역자승 법칙은 영상의 농도를 예상하는데 사용하지만, 거리 자승 법칙은 촬영 거리를 변화했을 때 같은 농도를 유지하기 위한 관전류량(mAs)을 구하고자 할 때 사용한다. 공식은 다음과 같다(표 5-1 참조).

$$\frac{\text{원래의 관전류량}}{\text{새로운 관전류량}} = \frac{(\text{원래의 거리})^2}{(\text{새로운 거리})^2}$$

예제 5

원래의 거리 : 30cm, 원래의 mAs : 20
새로운 거리 : 60cm, 새로운 mAs : ?

$$\frac{20\ mAs}{X} = \frac{(30)^2}{(60)^2}$$

$$\frac{20\ mAs}{X} = \frac{900}{3,600}$$

$$900X = 7200$$

$$X = 80$$

즉, 24인치에서 80 mAs를 사용해야 같은 농도를 유지할 수 있다.

연습 5

원래의 거리 : 60cm, 원래의 mAs : 25
새로운 거리 : 120cm, 새로운 mAs : ?

표 5-1. 거리를 변화시켰을 경우의 mAs 변화값

원래의 거리(FFD)	새로운 거리(FFD)							
	50cm	60cm	75cm	90cm	100cm	120cm	150cm	180cm
50cm	1.00	1.56	2.25	3.22	4.00	5.76	9.00	12.96
60cm	.64	1.00	1.44	2.07	2.56	3.68	5.76	8.29
75cm	.44	.69	1.00	1.44	1.77	2.56	4.00	5.76
90cm	.31	.48	.69	1.00	1.23	1.77	2.77	4.00
100cm	.25	.39	.56	.81	1.00	1.44	2.25	3.24
120cm	.17	.27	.39	.59	.69	1.00	1.56	2.25
150cm	.11	.17	.25	.36	.44	.64	1.00	1.44
180cm	.08	.12	.17	.25	.31	.44	.69	1.00
	mAs 변화값							

촬영거리가 변화하면 엑스-선 빔의 강도는 변하지만 투과력(에너지 레벨)에는 영향이 없다. 따라서 거리변화에 따른 엑스-선 강도의 조절은 관전압보다는 관전류량(mAs)으로 보상해야 한다. 관전류량(mAs)의 조절은 엑스-선 빔의 질을 변화시키지 않고 엑스-선 강도를 복구할 수 있기 때문이다. 만약 관전압을 사용하여 조절한다면, 투과력이 변화되어 영상의 대조도가 달라지므로 바람직하지 못하다. 다음은 관전류량과 촬영거리 변화에

따라 농도를 일정하게 유지하기 위한 방법이다.

$$\frac{\text{원래의 mAs}}{\text{새로운 mAs}} = \frac{\text{원래의 촬영거리(FFD)}^2}{\text{새로운 촬영거리(FFD)}^2}$$

예제 6

10 mAs, 60cm에서 촬영거리를 150cm로 늘렸다. 일정한 농도를 유지하기 위한 새로운 mAs는 얼마인가?

$$\text{원래의 mAs} = \frac{\text{새로운 mAs} \times \text{원래의 FFD}^2}{\text{새로운 FFD}^2}$$

$$\text{새로운 mAs} = \frac{10 \times 150^2}{3,600} = \frac{225,000}{3,600} = 62.5 \text{ mAs}$$

다른 조건은 일정하게 하고, 거리가 변화했을 때 같은 농도를 유지하기 위한 mAs의 변화량을 역자승 법칙을 이용하여 구해본다(표 5-3 참고).

$$\frac{1}{X} = \frac{\text{원래의 촬영거리(FFD)}^2}{\text{새로운 촬영거리(FFD)}^2}$$

예제 7

촬영거리를 100cm에서 150cm로 변경했다고 하자. 이 때 촬영거리 100cm에서의 조사조건을 1로 하고, 150cm로 변경했을 때 같은 농도를 유지하기 위한 조사조건(mAs)의 변화량은 얼마인가?

$$\frac{1}{X} = \frac{100^2}{150^2}$$

$$10,000X = 22,500$$

$$X = 2.25$$

즉, 처음 mAs의 2.25배를 변화시켜야 한다.

연습 6

자승법칙을 이용하여 문제를 해결하시오.

원래의 mAs	새로운 mAs	원래의 거리	새로운 거리
5 mAs		60"	50"
25 mAs		96"	40"
2.5 mAs		72"	40"
40 mAs		80"	36"
2.5 mAs		60"	20"
180 mAs	20 mAs	96"	
12 mAs		96"	30"
45 mAs	5 mAs	90"	

1.1.4 증감지

같은 농도를 유지하기 위한 증감지 감도와 mAs변화량은 반비례관계를 나타낸다. 즉, 감도가 높을수록 적은 양의 노출조건이 필요하다.

표 5-2. 전형적인 증감지 종류에 따른 mAs와 농도의 변환값

증감지 감도	증감지 종류	mAs변환값	농도 변환값
3.3	Direct exposure holder(no screen)	30×	1/30
30~50	Fine, Slow, Detail screen	2×	1/2
100	Par or Medium speed screen	1	1
200~250	High Speed screen	1/2	2
250~300	High-Plus Speed screen	1/3	3

1.1.5 격자(그리드)

격자는 해부학적 두께가 12 cm 이상이고, 관전압이 70 kV 이상일 때 인체를 투과한 엑스-선으로부터 산란선을 제거하여 영상의 대조도를 향상시키기 위한 목적으로 사용된다. 격자비가 높을수록 그 효과는 커지고, 영상의 대조도는 더 높게 된다. 다음의 표 5-3은 격자비에 따른 mAs와 농도의 변화값을 나타내었다.

표 5-3. 격자비에 따른 mAs와 농도 변환표

격자비	격자종류	mAs변환값	농도	사용 관전압
non-grid		1	1	70 kV 이하
5 : 1 or 6 : 1	이동형	2	1/2	70~80
	고정형	1.5	2/3	
8 : 1	이동형	3	1/3	80~90
	고정형	2.5	1/3	
10 : 1	이동형	3.5	1/4	80~100
	고정형	3	1/3	
12 : 1	이동형	4	1/4	100~110
	고정형	3.5	1/4	
16 : 1	이동형	5	1/5	110~120
	고정형	4.5	1/5	

격자를 사용하면 산란선 제거로 인한 사진농도의 손실이 생기므로 촬영조건(mAs)을 증가시켜 보상해야만 한다. non-grid에서 격자(grid)로, grid에서 격자비가 높을수록 사진농도의 손실은 더 커지며, 그에 따라 2~5배까지 촬영조건을 증가시켜 주어야 한다. 또한 고정형 격자보다 이동형 격자가 mAs변화 값이 큰 이유는 엑스-선 노출동안 격자가 1~3 cm 정도 왕복 운동을 하기에 측면이동에 의한 짤림(cut off) 현상이 연속 발생한다.

예제 8

6 : 1의 격자를 사용하다 12 : 1의 격자로 바꿀 경우의 mAs 변화값은 얼마인가?

$$\frac{\text{새로운 격자비}}{\text{원래의 격자비}} = \frac{12:1}{6:1} = \frac{4}{2} = 2$$

즉, 12 : 1로 변화시켰을 경우 원래의 mAs값에 2배를 주면 같은 사진효과를 낼 수 있다.

예제 9

16 : 1의 격자를 사용하다 8 : 1의 격자로 바꿀 경우의 mAs 변화값은 얼마인가?

$$\frac{\text{새로운 격자비}}{\text{원래의 격자비}} = \frac{8:1}{16:1} = \frac{3}{5}$$

즉, 8 : 1로 변화시켰을 경우 원래의 mAs값에 3/5배를 주면 같은 사진효과를 낼 수 있다.

연습 7

non-grid에서 12 : 1의 이동격자(Buchy grid)를 사용할 경우 필름에 나타나는 농도는 얼마인가?

연습 8

6 : 1에서 12 : 1의 격자를 사용할 경우 사진효과는 얼마로 나타나는가?

연습 9

16 : 1에서 8 : 1로 변화시킬 경우 필름농도는 얼마인가?

1.2 _ 환자측 조절인자

환자에 따라 신체 특성이 제각기 다르기 때문에 촬영조건 설정은 개인적으로 평가되어져야 한다. 그림 5-2에서와 같이 생체 정보 내에는 수많은 인자가 있다. 몸무게, 키, 환자두께뿐 아니라 성별, 인종, 질병에 대한 경험, 태도, 환자의 영양상태, 질환부위, 나이, 체질 등의 요소들과 질병의 유형들에 관한 사전지식을 충분히 가지고 있어야 한다. 촬영조건을 설정하는데는 이와 같은 요소 이외에도 경험적 보정이 필요하다. 복부단순촬영을 할 경우 시각이나 촉각으로 복수나 가스의 존재 등 촬영조건에 크게 영향이 되는 인자를 경험에 따라 쉽게 알아내야 한다. 복수나 가스량에 따라 증감이 필요하고 그 변화정도는 일상 경험에서 이루어진다.

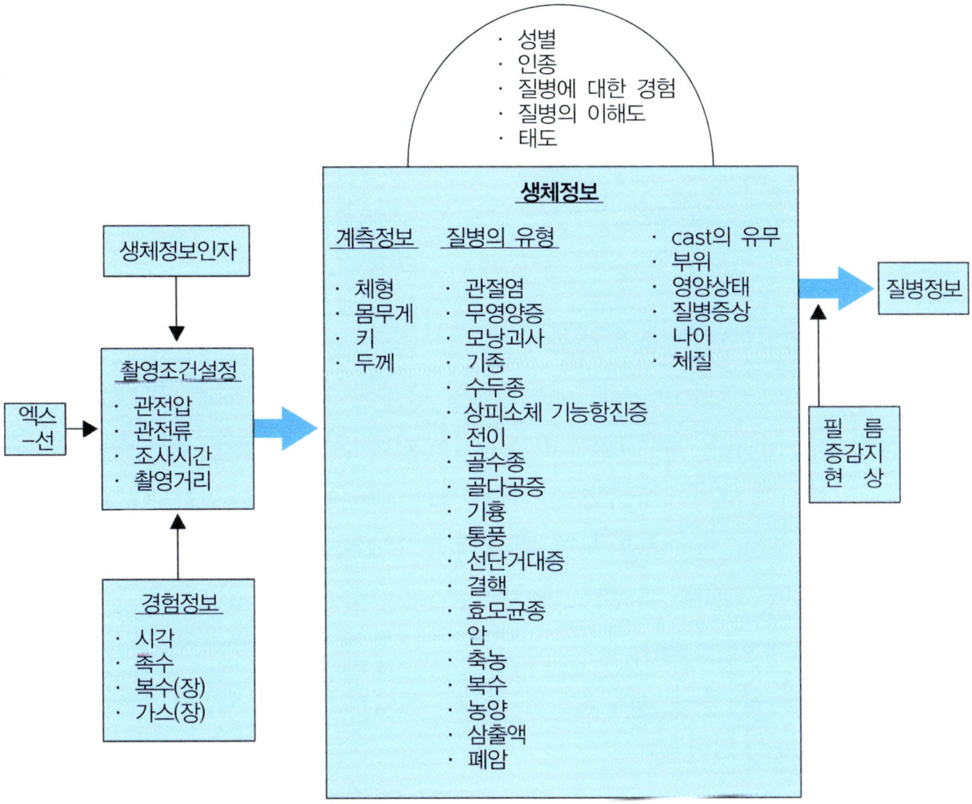

그림 5-2. 질병정보를 얻기 위한 과정을 나타낸 모식도

1.2.1 기본 촬영 조건

1) 조성물질에 따른 조건 변화

인체를 구성하는 물질들은 그 조성과 밀도에 따라 몇 가지로 나눌 수 있다. 가장 높은 농도를 내는 순서(투과가 잘 되는 순서)대로 나열하면 가스(Gas), 지방(Fat), 물(= 근육), 뼈 순으로 된다. 그러므로 숨을 들여 마신 상태의 폐는 숨을 내쉰 상태의 폐보다 투과하기 쉬우므로 조건을 1/3 정도 낮추어 주어야 한다.

근육은 조성이 물과 같다. 지방은 물보다 투과가 더 잘 된다. 지방이 적은 환자일수록 근육을 더 많이 가지고 있다. 같은 몸무게, 같은 키의 근육질 환자는 뚱뚱한 환자보다 투과가 어렵기 때문에 실제로 노출조건을 50% 정도 증가시켜 준다.

◆ 조성물질에 따른 해당 부위
- 가스, 공기 : 숨을 들이마신 상태의 허파조직, 공동(sinuses), 큰창자와 작은창자
- 지방 : 콩팥 주위조직, 복부벽측 조직, 요근 주위 조직
- 물 : 근육, 혈관조직, 심장, 피, 체액
- 뼈 : 머리, 팔다리 뼈, 구간부(척추)

2) 환자의 두께 변화에 따른 조건 변화

(1) 4 cm 법칙(Four-centimeter rule) : 성인 흉부의 평균 두께는 전후(AP), 후전(PA) 모두 22 cm이며, 측면(Lateral)은 30 cm이다. 이러한 표준 두께에서 환자 두께가 4 cm 증가할 때마다 mAs를 두 배로 조절해 주어야 한다. 반대로 4 cm씩 감소하면 1/2로 줄여준다. 예를 들면 가슴 두께가 22 cm인 환자의 촬영조건을 20 mAs로 하였다면, 18 cm 두께의 환자는 10 mAs이고, 26 cm 두께의 환자는 40 mAs로 변경해 주어야 한다.

(2) 동일 두께의 환자들 중 근육이 발달된 환자는 지나치게 살찐 지방질 환자보다 촬영조건을 증가시켜 주어야 한다.

(3) 액이 팽창(fluid-distended)되어 있는 환자는 비만 환자보다 조사조건이 더 많이 요구된다.

3) 석고(cast)와 부목(splints)촬영

석고 붕대(plaster casts)가 있으면 기준 조건에서 적어도 2배 이상 증가시켜 주어야 한다. Half-casts, Fiberglass-plaster, wood-splints는 mAs를 50% 증가시키거나 15% 법칙을 이용하여 8% 관전압을 증가시켜 촬영한다.

표 5-4. 석고(cast)와 부목(splints)의 검사조건 증가 예

사용 물질		촬영조건 증가
Dry Plaster	medium	2×mAs 또는 15% kVp 증가
	large	3×mAs 또는 22% kVp 증가
Wet plaster	medium	3×mAs 또는 22% kVp 증가
	large	4×mAs 또는 30% kVp 증가
Half-Cast, Plaster		50% mAs 또는 8% kVp 증가
Fiberglass/Plaster		50% mAs 또는 8% kVp 증가
Plastic Cast		50% mAs 또는 8% kVp 증가
Wood, 3/4~1인치		50% mAs 또는 8% kVp 증가
Fiberglass, pure		변함이 없음

4) 소아 환자의 검사조건

(1) 소아 환자의 가슴을 검사하고자 할 경우 :
mAs는 그대로 두고 관전압을 나이에 따라 조절해 준다.

표 5-5. 소아가슴 검사조건표

0~1세	성인 관전압의 50%
2~5세	성인 관전압의 60%
6~9세	성인 관전압의 70%
10~12세	성인 관전압의 80%
13세 이상	성인의 촬영조건

(2) 소아 환자의 팔다리 및 뼈대를 검사하고자 할 경우 :
관전압은 그대로 두고 mAs를 나이에 따라 조절해 준다.

표 5-6. 소아팔다리 및 뼈대 검사조건표

0~1세	성인 mAs의 30%
2~5세	성인 mAs의 50%
6~9세	성인 mAs의 75%
10~12세	성인 mAs의 90%
13세 이상	성인의 촬영조건

1.2.2 질환별 검사조건

일반적으로 질병이라 함은 육안으로 관찰되거나 많은 자각 증상에 의해 알 수 있으나, 대부분의 질병은 육안으로 관찰되지도 않고 자각증상으로 나타나지도 않는다. 이와 같이 관찰되지도 않고 자각되지도 않는 질환을 숨어 있는 질병 정보(disease information)라고 한다. 정확한 질병정보를 조기에 보다 신속하게 얻어 내야 하는 문제는 그것이 엑스-선을 매개로 한 경우라면 방사선사가 해결해야 할 과제이다.

질병정보를 얻기 위한 첫 단계는 생체정보를 인지하는데 있다. 환자의 조직 장기에 발생된 질병의 진행상황이나 확대범위에 따라 엑스-선 투과성에 많은 차이가 있으므로 촬영조건 설정에 신중을 기하여야 한다. 표 5-7은 부가적 질병, 표 4-8은 퇴행성 질병의 종류에 따라 다음처럼 촬영조건을 증·감시켜 주어야 한다.

- 검사조건을 증가시켜야 할 질병 : 부가적 질병
  환자의 두께나 밀도가 증가하는 질병
  조직의 구성에서 뼈나 액체가 몸 속에 추가적으로 증가하는 질환, 즉 체내의 액이 팽창(fouid distention)되거나 액이 고여(pooling of fluids)있는 질병, 부검(post-mortem)의 경우에는 검사조건을 기준보다 30~50% 정도 증가시킨다.
- 검사조건을 감소시켜야 할 질병 : 퇴행성 질병
  조직파괴에 의한 두께나 조직 밀도가 감소하는 질병
  뼈가 감소하고, 액체가 감소하는 질환 또는 가스가 많아지거나 지방이 많이 포함되어 있는 질환은 촬영조건을 기준보다 감소시켜야 한다.

표 5-7. 검사조건을 증가시켜 주어야 할 질병

질병	조건	질병	조건
Acromegaly(말단거대증)	8~10% kV	Osteochondroma(골연골증)	8% kV
Actinomycosis(방사균증)	50% mAs	Osteopetrosis(골화석증)	8%~12% kV
Ascites(복수)	50~75% mAs	Paget's Disease	8% kV
Carcinomas(암)	50% mAs	Pleural Effusion(흉막 삼출)	35% mAs
Cardiomegaly(심 비대증)	50% mAs	Pneumoconiosis(진폐증)	50% mAs
Cirrhosis(경변증)	50% mAs	Pneumonia(폐염)	50% mAs
Pulmonary Edema(폐부종)	50% mAs	Syphilis(매독)	50% mAs
Hydrocephalus(뇌수종)	50~75% mAs	Tuberculosis(폐결핵)	50% mAs
Hydropneumothorax(기흉증)	50% mAs	Osteoarthritis(골관절염)	8% kV

환자를 촬영함에 있어 질병 정보를 미리 알고 있을 때는 촬영조건 보정이 용이하나 불확실한 경우에는 보정하기가 어렵다.

예를 들어, 폐기종을 앓고 있는 환자를 촬영할 때 기준 촬영조건으로 촬영한 결과 노광과다의 경우가 많다. 폐기종은 세포작용이 저하되는 질환으로 엑스-선 투과가 잘 되는 질환이다. 이 경우 촬영조건을 감소시켜 폐야 농도를 적정하게 해주어야 한다. 체표면의 소견에 따라 체형·체실을 육안으로 관찰하면 폐기종이 있는 환자는 갈비뼈가 하얗게 보이는 마른 체형의 신체적 특징이 있으므로 경험에 따라 촬영조건을 감소시켜 주어야 한다.

표 5-8. 검사조건을 감소시켜 주어야 할 질병

질병	조건	질병	조건
Asceptic Necrosis(무균성 괴사)	8% kV	Bowel Obstruction(장 폐쇄증)	8% kV
Cancer, Osteolytic (암, 골용해성)	8% kV	Hyperparathyroidism (갑상선 항진증)	8% kV
Emphysema(폐기종)	8% kV	Exostosis(외골증)	8% kV
Gout(통풍)	8% kV	Pneumothorax(기흉)	8% kV
Osteomalacia(골연화증)	8% kV	Blastomycosis(분아진균증)	8% kV
Osteomyelitis(골수연)	8% kV	Osteoporosis(골다공증)	8% kV
Hodgkin;s disease	8% kV	Ewing's tumor	8% kV
Osteitis fibrosa Cystica (낭종 섬유성 골염)	8% kV	Rheumatoid Arthritis (류마티스 관절염)	8% kV

02 자동 노출기에 의한 검사조건

촬영조건의 설정은 검사부위에 따른 두께, 엑스-선속의 방향 등을 고려하여 관전압, 관전류, 조사시간을 적당하게 조절하여야 한다. 검사조건설정의 번거로움과 시행착오 및 경험을 고려하여 부적당한 검사조건 설정으로 실패하는 일을 막기 위해 고안된 기기를 자동노출 제어기(Automatic Exposure Control device : A.E.C) 또는 광선한시장치(Photo-timer)라고 한다.

- 이 기기는 관전압, 관전류를 미리 설정하고, 엑스-선 장치의 스위치를 "ON"으로 하여 엑스선을 발생시키고 필름에 적정 농도가 됐을 때 자동적으로 엑스-선 조사를 멈추게 하고 있다.
- 최근에 새로운 AEC는 조사시간뿐 아니라 관전압과 관전류도 함께 조절할 수도 있다.
- AEC의 목표는 간편한 조정으로 고화질의 균일한 엑스-선 영상을 얻어 진단효율을 증가시키는데 있다. 환자의 개인차에 따른 광범위한 조사조건 설정에도 불구하고 효율적으로 운영될 때 진단에 적합한 영상을 만들 수 있다.

AEC의 종류

AEC 장치는 노출시간을 제어하고 엑스-선량을 직접, 간접으로 측정하는 센서를 갖고 있다. 이 센서는 이동격자(Bucky)의 앞쪽이나 뒤쪽에 자리잡게 된다.

- 빛을 이용한 광전자 증배관 방식 : 빛을 증폭하여 전류신호로 변환시키는 방식으로 센서는 이동격자 후면에 있다.
- 전리상자(Ionization chamber)를 이용한 전리조 방식 : 엑스-선을 이용하여 조사시간을 조절하는 방식으로 센서는 보통 이동격자 앞에 있다.

광전자증배관 방식은 엑스선이 환자를 투과한 후 필름을 노광시키고 센서 증감지에 도달한다. 센서 증감지는 엑스-선량에 비례하는 빛을 발생하고 이 빛이 증배관을 지나 전류신호가 된다. 이 전류신호가 적당한 노출이 되었을 때 노출을 중단시키는 방식이다.

전리조 방식의 센서 시스템에서는 입사 엑스-선이 미리 설정해 둔 방사선량에 도달하면 노출이 중단되도록 되어 있다.

2.1 _ 자동 노출기 사용시 유의사항

- 최소 응답시간 : 시스템이 작동될 때까지의 최소시간
- 최대 조사시간 : 조사가 끝날 때까지 가능한 긴 노출시간

AEC회로는 600 mAs, 50 kVp 이상 2,000 mAs, 50 kVp 이하에서 자동적으로 정지되도록 public Law 90~602에 규정하고 있다. 그 이유는 AEC 장치가 이상이 있을 경우에도 환자를 과노출에서 보호하기 위함이다.

어떤 검사를 하고자 할 경우 최소 응답시간이 노출시간보다 길어지면 과다노출(over exposure)가 되는데, 이 때는 농도 조절 스위치를 조절하여도 농도를 맞출 수가 없다. 이 때 관전압을 낮추면 농도를 조절할 수 있으나, 관전압을 낮추어도 농도가 저하되지 않을 경우도 있다. 관전압의 조절은 대조도에 영향을 주기에 적합한 방법은 아니다.

- 중심선속과 환자자세를 완벽하게 맞춘다.
- AEC의 이용은 이동격자(bucky)를 사용하는 촬영에 국한한다(10~12 cm 이상).

표 5-9. **자동노출 제어기의 명칭**

촬영장치	투시장치
자동 노출 조절 (automatic exposure control)	자동 노출 속도 조절 (automatic exposure rate control)
자동 단말처리 (automatic termination)	자동 밝기 조절 (automatioc brightness control)
자동 밀도 조절 (automatic density control)	자동 밝기 조절장치 (automatic brightness stabilizer)
광선한시장치(phototimer)	
이온화 타이머(ionization timer)	

Chapter 6

진료에 이용하는 영상의 종류와 장치

방사선과에서 진료에 이용하는 영상은 정보원(source)에 따라 여러 가지가 있다. 각 정보원에 따라 어떤 영상을 만들어 질병을 진단하고 있는가를 알아보자.

◆ 진단 방사선 영상을 만들어 내는 정보원(source)
- 엑스-선 : 엑스-선 영상
- 감마-선 : 감마-선 영상(unclear medicine image)
- 초음파 : 초음파 영상
- 자기공명 : 자기공명 영상
- 가시광 : 내시경 영상
- 적외선 : 열화상 이미지

01 엑스-선 영상

엑스-선 영상은 촬영이나 투시에 의해 이루어진다. 종류에는 일반 촬영장치에 의한 영상, 소화기계를 비롯한 투시영상, CT영상, CR영상, Mamograhpy 등이 있다.

엑스-선관의 타깃에서 발생한 엑스-선이 인체를 통과하면 인체를 구성하고 있는 물질에 따라 흡수 및 산란이 일어나고, 투과한 엑스-선이 필름을 감광시켜 영상이 만들어진다.

1) 엑스-선 발생

엑스-선 장치에서 촬영부위에 최적인 질과 양을 선택해 엑스-선을 발생시킨다. 질과 양이란 관전압(kV), 관전류(mA), 조사시간(sec)을 말한다. 타깃에서 발생한 엑스-선은 필터를 통해 장파장인 연선을 흡수시킨다.

2) 엑스-선속 제어

콜리메이터에서는 촬영 부위에 맞도록 선속을 조절해 준다.

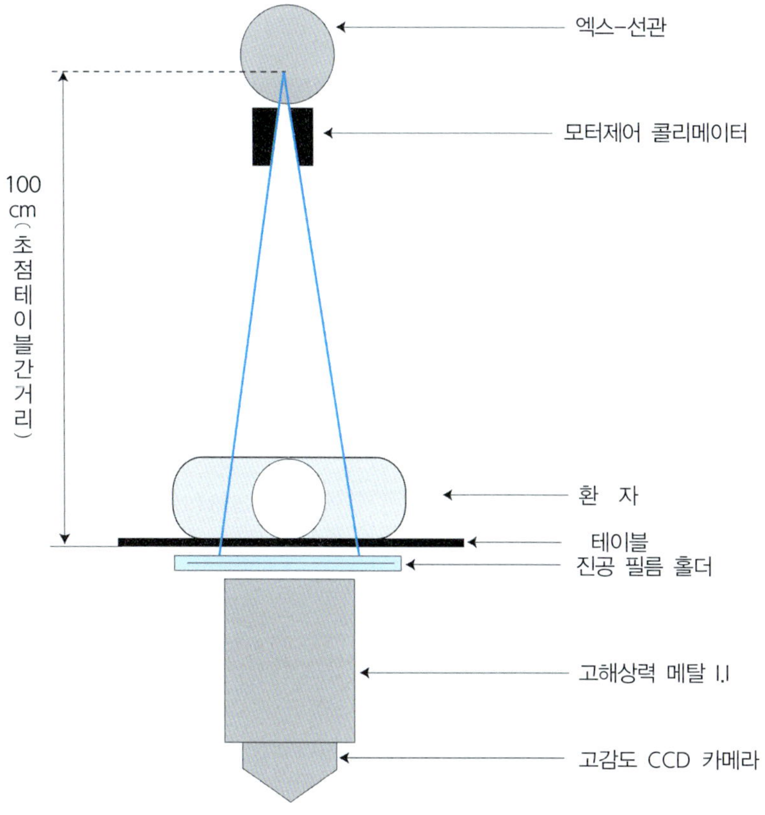

그림 6-1. **엑스-선 검사 및 투시 모형도**

3) 피사체 내에서의 상호작용:

조절된 엑스-선속은 촬영부위를 통과하게 된다. 이 때 인체 내부의 조성물질에 따라 흡수, 산란, 투과가 이루어진다. 촬영부위가 두꺼울 때는 산란선이 많아 영상의 질이 나빠지므로 피사체와 카세트 사이에 격자(grid)를 놓아 인체에서 발생되는 산란선을 제거하고 있다.

4) 필름 감광:

인체를 투과한 엑스-선이 전·후면 증감지에 닿으면 엑스-선 강도에 비례하는 가시광선(형광)이 나오게 되어 필름을 감광하게 된다.

5) 현상:

감광된 필름은 현상 처리되면 영상이 나타난다.

∷ 1.1 _ 전형적인 증감지/필름 영상

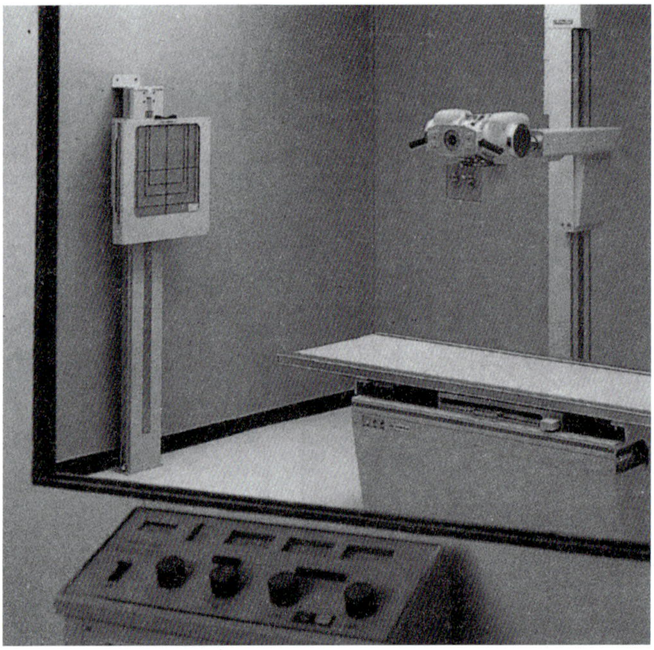

그림 6-2. 일반촬영 장치

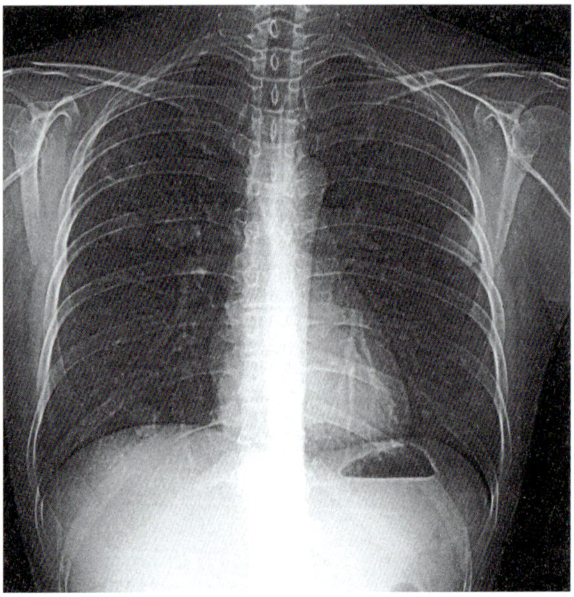

그림 6-3. 가슴 P-A 영상

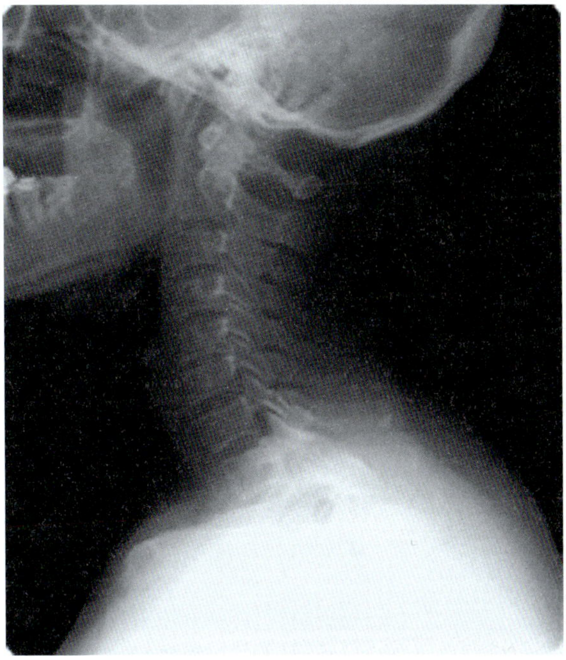

그림 6-4. 목뼈 측면 영상

가장 기본적인 방식의 촬영법이며 주로 뼈를 관찰하기 위해 촬영한다. 촬영부위는 가슴(chest), 배(abdomen), 머리(skull), 골반(pelvis), 등뼈(spine), 사지(extremity)를 촬영한다. 촬영장치 용량이 크지 않아도 되나 가슴을 촬영할 때는 촬영시간을 단축시킬 수 있도록 장치의 용량이 커야 한다.

1.2 _ 투시 영상

연부조직으로 되어 있는 부위의 질병을 찾아내기 위해 조영제를 투여하고 계속 엑스-선을 조사하면서 투시영상을 관찰하고 필요에 따라 촬영도 실시한다. 위·장관계 조영검사, 간·담도계 조영검사, 비뇨기계 조영검사, 생식기계 조영검사, 호흡기계 조영검사 등의 검사가 있다.

조영제는 고농도의 황산바륨($BaSO_4$)이 주로 사용된다. 그러나 바륨의 점도가 높으면 점막에 두껍게 도포되어 미세한 병변을 발견하기가 어렵게 되므로 특히 점도를 고려하여야 한다.

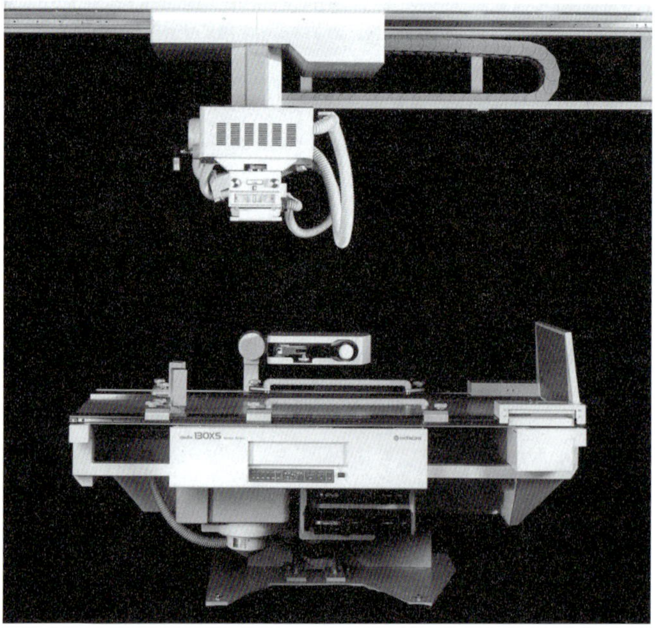

그림 6-5. 투시 검사장치

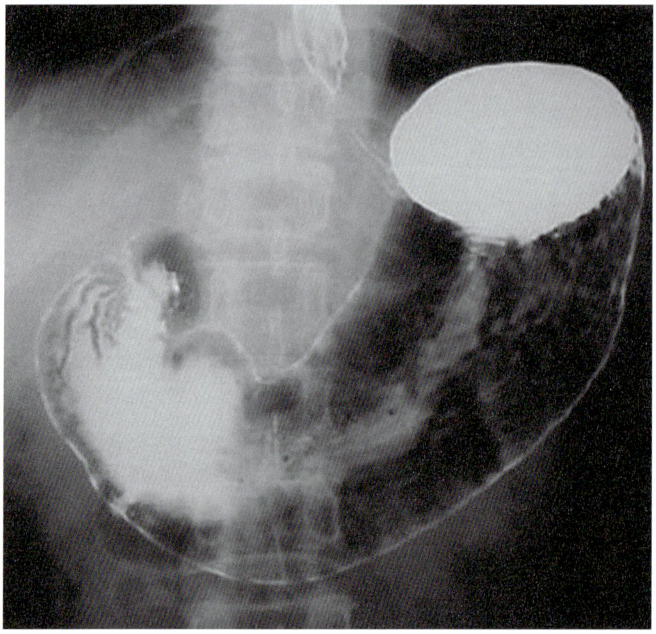

그림 6-6. 위장 조영검사영상

1.3 _ 간접 촬영상

간접촬영은 보통 70 mm, 100 mm roll 필름을 단시간 내에 많은 사람을 촬영하여 경제적으로 검진하기 위한 촬영방법이다. 일반적으로 가슴을 주로 검사하고 있으나, 외국에서는 위장검사에도 실시한다.

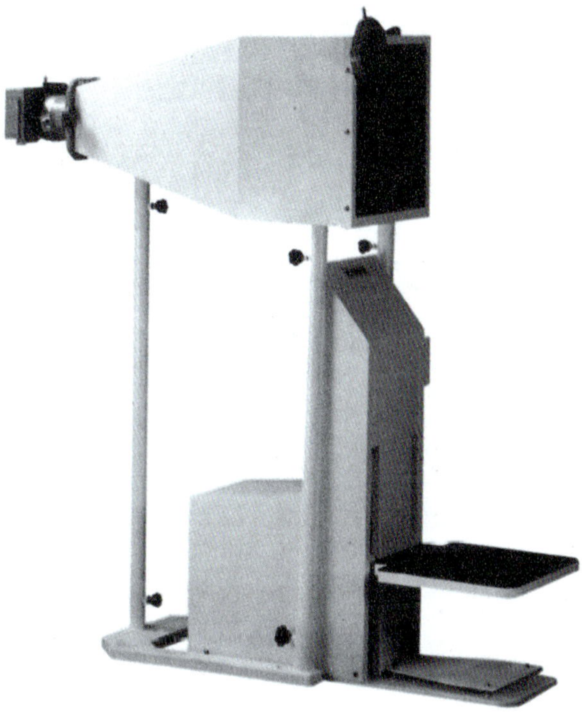

그림 6-7. 간접촬영 장치

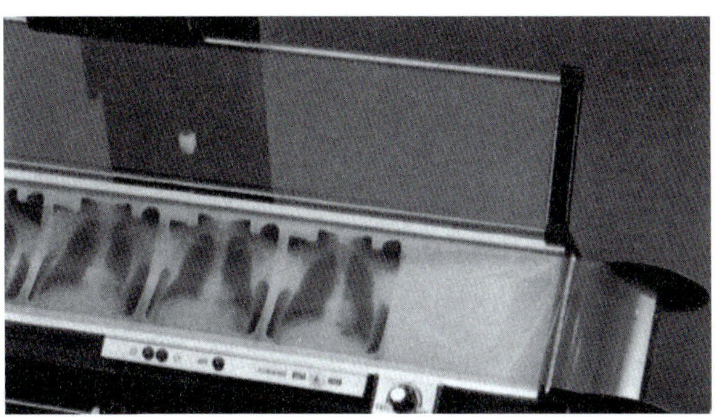

그림 6-8. 간접촬영 영상

1.4 _ 유방 검사(Mammography)

유방을 조직적으로 볼 때 변화된 한샘(sweet gland)으로 12~24개의 선조직으로 이루어져 있고 각엽에는 각각 분비도관이 있다. 연령의 증가나 임신 등 생리학적 변화에 의해 이러한 선조직은 위축되어 지방조직으로 대치된다. 이 때 이들의 결합조직이 유방검사 영상에 보이게 된다. 특히 40세 이전의 치밀한 유방조직이 나이가 증가할수록 점차적으로 지방조직으로 대치되면 유방암의 특징적인 소견들이 정상 유방조직과 쉽게 구별되기 때문에 고령자일수록 유방 엑스-선 검사에 의한 진단율이 높아진다. 상대적으로 젊은 여성, 치밀한 유방조직을 가진 여성은 병소와 유방조직과의 대조도가 저하되므로 병소 발견율 및 진단율이 떨어진다.

따라서 유방 검사시에 사진 대조도를 높이고 정보량이 많은 사진을 묘사하기 위해 여러 가지 기술연구가 이루어지고 있다.

1) 저관전압 사용

유방조직은 유선조직과 지방조직으로 구성되어 조직간 흡수차가 적으므로 대조도를 높이는 것이 중요하다. 따라서 관전압을 낮추고 대조도가 높은 필름을 사용한다. 검사시에 사용되는 관전압은 일반적으로 25~35 kV 정도가 사용되나 Mo 엑스-선관에 의한 최적 촬영 관전압은 25~28 kV 범위가 적당하다. 대조도를 높힐 목적으로 격자를 사용할 경우에는 약간 높은 30~32 kV를 이용하면 적은 선량으로 적정 농도와 대조도를 얻을 수 있다.

- 타깃물질 : 몰리브덴(Mo-42)이나 로듐(Rh-45)이 일반적으로 사용되고 있다.
- 초점크기 : standard mammo(0.3~0.6 mm)
  magnification mammo(0.1~0.2 mm)
- Tube window : 0.8~1 mm 베리륨 사용

2) 피폭선량 증가

저관전압을 사용함에 따라 엑스-선 투과력이 감소되므로 mAs의 증가를 요구한다. 관전압이 낮을수록 많은 mAs가 필요한데 이것은 환자의 피폭선량을 증가시키는 요인이 된다. 환자의 피폭선량 증가는 유방검사에 있어 중요한 단점이다.

3) 압박 효과:

- 유방이 얇아져 영상콘트라스트가 향상된다.
- 유방과 수광체 간의 거리가 짧아져 확대에 의한 기하학적인 불선예도를 적게 할 수 있다.
- 움직임에 의한 불선예도를 줄일 수 있다.
- 유방이 평탄하게 되어 엑스-선 감약을 균등하게 하므로 압박촬영은 절대 필요하다.
- 압박판에 의해서 선량감소효과가 일어난다. 60~80% 정도의 선량 감소는 그 만큼 촬영조건을 증가시킬 필요가 있다.
- 압박판에서 여과에 의한 선질 경화가 일어난다. 선질경화는 반가층으로 약 0.03 mmAl 정도이며 관전압으로는 4 kV에 해당한다.
- 선질경화가 커지면 저관전압에 의한 고대조도 묘사 효과가 반감될 수 있어 압박판 재질은 엑스선 흡수가 적은 물질(Lexan : 1.0 mm)이 요구된다.

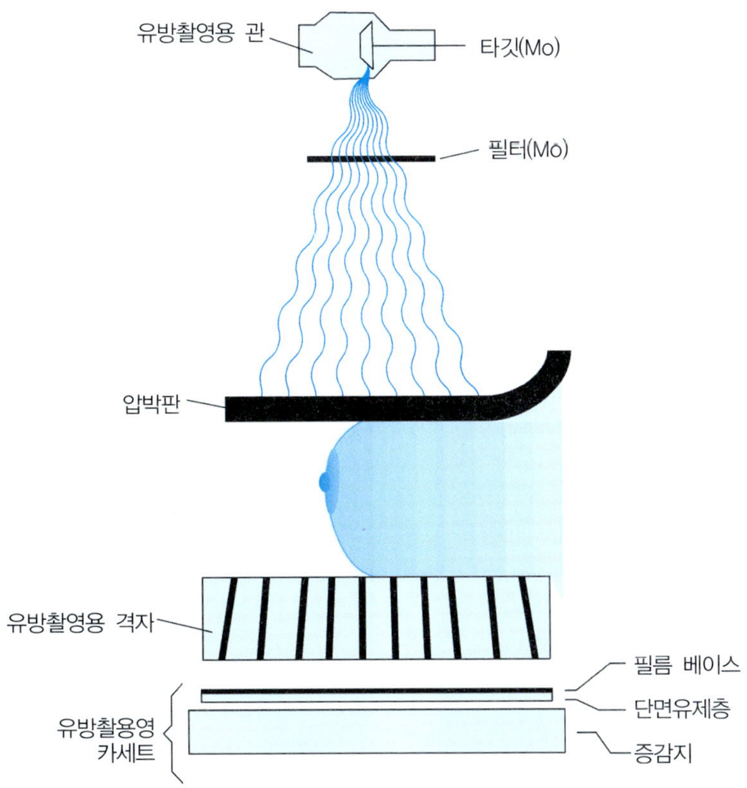

그림 6-9. 유방촬영장치

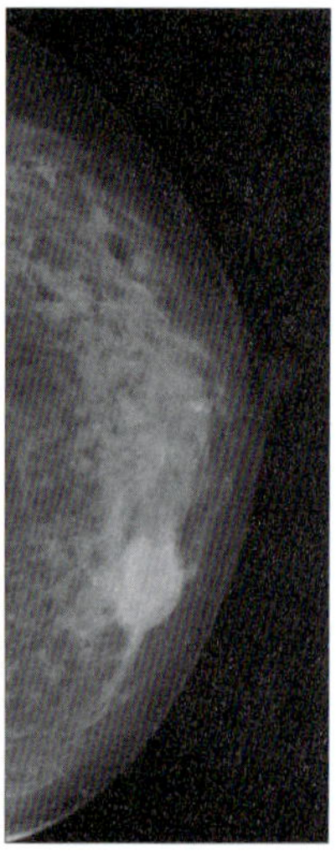

그림 6-10. 유방영상

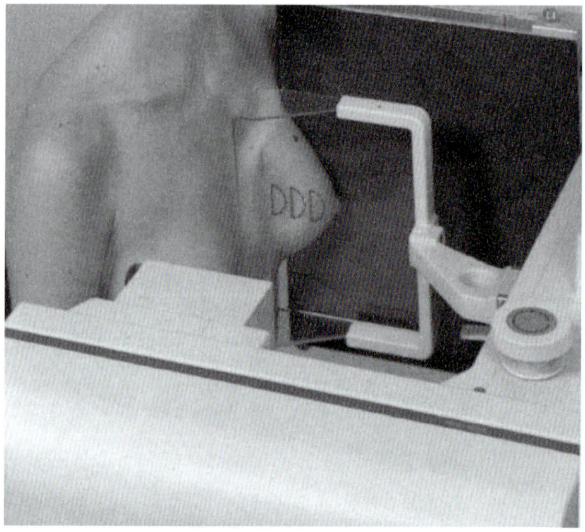

그림 6-11. 압박판 사용

1.5 _ CR(Computed Radiographic)영상

CR은 기존의 증감지/필름 대신에 휘진성 형광체인 영상판(Imaging Plate, IP)을 사용하여 검사한다. 검사정보가 축적된 영상판에 레이저 빔을 주사하면 영상정보를 획득하게 된다. 여기서 얻어진 아날로그 신호를 광전자 증배관(P-M Tube)에서 증폭시킨 후 디지털 신호로 변환하여 영상처리한다. 디지털 영상처리 후 레이저 프린터를 이용하여 프린트하거나, 광디스크에 보관 또는 PACS로 전송할 수 있는 영상 처리 시스템이다.

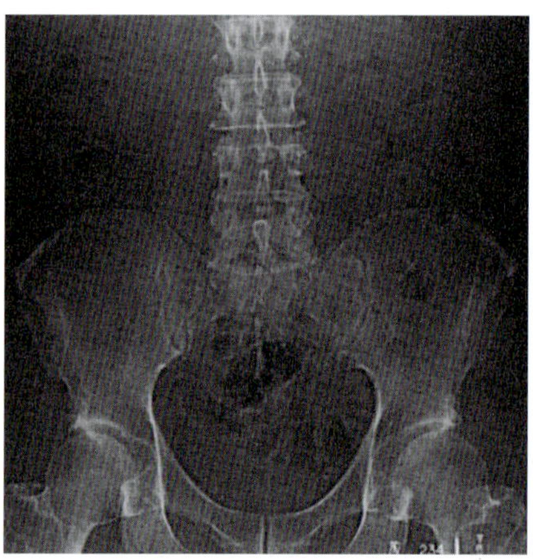

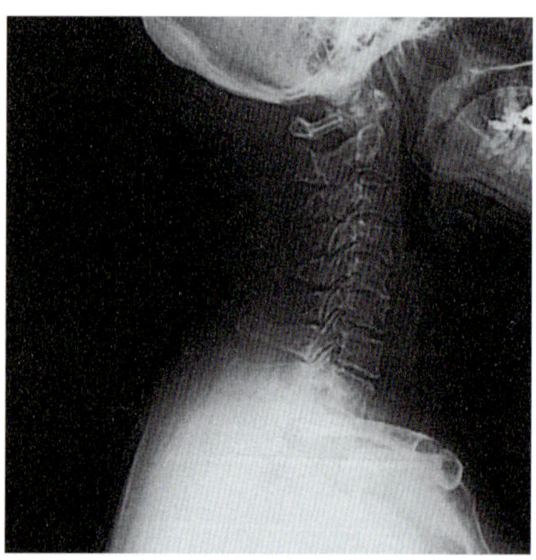

그림 6-12. CR 영상

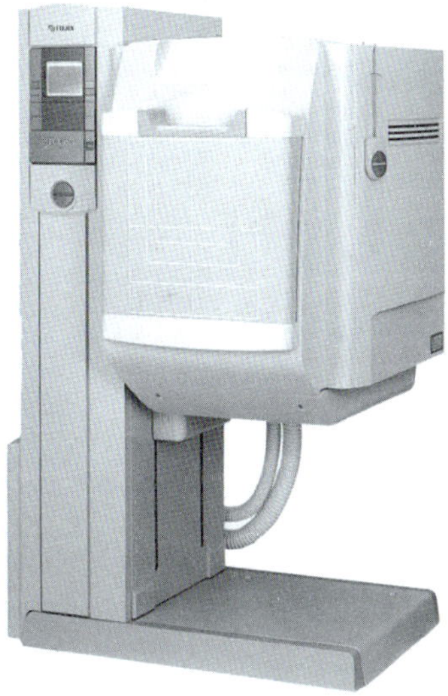

그림 6-13. CR 장치

기존의 엑스-선 검사시스템에서 필름을 사용하여 영상정보를 수집, 기록해 오던 것을 필름 대신에 디지털 신호를 만들고, 이 신호를 컴퓨터에서 영상 처리 및 재구성의 과정을 거치면 최종 영상이 만들어지는 형태의 검사방법을 의미한다.

- 재촬영 실패율이 없어서 방사선 노출을 줄일 수 있다.
- 촬영을 통한 병변의 관찰 가능역이 넓어져서 검사 횟수를 줄이고도 정확한 진단을 얻을 수 있다.
- 디지털 엑스-선 촬영과 비교할 때 공간분해능, 계조분해능이 높다.

1.6 _ 디지털 투시영상(Digital Fluorographic Imaging)

피검자의 투과 엑스선상을 가시상으로 변환하기 위한 영상장치로 형광판, 영상증배관, 엑스선 TV를 사용한다.

다음과 같은 여러 종류의 검사를 행하며, 컴퓨터 처리하여 화질을 향상시킨다. 혈관조영을 하면서 1초에 수십 장을 검사하는 투시영상은 혈관만 나타나게 하는 DSA(Digital Subtraction Angiography)을 이용하여 영상을 만들어 낸다. DSA영상을 얻기 위해서는 조영제가 주입되기 전의 영상과 조영제가 주입된 영상을 감산(sabtraction) 처리하여 얻는다.

- 뇌혈관 검사(T.F.C.A) :
뇌동맥류, 뇌출혈, 동정맥기형
- 색전코일 삽입술(G.D.C) :
선천적으로 생긴 뇌동맥류(꽈리)의 터짐으로 인한 출혈을 방지하기 위해서 백금코일을 삽입시키는 검사이다.
- 혈관성형 스텐트 삽입술(Stent Insertion) :
뇌혈관의 협착, 폐색(좁아짐, 막힘)으로 인하여 발생하는 뇌졸증(풍)을 방지하기 위하여 금속 그물망을 이용한 뇌혈관 성형, 확장술의 일종이다.
- 자궁근종 색전술(Myoma Embolization) :
자궁근종을 갖고 있는 환자가 생리시 과다출혈이나 심한 생리통 또는 하복부 불편감이 심한 증상을 호소하는 경우 자궁적출술이나 자궁근종근핵술과 더불어 치료하는 방법이다.
- 하지혈관 검사(Femoral Arteriography) :
동정맥폐쇄(막힘), 기형
- 복부혈관 검사(Celiac Arteriography) :
간, 담도폐쇄, 복부동정맥확장, 폐쇄, 기형
- 심장혈관 검사(Cardiac Cath) :
심근경색증, 심혈관비대, 심장혈관이상
- 심장혈관 성형술(P.T.C.A & Stent) :
왼쪽심장혈관(관상동맥)이 막혀 심근경색증일 경우, 먼저 도관을 통해 조영제를 주입하여 막힌 혈관의 위치를 확인한다. 도관을 통해 철심(guide wire)을 넣고 철심을 따라 풍선이 달린 도관(ballon catheter)을 넣어 막힌 혈관을 넓혀 주면 막혔던 혈관이 넓혀져서 정상의 모습을 되찾는다.

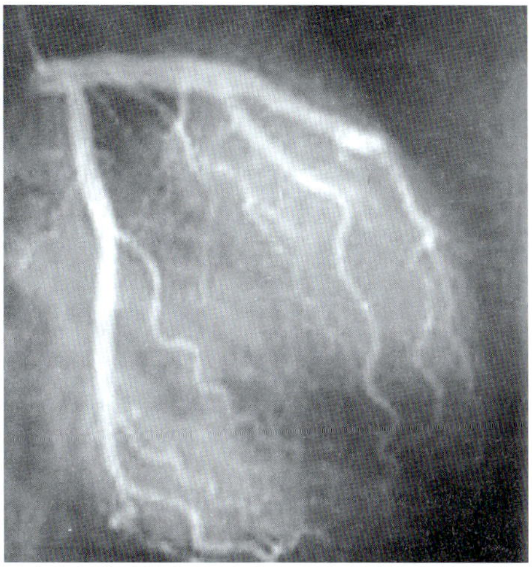

그림 6-14. 왼쪽 관상동맥 혈관조영술

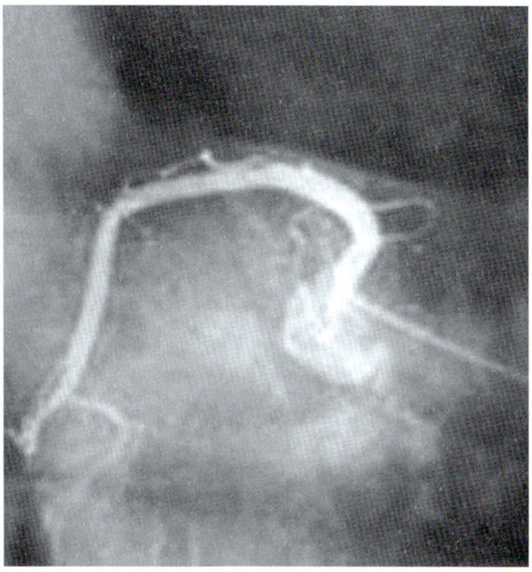

그림 6-15. 오른쪽 관상동맥 혈관조영술

1.7_CT(Computed Tomography) 영상

엑스선관과 검출기가 환자 주위를 360° 회전하면서 얻어낸 감약정보를 검출기가 검출한 후 아날로그 형태의 전기신호로 변환하여 DSA(Data Acquisition System)로 보낸다. DSA에서 여러가지 영상 재구성에 필요한 감약데이터를 만들어 컴퓨터에 전송한다. 단층 영상이나 3차원적 입체 영상을 만들어 진단에 이용하고 있다.

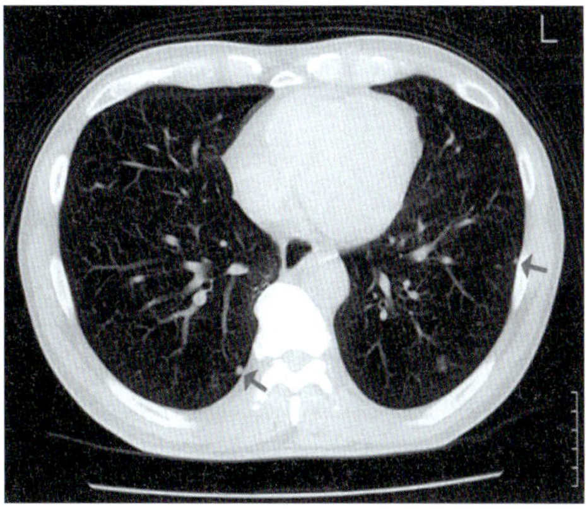

그림 6-16. 흉부CT 영상

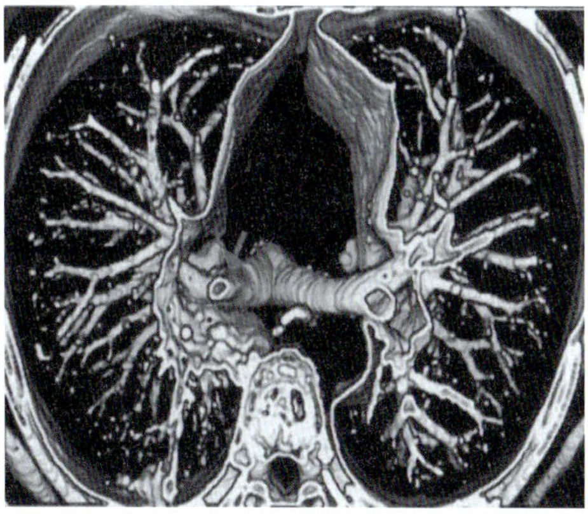

그림 6-17. 3차원 재구성 영상

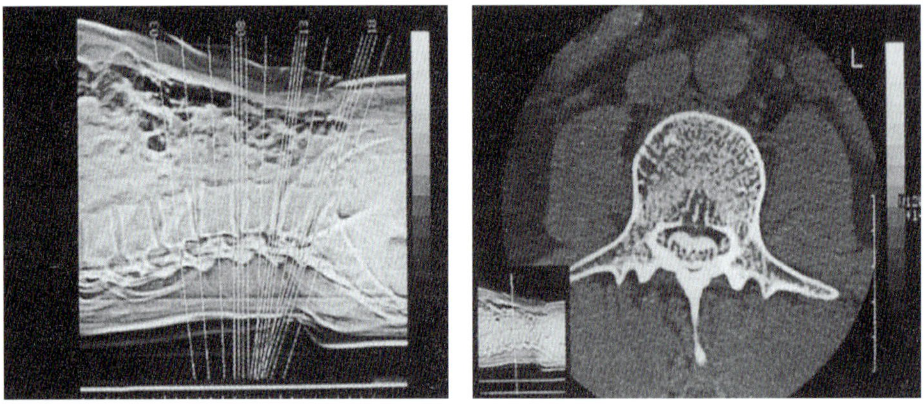

그림 6-18. Scanogram

검사부위로는 다음과 같다.

- 뇌 : 머리, 뇌혈관(뇌질환)
- 가슴: 가슴, 허파 등(호흡계질환)
- 배 : 배, 복수, 내부장기 등(비뇨기계질환)
- 3D 재구성 : 3차원 재구성(혈관계 검사)

CT의 발전과정을 살펴보면 1세대 CT부터 5세대 CT까지 나눌 수 있다.

1.7.1 1세대 CT

기본적으로 하운드필드의 독창적인 디자인으로, 좁은 연필빔이 특징이다. 검출기는 X선관과 함께 움직이며 환자를 중심으로 180°범위를 1°씩 회전 후 횡단 주사하는 방식이다.

피사체를 따라 X선관이 횡단주사하게 되면 X선 강도에 대한 정보를 얻게 된다. 이후 검출기들이 1°씩 회전하고, 횡단하여 주사가 이루어지는데 이러한 과정을 180번 반복한다. 즉 횡단-멈춤-회전 운동을 반복하며 피사체에 대한 완전한 주사(scan)를 수행하기 위해서는 거의 4~5분이 소요된다.

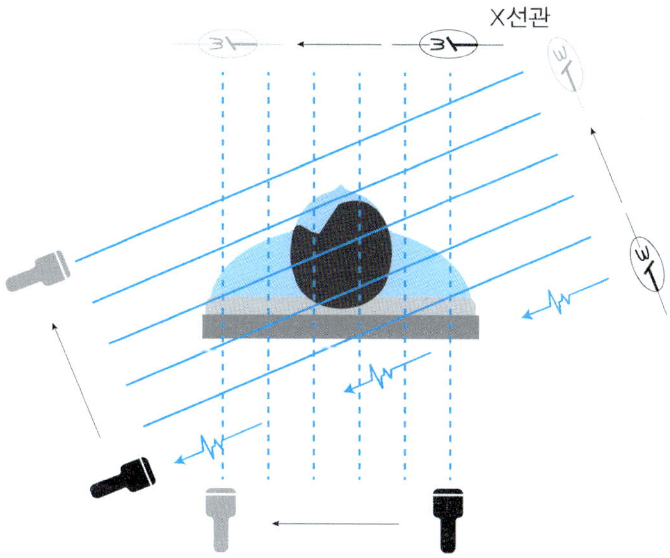

그림 6-19. 1세대 스캐너

1.7.2 2세대 CT

1세대 CT와 마찬가지로 횡단 회전의 원리를 기초로 한다. 5~50개의 검출기와 좁은 부채꼴 선속을 사용했다.

검출기 수를 증가시켰기 때문에 검출각도는 10~30°로 증가하였다. 검출기 수의 증가는 주사시간의 단축을 의미한다.

횡단 후 회전운동을 10°씩 180°까지 18회를 시행하기 때문에 조사시간이 30~80초로 단축되었다.

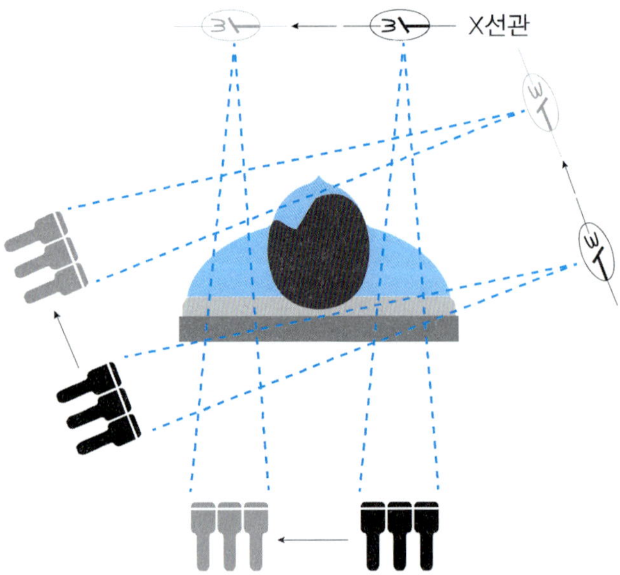

그림 6-20. 2세대 스캐너

1.7.3 3세대 CT

X선관 마주보고 있는 위치에 200~1,000개의 디텍터가 위치하고 있으며, X선 속은 부채꼴 선속(fan beam)으로 이루어져 있고, 디텍터는 곡선으로 이루어져 각각의 디텍터와 X선관 초점과의 거리가 일정하게 배열되어 있다.

X선관과 디텍터가 동일한 축을 중심으로 360°회전-회전의 원리를 기초로 하고 있다.

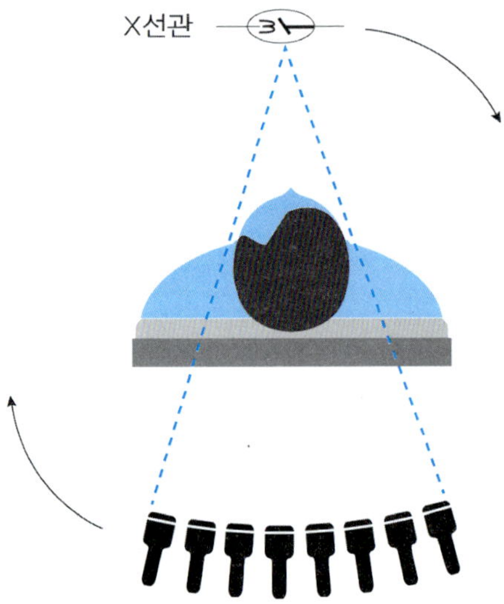

그림 6-21. 3세대 스캐너

1.7.4 4세대 CT

넓은 부채꼴 선속(fan beam)을 가지고 있으며, 디텍터 cell은 겐트리 둘레를 따라 원형으로 수천개(1,000~5,000)가 나열되어 있다. X선관만 회전하고 디텍터는 고정되어 있는 방식으로 운동하며 검사시간은 1초 또는 그 이하로 단축되었다.

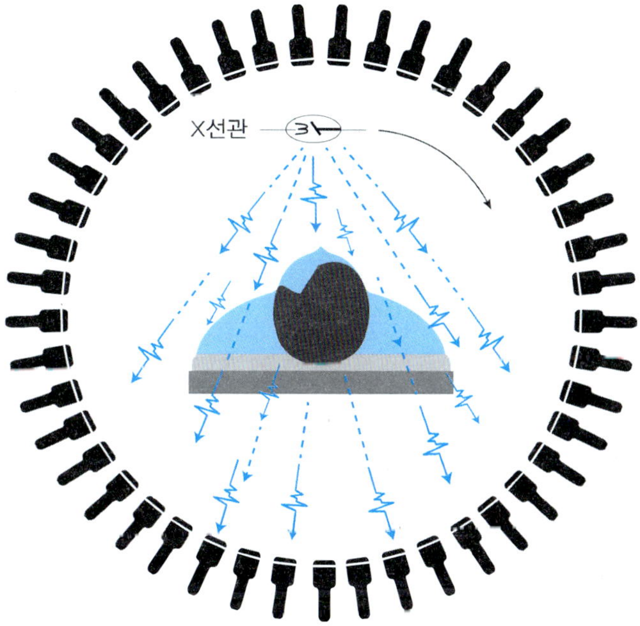

그림 6-22. 4세대 스캐너

1.7.5 5세대 CT(EBCT: Electron beam CT, Stationary)CT

이 장치 내에는 회전하는 부분이 전혀 없이 X선을 발생시키는 것이 특징이다.

고압의 전자총에서 전자선 빔을 발생시킨다.

진공상태가 유지된 집속 코일(focus coil)에 의해 접속되고, 편향코일(Deflection coil)에 의하여 210°의 각도로 굽어 target ring으로 향하게 된다.

텅스텐 타겟링은 반원을 형성하고 4개로 구성되어 있다. 타겟링에 충돌된 전자속(beam)은 30° fan beam 형태로 반원상(semi-circular)으로 target ring 반대편에 배열된 두 개의 crystal detectors에서 검출된다.

환자의 위치는 target ring과 detectors ring 사이에 위치하게 된다.

스캔시간이 500msec 이하로 짧아 심장 영상화에 효율적으로 이용할 수 있다.

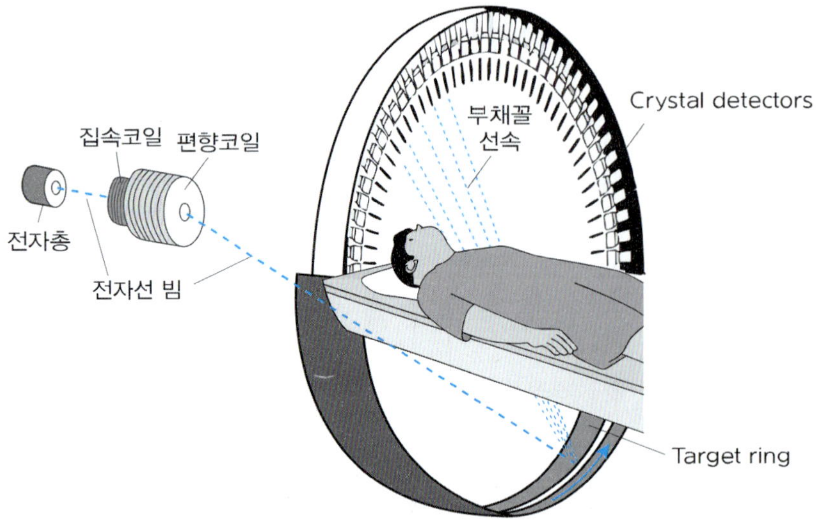

그림 6-23. 5세대 스캐너

1.7.6 Spiral CT

Spiral CT는 gantry를 구성하는 엑스관이 엑스선을 조사하는 동안 연속적으로 회전하면 환자 테이블 또한 일정한 속도로 움직인다. 일정한 속도로 환자 테이블이 gantry를 통과하면 raw data가 만들어지고, interpolation이라는 과정을 거쳐 axial plane의 영상을 얻는다.

기존의 CT 스캔과 다른점

- 연속적인 volume data를 만들고 임의의 간격, 임의의 방향으로 영상을 재구성할 수 있다.
- 3-D reconstruction을 할 수 있다.
- 한 번의 호흡정지(20~40초) 동안에 한 부위검사가 가능하여, 검사시간이 단축되었다.
- 단시간 내에 스캔을 할 수 있어 호흡운동에 의한 아티팩트를 줄일 수 있으며, 많은 양의 데이터를 숨을 참는 동안 수집할 수 있다.
- 혈관 내 조영제의 농도가 가장 높은 시기에 하므로 조영제의 양을 줄이면서, 병소의 발견율을 극대화하고 종양의 악성도를 판정할 수 있다.
- CT angiography가 가능하다.
- Slip-ring technology가 보급되었다.
- 더욱 진보된 기술인 multislice CT가 개발되어 사용되고 있다.

1.7.7 Slip-ring technology

제 3 세대 및 제 4 세대 CT는 엑스선관에 전력을 공급하는 generator와 케이블로 연결되어 있다. detector array와 컴퓨터 시스템 간에도 케이블로 연결되어 있어 엑스선관과 detector array의 연속적인 회전이 불가능하다. 또한 엑스선관의 회전시 가속과 감속을 반복하여야 하므로 스캔 시간이 2~3초에 이르고, 원래의 위치로 튜브가 다시 돌아온 후에야 다음 스캔이 가능하므로 5~10초의 interdelay scan이 필요하다.

Slip-ring technology는 1989년에 처음으로 CT에 적용된 기술로 sliding brush를 원형으로 배열하여 엑스선관, detector array가 회전하는 동안 연속적으로 전력을 공급받게 연결한 기술이다.

엑스선관의 연속적인 회전으로 기존 시스템에 비해 회전속도를 빨리할 수 있으므로 스캔 시간을 1초 이내로 감소시킬 수 있다.

1.7.8 MDCT(Multi-Detector) CT

기존의 CT가 회전당 1영상 획득이 가능하였지만, Multi-Detector CT에서는 회전속도가 빨라졌고, 회전당 32영상 획득이 가능해졌다. 기존의 Single detector와 Multi detector의 차이점 중의 하나는 Slice Thickncss를 결정짓는 방법이다. Single detector type에서는 Collimator에 의해서만 Slice thickness가 결정되이지나, Multi detector에서는 Collimator, Reconstruction algorithm 그리고 Detector구조에 의하여 결정되어지므로 그 효용성 및 다양성에서 한층 진일보한 기술이라 할 수 있다.

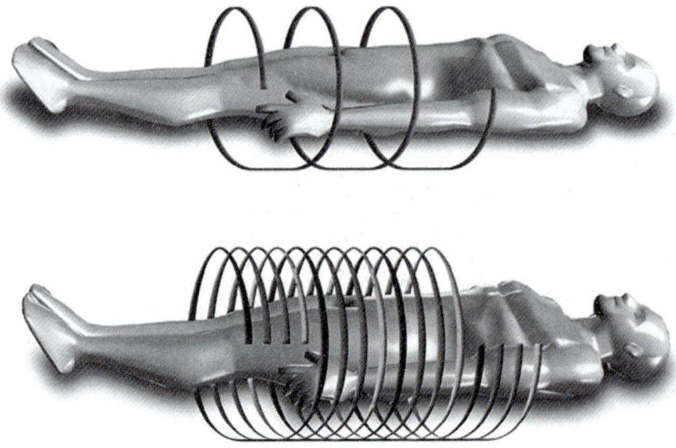

그림 6-24. Multi-Detector CT

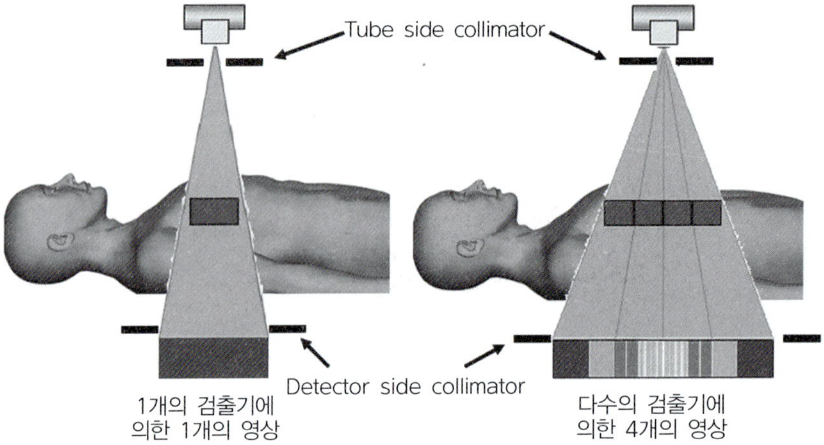

그림 6-25. 절편 두께 결정방법

Dector 형태에 따라서는 다음과 같이 분류한다.

- Matrix(Fixed-array detector, FAD) 방식
  - detector element로 구성
- Adaptive array detector(AAD)방식
  - detector element가 중앙부는 얇고 주변부는 두껍게 구성

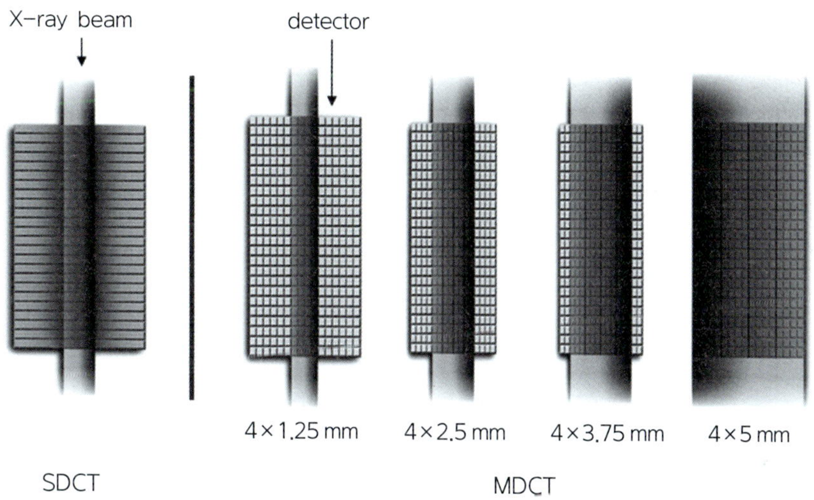

그림 6-26. MDCT의 절편두께 결정방법

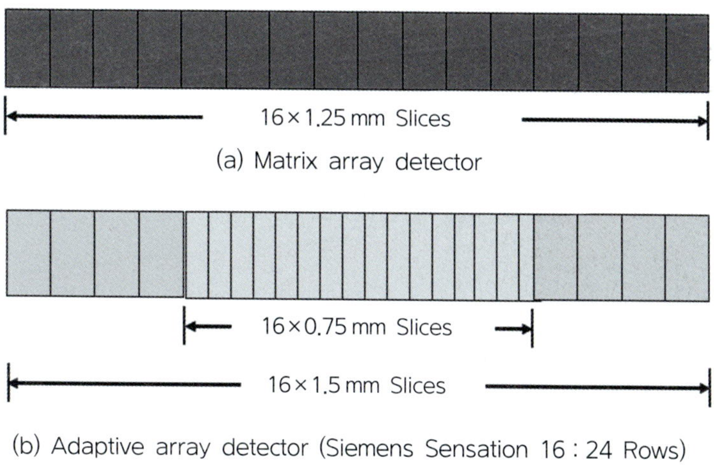

그림 6-27. 검출기 형태에 따른 분류

02 감마-선 영상

인체 내에 동위원소를 주입하면 친화성이 있는 장기에 동위원소가 모이게 되고, 여기서 방출되는 감마-선을 검출하여 영상을 만들어낸다. 검사부위로는 골격계, 소화기계, 비뇨기계, 내분기계, 신경계, 호흡기계 등에서 영상을 만든다.

PET(Positron Emission Tomography)

- 양전자(positron)를 방출하는 방사성 동위원소에 표지된 대사물 혹은 약제를 체내에 투여하고 그 분포를 PET스캐너를 사용하여 영상화하는 기법이다.
- 전산화단층촬영(CT) 및 핵자기공명영상법(MRI) 등은 해상력이 우수한 영상기법이나 해부학적인 병변을 주로 진단하는데 널리 이용되고 있다. 그러나 PET는 우리 몸 안의 산소 및 단백질의 대사 활동 정도를 보여줌으로써 각종 장기들의 변화상태를 미리 예상할 수 있게 해 준다.
- 일반 MR, CT의 경우 실제로 있는 암세포의 모양을 보여주지만 PET는 암세포가 생기기 전이라도 이상 징후를 잡아낼 수 있다.
- 뿐만 아니라 뇌의 대사를 영상화하기 때문에 치매의 초기진단을 가능하게 하며, 심혈관질환, 정신과적 질환 등의 진단에도 유용하게 쓰인다.
- PET는 기능적 혹은 생리적인 영상기법으로 질병 과정에 대한 독특하고도 중요한 정보를 제공할 수 있으며, 환자의 임상평가과정에서 해부학적인 병변이 없는 시기나 질환에서 질병의 병인 연구, 진단, 예후판정, 치료방침 설정에 유용하게 이용될 수 있다.

PET/CT영상

전자기술의 발전에 따라 2000년도 초반부터 CT영상과 PET영상을 합성한 Fusion 영상이 만들어졌다. PET-MR 영상을 fusion하려는 시도와 다른 영상에서와 같이 3D영상도 출현하고 있다.

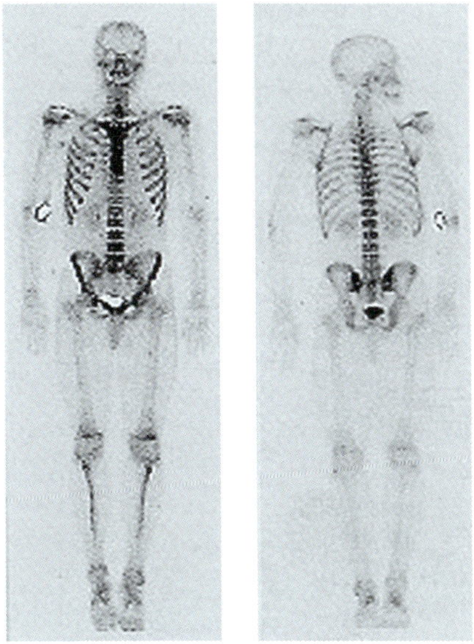

그림 6-28. 뼈의 핵의학 영상

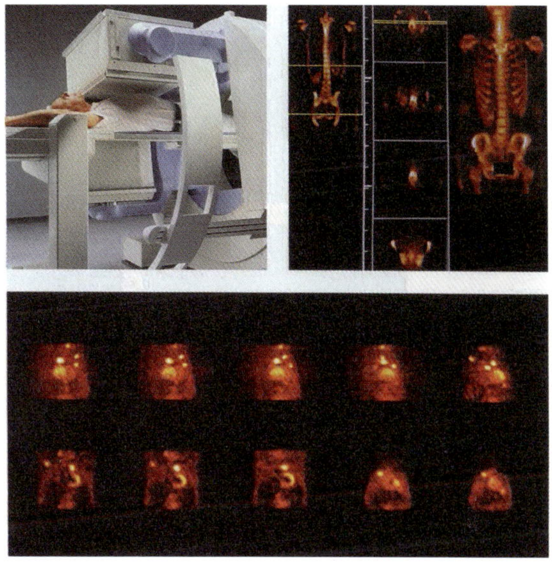

그림 6-29. SPECT 영상

03 초음파 영상

음원에서 발생되는 음의 에너지는 진동체의 진동에너지에 따라 일정 주파수를 가진 파의 형태로 전달된다. 20~20,000 cycles/sec, 즉 20~20,000 Hz 범위의 음의 주파수는 사람의 귀로 들을 수 있는 주파수영역으로 이것을 가청주파수라고 한다. 20,000 Hz 이상의 주파수를 가진 음은 사람의 귀로 들을 수 없기 때문에 이것을 초음파라고 한다. 인체를 진단하는 초음파의 범위는 1.0~30 MHz이며 앞으로 더 높은 주파수의 사용이 가능할 것으로 예상된다.

어떤 사물을 탐색하여 그 존재 유무와 위치, 크기 등을 알 수 있는 방법은 대상물에서 발생하는 냄새(smell), 소리, 빛 등을 지각함으로써 알 수도 있지만, 한편 대상이 되는 "물체"에 어떠한 자극을 주고 그것에 대한 응답을 지각하는 방법도 있다.

자연계에서는 박쥐나 돌고래가 이러한 방법으로 초음파를 사용하고 있으며, 박쥐나 돌고래처럼 자신들의 생리학적 자극으로 초음파를 발생하여 물체를 검출하는 방식을 echo location이라 한다.

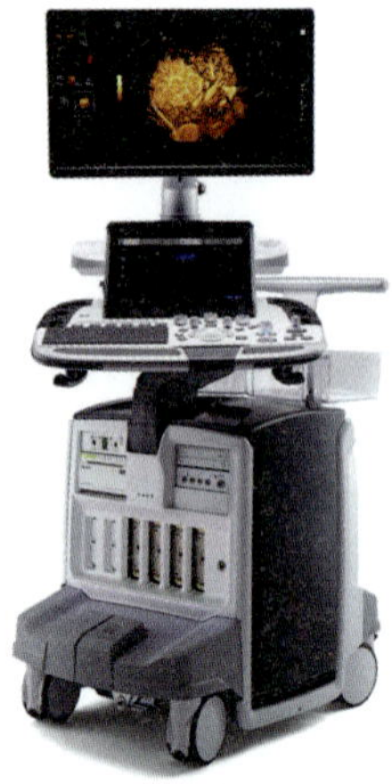

그림 6-30. **초음파 진단장치**

초음파 진단은 이러한 원리를 응용하여 개발된 것으로, 초음파를 인간의 생체 내에 입사시켜 조직에서 반사되는 반사파를 분석하여 병변을 찾아내는 것이다.

3.1 _ 초음파진단의 역사

초음파의 과학적 이용은 1912년 침몰된 타이타닉호의 선체를 찾기 위해 탐사한 것을 시작으로 제 2차 세계대전시 독일의 U-boat에 대한 대처 방안을 위해 영국과 프랑스 해군성의 대잠수함 탐지위원회(Anti-Submarine Detection and Investigation Committee)에서 초음파 탐사를 연구하였다.

전후에는 바다 속의 고기떼를 탐지하는데 매우 유용하게 사용한 것으로 알려져 있기도 하다. 초음파로써 인체를 진단하기 시작한 것은 1949년 Dussik가 초음파 투과법(hyper-phonogram)을 이용하여 뇌실을 검사한 것이 최초였다.

1950년 Danaka 등은 A-mode로 뇌종양 검사
1951년에는 Wild와 Neal이 A-mode로 유방 검사
1952년 Wild는 B-mode 영상 기록방법 개발
1957년 Imura은 Doppler법 개발
1977년 Wells는 유방검사에 Doppler를 이용
1989년 Cosgrove 등에 의하여 color Doppler가 소개되었고
1995년 Burns는 B-mode를 이용하여 혈류상태를 영상으로 나타내었다.

3.2 _ 초음파진단의 특징

초음파검사는 환자에게 장해를 주지 않고 쉽게 검사가 가능하므로 안구, 갑상샘, 혈관, 유방과 임신태아의 상태 등은 물론 복부장기의 거의 모든 기관에 대하여 점점 그 이용도가 증가되고 있다. 초음파검사의 특징을 살펴보면 다음과 같다.

- 비파괴적, 비침습적이며, 환자에게 고통이 없다.
- 신체적 장해가 없다.
- 주사면과 주사방향의 선택이 자유롭다.
- 연부조직의 병소를 찾아내는데 우수하다.
- 혈류의 상태와 혈관이나 심장판막 등 움직이는 장기의 묘사에 뛰어나다.
- 임상에서 쉽게 다룰 수 있고 그 결과를 곧바로 알 수 있다.
- 장치가 소형이며, 설치가 쉽고, 병실로 쉽게 이동할 수 있다.
- 체내 gas와 뼈(bone)에 의한 영향이 크다.
- 태아의 경우 3-D 또는 4-D영상 관찰에 의해 외형적 상태 관찰이 수월하다.
- 도플러효과를 이용하여 혈관, 심장 혈류의 속도, 이상 유무를 관찰할 수 있다.

3.3 _ 탐촉자의 종류

진단용 초음파 장비는 압전효과가 발생하는 탐촉자를 이용하여 pulse echo 원리에 따라 영상을 만들어 내며 검사 부위에 따라 종류가 다양하다.

주파수 대역이 비교적 낮으면서 투과 깊이가 깊은 convex, sector probe, 주파수 대역이 높아 투과 깊이가 낮으나 해상도가 좋은 linear probe가 대표적으로 있다.

탐촉자를 가지고 검사 부위에 일정한 방법으로 주사를 하면 그에 따른 영상을 만들고 진단을 한다.

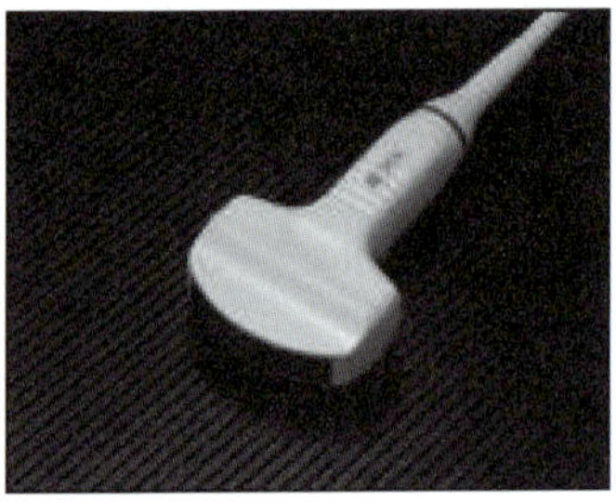

그림 6-31. Convex probe

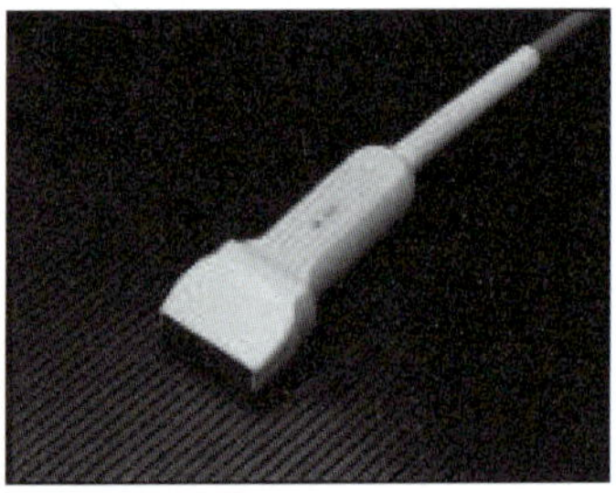

그림 6-32. Linear probe

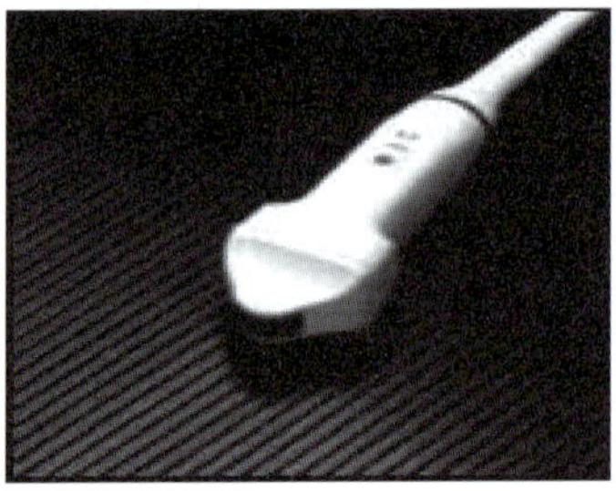

그림 6-33. Sector probe

3.4 _ 초음파진단의 적용

초음파검사는 물리적 특성상 뼈나 gas를 제외하고 인체의 모든 부위의 검사가 가능하다.

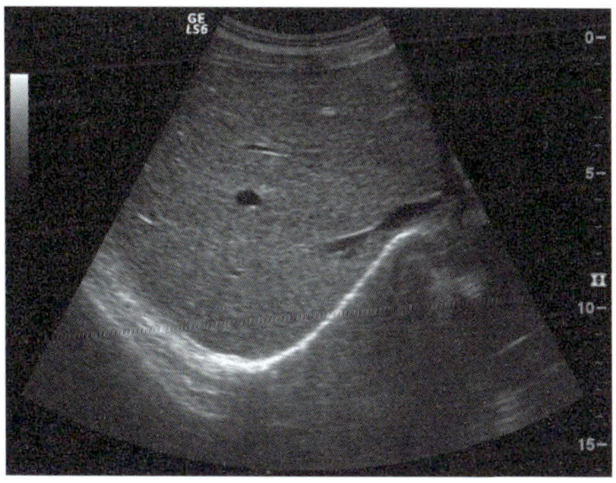

그림 6-34. 간 (Liver)

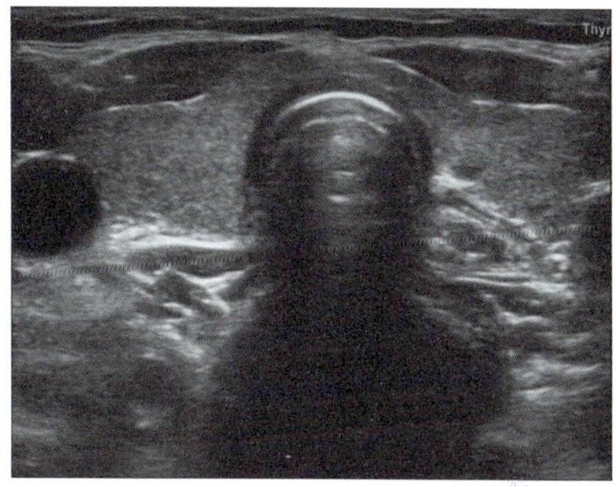

그림 6-35. 갑상샘 (Thyroid)

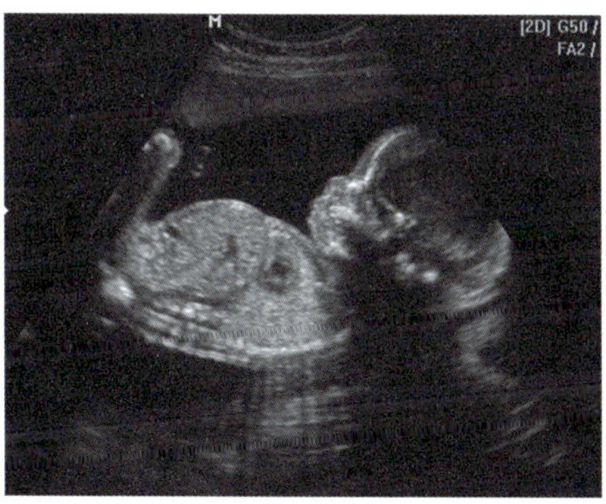

그림 6-36. Fetal (27wks)

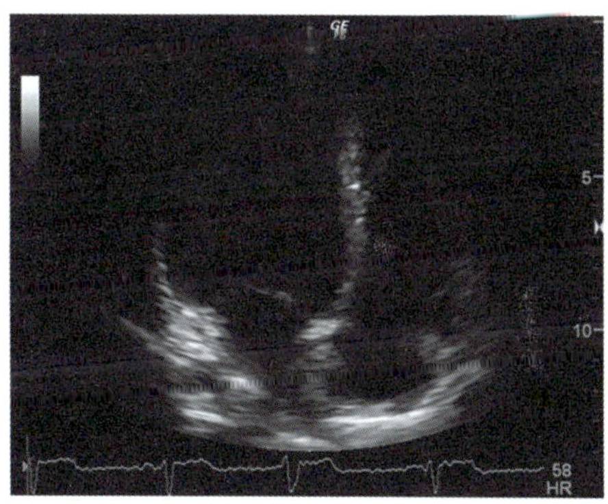

그림 6-37. Echocardiography

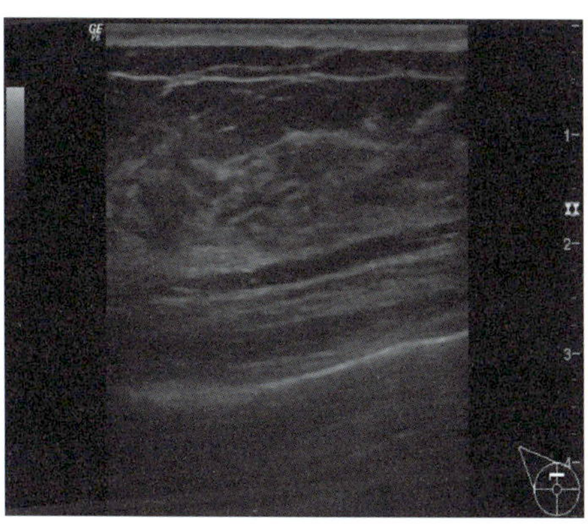

그림 6-38. 유방 (Breast)

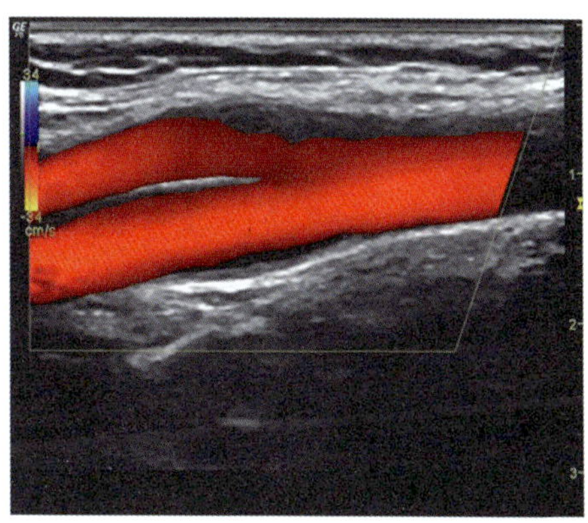

그림 6-39. 목동맥
Carotid artery (Color Doppler mode)

04 MRI(Magnetic Resonance Imaging)

이 영상은 자장과 비전리 방사선인 라디오파를 이용한다. 체내의 원자핵에 핵자기공명 현상을 일으켜 원자핵의 밀도 및 물리화학 특성을 영상화한 것이다.

강력한 자장에 의한 핵자기공명을 이용하여 여러 형태의 영상을 만들어 진단하게 된다. 뼈나 공기의 영향을 받지 않는 연부조직(근육·연골질환) 촬영에 적합하다.

- 뇌종양, 뇌혈관질환
- 전립샘질환
- 척추디스크질환
- 관절질환(무릎)
- 태아 MRI
- 3차원 혈관촬영
- 뇌하수체 선종(Pitutary Adenoma)
- 유방암
- 심근경색

Functional MRI

지금까지의 MRI는 신체나 장기의 해부학적 구조와 이 구조의 이상을 기초로 하여 질병을 진단하는데 비하여, functional MRI는 어떤 장기의 기능이 있는가 없는가, 정상인가 비정상인가를 영상으로 나타내는 방법이다.

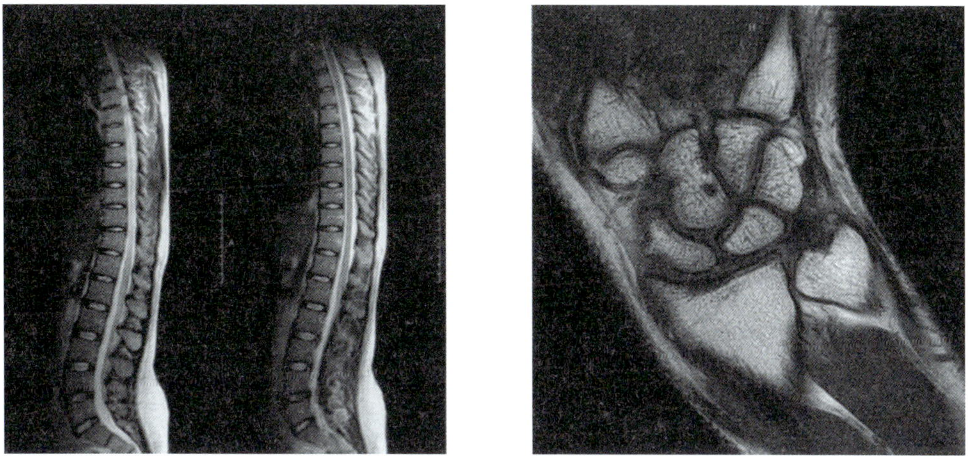

(a) 등 뼈 (b) 손 목

그림 6-40. MRI 영상

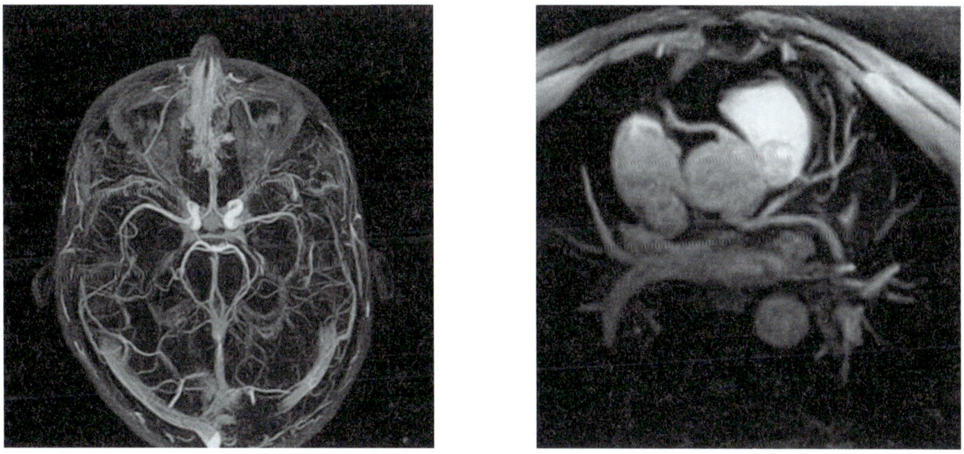

(a) 뇌혈관 (b) 관상동맥

그림 6-41. MRI 영상

05 체열 검사영상(Thermographic Image)

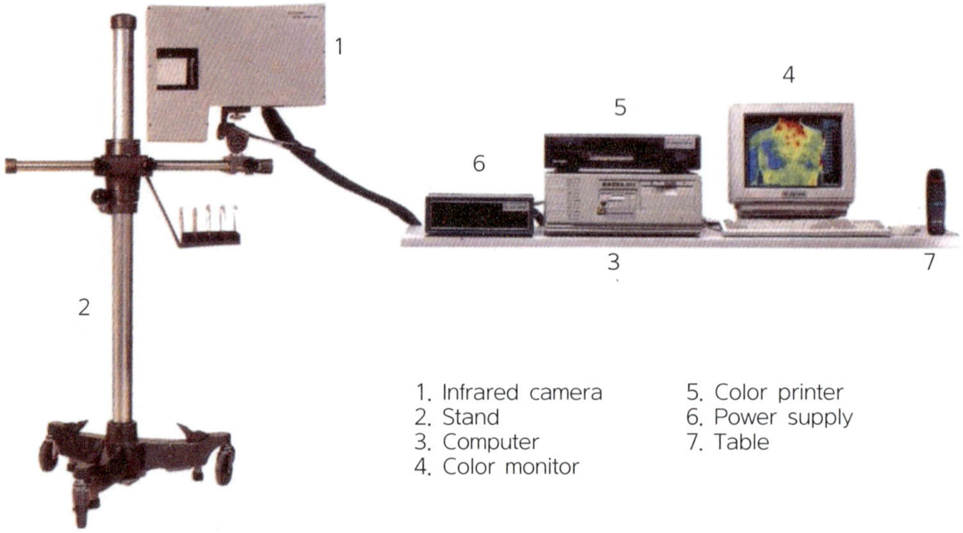

그림 6-42. 적외선 체열 촬영기

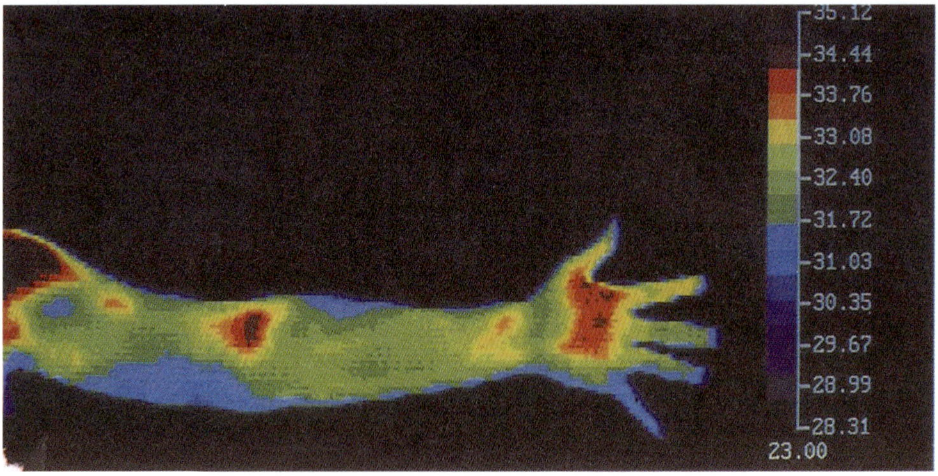

그림 6-43. 적외선 체열 검사 영상(Thermographic Imaging)

신체부위의 미세한 체온변화를 감별해 질병을 진단한다. 인체에서 발생하는 미미한 열에너지(적외선) 3~15 마이크로미터를 적외선 영상촬영기를 사용하여 측정한다. 체표면 온도가 변화하는 질환인 종양, 염증성 질환 및 혈행장애 등을 진단하는데 이용한다.

PART 2

Digital

Chapter 1

디지털 영상의 기본 개념

01 디지털 영상이란 무엇인가?

디지털 영상이란 피사체를 투과한 정보를 전기신호로 변환시킨 후, 아날로그/디지털 변환과정을 거쳐 화소의 회색도(농도) 값을 얻는다. 이렇게 얻은 초기 상태의 데이터를 적절한 영상처리과정을 통해 잡음이나 불균일성을 제거한다. 이를 다시 아날로그 신호로 변환하여 필름으로 출력시키거나, CRT 등의 모니터에 표시하는 것을 말한다.

영상의학과에서의 디지털 영상은 CT(Computed Tomography), MRI, 초음파, 투시영상이 포함되나 일반적으로 단순촬영의 디지털화 영상, TFT(Thin Film Transitor)를 이용한 평판형 검출기 방식의 영상을 가리킨다.

영상의학과에서 100년간을 지켜온 아날로그 영상에서 디지털 영상으로 바뀌는 이유는 무엇인가?

- 2진부호 신호(디지털)가 안정되어 영상 데이터의 수집, 영상처리, 전송, 기억 등 컴퓨터 시스템 내에서 처리하는 한 열화(劣化)되지 않고, 완전한 재현성이 유지된다. 이것이 디지털 처리의 큰 장점이다.
- 영상의학과에서 다루는 영상의 기법들이 아날로그 처리로는 불가능하기 때문이다. 대표적인 예가 CT, MRI, CR 등이다.
- 필름이 담아내는 정보의 한계성 때문이다.
- 한번 만들어 낸 영상 데이터는 저장장치에 기록해두고 컴퓨터 프로그램으로 자유롭게 변경할 수 있기 때문에 유연성이 극히 높다. 따라서 4비트 영상이든, 8비트 영상이든 컴퓨터 프로그램에서 배열의 파라미터만 바꾸면 원리적으로 얼마든지 고정밀도의 취급이 가능하다. 반면 아날로그 처리에서는 정밀도를 한 자리 올리기 위해서는 장치의 대폭적인 개량이 필요하다.
- 필름에서는 영상의 획득과 저장이 분리될 수 없지만, 디지털 영상에서는 두 기능을 분리해서 사용할 수 있다는 것이다. 완벽한 하드웨어 기술이 이를 뒷받침 해주고 있다.
- 하드웨어의 급속한 발전으로 아날로그 영상에 근접한 해상도를 가능하게 만들고 있다.

1.1 _ 디지털 영상의 기본 개념

1.1.1 영상처리 시스템

영상처리를 수행하기 위해서 필요한 영상처리 시스템은 그림 1-1과 같이 구성된다.

- 입력 장치 : 영상을 처리하기 위해 입력받은 아날로그 영상을 카메라, 스캐너를 이용하여 컴퓨터가 처리할 수 있는 디지털로 변환시켜 준다.

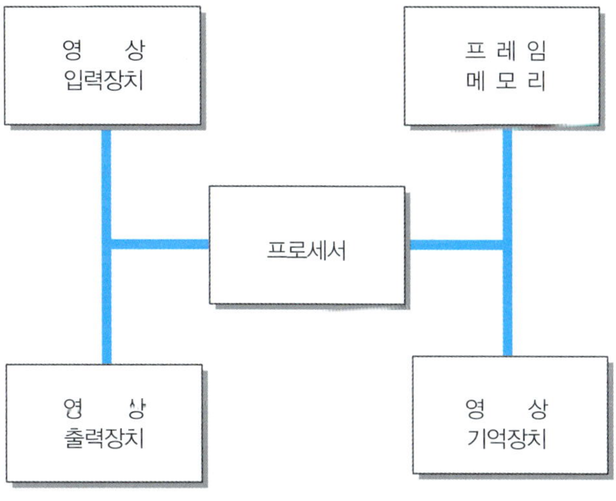

그림 1-1. 영상처리 시스템

- 프레임 메모리 : 입력받은 데이터를 임시 저장하기 위한 저장장치이다.
- 프로세서 : 영상의 내용을 변경하여 원하는 특성을 갖도록 하기 위한 처리를 한다.
- 기억장치 : 입력된 영상을 영구적으로 저장한다.
- 출력 장치 : 처리된 영상을 보여주기 위해 흔히 모니터를 사용하며, 흑백 영상 출력에 적합한 레이저프린터, 칼라영상을 출력할 수 있는 잉크젯프린터 및 칼라프린터 등이 쓰인다.

1.1.2 디지털 영상 표현

디지털영상은 화소의 위치 및 밝기를 수치로 표현한 것이다. 다음 식과 같이 화소가 위치한 좌표(x,y) 및 색의 밝기(g 또는 r, g, b)들의 집합으로 표현할 수 있다.

- 이진영상 : g(x,y) = 0 또는 1
- 회색영상 : g(x,y) = 0~255 중의 한 값
- 칼라영상 : c(x,y) = [r(x,y) g(x,y) b(x,y)]

이렇게 표현된 화소(picture element, 줄여서 pixel 또는 pel)는 영상의 최소 단위가 된다. 디지털 영상은 바로 이 화소들을 2차원적으로 배열한 것이다.

화소가 갖는 색의 종류에 따라 그림 1-2와 같이 이진영상(binary image), 회색영상(gray image), 칼라영상(color image)으로 나눌 수 있다. 이진영상은 화소의 값을 0(흑)과 1(백)로 표현하며, 회색영상은 8비트를 쓸 경우에 0~255까지의 정수를 사용한다. 그리고 칼라영상은 빨강, 초록, 파랑의 순서대로 각각의 밝기에 해당하는 정수값을 연속해서 사용한다.

- 이진영상 : 영상 내의 모든 화소가 2가지 색(보통 흑과 백)으로만 나타낸 것
- 회색영상 : 단일 색을 갖되 밝기가 있는 것
- 칼라영상 : 여러 색이면서 밝기도 있는 것을 의미한다.

이 경우에 밝기는 보통 정수를 사용하며, 밝을수록 높은 수치를 가진다. 칼라인 경우에는 표현하고자 하는 색을 빛의 3원색인 빨강(red), 녹색(green), 파랑(blue)의 밝기로 분해하여 표기한다.

(a) 이진영상 (b) 회색영상 (c) 칼라영상

그림 1-2. **색의 종류에 따른 영상의 표현**

이러한 디지털 영상의 특징은 정확한 처리와 재현성이 좋다. 또한 프로그램을 사용할 수 있으므로 제어하기가 쉽고 여러 가지 영상 처리가 가능하다. 그러나 데이터량이 많고 처리 시간이 많이 걸리는 단점이 있다.

1.1.3 디지털 영상 파일의 구조

컴퓨터가 일반적으로 쓰이는 그래픽 파일들은 실제 영상을 표현하는 데이터의 앞부분(header)에 영상의 크기 및 특성 등의 정보를 저장한다. 그러나 영상의 크기가 정해져 있고 속성이 일정한 영상들을 다루는 경우에는 영상데이터 부분만을 파일에 기록하여도 된다. 따라서 헤더가 없는 미가공 영상(raw image)을 영상파일로 정의한다.

영상에서 화소의 농도를 수치로 표현하기 위해 필요한 비트수는 화소색에 따라 달라진다. 즉, 이진영상인 경우에는 0과 1만으로도 가능하므로 단지 1비트만을 쓰면 된다. 그러나 회색영상인 경우에는 화소 밝기의 수로 256단계를 나타내려면 8비트가 소요된다.

영상은 2차원으로 배열된 화소들의 집합이므로 각 화소들을 순서대로 나열하여 파일에 쓰거나 읽으면 된다. 다만 수학에서 쓰이는 좌표계는 왼쪽에서 오른쪽으로 값이 커지는 X축과 아래쪽에서 위쪽으로 커지는 값을 갖는 Y축을 가진다. 그러나 영상은 위에서부터 아래로 만드는 것이 일반적이므로 Y축 좌표값이 위, 아래가 바뀌게 된다. 즉, 영상 데이터를 쓰거나 읽을 때는 순차적으로 영상의 위에서부터 아래로 왼쪽에서 오른쪽으로 한 화소씩 처리하면 좌표값을 일일이 지정하지 않아도 된다.

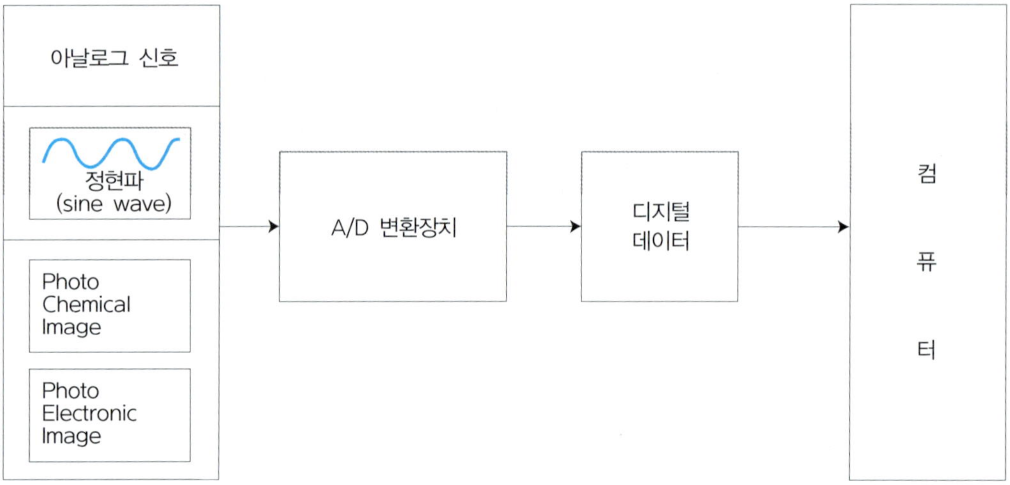

그림 1-3. **컴퓨터에 입력하기 위해 아날로그영상 데이터를 디지털 데이터로 변환하는 과정**

1.2 _ 디지털 영상의 생성 과정

1.2.1 아날로그 신호와 디지털 신호

영상을 표현하는 방법에는 여러 가지가 있는데, 종래의 방사선과에서 다루던 영상은 필름 위에 투영된 아날로그 방식이었다. 아날로그 방식이 표현하는 신호는 시간에 따라 연속적으로 변하는 신호인데 반해, 시간에 따라 불연속적으로 변하는 신호를 디지털 신호라 한다. 정현파(sine wave)는 아날로그 신호의 대표적인 예이다.

이러한 아날로그 신호를 컴퓨터에서 처리할 수 있도록 디지털 신호로 바꾸어 주어야 한다. 이 때 컴퓨터의 조작에 의해 아날로그 신호의 연속적인 값은 분리된 숫자로 마무리 된다. 이러한 과정을 거쳐 그림 1-3처럼 디지털 형태의 데이터가 출력된다.

1.2.1 아날로그에서 디지털데이터로 변환되는 과정

1) 아날로그 영상을 표본화(Sampling)에 의해 작은 영역의 배열로 나눈다.
   각각의 작은 영역을 픽셀(picture element)이라 부른다. 주사의 결과로 형성된 매트릭스(matrix)는 가로 픽셀수×세로 픽셀수로 구성된다.

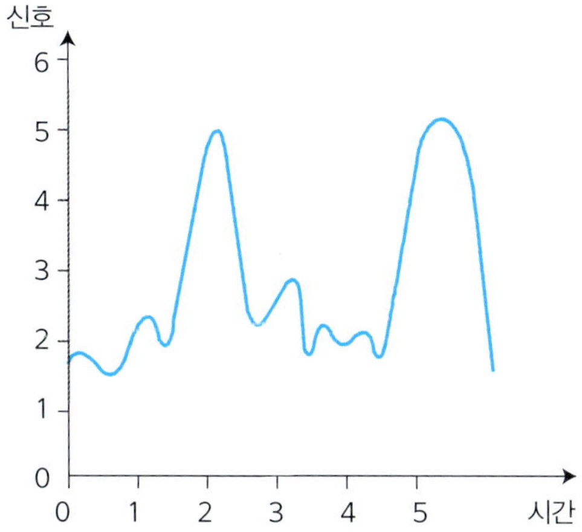

(a) 시간 방향, 강도 방향 모두 아날로그

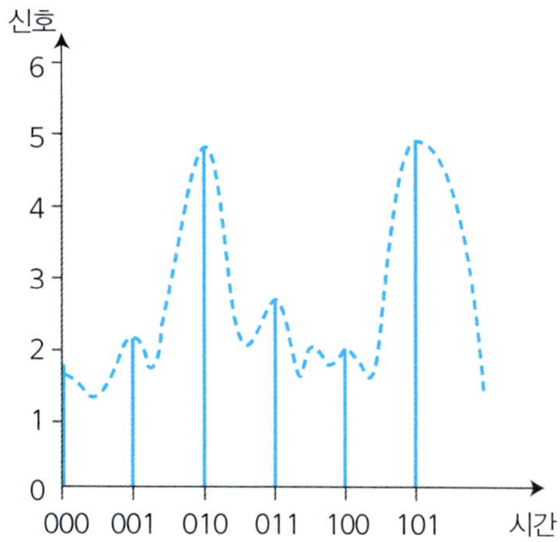

(b) 시간 방향만 양자화, 신호 방향은 아날로그

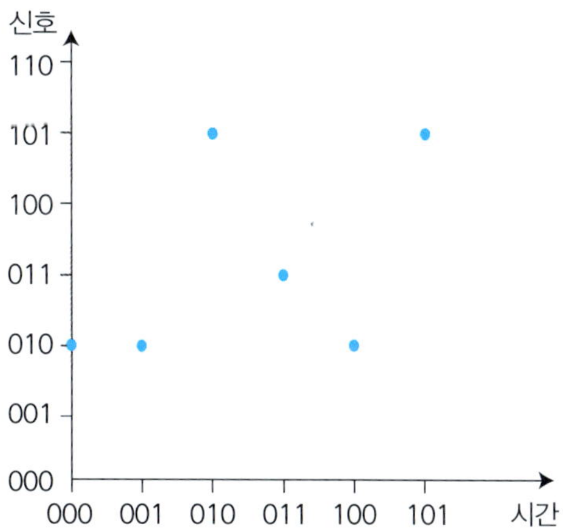

(c) 시간 방향, 신호 방향 모두 양자화

그림 1-4. **표본화와 양자화**

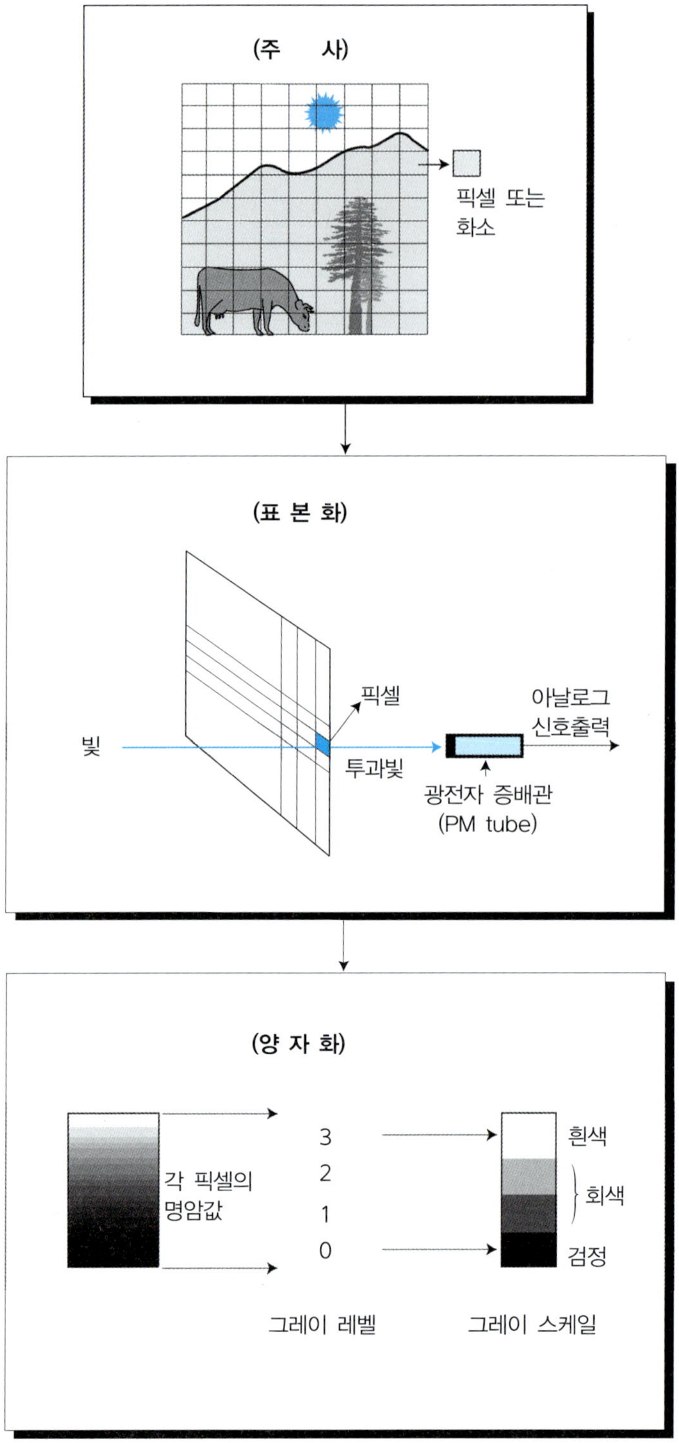

그림 1-5. 아날로그 영상을 디지타이징(digitizing)하는 과정

2) 양자화(Quamtization)의 과정이다.

디지털 데이터로 변환하는 두 번째 단계이며, 시간적으로 연속된 신호를 이산적인 수치로 표현하는 조작이다. 이 과정에서 각 픽셀의 휘도(brightness)를 검출해서 전기적 신호로 변화시켜 주는 장치를 P-M tube(Photo Multiplier)라 한다.

표본화 되어진 각 픽셀의 휘도 값은 그레이 레벨(gray level)이라 부르는 이산의 수(0, 양수, 음수)로 지정된다. 이렇게 형성된 그레이 레벨의 총 합계를 그레이 스케일(gray scale)이라고 한다. 그러므로 하나의 영상은 그레이 레벨 범위 내에서 만들어진다.

1.2.3 ADC(analog-to digital converter)와 DAC(digital-to analog converter)

1) ADC(analog-to digital converter)

디지털 영상처리에서 중요하게 다루어야 할 개념은 아날로그 데이터를 디지털 데이터로 변환하는 과정이다.

ADC의 가장 중요한 특성은 아날로그 신호를 디지털 신호로 정확히 근접시키는 방법이다. 신호의 범위는 비트(binary digit) 단위의 수로 나타낸다. 이 때 비트수가 많을수록 변환의 정확도는 높아진다. 예를 들면,

- 1 bit ADC는 아날로그 신호를 두 가지(2^1)의 디지털 신호로,
- 2 bit ADC는 아날로그 신호를 네 가지(2^2)의 디지털 신호로,
- 8 bit ADC는 아날로그 신호를 256가지(2^8)의 디지털 신호로 표현하는 것이다.

2) DAC(digital-to analog converter)

컴퓨터는 디지털 신호로 표현된 수치 영상을 가지고 동작을 하게 된다. 그러나 디지털 영상을 테이프나 디스크 또는 TV모니터에 나타나게 하려면 다시 아날로그 영상으로 변화해야 한다. 왜냐하면 모니터는 디지털 신호로 일을 하지 못하고 아날로그 신호로 일을 하기 때문이다. 이러한 변환을 하기 위해서는 DAC가 필요하다. ADC와 DAC의 구성은 그림 1-6과 같다.

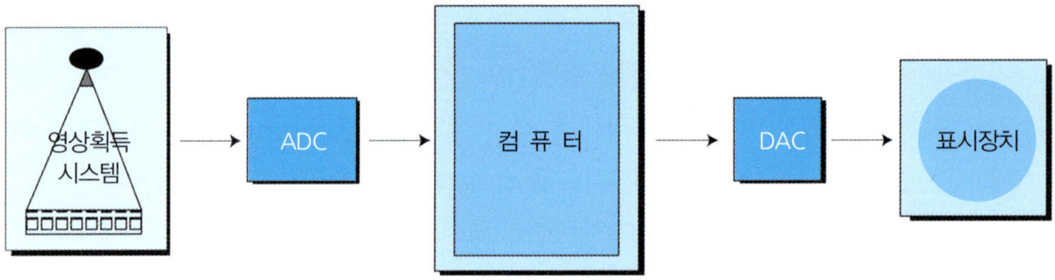

그림 1-6. 디지털 영상 처리 시스템에서의 ADC와 DAC의 구성도

Chapter 2

디지털 영상 처리

01 디지털 영상 처리의 기본 개념

1.1 _ 주사(Scanning)

영상은 2개의 변수 x, y에 의해서 표시된 2차원 정보 형태이다. 이것을 컴퓨터에 입력시킨 후 멀리 떨어진 곳에 영상 정보를 전송할 경우, 또는 컴퓨터에서 영상을 처리하고 저장할 경우에도 2차원 신호를 1차원 신호로 변환시키면 보다 영상 취급이 쉬워진다. 이 때 주사(走査 : scanning)가 행해진다.

2차원 영상정보를 1차원으로 변환시키는 방법에는 래스터 주사, 힐버트 주사, Z주사 등이 있다. 이중에서 래스터 주사는 영상의 왼쪽 위를 원점으로 하여 제일 위쪽의 행부터 차례로 제일 아래쪽의 행까지, 영상의 농도값을 1차원으로 재배열시켜서 작성하는 방법으로 가장 많이 사용하고 있다. 이때 왼쪽에서 오른쪽으로 수평방향의 영상 변환 조작을 수평주사라고 하며, 수평 주사군에 의해서 구성된 화면을 래스터(raster)라고 한다. 이와 같은 주사에 의해서 변환된 영상을 래스터 주사 영상, 또는 래스터 스캔 영상이라고 한다. 대표적인 래스터 스캔 영상에는 텔레비전과 팩시밀리(facsimili)영상이 있다.

이와 같이 해서 얻어진 1차원 신호에 대해서 일정한 간격마다 그 값을 구해감으로써 이산적인 점열을 얻을 수 있다. 표본화에 의해서 가로 방향의 화소수가 M, 세로 방향의 화소수가 N이 되었을 경우 매트릭스(화상)를 이루며 크기는 “M×N화소”로 표현된다.

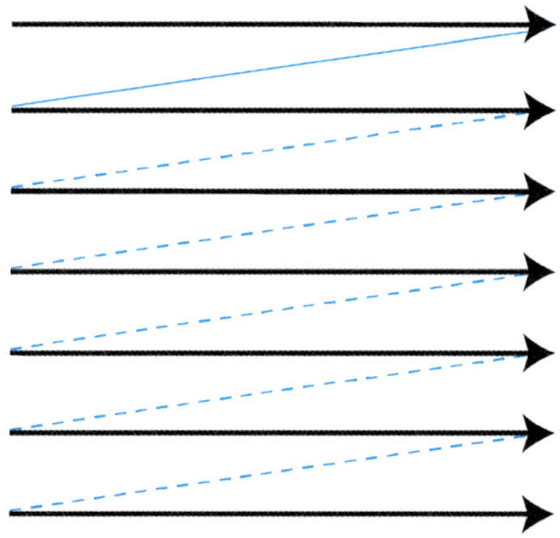

그림 2-1. 래스터 주사(scanning)

1.2 _ 표본화(Sampling-pixels)

검출기에서 나오는 신호는 아날로그 신호이며, 이를 컴퓨터로 보내기 전에 디지털 형태로 변환시키기 위한 두 번째 단계로 표본화가 행해지는 것이다. 표본화(sampling)는 시간적으로 연속된 영상을 이산적인 점(표본점, 화소)의 집합으로 변환하는 조작이다.

이러한 공간영역 디지털화는 픽셀수에 따라

- 공간분해능(Spatial resolution)
- 관심영역(Field of view)이 달라진다.

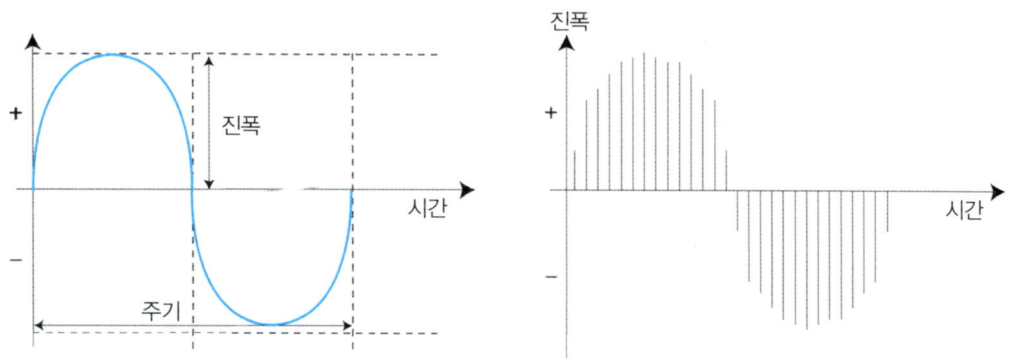

그림 2-2. 표본화

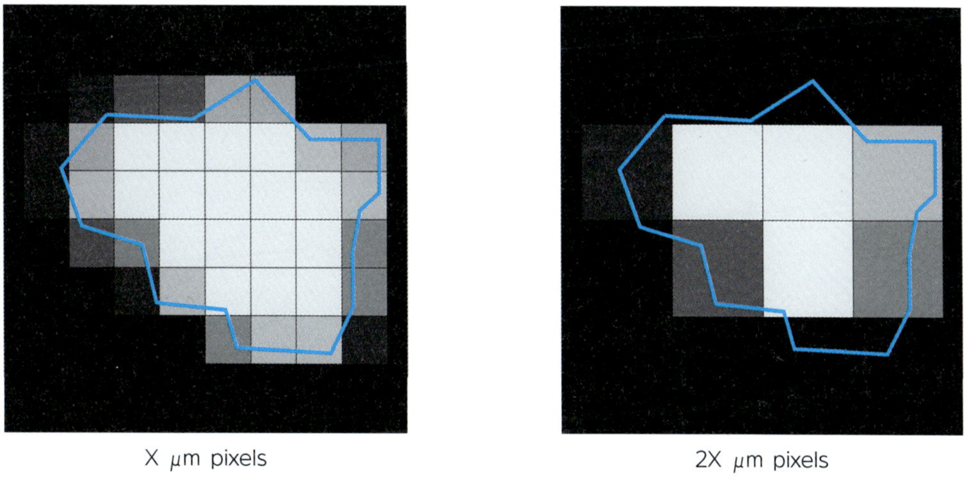

그림 2-3. Field of view

1.2.1 표본화 정리(sampling 정리)

주어진 영상 신호에서 표본화 주기 T(각 표본점 간격)의 결정법은 신호 이론에서의 표본화 정리(sampling 정리)가 적용된다. 즉, 원래 영상 신호가 가지는 최대주파수의 2배 이상으로 표본화하면 손실없이 디지털화할 수 있다는 것이 표본화 정리이다.

그림 2-4와 같은 신호를 표본화하려고 할 때, ①의 위치에서 표본화하면 A-신호와 B-신호를 분간하지 못한다(aliasing). 따라서 A-신호와 B-신호를 완전히 표현하기 위해서는 ①과 ②의 두 곳에서 표본화해야 한다(Nyquist sampling frequency).

이와 같이 고주파 성분을 포함하고 있는 영상 신호에 표본화 주파수를 낮게 하여 표본화하면, 대상 영상을 충실하게 나타내지 못한다. 따라서 영상 정보를 충실히 표현하기 위해서는 대상으로 하는 영상 신호가 가지는 최대 주파수의 2배 이상의 주파수로 표본화를 하여야 한다. 최대 주파수 f_o을 가질 때의 표본화 간격을 $1/(2f_o)$보다 크게 설정할 때에는 원래의 아날로그 신호를 그대로 복원할 수 없다는 것이다.

앨리어싱 아티팩트는 표본화 수가 너무 적어 본래의 신호를 나타내지 못해서 생기는 신호이며, 주로 고주파 성분에 의해 발생된다. 이 현상은 영상의 노이즈를 증가시키고, MTF측정시 오차를 일으키는 요인이 된다.

표본화 할 주파수가 결정되어 있을 경우에는 그 주파수의 1/2에 해당하는 주파수 이상의 고주파 성분을 영상 신호로부터 제거시켜야 한다. 예를 들면 10 lp/mm로 영상 신호를 표본화 할 경우에는 그림 2-4와 같이 표본화 하기 전에 5 lp/mm 이상의 주파수 성분을 제거시켜야 한다. 이와 같이 고주파 성분을 제거시키는 필터를 앤티 엘리어스 필터(anti-alias filter)라고 한다.

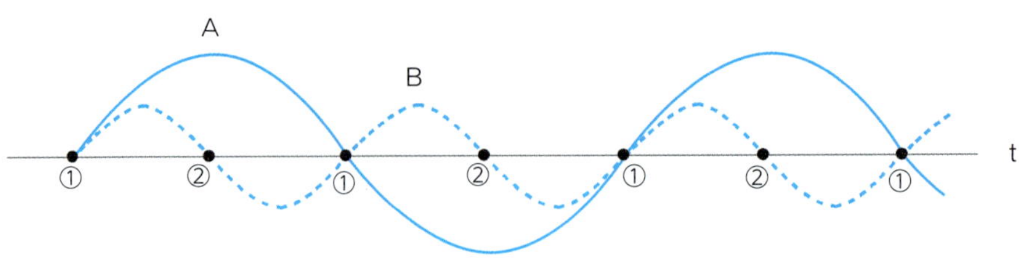

그림 2-4. 고주파 성분을 포함한 영상 신호

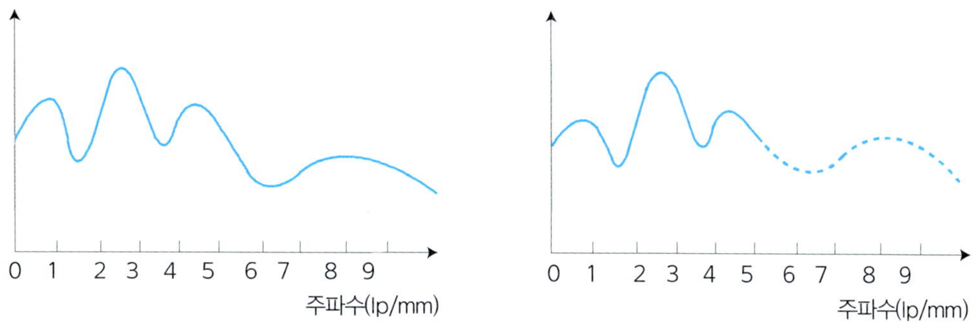

그림 2-5. 앨리어싱 아티팩트를 발생시키는 고주파 신호를 제기

1.2.2 Nyquist 주파수, Nyquist 주기

표본화 정리에 의해 결정되는 주기와 주파수를 Nyquist주기, Nyquist주파수라 한다.

- Nyquist 주파수 : 입력되는 아날로그 신호의 주파수 범위가 0부터 f_o(최대 주파수)일 때 최대 주파수의 2배가 된다.
  어떤 시스템에서 조직을 묘출해 낼 수 있는 한계치의 공간주파수를 말한다.
- Nyquist 주기 : 나이키스트 주파수의 주기를 말하며, $1/2f_o$이 된다. 나이키스트 샘플링 주기, 나이키스트 양자화 주기라고도 한다.

그림 2-6(a)는 Nyquist 샘플링 주기인 $1/(2f_o)$보다 짧은 주기를 사용하였을 경우, 원래의 영상신호가 제대로 복원되는 것을 보여주고 있다. 그림 2-6(b)는 Nyquist 샘플링 주기보다 긴 간격으로 샘플링할 경우, 원래의 신호와 복원 신호의 차이가 있음을 보여주고 있다.

해상력 차트의 검은색과 흰색이 한 공간에서 구별할 수 있는 범위에서 Nyquist주파수를 결정해야 한다. 검은색(opaque bar)과 흰색(open space bar)으로 구성되는 한 쌍을 line Pair라 한다.

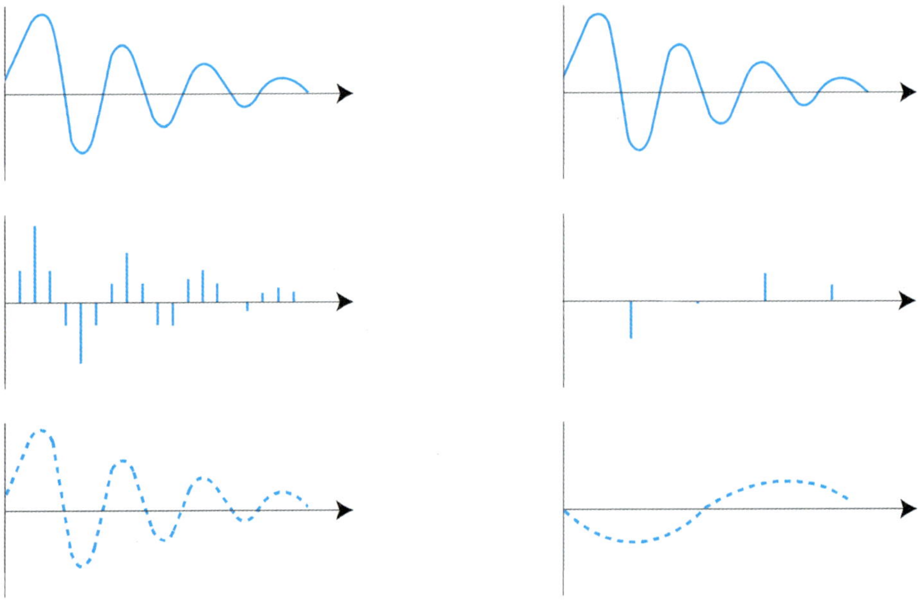

(a) Nyqiust 주기보다 짧은 경우

(b) Nyqiust 주기보다 긴 경우

그림 2-6. Nyquist 샘플링 주기에 따른 원래 신호의 복원 상태

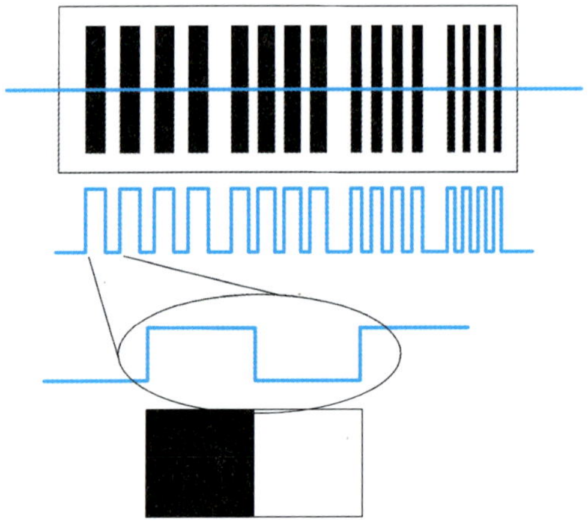

그림 2-7. 해상력 차트의 Line Pair

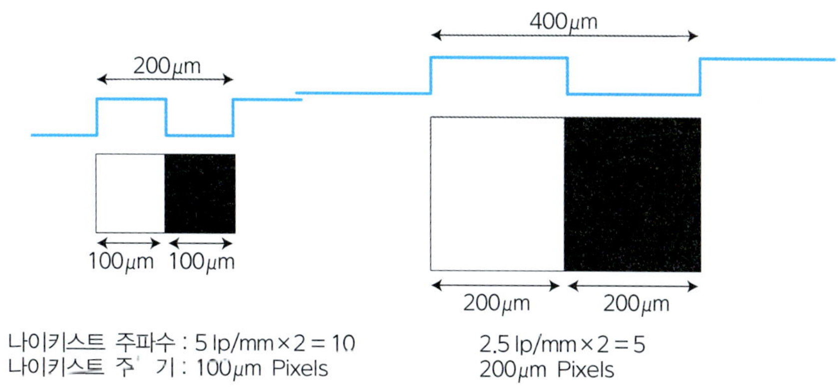

그림 2-8. **나이키스트 주파수, 나이키스트 주기**

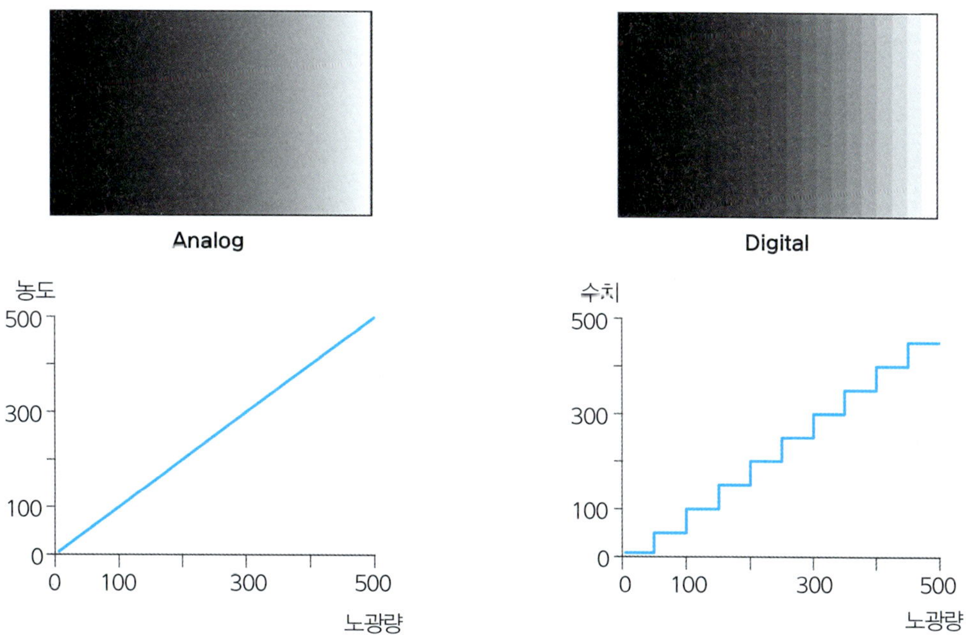

그림 2-9. **명암값의 양자화**

그림 2-8에서 보이는 것처럼 최대 주파수가 각각 5 lp/mm와 2.5 lp/mm인 상태에서 나이키스트주기는 각각 100 μm와 200 μm가 된다.

1.3 _ 양자화(Quantization-bits)

표본화에 의해 영상은 시간적·이산적으로 분포된 화소로 분해되지만, 화소의 값(농담값)에 관해서는 연속값으로 되어있다. 이 연속적 농담값을 이산적이고 비연속적인 신호값(정수값)으로 변환하는 조작이 양자화(quantization)이다. 양자화를 행하는 이유는 디지털 컴퓨터로서는 무한한 수치로 표현되는 아날로그 신호를 처리하지 못하기 때문이다.

영상에 주어지는 양자화수는 대상으로 하는 영상의 내용이나 처리 목적에 따라서 달라진다.

- 문자나 도형 : 각 화소가 0이나 1의 2계조로 영상의 농도를 표현할 수 있다. 이와 같이 각 화소를 1비트로 표현하는 영상을 이진영상(binary image)이라고 한다.
- 풍경이나 인물사진 : 적어도 32~256단계(5~8비트)의 계조수가 필요하게 된다.
- 의료영상 : 일반적으로 1024~65,536단계(10~16비트)를 사용한다.

256단계는 사람의 눈으로 인지할 수 있는 그레이 스케일이다. 인체를 투과한 엑스-선의 강도차를 나타내기 위해서는 이보다 넓은 그레이 스케일이 필요하다. 최소한 10비트의 그레이 스케일이 필수적이며 12비트 이상을 많이 사용한다.

1) 그레이 레벨, 그레이 스케일

그림 2-10은 백색-회색-흑색이 연속된 변화(농도값)를 8비트, 즉 0~255의 256레벨로 양자화 했을 때의 모양을 나타낸 것인데, 농도값과 대응하는 농담의 정도를 농도 계조 또는 그레이 스케일(gray scale)이라고 부른다. 디지털 영상의 각 픽셀들은 위치정보와 함께 그레이 스케일 값을 갖는다. 그레이 스케일 값의 범위는 “bit depth”로 나타내는데 예를 들어 bit depth가 8비트라면 그레이 스케일(그레이 레벨은 0~255)은 256단계가 된다.

2) 양자화 오차

원래 신호(S)와 양자화 신호(Q)의 차를 양자화 오차(quantization error)라고 하며 양자화 오차가 커지면 정밀도가 저하된다. 높은 비트(16~20비트)에서 양자화 할 경우 양자화 오차에 의한 S/N비가 낮아져 문제가 되므로 적당한 비트수를 결정하는 것이 좋다.

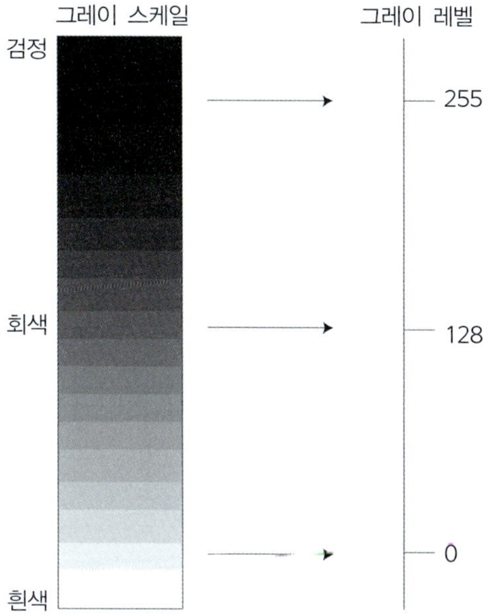

그림 2-10. **그레이 스케일과 그레이 레벨**

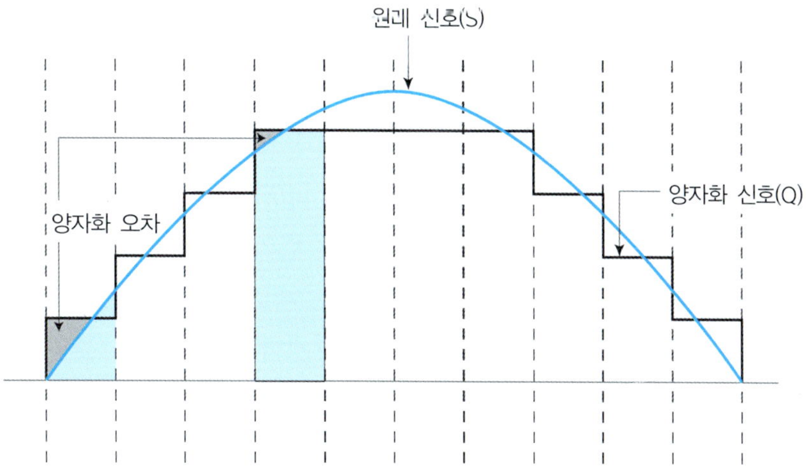

그림 2-11. **양자화 오차**

3) 부호화(Coding)

양자화를 행한 영상 신호에 대해서 최종적으로는 1과 0만을 이용한 2진수 표시의 부호화(coding)를 행한다. 부호화로 할당된 농도의 양자화 수를 계조수라고 하며, 이 계조수는 2진 부호, 즉 비트(bit)로써 표시된다. 영상의 농도값은 0 이상의 정수이기 때문에 어떤 영상의 농도를 6비트로 표현하면 가장 밝은 화소는 111111로 되고, 가장 어두운 화소는 000000으로 된다. 그리고 그 중간의 농도값을 62단계로 나누어 차례로 부호를 할당하면 된다.

0~255의 값을 명암값으로 대응시킬 경우, 0을 흰색, 255를 검정으로 하는 방법과, 0을 검정, 255를 흰색으로 하는 방법이 있다. 이것은 대상 영상의 입력 방법을(예를 들면, 투과형으로 입력하느냐, 반사형으로 하느냐) 어떠한 관점에서 취급하는가 등에 의존한다. 또한 검은색과 흰색 2값만 가지고 있는 2값 영상의 경우에는 0을 흰색, 1을 검정으로 하는 것이 일반적이다.

1.4 _ 표본화수와 양자화수를 바꾼 경우

디지털 영상을 얻기 위해서는 표본화, 양자화라고 하는 처리가 필요하게 된다는 것을 설명하였는데, 표본화수 및 양자화 레벨수를 바꾸면 얻어지는 화질이 구체적으로 어떻게 다른가에 대해서 실례를 나타내기로 한다.

1.4.1 표본화수를 바꾼 경우

양자화 레벨수는 256레벨로 일정하게 하고, 표본화수 N×N에서 N=256, 128, 64, 32로 했을 때의 영상의 예를 그림 2-12 (a)~(d)에 나타냈다.

여기서 각 영상을 표시할 때는 화면상의 동일 표시 범위를 사용하도록 하고 있다. 따라서 화소수가 적은 것에 대해서는 1개의 화소를 가로, 세로방향으로 되풀이하는 모양으로 표시를 하였다. 이 때문에 화소수가 적은 것일수록 1개의 화소가 블록 모양으로 되어 있는 것이 눈에 띤다. N = 256의 영상에서는 거의 충분한 화질이 얻어지는데, N = 128이 되면 약간 거칠게 되고, N = 64, 32에서는 급속히 화질이 나빠지는 것을 알 수 있다.

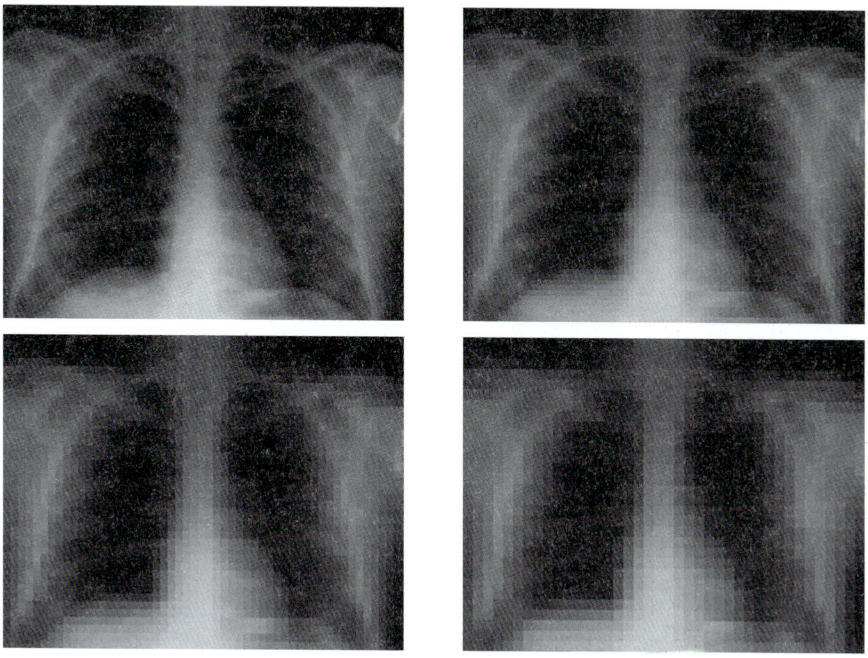

(a) 256×256 (b) 128×128 (c) 64×64 (d) 32×32

그림 2-12. 화소수를 바꾼 경우(양자화 레벨수는 256)

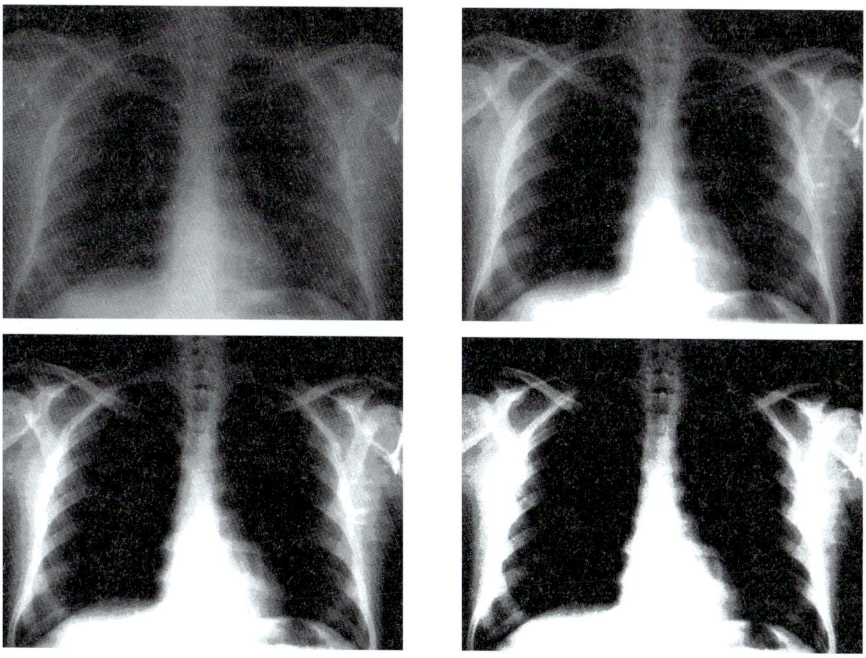

(a) 8비트(256) (b) 7비트(128) (c) 6비트(64) (d) 5비트(32)

그림 2-13. 양자화 레벨수를 바꾼 경우(화소수 320×240인 경우)

1.4.2 양자화 레벨수를 바꾼 경우

화소수는 320×240화소로 하고, 양자화 레벨수를 256, 128, 64, 32로 했을 때의 영상의 예를 그림 2-13 (a)~(d)에 나타냈다.

32, 64, 128 레벨로 했을 때의 영상은 256레벨과 다르게 의사윤곽이 생긴다. 즉, 농담이 본래 매끄럽게 변화하고 있는 부분인데, 양자화 레벨수 때문에 농담의 단차가 생겨서 의사적으로 윤곽이 존재하는 것처럼 보이는 현상이 생기고, 또 농담에 세밀한 변화가 상실되어 충분한 영상을 얻을 수가 없다.

1.5 _ 디지털 영상의 데이터량

한 장의 영상을 M×N 화소수로 분해하고, 각 화소에 대해서 b비트의 양자화 부호가 주어졌을 때 필요한 데이터량은 M×N×b 비트로 된다.

- 정지영상의 데이터량 = (수평방향 픽셀수)×(수직방향 픽셀수)×(픽셀의 표현 비트수)
- 동영상의 데이터량 = (수평방향 픽셀수)×(수직방향 픽셀수)×(픽셀당 비트수)×(초당 프레임)
- 가로 800 픽셀수, 세로 600 픽셀, 24비트 칼라로 구성된 디지털 영상의 크기는
  800×600×24비트 = 11,520,000비트/8 = 1,440,000바이트 = 1,440MB
  실제로 영상에 관련된 기타 정보를 포함하면 크기는 더욱 커진다. 참고로 비트(bit)는 0과 1로 구성된 정보량의 최소단위이며, 8 bit가 모여 1바이트(byte)가 된다.

512×512×2비트 [4단계]의 영상과, 256×256×8비트 [256단계]의 영상이 필요로 하는 데이터량은 같다. 그러나 인간의 얼굴과 같이 농도가 완만하게 변화하는 부분이 중요한 의미를 가지는 영상의 경우는 양자화 수를 증가시키는 것이 좋으며, 풍경과 같이 미세한 부분이 많은 영상의 경우는, 화소수를 증가시키는 것이 좋다. 그러나 결정된 M, N, b에 의한 화질의 평가는 인간의 미적인 감각에 의존하고 있기 때문에 어떤 것이 가장 좋다고는 말할 수 없다.

1.6 _ 분해능(Resolution)

화질이 우수한 영상을 획득하려면 검출기에 입사되는 영상정보가 많고, 영상신호가 크며, 검출기 자체의 검출 능력(분해능)이 우수하여 큰 bit depth로 영상을 획득할 때 가능

하다. 실제 인간이 느끼는 영상의 질은 동일한 화질의 디지털 영상에 대하여 판독 환경과 디스플레이 장치의 성능에 따라 달라진다.

표 2-1. **콘트라스트 분해능**

2^1	1 bit	2 계조
2^2	2 bit	4 계조
2^3	3 bit	8 계조
2^4	4 bit	16 계조
2^5	5 bit	32 계조
2^6	6 bit	64 계조
2^7	7 bit	128 계조
2^8	8 bit	256 계조
2^{16}	16 bit	65,536 계조
2^{24}	24 bit	16,777,216 계조

분해능은 영상에서 분해 가능한 선의 개수를 line pairs/mm와 같이 나타내는 것이 일반적이지만 디지털 영상에서는 픽셀의 크기를 분해능으로 사용하기도 한다. 영상 시스템의 분해능은 픽셀의 크기가 대부분 다르다. 정확한 분해능은 분해능 평가용 팬톰을 사용하여 직접 영상을 얻고, 영상의 단면으로부터 얻을 수 있다.

따라서 DR 시스템에서 고려되어야 할 분해능 요소로는 크게 나누어 대조도 분해능(contrast resolution), 공간 분해능(spatial resolution), 시간 분해능(time resolution), 출력기 분해능 등이 있다.

1.6.1 공간 분해능(Spatial resolution)

대부분의 필름/스크린 시스템의 공간 분해능은 5 lp/mm이며, 픽셀의 크기는 0.1 mm에 해당한다. 흉부 엑스-선 사진에서 미세한 병변을 보기 위한 공간분해능은 2.5 lp/mm, 픽셀의 크기는 0.2 mm가 필요하다. 1,760×2,140 픽셀의 4k 매트릭스(5 lp/mm)에 해당되는 DR시스템 검출기가 개발되어 공간분해능의 한계를 해결하였다.

디지털 의료 영상에서 엑스-선은 2,048×2,048 또는 4,096×4,096 매트릭스를 사용하고, CT와 MRI, 초음파는 512×512와 256×256이 일반적이며, SPECT와 PET는 64×64에서 256×256을 사용한다. 동일한 공간에서 영상을 얻을 경우 픽셀의 개수가 많을수록, 픽셀이 표현할 수 있는 색상의 수가 많을수록 분해능은 높아지지만 영상 데이터량은 증가되어 저장장치와 모니터의 가격 상승의 요인이 된다.

1.6.2 대조도 분해능(계조 분해능)

농도 분해능이라고도 하며, 각 픽셀이 표현 가능한 색상의 수를 의미한다. 단위는 bits/mm로 표기한다. 예를 들면, 8bit는 2^8=256, 10 bit는 2^10=1024, 12 bit는 2^12=4096 단계로 명암을 표시(또는 획득)할 수 있는 능력을 나타낸다. 시각 특성상 64계조(6 bit)이면 연속적인 계조 변화로 인식을 한다. 의료영상은 인체를 투과한 엑스-선의 강도 차이가 커서 256계조(8비트)로는 수용할 수가 없고, 이보다 넓은 계조수가 필요하다. 최근에는 12비트(4096계조), 16피트(65536계조)가 많이 사용되고 있다.

1.6.3 시간 분해능(Temporal or Time resolution)

초당 얻을 수 있는 영상 수(Frame number)를 말한다.

종래의 I.I-TV를 평판형 디지털 검출기로 바꾸기 위해서는 시간분해능이 높은 고속 동영상 촬상관이 필수이다. 고속 동영상을 촬영하는 기술은 빠른 응답 특성을 갖는 광전도(photoconductor)의 구조와 고속으로 신호를 읽어내는 전기회로의 기술에 달려 있다.

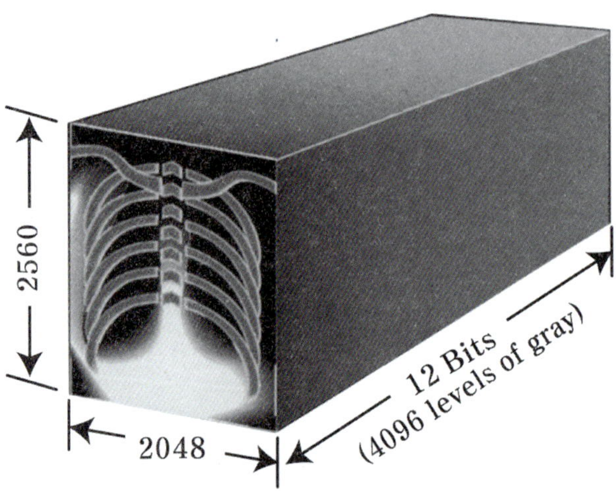

그림 2-14. 분해능

1.6.4 출력기 분해능

출력기 분해능이란 프린터, 모니터 등 각 출력기가 출력할 수 있는 정밀도를 의미한다. 고품질의 이미지 출력을 얻기 위해서는 출력기의 분해능이 높아야 하며 출력기의 분해능에 따라 영상의 분해능이 결정되므로 디지털 이미지 프로세싱에서는 반드시 어떤 출력기를 이용하여 출력할 것인지 미리 염두에 두고 작업해야 한다.

영상 분해능이 출력기 분해능보다 낮은 경우 영상이 거칠어져 픽셀 입자들이 모자이크처럼 나타나는 픽셀화 현상이 나타난다. 반대로 영상 분해능이 출력기 분해능보다 높은 경우는 파일의 크기가 커져서 디스크 공간만 낭비하는 셈이 된다. 영상 분해능이 출력기 분해능에 가장 적합한 경우, 출력된 영상은 픽셀을 육안으로 식별할 수 없을 정도의 연속된 톤으로 나타난다.

1.7_Window width/level (Contrast/Brightness)

엑스-선인 경우 흡수가 적은 조직인 공기, 지방조직은 film상에 어둡게 나타나고, 흡수가 큰 뼈조직이나 조영제를 투영한 곳은 밝게 나타난다. Window width를 너무 높게 하면 영상의 밝은 부분은 표시 한계를 벗어나 포화(saturation)가 되고, 너무 낮추면 표시 가능한 밝기의 범위가 줄어들어 대조도가 낮아진다. 따라서 display나 printer에는 표시 가능한 범위를 영상의 특성에 맞추어 적절하게 사용할 수 있도록 조절하여야 한다.

Window width가 극히 좁으면 흑백이 뚜렷한 상으로 되고, 넓으면 흑과 백의 중간 농도가 다양한 영상이 된다.

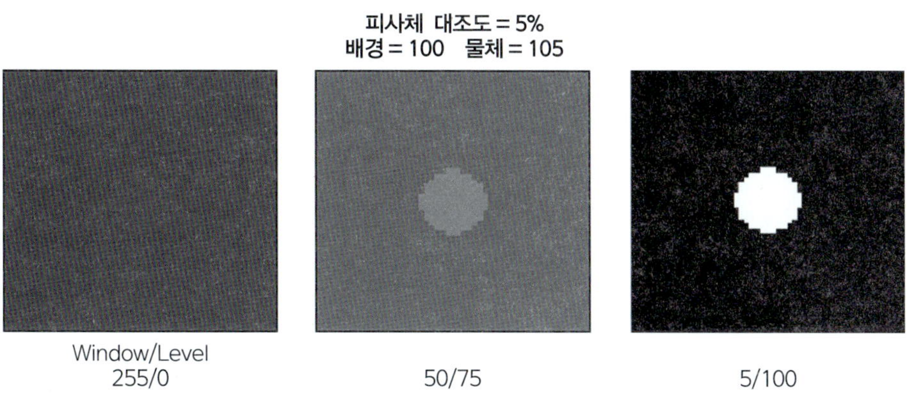

그림 2-15. Window width/Level에 따른 영상의 변화

- Window width up/down은 대조도(contrast)의 양을 조절한다.
- Window level up/down은 Brightness의 양을 조절한다.
- 기본값은 512/512이다.

1.8 _ 디지털 영상의 파일 형식에 따른 종류

디지털 영상의 파일 형식은 서로 다른 영상 처리 장치 사이의 영상정보를 공유하고 교환하기 위해 상호간에 약속된 표준이 필요하다. 대부분의 파일 형식은 어느 정도의 압축 기능을 제공한다.

1.8.1 BMP 파일

마이크로소프트 윈도우즈와 IBM의 OS/2에서 기본으로 사용되는 그래픽 파일 포맷으로 24bit컬러까지 지원한다. 이 형식은 대부분 압축되지 않는 형식으로 사용하기 때문에 압축을 풀 필요 없이 데이터의 입출력 속도가 빠르다. 그러나 파일의 크기가 커지는 단점을 가지고 있다.

1.8.2 GIF 파일

GIF(Graphics Interchange Format)는 미국의 통신 네트워크인 컴퓨터 서버에서 1987년에 데이터 전송 및 화상 압축과 복구 등을 위해 규정한 방식이다. 이 형식은 LZW (Lempel Zip Welech)압축 방식을 사용하여 높은 압축률과 빠른 실행 속도를 갖고 있다.

1.8.3 TIFF 파일

Tagged Image File Format의 약자로 태그에 의하여 정의되는 필드의 형태에 기본으로 한 영상 저장 형태이다. 이들 태그는 데이터를 담고 있는 필드를 가리키는 포인터이다. 이런 포인터를 이용한 구조 때문에 TIFF는 어떤 형식의 영상이라도 표현할 수 있고, 새로운 형식의 영상이 있어도 저장 형식의 확장이 가능하다.

TIFF의 단점은 단일한 표준 파일 형식을 가지지 못하므로 업체 간에 서로 다른 태그를 사용할 수 있다. 이러한 경우 응용 프로그램이 읽을 수 없는 태그가 존재할 수 있다. 또한 고정 파일 형식에 비하여 복잡하고 구현하기가 어렵다는 것이다.

1.8.4 JPEG(또는 JPE)파일

Joint Photographic Experts Group에서 개발한 파일 형식으로 풀컬러를 지원하고 저장공간 점유율을 줄이기 위하여 이미지를 압축된 형태로 저장하는 기술이다. 손실압축을 하여 압축률을 높인 반면 영상의 질이 현저하게 떨어지는 단점이 있다.

1.8.5 DICOM 파일

의학 영상 분야의 표준 파일 형식으로 영상 저장 방법의 표준일 뿐 아니라 통신 방법의 표준이기도 하다. 그 시초는 표준이 없는 각 영상 장비들을 하나의 시스템으로 연동하기 위해 제안되었으며, 1985년 최초 제정당시에는 ACR-NEMA(America College of Radiology와 National Electrical Manufactures Association)라는 두 단체의 협약에 의해 제정되어 ACR-NEMA 표준이라 불렀다. ACR-NEMA는 1988년에 Version 2.0을 발표하였으며 1991년 네트워크 개념을 추가시켜 3.0버전을 발표하면서 DICOM으로 이름이 바뀌었다.

DICOM에서의 의료영상은 raw data, bmp, jpeg, avi 등의 영상데이터에 header값(환자정보, 병원정보, 전송방식, 영상정보 등)을 덧붙인 것이며 확장명은 *.dcm이 된다.

02 디지털 영상 처리(Digital Imaging Processing) 기술

2.1 _ 디지털 영상 처리 기술의 종류

영상처리에 해당되는 기술들은 영상을 더욱 높은 질의 영상으로 만들거나 영상의 두드러진 특징들을 더욱 두드러지게 하고, 다른 영상의 일부분으로부터 새로운 영상을 만들어 내고 영상을 획득하는 동안이나 획득한 후에 변질된 영상을 복원시키는 등의 기술들이다.

1) 영상 증강(Image Enhancement)

가장 많이 사용되는 영상 처리 기법으로, 이 방법은 영상의 전반적인 질의 향상을 얻기 위한 것이다. 단순히 영상의 어떤 특징을 강조하는 방법이지만 영상 데이터가 가지고 있는 본래의 정보를 증가시키는 것은 아니다. 영상의 질이 향상된다는 것이 주관적인 기준이 사용되는 경우가 많아 객관성을 가져야 한다.

2) 영상 재구성(Image Reconstruction)

어떤 물체를 투과할 수 있는 정보원(엑스-선)과 이것을 감지할 수 있는 검출기를 이용하여, 외부에서 얻은 1차원 데이터로부터 내부 단면구조의 2차원 또는 3차원 영상을 만드는 처리이다. CT, PET, SPECT 영상에서 주로 행한다.

3) 영상 압축(Image Compression)

저장장치의 효율적인 사용과 전송시간 절약을 위해 영상 데이터를 줄이는 것을 말한다. 처리 기법에는 원래의 데이터를 그대로 복구할 수 있는 무손실 압축기법(lossless compression)과 약간의 정보 손실로 원래의 데이터로 복구할 수 없는 손실 압축 기법(lossy compression)이 있다.

4) 영상 복원(Image Restoration)

영상을 획득할 때 장비의 nonlinear 특성, out of focus(blurring), 노이즈 첨가로 원래의 모습이 손상된 영상을 생성하게 된다. 영상 복원은 이렇게 손상된 영상으로부터 blurring process를 측정하여 만든 deblurring filter를 손상된 영상(corrupted image)에 적용시켜 원래의 화질에 가깝게 복원시키는 것을 말한다.

만약에 blurring process를 정확하게 측정할 수 있으면 손상된 영상으로부터 원래의 영상에 정확히 복원할 수 있으나 대개 blurring process는 추정되기 때문에 원래의 영상에 가깝게 복원되는 것을 말한다.

따라서 영상 복원은 손상된 영상으로부터 blurring process를 추정하여 계산된 deblurring filter를 손상된 영상에 적용하여 원래의 영상에 가깝게 복원시키는데 있다.

5) 영상 분석(Image Analysis)

컴퓨터에 의하여 영상을 판독 및 분류 처리를 하기 위해서는 영상이 갖고 있는 속성을 수치화 하는 것을 말하며, 처리 결과가 그림 형식이 아니기 때문에 영상에 나타나지는 않는다. 이 기법은 영상에 어떠한 해석을 주지 않고 다양한 정보를 추출하거나 분석을 하는 처리이다. 영상 분석의 목적은 영상의 요소들을 수치화하여 영상을 이해하는데 있다. 우리가 관심을 가지는 요소들은 일반적으로 영상 안에 있는 물체로서 세포, 비행기, 글자들이다. 이런 물체들의 측정치로는 물체의 크기, 밝기, 색상, 무늬 등의 속성을 들 수 있다.

2.2 _ 영상 처리 목적에 따른 분류

• 전처리(pre-processing)

영상 입력장치로부터 신호를 얻어서 디지털 데이터로 변환시키는 과정에 가해지는 처리를 말한다. 이것은 데이터의 정확성을 높이기 위해서 행하는 처리이다. 예를 들면, 산란선에 의한 영상 보정과 기하학적 왜곡 교정, CR시스템에서 행하는 EDR 처리 등이 있다. EDR 처리는 넓은 선형 동적영역의 히스토그램을 변화시킴으로써 그레이 스케일 표시장치에 나타나게 하는 처리를 말한다.

• 후처리(post-processing)

필요에 따라 표준 영상의 특정부위를 강조 또는 억제하여 원하고자 하는 영상으로 변환시키는 처리를 말한다. 예를 들면, 영상 강조, 영상 재구성, 영상 압축, 영상 복원, 영상 분석처리가 이에 해당한다.

2.3 _ 처리대상 범위에 따른 분류

• 점 처리:

입력영상의 한 화소가 원래 가지고 있는 화소값을 산술연산, 논리연산 처리를 가한 후 입력영상과 같은 공간적 위치에 출력하는 처리이다.

• 지역 처리:

어떤 화소의 농도값을 결정할 때 주위 다른 화소들의 농도값을 참조하여 처리를 행하는 것을 말한다. 지역처리의 대표적인 예가 공간주파수 필터링이다.

• 기하학적 처리:

화소들의 위치나 배열을 변화시킨다.

• 프레임 처리:

두 개 또는 그 이상의 서로 다른 영상을 입력하여 하나의 영상을 만들어 내는 처리를 말한다.

2.3.1 점 처리(Point Processing)

점 처리를 그림으로 나타내면 그림 2-16과 같이 된다. 즉, 입력화소 IP(I,J)에 어떤 처리 F를 실시해서 출력화소 JP(I,J)의 값을 얻는다.

$$JP(I,\ J) = \varphi_F(IP(I,\ J))$$

점 처리는 처리할 부분의 휘도(intensity)를 읽어 수학적 또는 논리적인 처리를 가한 후 입력영상과 같은 공간적 위치에 출력하는 처리이다(휘도 이외의 성분을 처리하는 경우는 많지 않다). 이는 화소의 공간적 처리를 행하는 것이 아니고 화소의 컬러 성분에 대한 처리를 행하는 것이므로, 화소의 배열은 입력 영상과 출력 영상에서 같은 공간적 위치를 가져야 한다. 같은 공간적 위치를 점한다는 말은 수평 이동만이 허용된다는 것을 의미한다. 즉, 회전이나 확대 등은 점 처리의 한계를 벗어나는 것이다.

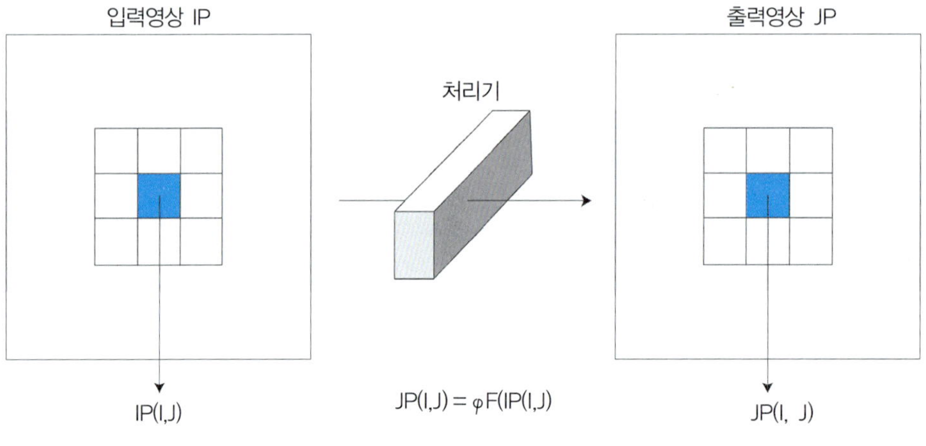

그림 2-16. **점처리(Point processing)**

점 처리의 종류

- 히스토그램처리 : 픽셀 값의 히스토그램을 변형시켜, 영상의 명암과 대조도를 변화시킬 수 있다. 그 결과 영상을 증강된 형태로 표현할 수 있다.
- Window width & level 조절
- 대수변환(Logarithmic transformation)

2.3.2 지역 처리(Area processing)

지역처리는 어떤 점의 휘도를 결정할 때 주위 다른 화소들의 휘도를 참조하여 행하는 것을 말한다.

각 화소에 대한 연산이 지역처리인 경우를 그림 2-17에 나타냈다. 즉, 입력화소 IP(I,J)의 근방 N(IP(I,J)) 내의 화소에 대해서 어떤 처리 φN을 실시해서 출력화소 JP(I,J)의 값을 얻는다.

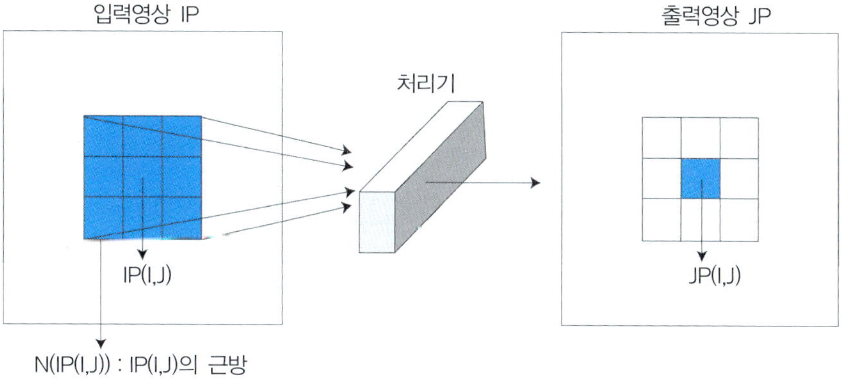

$$JP(I,\ J) = \varphi_N(N(IP(I,\ J)))$$

그림 2-17. 지역처리(Area processing)

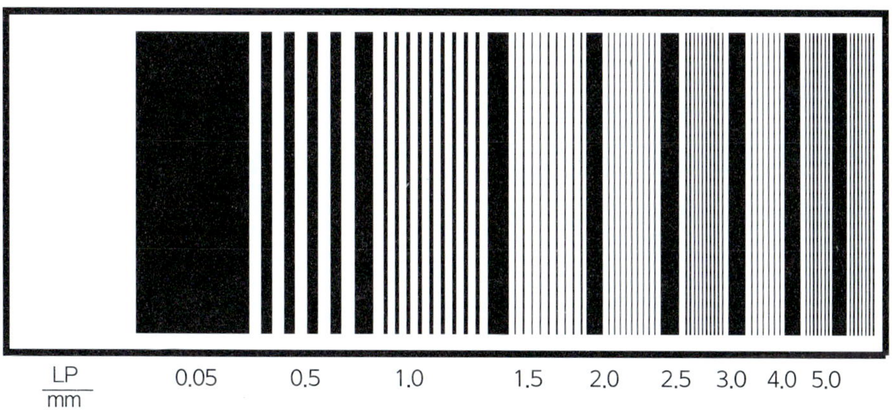

그림 2-18. 공간주파수

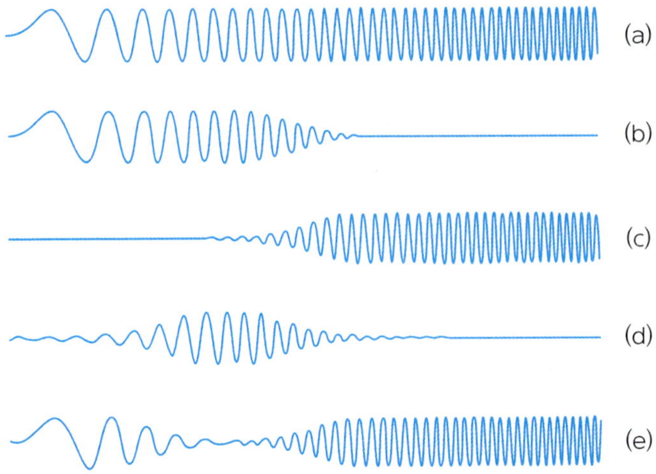

(a) 주파수 사인파
(b) 저주파 통과 필터 적용 후
(c) 고주파 통과 필터 적용 후
(d) 대역 통과 필터 적용 후
(e) 대역 정지 필터 적용 후

그림 2-19. 공간주파수 필터링 적용 결과

> 지역처리 종류
> - 공간주파수 필터링(spatial frequency filtering)
> - 윤곽선검출(Edge enhancement) : 영상내의 물체 테두리를 검출
> - 미디언 필터(Median filtering) : 주변 화소의 중간값을 찾아 새로운 화소값을 생성해 내는 기법

2.3.3 기하학적 처리

디지털 영상에서 화소의 위치나 또는 화소들의 모임인 배열을 변경하는 영상 처리 알고리즘이다. 영상의 크기를 줄이거나 확대하는 처리, 영상을 회전하거나 다른 곳으로 이동하는 작업들이 이에 해당한다.

기하학적 처리 알고리즘을 응용한 모핑은 페이드(fade)나 디졸브(dissolve)기법을 이용한다. 한 영상을 다른 영상으로 변형시키거나 한 영상에서 다른 영상으로 부드럽게 변화시켜 한 물체가 다른 물체로 변형되는 듯한 착각을 주는 처리로서 영화나 텔레비전의 특수 효과에 흔히 사용된다.

2.3.4 프레임 처리

두 개 또는 그 이상의 서로 다른 영상으로 각종 연산 등을 조합하여 새로운 화소값을 생성하는 처리를 말한다. 예를 들면, 척추 영상과 연부조직 영상이 있다고 하면 두 영상(프레임) 모두에 점처리를 하여 이 둘의 평균값을 결과로 출력한다면 두 프레임의 중복영상(오버레이)을 얻을 수 있다. 이와 같이 두 개 이상의 프레임으로부터 같은 좌표에 있는 픽셀의 색상값을 읽은 후 이들의 조합을 선택 처리하여 출력하는 영상처리를 말한다.

03 대표적인 영상 처리 기법

디지털 영상처리 기법은 여러 가지 목적에 따라 수많은 방법이 제시되고 있으나, 제안된 많은 영상처리 기법들 중에서 실제 의료영상 시스템에서 흔히 사용되고 있는 대표적인 영상 처리기법에 대하여 설명하고자 한다.

3.1 _ 히스토그램

디지털 영상처리에서 가장 간단하면서도 유용한 기법 중의 하나가 히스토그램(histogram)이다. 히스토그램의 정의를 먼저 설명하고, 히스토그램 변환에 따른 영상처리 기법을 설명한다.

입력 영상

6	2	1	3	4	7	5
0	1	4	4	2	7	6
0	0	1	2	7	5	0
3	7	7	6	1	5	4
2	7	6	3	7	1	0
6	2	0	2	1	7	7
4	5	3	2	0	7	4

농도값	픽셀수
0	7
1	6
2	7
3	4
4	6
5	4
6	5
7	10

그림 2-20. 입력 영상에서 각 픽셀의 농도값 분포

- 히스토그램의 정의
- 히스토그램 슬라이딩(sliding)
- 히스토그램 스트레칭(stretching)
- 히스토그램 균일화(equalization)

1) 히스토그램의 정의

- 영상이 가지는 전 화소에서 각각의 농도값을 갖는 화소의 개수를 그래프로 나타낸 것을 말한다.
- 화소가 가질 수 있는 농도값은 X축상에 그려지며 각 농도값이 가진 빈도수는 Y축상에 그려진다.
- 어두운 영상은 농도값 분포가 왼쪽으로 치우친 히스토그램을 나타내며, 밝은 영상은 농도값 분포가 오른쪽으로 치우친 히스토그램을 가질 것이다. 이상적인 밝기의 영상이라면 전체적으로 균일한 분포를 가진 히스토그램이 될 것이다. 처리 대상으로 하는 영상의 각 화소값이 어떤 농도로 분포되어 있는지 조사하는 것은 영상의 전처리로 중요한 작업이다.

2) 히스토그램에서 얻을 수 있는 것들

- 히스토그램에서는 각 화소의 농도값만이 문제가 되고, 각 화소의 위치에 대해서는 고려되지 않으므로, 영상이 가지고 있는 공간적 정보(2차원적인 특징)는 상실된다. 이 때문에 어떤 농도값을 가진 화소가 몇 개 있는가(어느 정도의 비율인가)는 알 수 있으나, 이들의 화소가 영상 중의 어디에 위치하고 있는가에 대해서는 알 수 없다.
- 영상을 디지털화 할 경우, 그림 2-22에 나타낸 것처럼 히스토그램을 이용하면 입력 영상의 농도값이 이용 가능한 범위 내로 적절하게 스케일되어 있는가의 여부를 조사할 수 있다.
  - 그림 2-22 (a)는 적절하게 스케일되어 있는 경우인데, 0~255의 농도레벨을 유효하게 이용하고 있는 것을 알 수 있다.
  - (b)는 영상의 콘트라스트가 낮은 경우인데, 그림 중의 p, q부분의 농도 레벨이 유효하게 이용되고 있지 않다. 이때에는 256레벨 전체를 사용하고 있는 것은 아니므로, 실질적인 레벨수 저하가 일어나고 있다.
  - (c)는 (b)와는 반대로 입력 영상의 농도 분포가 다이내믹 레인지를 넘고 있는 경우이다. 농도값 범위 전체가 사용되고 있으나, 그림 중 r, s 부분에 와야 할 어두운 화소와 밝은 화소의 값이 강제적으로 0, 255로 되면서 밝기의 차가 없어지기 때문에 해당 부분은 detail이 떨어지게 된다.

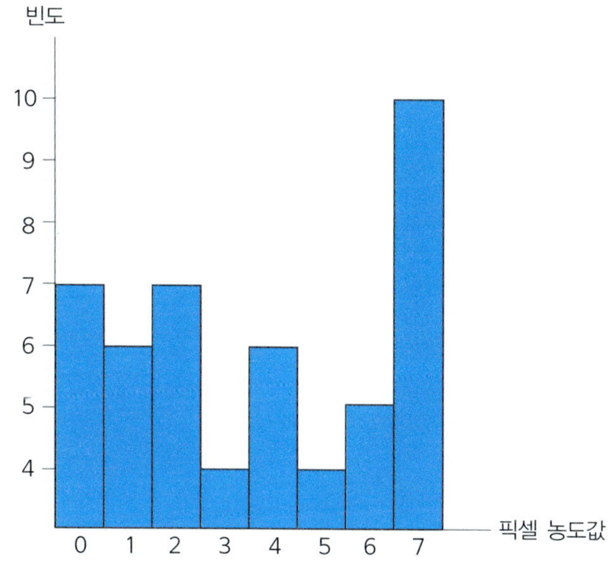

그림 2-21. **히스토그램(Histogram)**

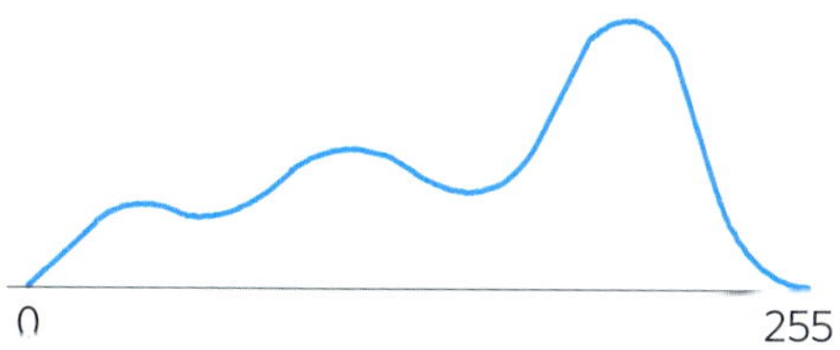

(a) 적절하게 스케일이 된 상태

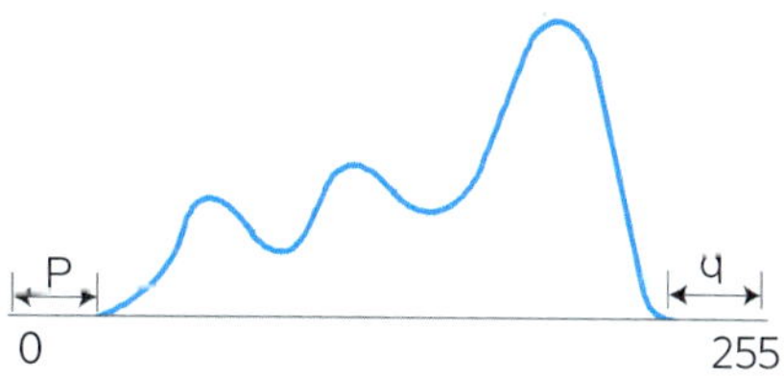

(b) 다이나믹 레인지를 유효하게 이용하고 있지 않은 상태

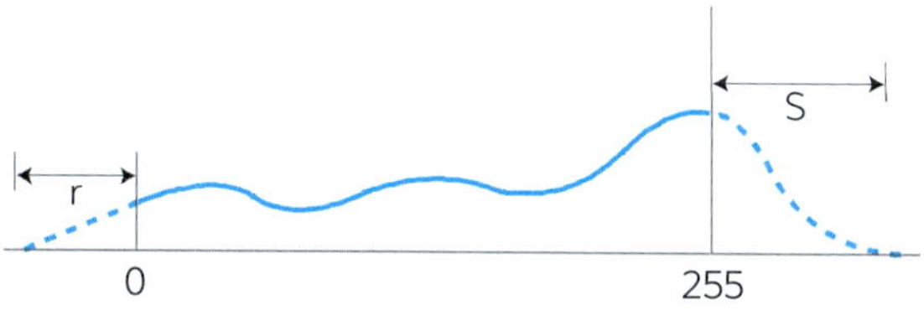

(c) 다이나믹 레인지를 넘은 상태

그림 2-22. **입력영상의 히스토그램 분포 상태**

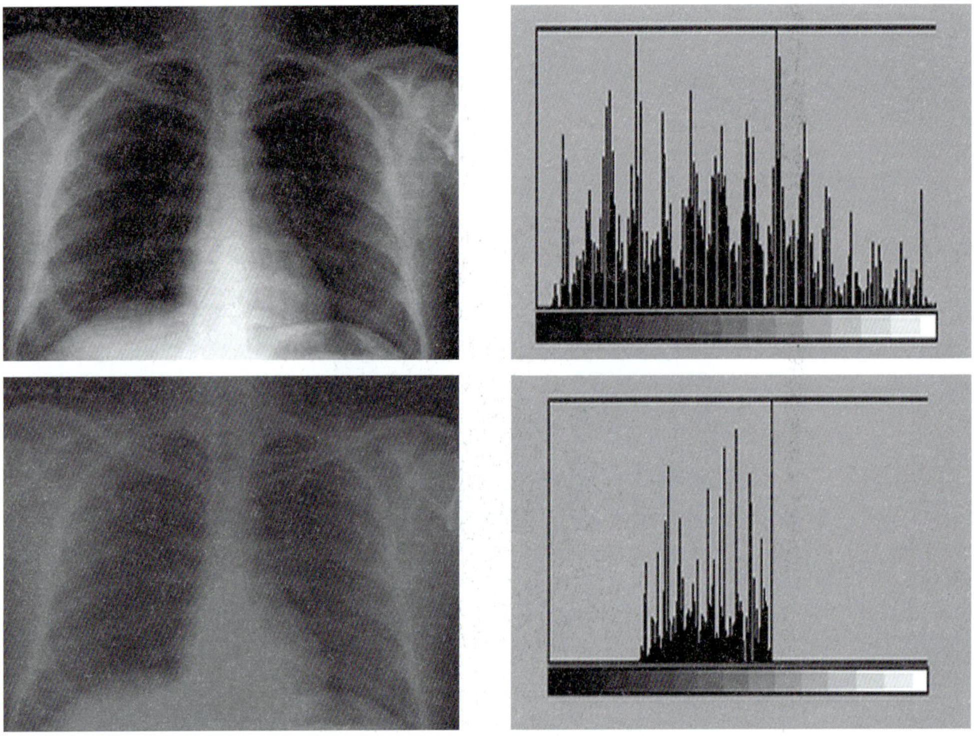

그림 2-23. 히스토그램 스트레칭 (위) 대조도가 높은 경우 (아래) 대조도가 낮은 경우

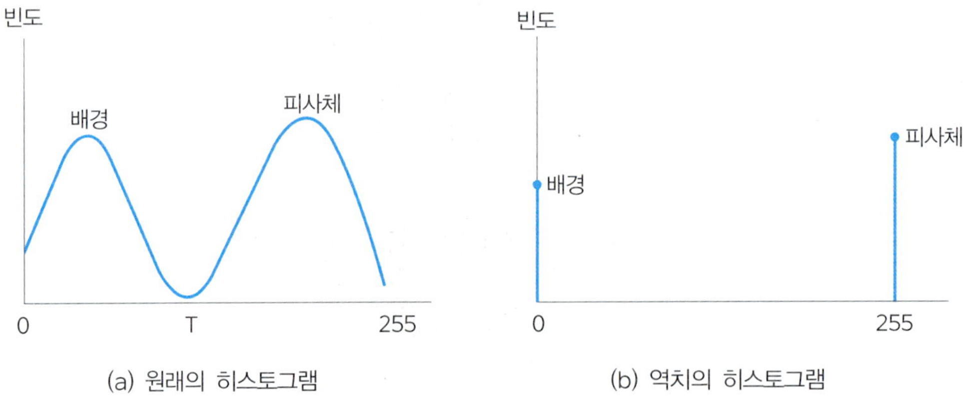

그림 2-24. 히스토그램에서 역치의 결정

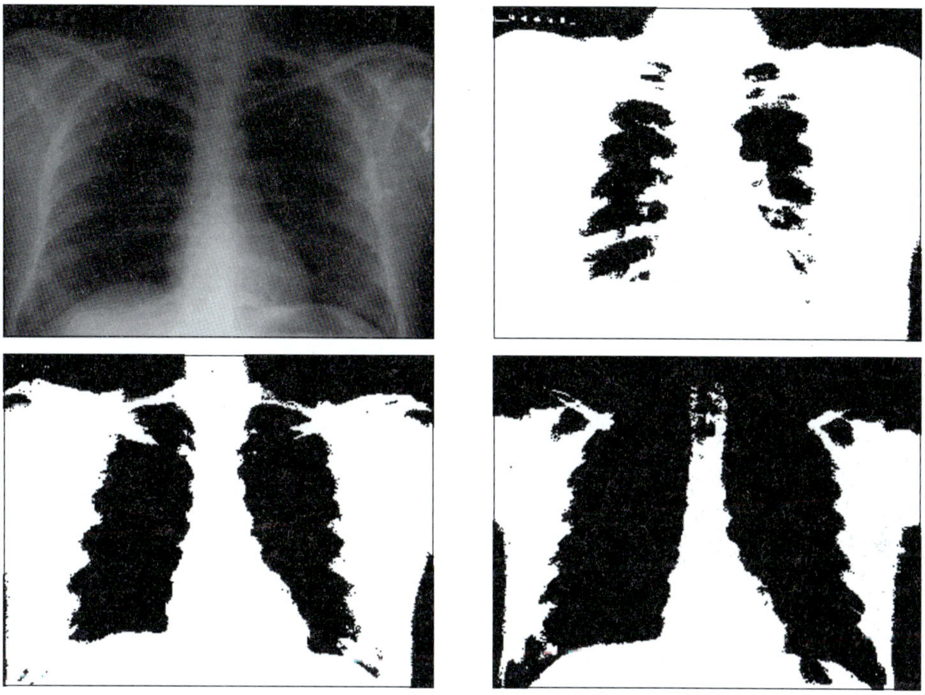

(a) 원래의 영상, (b) 40, (c) 74, (d) 105

그림 2-25. **역치값을 다르게 했을 때 영상**

- 그림 2-24에 나타낸 것과 같이 2값화의 역치를 결정하기 위해서 히스토그램을 이용할 수 있다. 대상 영상의 히스토그램은 명확한 쌍봉성을 가지고 있기 때문에 골(谷)부분을 구함으로써 용이하게 역치를 결정할 수 있다. 일반적으로 명확한 쌍봉성을 갖지 않은 경우 가장 적당한 역치를 선택하는 것은 어려운 문제이다. 따라서 다음과 같은 공식에 의하여 역치를 결정할 수 있다.

$$g(x,y) = 255 \quad \text{if} \quad f(x,y) > T(\text{역치값})$$
$$g(x,y) = 0 \quad \text{if} \quad f(x,y) \le T(\text{역치값})$$

3) 히스토그램 슬라이딩(sliding)

히스토그램 슬라이딩은 원 영상의 모든 휘도값에 특정한 수를 더하거나 빼는 처리를 말한다. 이 처리를 하면 영상이 전체적으로 밝아지거나 어두워지는 효과를 얻을 수 있다. 다음 연산은 히스토그램 슬라이딩을 행하는 함수이다.

$$F = P + C$$

입력 영상에서 읽은 휘도 P에 상수 C를 더해 처리 영상에 출력하는 함수이다. 모든 영상에 이와 같은 처리를 한다면 전체적인 휘도가 상수 C만큼 커지므로 어두운 영상을 밝게 만드는 효과를 낼 수 있다. 이 때 0보다 작은값은 0으로, 255보다 큰값은 255로 치환한다. 또한 다음과 같이 처리 함수 F를 정의하면 보수 역상의 출력을 얻을 수 있다.

$$F = \text{complement}(P)$$

이 정의에서 F는 원래 휘도의 보수를 구해 준다. 여기서 보수라는 개념은 검은 색의 보수는 흰색, 흰색의 보수는 검은색, 그리고 중간 계조도는 이와 상응하는 각각의 보수를 취하는 방식이다.

4) 히스토그램 스트레칭(stretching) : 대조도 변환 처리

히스토그램 스트레칭은 모든 휘도값에 특정한 상수를 곱하거나 나누는 처리를 하는 것이다. 이렇게 처리된 영상은 대조(contrast)의 증가 또는 감소 효과를 나타내므로 히스토그램은 넓어지거나 좁아지는 형태를 띠게 된다. 곱셈 연산을 수행하면 영상에 대조도를 증가시켜주고, 반대로 나눗셈 연산을 수행하면 대조도는 감소된다.

◆ 낮은 명암대비를 가진 흑백 영상:
- 대부분 어둡거나, 밝거나 또는 흐리다.
- 이러한 영상의 히스토그램은 화소 분포가 히스토그램의 왼쪽, 오른쪽 또는 중앙으로 집중된다.
- 히스토그램의 막대는 촘촘하게 밀집되며 화소값의 범위 중 일부분에만 분포한다.

◆ 높은 명암 대비를 가진 영상:
- 어둡고 밝은 영역을 모두 포함하고 있으며 가능한 모든 화소값의 범위를 사용한다. 이러한 영상의 히스토그램은 어두운 영역과 밝은 영역을 넓게 갖는다는 것이다.
- 두 개의 마루를 가진 히스토그램의 경우 마루 중의 하나는 히스토그램의 왼쪽 부분에 위치하며, 나머지 하나는 오른쪽 부분에 위치한다.

◆ 좋은 명암 대비를 가진 영상:
- 넓은 범위의 화소값을 포함하기 때문에 특정한 화소의 명암값이 주류를 이루지는 않는다. 즉, 대부분의 화소값의 분포를 포함할 것이므로 특정한 마루나 골이 부각되지 않을 것이다.

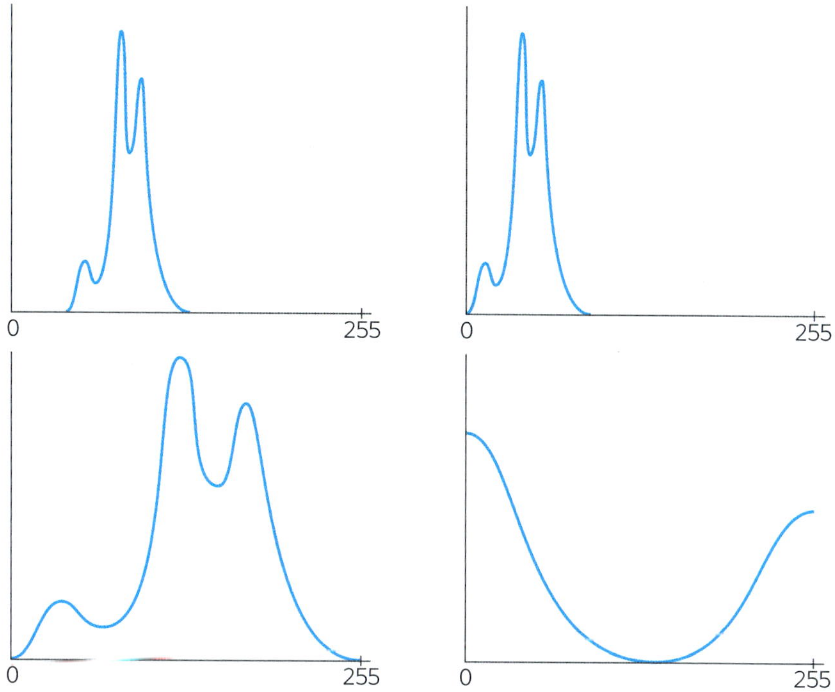

(a)(b)-위 : 명암대비가 낮은 히스토그램
(c)(d)-아래 : 명암대비가 높은 히스토그램
그림 2-26. **명암대비가 다른 히스토그램 종류**

히스토그램 스트레칭은 영상의 명암값 분포를 최대한 활용하도록 히스토그램을 펼치기 위하여 영상에 적용한다. 대조도 변환 처리의 예를 들면 다음과 같다.

- 모니터나 워크스테이션의 window width의 조절로 그레이 레벨을 변환하는 경우
- CR시스템의 계조 곡선처리(회전량의 변환)가 이에 속한다.

5) 히스토그램 균일화(equalization)

영상 농도값의 분포를 나타내는 히스토그램의 형태가 균일하게 되도록 명암값의 분포를 재분배하는 처리이다. 즉, 출력 영상의 각 농도가 동일한 화소수를 갖도록 입력 영상의 농도를 변환하는 것을 의미한다.

이 처리는 콘트라스트가 낮은, 즉 너무 밝거나 어두운 영상 또는 어느 한편으로 치우쳐 있는 영상을 변환할 때 많이 사용된다. 변환 후의 농도값 분포가 비슷하게 되도록 히스토그램 분포를 수정함으로써 영상 전체의 대조도를 높여준다.

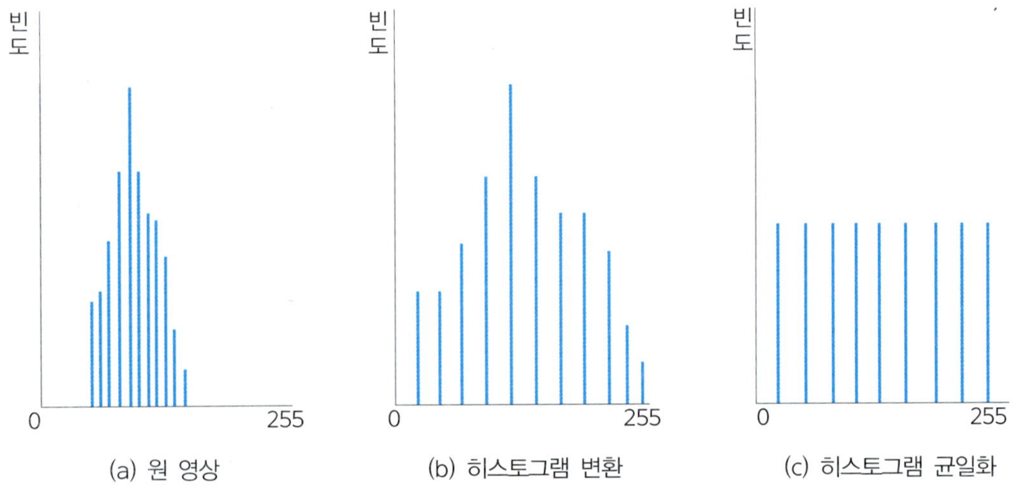

그림 2-27. **히스토그램 균일화(equalization) 과정**

그림 2-27과 같이 원 영상의 히스토그램은 가우시안 분포를 나타내고 있으나, 대조도 변환을 통해 히스토그램 전 부분에 걸쳐 농도가 분포되었으며, 균일화에 의해 평평한 농도 분포를 나타내는 히스토그램으로 만든다.

필름/증감지 시스템에서도 영상증배관의 출력형광면과 비디오 카메라 사이에 액정 디스플레이로 만든 선속 감약체를 두어 이와 같은 효과를 얻는 방법이 있다. CT나 MR영상에서 이 방법을 수정한 선택적 히스토그램 균일화 방법(Adaptive Histogram Equalization : AHE)이 사용되고 있다. 그러나 AHE 처리가 기존의 히스토그램 균일화 처리와 다른 점은 전체 영상에서 처리가 행해지지 않고, 부분적인 영역에서만 행해지는 것이다.

3.2 _ 공간 주파수 필터링(spatial frequency filtering) 기법

공간 주파수 필터링을 다룰 때 공간주파수의 개념을 간단하게 알아두어야 하는 이유는 처리의 특성상 공간주파수를 조절하는 기능을 가지고 있기 때문이다. 밝기의 변화가 서서히 일어나는 곳은 공간주파수가 낮고, 밝기의 변화가 급격히 일어나는 곳은 공간주파수가 높다고 생각하면 된다. 예를 들어, 날카로운 경계선이 있는 곳에서는 공간주파수가 아주 높다.

일반적으로 공간 주파수 필터링(spatial frequency filtering)에는 두 가지 기법이 있

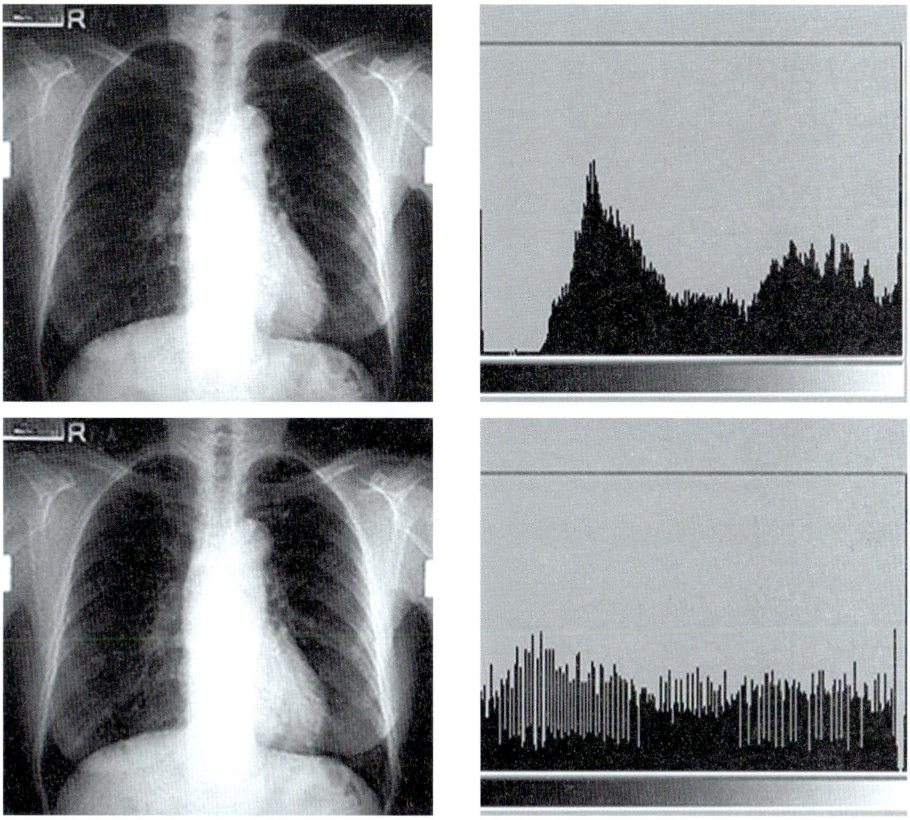

그림 2-28. **히스토그램 균일화 처리 전(위)과 후(아래)**

다. 이들은 각각 고주파 성분 혹은 저주파 성분만을 강조하는 출력 영상을 만들어 낼 때 사용된다. 이러한 기술을 응용하면 영상의 세세한 부분을 제거하여 흐리게 만드는 블러링(blurring)과 세세한 부분을 더욱 강조하여 대비효과를 내는 샤프닝(sharpening)이 대표적 방법이다.

1) 저역 통과 필터링(low pass filtering)

- 이 필터링 기법은 영상의 낮은 주파수 성분을 건드리지 않은 채 통과시키고, 고주파 성분은 약화시키는 작용을 한다.
- 넓은 범위의 대조도는 유지하면서 좁은 범위의 대조도는 감소시키는 작용을 한다. 따라서 영상의 미세구조 해상능이 저하된다.
- 이러한 효과를 얻기 위해서는 그림 2-29와 같은 마스크(smoothing mask)가 필요

하며 마스크값은 픽셀의 값을 더해 1이 되게 하거나, 픽셀의 개수로 나누어 1이 되도록 한다. 처리한 결과가 그림 2-31에 나타냈다.

1/9	1/9	1/9
1/9	1/9	1/9
1/9	1/9	1/9

1	1	1
1	1	1
1	1	1

그림 2-29. 저역 통과 필터링 마스크

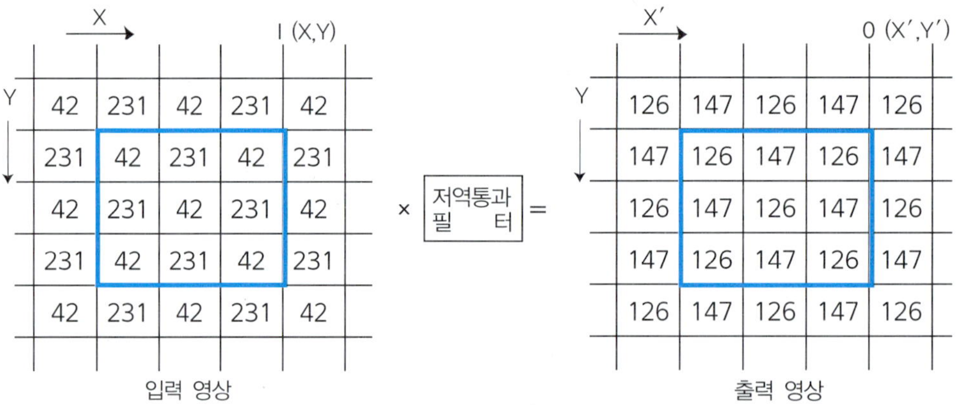

그림 2-30. 저역 통과 필터링의 처리전과 후의 픽셀 값의 변화

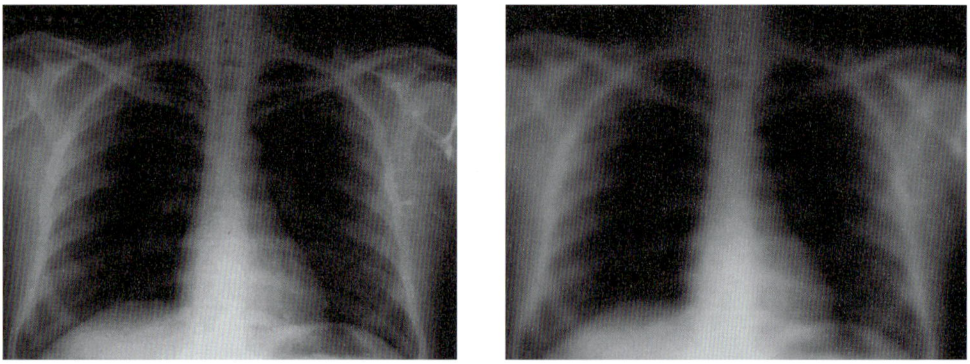

그림 2-31. 저역 통과 필터링 처리 전·후의 영상

1	−2	1
−2	5	−2
1	−2	1

−1	−1	−1
−1	9	−1
−1	−1	−1

0	−1	0
−1	5	−1
0	−1	0

그림 2-32. **고역 통과 필터링 마스크**

I (X,Y) (→ X, ↓ Y)

2	2	2	2	2	2	2	2
2	3	3	3	3	3	3	2
2	3	8	8	8	8	3	2
2	3	8	9	9	9	3	2
2	3	8	9	9	8	3	2
2	3	8	8	8	8	3	2
2	3	3	3	3	3	3	2
2	2	2	2	2	2	2	2

× 고역통과 필 터 =

O (X′,Y′) (→ X′, ↓ Y′)

6	3	3	3	3	3	3	6
3	5	−1	−1	−1	−1	5	3
3	−1	18	12	12	18	−1	3
3	−1	12	11	11	12	−1	3
3	−1	12	11	11	12	−1	3
3	−1	18	12	12	18	−1	3
3	−5	−1	−1	−1	−1	5	3
6	3	3	3	3	3	3	6

그림 2-33. **고역 통과 필터링의 처리전과 전·후의 픽셀 값의 변화**

2) 고역 통과 필터링(High pass filtering)

- 저역통과(고주파 차단) 필터링과는 반대의 작용을 한다.
- 이 필터링은 저주파 요소들을 제거하고 아주 세세한 부분들만 보여주는 효과를 가진다.
- 고주파 성분을 증가시킬 때 노이즈도 같이 증가되는 역작용이 수반된다.

일반적인 저주파 차단 마스크는 −1로 둘러싸여 있고 중앙 위치에 9가 놓여진다. 이 마스크는 픽셀의 값을 더해 1 또는 0이 되게 하되 중앙과 주변의 값 차이를 크게 할수록 효과는 커진다. 주위 값이 작아질수록 중앙의 계수값은 양수로 커진다는 것을 알 수 있다. 이것은 입력 픽셀 그룹 안의 중앙 픽셀이 가장 큰 영향을 미치고, 주위 픽셀들은 그 영향을 반대로 하려고 하는 것이다.

3) 이산회선(Convolution)

이산회선은 공간주파수 처리를 하는데 있어 가장 보편적인 기법으로 영상 처리에서 영상강화(Sharpening), 영상 블러링(blurring), 에지 검출 등의 효과를 위해서 번번하게 사

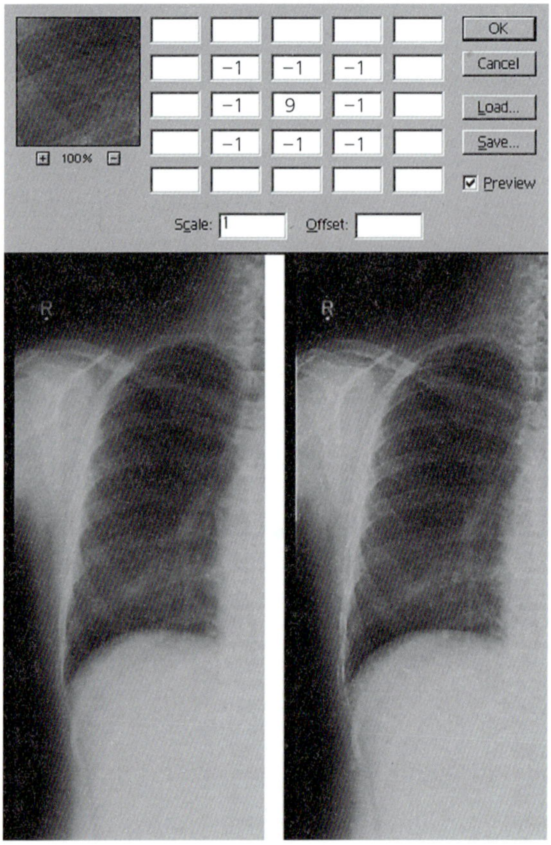

그림 2-34. **고역 통과 필터링 처리 전·후의 영상**

용하는 영상처리기법이다. 구체적으로 말하면 처리 대상이 되는 화소에 인접한 화소들이 가지는 휘도를 참조하여 그 처리대상 화소의 휘도를 결정하는 방식이다. 처리 대상 화소들의 휘도는 그 주위와의 공간주파수를 나타내는 것이라고 생각할 수 있으므로 원하는 공간의 필터링이 가능해진다.

이산회선은 처리 대상 화소와 주위 화소들의 휘도 값의 가중 평균치를 취해 처리 영상에 사상한다. 여기서 입력영상과 출력영상의 공간적 위치가 같아야 하는데 그것은 지역처리에서와 동일하다. 점 처리는 휘도를 결정하는데 있어 주위 화소들의 간섭을 배재한 반면, 지역 처리는 주위 화소들의 휘도에 크게 의존한다.

이산회선에서 사용되는 마스크는 작은 2차원 배열로 주어진다. 이것을 이산회선 커널(kernel), 이산회선 윈도우, 이산회선 마스크라 불린다. 보통 정방행렬로 이루어 졌으며 3×3, 5×5, 7×7 등의 크기를 가지고 있다. 이러한 마스크의 크기는 자유도를 나타내는

5	8	3	4	6	2	3	7
3	2	1	1	9	5	1	0
0	9	5	3	0	4	8	3
4	2	7	2	1	9	0	6
9	7	9	8	0	4	2	4
5	2	1	8	4	1	0	9
1	8	5	4	9	2	3	8
3	7	1	2	3	4	4	6

입력영상

−2	−1	0
−1	0	+1
0	+1	+2

이산회선 마스크

15	2	−1					

출력영상

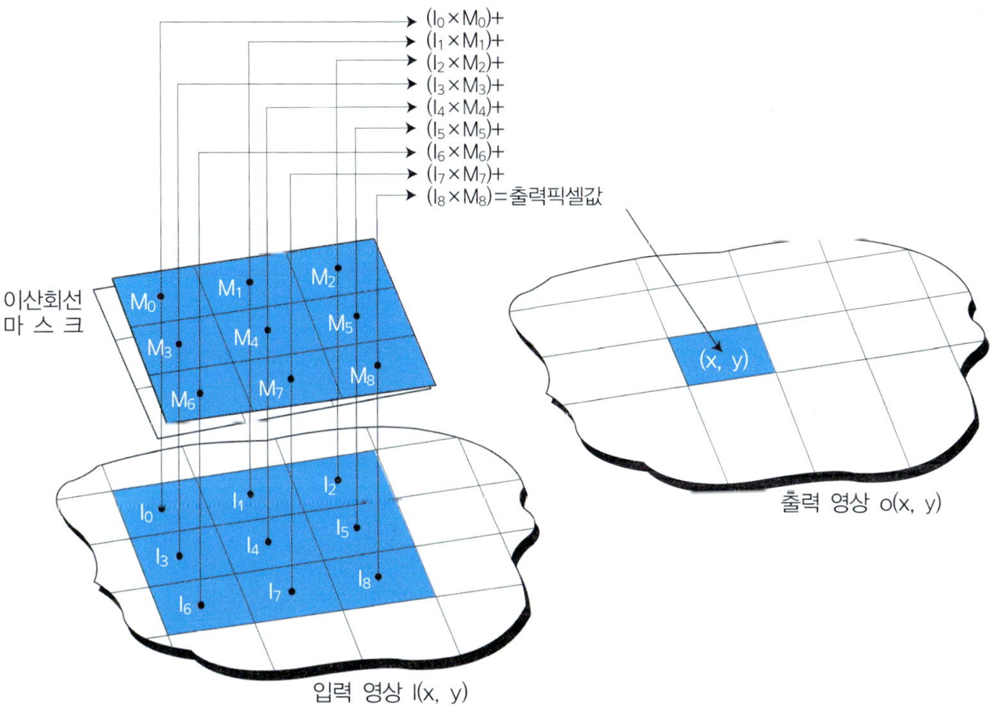

그림 2-35. 입력영상의 데이터를 이산회선으로 계산하는 과정

데, 자유도가 높을수록 정확한 처리 효과를 얻을 수 있는 반면 처리 시간이 그만큼 증가한다는 단점도 있다. 따라서 어느 정도의 자유도가 유지되면서 처리 시간도 짧은 3×3커널이 많이 사용된다. 그림 2-35는 이산회선이 수행되는 과정을 나타낸 것이다.

3.3 _ 영상감산법(Image Subtraction)

원하지 않는 부위를 제거하고 보고자 하는 부위를 강조시키는 방법으로, CR을 비롯한 디지털 영상기법에서 사용한다. 복수의 입력 영상에서 영상을 재구성하고 1개의 출력영상을 얻는 다중 영상처리이다. 이 방법에서 중요한 것은 두 영상의 움직이지 않는 부분의 위치 및 픽셀값을 일치시키는 것이다. 영상처리 중에 간단하면서도 효과가 뛰어난 방법이다. 여기에는 시간감산법(Temporal subtraction)과 에너지감산법(Energy subtraction)이 있다.

1) 시간감산법(Temporal subtraction)

조영 전·후의 영상에서 감산 처리된 영상을 만들어 뼈와 중복된 장기의 음영 등을 제거하고 진단에 필요한 부분만을 나타내는 방법이다. CR시스템에서의 경시적 처리는 영상판을 급속히 바꿔주는 장치를 사용하는 혈관조영 검사에 주로 이용된다.

2) 에너지감산법(Energy subtraction)

에너지가 다른 엑스선으로 서로 다른 영상을 만들고, 그 영상들 사이에서 감산영상을 만든다. 감산영상에서 진단에 필요한 부분(연부조직, 뼈)만 추출하는 방법이다.

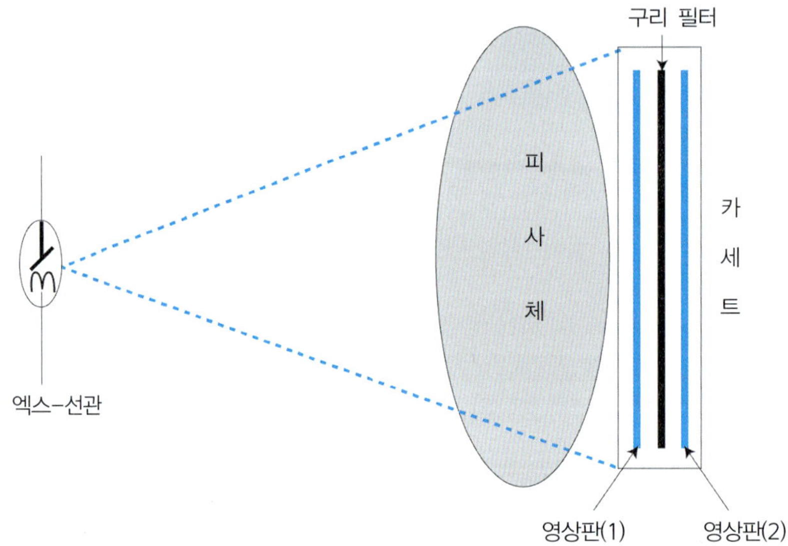

그림 2-36. 에너지 차이에 따른 감산처리 방법(1 shot)

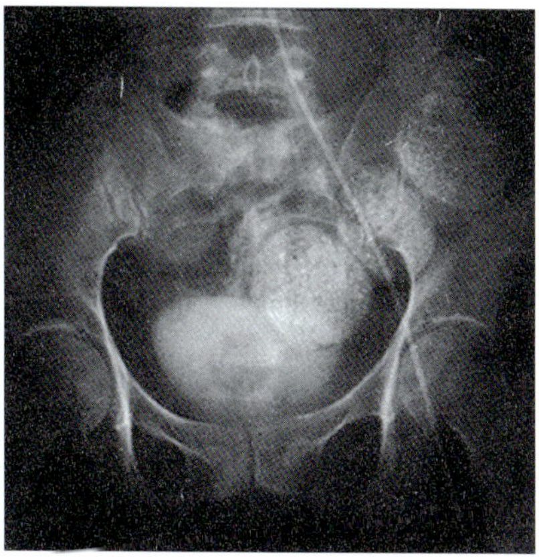

(a) 혈관 조영전의 영상

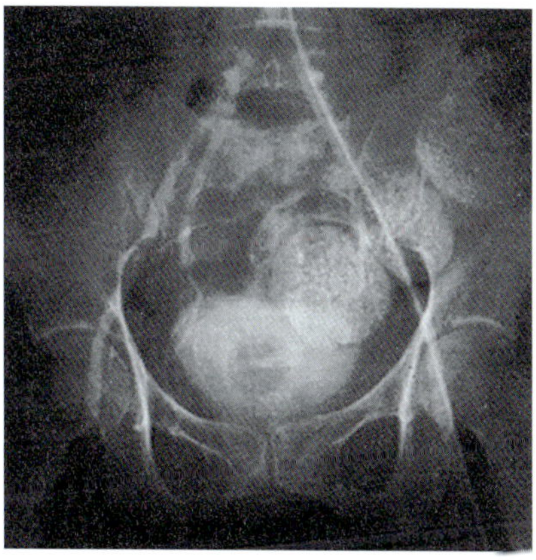

(b) 혈관 조영의 영상

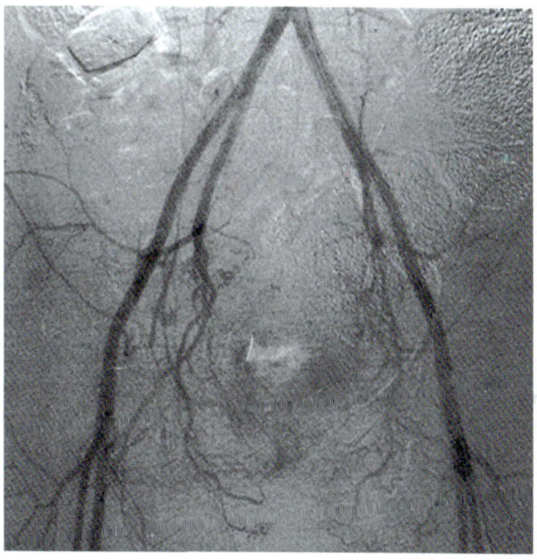

(c) subtaction의 영상

그림 2-37. 시간 감산법의 영상

에너지 subtraction 촬영기법에는 2가지가 있다.

(1) 1-shot 방법 : 그림 2-36처럼 하나의 카세트에 두 개의 영상판을 넣고 그사이에 금속 필터를 삽입한 후 엑스-선을 1회 조사하여 에너지를 분리하는 방법이다. 이 경우 금속 필터의 전면에 있는 영상판은 저 에너지영상을 얻고, 후면에 있는 영상판은 고에너지 영상을 만들어 두 영상 사이에서 감산상을 만들어 진단에 필요한 연부 조직 또는 뼈를 묘출한다. 이 방법은 촬영이 간단하고 몸의 움직임에 대한 아티팩트가 없다는 점에서 좋다. 그렇지만 일반적인 엑스-선량으로 촬영할 경우 입상성이

좋지 못하다. 이 문제점을 개선하기 위해서 연부 조직영상(뼈 소거영상)과 뼈영상(연부소거영상)을 서로 바꿔서 처리하는 알고리즘을 이용한다.

(2) 2-shot 방법 : 동일 부위에 에너지를 다르게 하여 2번을 조사하는 방법이다. 그림 2-38은 오른쪽 폐상부에 결절이 있는 환자를 위한 듀얼 에너지 감산법 영상이다.

(a) 디지털 X-레이 영상

(b) 연부조직을 나타내기 위해 조정된 서브트랙션 영상

(c) 뼈의 석회화를 보여주는 감산 영상이다.

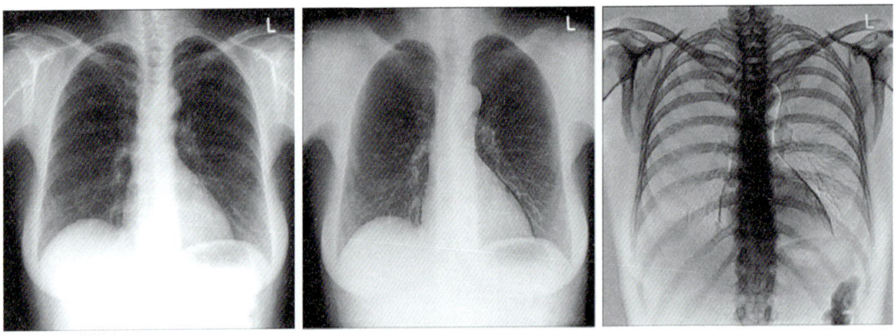

(a) 디지털 X-선 영상 (b) 연부 조직 (c) 뼈

그림 2-38. 이중 에너지 감산영상

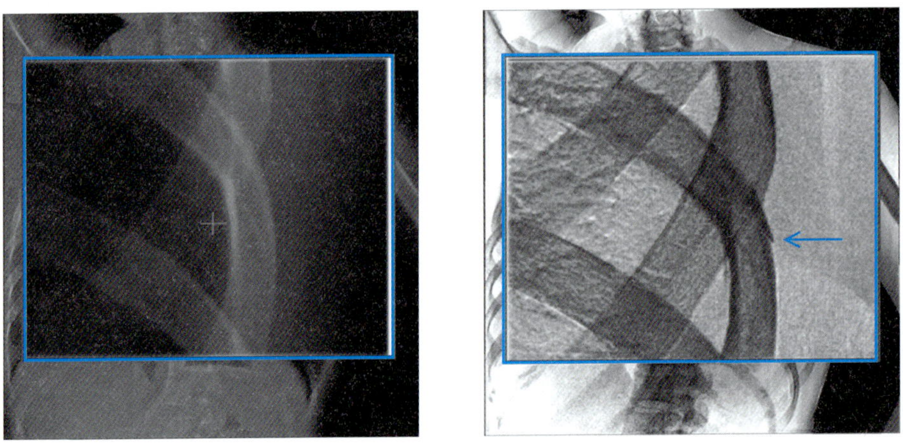

그림 2-39. 그림 3-38에서 얻은 (C) 영상의 한 부분을 확대해서 본 영상

3.4 _ 잡음 제거법(Noise Smoothing)

영상이 가진 불필요한 고주파수 성분을 제거한다든지, 대상 영상의 컴퓨터 처리를 위해 디지털화할 때 혼입되는 잡음이나 전송시에 동반되는 잡음을 경감시키기 위하여 널리 이용되는 방법이다. 여기에는 평균값 필터링과 중간값(median) 필터링이 있다.

1) 평균값 필터링

각 화소의 값과 주위의 여러 화소들을 평균값으로 취하여 처리하는 방법으로 대조도가 낮은 영상이나 노출이 매우 적은 영상, 노이즈가 심한 영상에 적용하면 효과적이다. 그러나 많은 화소들을 평균값으로 처리하면 할수록 원래의 영상이 흐려지는 현상이 따른다.

$$M(x,y) = 1/9 \times \begin{pmatrix} 1\,1\,1 \\ 1\,1\,1 \\ 1\,1\,1 \end{pmatrix}$$

M(x,y)는 중심을 포함하여 주위 8화소의 각 농도를 균등하게 가산한다. 그 후 9로 나누어 평균을 구하는 것을 의미한다. 그러나 이 필터에서는 중심농도와 주위 8개의 영상 농도가 모두 같은 1을 사용하고 있기 때문에 영상의 첨예도를 잃어버리는 경향이 있다. 따라서 중심으로부터의 거리가 증가함에 따라 이 계수를 감소시키면, 첨예도를 잃는 결점을 다소는 보충할 수 있다.

평균값 필터의 특징

- 정방영역 내의 화소 농도값을 평균화해 버리기 때문에 화상이 가늘게 변화하고 있는 성분, 즉 고주파 성분을 제거하는 성질을 갖고 있으므로 저주파 통과형의 필터로 작용한다.
- 종래의 잡음은 고주파 성분에 포함되기 때문에 평균화에 의해 고주파 성분과 동시에 잡음도 제거할 수 있게 된다.
- 잡음을 제거하기 위해 평균값을 취하므로 잡음이 없는 부분(에지)도 평균값으로 계산되어 영상이 흐려지게 된다.

−3	3	3	3	3	7	7	7
−3	3	3	6	3	7	7	4
−3	3	3	3	3	7	7	7

(a) 원 영상의 픽셀 값

−3	3	3	3	3	7	7	7
	1	3.3	3.3	4.7	5.7	6.7	
−3	3	3	3	3	7	7	7

(b) 평균값 필터링 후의 픽셀 값

그림 2-40. 평균값 필터링

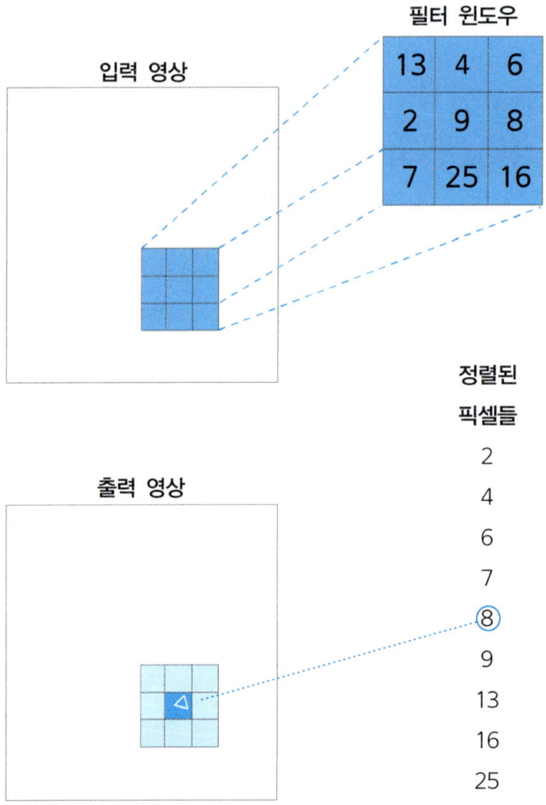

그림 2-41. 중간값 필터링

2) 중간값 필터링

디지털 영상은 전송되는 도중에 잡음과 섞이거나 시스템의 다른 요소에 의해 왜곡될 수 있다. 잡음 제거 필터 기법을 사용한다면 잡음은 감소될 수 있고, 왜곡된 영상은 원래의 영상에 가깝게 회복시킬 수 있다.

중간값 필터링을 하기 위해서는 먼저 윈도우 안에 있는 각 화소의 휘도값을 오름차순으로 정열한다. 중앙에 해당하는 화소값을 출력영상의 윈도우 중심에 채운다. 중심값이 선택되어야 하기 때문에 중간값 필터의 윈도우가 가진 화소의 수는 홀수개가 된다. 그림 2-41은 필터링이 어떻게 수행되는지를 보여준다.

중간값 필터링이 평균화 필터링과 다른 점

- 잡음 제거의 효과가 크다.
- 작은 농도값의 변동을 평활화 할 수 있다.
- 평균값 필터에 비해 농도가 급격히 변화하는 에지(edgc) 정보를 보존할 수 있다.

3.5 _ 계면 강조법(Edge Enhancement)

중간 정도의 대소도를 가진 작은 구조물의 가시능을 증가시키기 위해 사용되는 방법이다. 주파수 처리와 비선예 마스크(unsharp masking) 처리가 대표적인데 이중에서 비선예 마스크 처리에 대해 설명한다.

아날로그 촬영 영상이나 디지털 흉부 영상, CR 영상에서 부분적인 대조도와 미세한 구조의 가시능을 향상시키기 위해 사용되는 영상 처리기법이다. 수학적으로 다음과 같이 나타낼 수가 있다.

$$I_e = I_o + \{ f(I_o - I_u) \}$$

- I_e – 계면 증강된 영상의 픽셀 강도
- I_o – 원래 영상의 픽셀 강도
- I_u – 원래 영상에서 공간적으로 흐려져 있는 부분의 픽셀 강도로, 저공간주파수 범위를 포함하며, 원래 영상에서 마스크 처리하여 얻는 부분이다.
- $(I_o - I_u)$ – 공간주파수가 높은 경계면의 픽셀 강도
- f – 강조계수로 최종 영상의 증강정도를 정해준다.

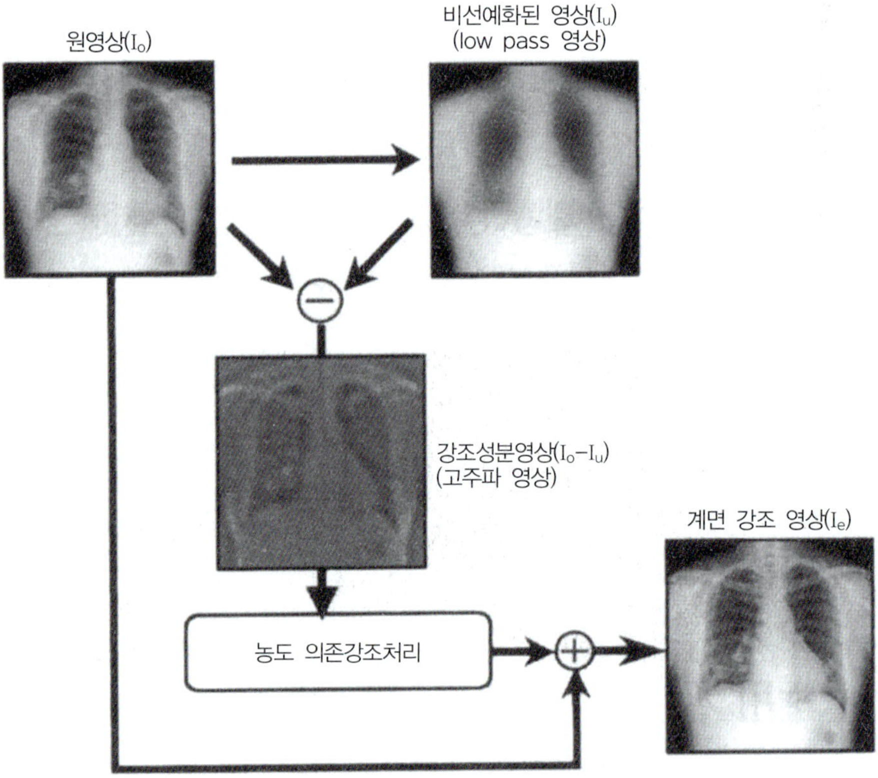

그림 2-42. 비선예 마스크 처리의 원리

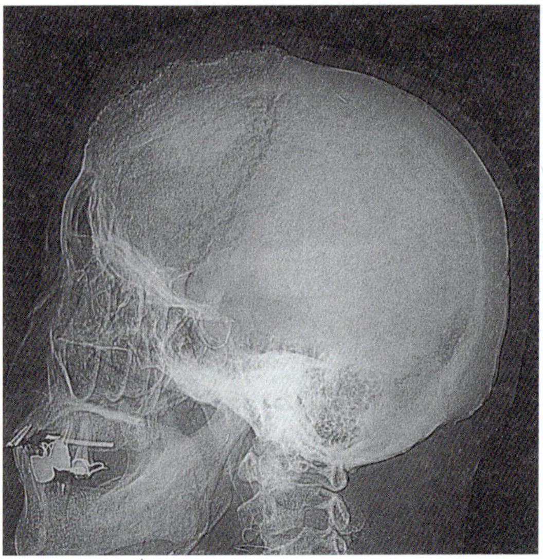

그림 2-43. 계면 증강처리(주파수 처리)된 영상

1) 처리 과정

• 첫 단계 : 원래의 영상에 비선예 마스크를 이용하여 감산 처리하면 공간 주파수가 높은 곳의 계면 영상을 만든다. 이 때 강조계수 f에 의하여 계면 증강의 정도가 정해진다.
• 두 번째 단계 : 원래 영상에 계면 증강 처리된 영상을 더해준다.

2) 처리하는 비선예 마스크 크기에 따라 강조되는 영상이 달라진다.

• 큰 크기의 마스크 :
응답 피크가 저주파수측(왼쪽)으로 이동하며, 저주파수의 영상 성분인 지방, 근육이 강조된다.

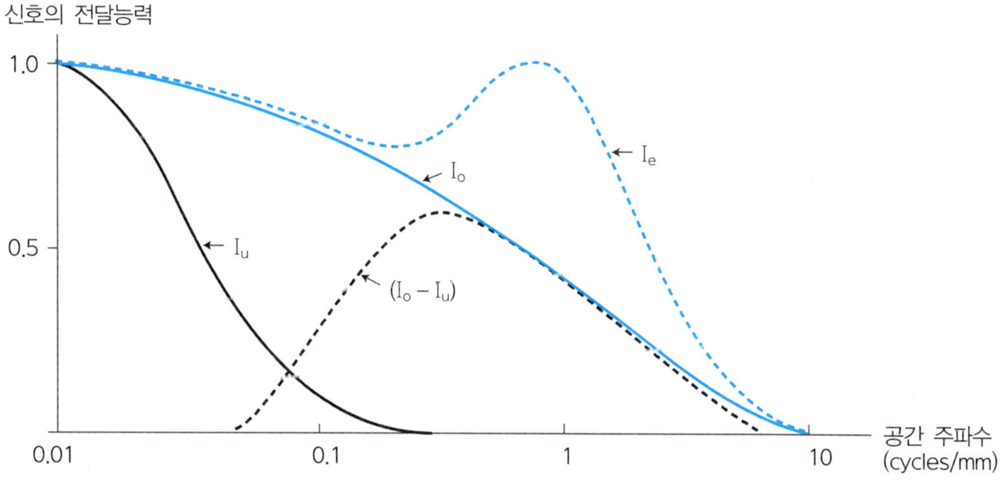

그림 2-44. 비선예 마스크 처리 개념도

표 2-2. 주파수 rank 변화에 따른 비선예 마스크의 크기

주파수 rank	0	1	2	3	4	5	6	7	8	9
주파수(f)	0.09	0.13	0.18	0.25	0.35	0.50	0.71	1.00	1.40	2.00
비선예 마스크	81	57	41	29	21	15	11	7	5	3

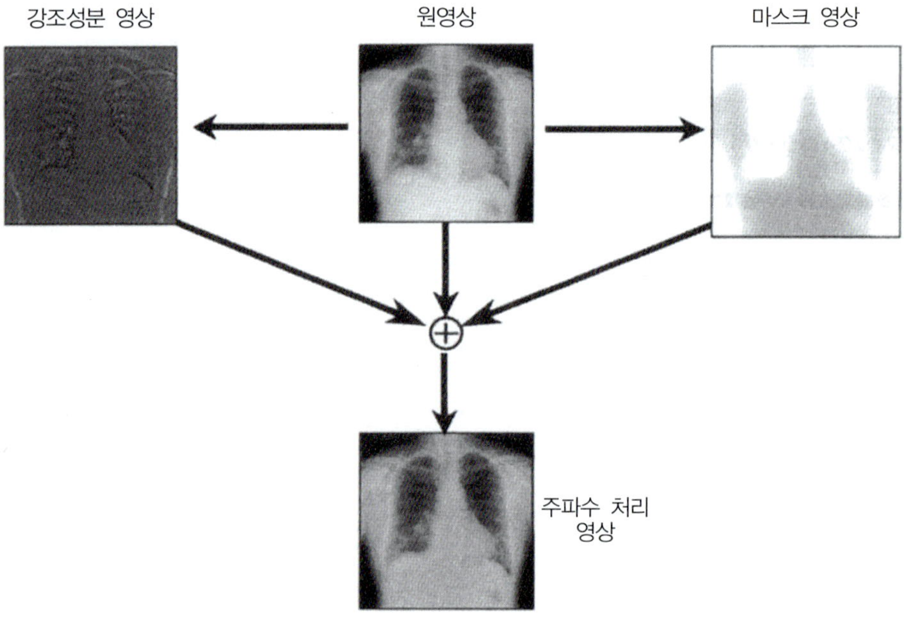

그림 2-45. **멀티 주파수 처리 과정**

- 작은 크기의 마스크:
  응답 피크가 고주파수측(오른쪽)으로 이동하며, 미세한 구조물의 계면을 선예화시킨다.

3) 비선예 마스크 처리의 특징

- 노이즈를 증가시키므로 신호 대 잡음비를 저하시킬 수 있다.
- 저대조도 물질의 검출능력을 향상시킬 수 있다.
- 낮은 신호 강도의 중요한 부위가 계면 증강에 의해 저하될 수 있다.

3.6 _ 영상 압축

영상압축의 필요성

- 영상이 디지털화 되어 산업에 응용되기 시작하면서부터 많은 양의 영상 데이터를 저장, 전송하는데 있어 저장장치의 용량과 통신 라인의 데이터 전송률에는 한계가 있기에 이를 용이하게 하기 위해 여러 가지 영상 압축 기술이 개발되기 시작했다.
- 의학 영상은 일반 영상에 비해 높은 정밀도와 해상도가 요구될 뿐만 아니라 CT, MR 등과 같이 한 검사에 수십장 이상의 영상을 만들어야 하므로 데이터량이 많아져서 영상 압축의 필요성이 높아졌다.
  CT의 예를 들면, 512×512화소의 매트릭스와 화소당 12비트를 가지므로 한 영상당의 25 MB 데이터량을 가지며 한 검사에 50장의 영상이 만들어졌다면 약 1258 MB의 데이터량을 갖게 되는 것이다. 이와 같은 검사가 하루에도 수 백 또는 수 천건씩 저장되고 전송되어야 하는 디지털 의료 영상 환경에서 영상 압축은 매우 필요한 기술 요소임에 틀림이 없다. JPEG, GIF, PCX, ZIP, Wavelet, Fractal 등 여러 가지 압축 방식이 주변에서 사용되고 있다.
- Telemedicine 이 가능해지면서 압축의 필요성은 더욱 더 강조되었다.

압축효과

- 영상 압축은 저장장치의 비용을 절감시켜 준다. 병원의 규모에 따라 다르지만 full PACS를 시행하는 경우 저장장치의 비용은 영상 압축 기술을 적용하느냐에 따라 달라질 수가 있다.
- 데이터의 전송에 소요되는 시간을 줄여준다. 제한된 대역폭을 갖는 LAN환경이나 인터넷을 통해 영상을 전송하게 되는 경우 압축은 곧 시간의 단축을 의미하며 이는 시각을 다투는 의사결정에 중요한 역할을 할 수 있다.
- 많은 영상을 빈번히 조회해야 하는 영상의학과나 임상진료과에 있어서 압축은 의사의 대기 시간을 단축시켜 줄 수 있어 보다 많은 시간을 진료에 할애할 수 있게 하는 역할을 한다. 따라서 PACS와 같은 디지털 의료 환경에서 영상 압축은 경제적 효과와 더불어 진료의 질을 개선하는 역할을 한다.

3.6.1 압축방법

영상 신호는 대부분의 경우 많은 중복성을 가지고 있기 때문에 이러한 중복성을 제거함으로써 압축 효과를 얻을 수 있다. 즉 이전라인, 이전화소와 비교해서 달라지는 차이를 효과적으로 찾아내어 전달해 주는 것이 압축의 원리이다.

다음의 네 가지 방법에 의해 영상정보를 압축시킨다.

- 양자화 스펙트럼의 중복성을 제거한다. 즉, 화소당 RGB 24비트 정보를 YCbCr 12비트로 변환하여 정보를 압축한다.
- 영상은 인접 화소간의 값이 거의 비슷하기 때문에(상관관계가 높기 때문에) 화면 내의 공간적 상관관계를 이용하여 정보를 압축한다.
- 시간적으로 과거 화면의 정보를 기억해 두고 현재 화면을 과거 화면과의 차분차로 나타냄으로, 화면내의 시간적 상관관계를 이용하여 정보를 압축한다.
- 위의 3가지 방식을 부호화하고자 할 때, 부호의 발생 확률이 서로 다름을 이용하여 정보를 압축한다.

1) 화면 내 공간적 상관관계를 이용한 압축

화면내의 공간적 상관관계는 공간주파수 개념으로 쉽게 설명될 수 있다. 예를 들어 화면 전체가 같은 색인 경우, 밝기는 다소 달라도 인접한 화소들이 같은 색이어서 전혀 다른 색보다 인접한 값들을 유추하기가 쉽다. 이러한 경우를 "화면내의 공간적 상관관계가 높은 상태", 즉 화면의 변화가 거의 없는 평활한 상태라 한다. 이렇듯 화면이 평활하고 천천히 변화할 때 "공간주파수가 낮다"라고 표현하며, 반대로 체크무늬처럼 그림이 세밀하고 변화가 많을 때는 "공간주파수가 높다"라고 한다.

2) 화면 간 시간적 상관관계에 의한 압축

영화 필름에서도 알 수 있듯이 동영상은 조금씩 다른 화면을 차례로 보여줌으로써 마치 연속된 것처럼 보이는 화면을 만들어 낸다. 따라서 이웃하는 화면끼리는 매우 유사하다는 점을 이용하여 압축한다.

첫 번째 방법은 전혀 변화가 없는(정지된) 경우로, "전 화면과 비교해보니 변화가 없다"라고 하는 부호를 보내는 것만으로 화면을 재생시킬 수 있다.

두 번째 방법은 현재 화면의 어느 부분이 전 화면의 어느 부분에서 이동해온 경우로,

"전 화면 중 같은 그림을 찾아보니 그 부분의 이동량(x,y좌표)은 ××이다(이것을 '움직임 벡터'라고 한다)"라는 정보만을 보냄으로써 화면을 재생시킬 수 있다. 이렇게 이전 화면에서 움직임 벡터가 가리키는 곳을 찾아 일정한 영역분의 화면을 가져오는 과정을 "움직임 보상"이라 부른다.

3) 부호발생확률에 따른 압축

DCT 계수나 움직임 벡터 등에 대해 발생확률이 높은 값에 길이가 짧은 부호를 할당하고 발생확률이 낮은 값에 길이가 긴 부호를 할당하도록 부호기와 복호기 사이에 새로운 부호 체계를 세우면 평균부호 길이를 줄일 수 있다. 이것을 가변장부호화(부호에 따라 부호의 길이가 다른 방식) 또는 엔트로피 부호화(발생확률의 편중을 이용하는 방식)라고 부른다.

1, 2, 3, 4의 발생확률이 같을 때에는 이진수인 00, 01, 10, 11과 같이 두 자리 고정길이의 부호로 표시한다. 이때 평균 부호의 길이는 2비트가 된다. 이와 달리 발생확률이 달라서 1이 나올 확률이 0.7, 2의 경우가 0.2이고 3과 4의 경우에는 0.05라고 한다면 가장 발생확률이 높은 1에는 1비트, 다음으로 발생확률이 높은 2에는 2비트, 가장 발생확률이 낮은 3, 4에는 3비트의 부호를 각각 할당하는 방법을 생각해 볼 수 있다. 이때 평균부호의 길이는 다음과 같다.

- 고정장부호의 경우:
  평균 부호의 길이 $= 2\times0.6+2\times0.2+2\times0.1+2\times0.1=2$비트
- 가변장부호의 경우:
  평균 부호의 길이 $= 1\times0.7+2\times0.2+3\times0.05+3\times0.05=1.4$비트

위의 계산을 비교해 보면 가변장부호 쪽이 유리함을 알 수 있다.

3.6.2 압축의 종류

영상 압축은 픽셀간의 중복성과 영상 변환 방법을 이용하여 원래의 데이터 용량을 줄여 저장하거나 전송하며 필요시 원래의 정보와 같거나 근접하게 복원(Decompression)하는 데 있다. 영상 압축은 크게 무손실(lossless)압축기법과 손실(lossy)압축기법으로 나눌 수 있다. 무손실 압축은 다른 말로 가역(reversible)압축, 손실 압축은 비가역(irreversible) 압축으로 불리기도 한다. 여기서 손실, 무손실이란 수학적인 의미에서의 데이터 손실 여부를 나타내는 것으로 진단 정보가 손실된다는 뜻과는 관계가 없다. 압축과 복원 과정을

설명하면 다음과 같다.

- 영상의 압축 과정 : 원영상 → 압축 → 압축영상
- 영상의 복원 과정 : 압축영상 → 복원 → 복원영상

1) 무손실 압축

- 무손실 압축이란 복원 영상이 수학적으로 완벽하게 원 영상과 일치하는 압축기법을 말하다.
- 손실 압축이란 영상이 가지는 데이터의 양이 수학적으로 약간의 차이를 가지게 되는 압축기법이다.
- 가시적 무손실 압축(visually lossless)라는 말도 쓰이는데 이는 수학적으로 손실이 있으나 육안으로는 그 손실을 감지할 수 없을 정도의 화질이 좋은 압축 방법이다.

텍스트나 수치 데이터와 같은 디지털 데이터가 압축될 때는 보통 복원 연산을 통하여 정확히 일치하는 데이터를 다시 얻는 것이 가능하다. 만약 정확히 복원되지 않는다면 문서에서 중요한 글자나 숫자가 없어지는 결과가 되므로 압축의 의미가 없어진다. 이렇게 압축된 데이터가 정확하게 다시 복원될 수 있는 압축기법을 무손실 압축이라고 한다. 압축률이 3 : 1 이하로 낮아 영상 데이터의 가치가 매우 높은 경우인 군사용 사진, 인공위성 사진, 의료용 사진을 단기저장장치에 저장할 경우 사용된다.

(1) Run-Length 압축법

무손실 압축 기법 중에서 가장 간단하고 오래된 기법으로 반복되는 픽셀의 불럭을 하나의 값과 그 값의 반복 회수로 나타낸다. 예를 들어, 아래와 같은 수열에서 '0'이 7번 반복되므로 '0'과 반복회수를 나타낼 수 있는 프래그(n)와 반복회수 '7'을 표현하면 된다.

압축할 데이터	820000000(9비트)
압축후 데이터	820n7(5비트)

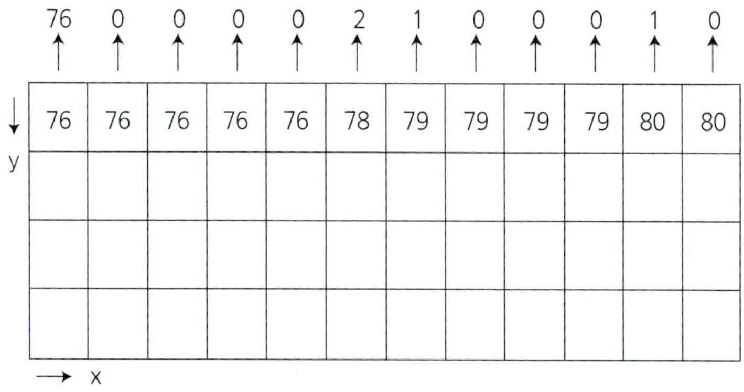

그림 2-46. DPCM 수행방법

따라서 9비트 크기의 데이터를 5비트로 압축하는 결과가 된다. 이 방법은 단순히 2번 반복되는 경우에는 사용하지 않으며, 보통 4번 이상 반복되는 데이터, 즉 반복되는 횟수가 많을 때 큰 효과를 낼 수 있다. 이 압축법은 압축률이 2 : 1을 넘지 못하기 때문에 의료영상에서는 효과적이지 못하다. 반복횟수가 많은 그래프, EKG 같은 영상에 효과적이다.

(2) 예측 압축기법(Prediction)

일반적으로 인접하는 픽셀값의 차이가 크지 않고, 인접 프레임간의 픽셀값이 큰 차이를 보이지 않는다는 특성을 이용한 방법이다. 픽셀값을 기록할 때 직전 픽셀값과의 차이만을 기록하여 전송하는 DPCM(Differential PCM)이 가장 간단하게 사용하는 방법이다. 이웃한 픽셀은 대부분 동일하기 때문에 픽셀값 전체를 전송하는 것보다 더 적은 비트를 가지고 안전하게 전송할 수 있다.

(3) 엔트로피 부호화법(Entropy Coding)

픽셀값의 발생확률을 알아내어 그 확률에 따라 길이를 다르게 할당함으로써 압축을 하는 방법이다. 시장에서의 매매 원리와 같이 가장 흔한 물건은 값싸게 팔고, 귀한 물건은 비싸게 팔듯이 발생확률이 높은 픽셀값은 가장 짧은(비용이 적게 드는)부호를 붙이고, 발생확률이 낮은 픽셀값에는 가장 긴(비용이 많이 드는)부호를 붙여 압축을 하는데 필요한 데이터양을 최소화시킨다는 것이다. 발생확률에 따라 부호의 길이를 다르게 할당하는 것은 컴퓨터 자판의 알파벳 배열에서도 볼 수 있다. 자주 나오는 문자는 손가락 움직임을 덜 가는 위치에 배열하고 덜 나오는 문자는 먼 쪽에 배열한 것이 그것이다.

엔트로피 부호화법은 현대 정보사회를 성립하게 한 정보이론에 직접적인 연관이 있다.

확률이 높은 것일수록 정보량이 적고, 확률이 낮은 것은 정보량이 높다는 것이다. Huffman 부호화법은 대표적인 엔트로피 부호화법으로 구현이 쉽고 사용료가 없어 가장 많이 사용된다.

(4) 예측 압축과 엔트로피 부호화법의 결합

대부분의 압축은 압축률을 높이기 위해 예측 압축과 엔트로피 부호법을 결합해서 사용하고 있다. 예측 압축으로 인접 화소간의 중복성을 제거한 다음, 중복성이 제거된 값들의 분포를 구해서 발생확률에 따라 길이가 다른 부호를 할당함으로써 압축률을 최대한 높이고자 하는 것이다.

원영상 → 예측기법 → 예측오차 → 엔트로피 → 압축영상

이와 같이 두 가지 방법을 결합함으로써 데이터양이 많은 의학 영상에서도 2.5 : 1~4 : 1의 비교적 높은 무손실 압축이 가능하다. CT, MR의 경우는 2.5~3.5 : 1, CR이나 투시의 경우는 3 : 1~4 : 1의 압축률을 얻을 수 있다.

2) 손실 압축

- 손실 압축은 무손실 압축과는 달리 원래의 영상을 완벽하게 복원하는데 목적을 두지 않는다.
- 복원된 영상의 질을 판단하는 것이 인간의 눈인 것을 감안하여 복원된 영상이 숫자적으로 원래의 영상과 일치하지 않더라도 인간의 눈으로 보기에 구분하기 어려운 범위 내에서 압축을 하는 것이다.
- 무손실 압축에 비하여 데이터의 크기를 상당히 줄이기 때문에 원래 영상이 가지고 있는 데이터의 손실을 가져오지만 허용될 수 있는 정도로 압축을 하기 때문에 크게 문제되지는 않는다.
- 또한 저장 용량이나 전송로의 용량이 부족할 경우 매우 높은 압축률이 요구되는데 이때의 화질 저하도 인간의 눈으로 감지할 수 있는 범위까지 이루어지도록 한다.

손실 압축에 사용되는 기법은 수학적으로 복잡하다. 먼저 정보 전달에 중요한 순서대로 데이터를 정렬시킨 후에 중요도가 낮고 양을 많이 차지하는 부분을 잘라 버림으로써 압축률을 높이는 것이다.

정보 전달에 중요한 순서대로 데이터를 정렬하기 위해서 거치는 수학적 방법이 변환

(Transform)이다. 변환이란 오디오 기기에서 소리를 주파수 대역별로 뽑아내어 표시하고 조절하는 밴드 이퀄라이저의 원리와 마찬가지로 영상 신호도 주파수 대역별로 뽑아낼 수 있는데 이 가운데서 중요도가 높은 밴드만을 골라내어 부호값을 적용하면 효율적인 압축을 할 수 있다는 것이다.

(1) 코사인(Cosine)변환법

변환법 중 가장 역사가 오래되고 간단한 방법으로 JPEG 손실모드에서 사용되는 DCT (discrete cosine transform)가 대표적인 예이다. 주기가 긴 파형은 구성비가 커서 영상의 구성에 매우 큰 영향을 미치지만, 주기가 짧은 파형일수록 대부분의 경우 무시해도 좋을 만큼 구성비가 매우 작다. 따라서 적정한 문턱값을 주어 크기가 일정치 이상인 것만을 골라서 부호화를 하면 매우 압축률이 높으면서도 실제 복원 영상에서 육안으로는 손실이 적은 영상 압축을 할 수 있다. 이 때 문턱값을 높게 잡으면 압축률이 높아지면서 손실도 함께 높아지므로 화질이 나빠지고 문턱값을 낮게 잡으면 반대로 화질이 좋아진다.

원영상 → cosine변환 → 양자화 → 엔트로피 → 압축영상

(2) 웨이브릿(Wavelet)변환법

코사인 변환법과 달리 연속적인 파형이 아니라 짧은 파형을 사용하여 그 조합으로 영상을 표현한다. 또한 변환을 한 번만 하지 않고 다단계에 걸쳐 한다는 점도 차이가 있다. 코사인 변환과 마찬가지로 변환을 한 뒤에 양자화를 하고 그 결과값을 다시 엔트로피 부호화함으로써 압축률이 높은 영상을 얻는다.

원영상 → wavelet변환 → 양자화 → 엔트로피 → 압축영상

(3) JPEG(Joint Photographic Experts Group) 압축법

JPEG 압축법은 현존하는 압축 방법 중 가장 널리 사용되는 국제 표준 압축 방법이다. 사용자들이 압축된 디지털 영상을 쉽게 교환하기 위해서는 표준화된 알고리즘 형태가 필요하다. 이러한 필요성에 따라 대표적인 국제표준화 기구인 ISO와 ITU-TS의 국제전문가들이 모여서 제정한 압축 표준이 JPEG인 것이다. 정식 권고에는 ISO×××같은 번호가 붙는다. 또 H.261, H.221, G.721, G.722, G.728 등은 ITU-TS(International Telecommunication Union-Telecommunication Standardization Sector : 국제전기통신연합 전기통신 표준화 부문)에서 정해진 권고번호로, 멀티미디어 요소기술에 관련

되는 표준화 작업은 주로 ISO와 ITU-T에서 진행되고 있다.

- JPEG란 2진 영상을 제외한 그레이 레벨에서 컬러 영상까지 거의 모든 종류의 정지영상을 압축 및 부호화를 하기 위해 국제 표준을 정의하고 있고, 멀티미디어 표준도 이 단체에 의해 제정되었다.
- 기본모드:
  JPEG은 8비트 흑백 또는 24비트 컬러 영상의 압축에 적용된다.
- 확장모드:
  12비트 흑백 영상까지 지원하게 되어 있어 의학 영상의 압축에 적합하다.
- 무손실 압축 기법과 손실 압축 기법은 물론이고 순차 재생과 점진 재생을 모두 지원하는 등 매우 폭넓은 압축 기법이 망라되어 있는 압축 기법이다.

3.6.3 허프만(Huffman)코딩 방법

무손실 압축 방법 중 엔트로피 부호화법의 대표적인 방법인 허프만의 코딩 방법을 소개해 본다.

- Huffman 코딩 기법은 가장 널리 쓰이는 무손실 압축 기법이다.
- 이 기법은 가변 길이 부호화 기법(VLC : Variable Length Code)을 이용한 방법이다.
- 영상 데이터의 통계 확률 분포도에 따라 확률이 높게 발생되는 데이터는 적은 bits로 나타내고 확률이 적게 발생되는 데이터는 보다 더 많은 bits로 나타내는 것이다.
- V L C기법에는 Huffman Coding 이외에 Lempel-Zip Coding 기법이 있다.

1) Bi-Level Image Coding 예:

pixels	code	빈도수	bits
000	0	28	28
001	1001	6	24
010	1010	8	32
100	1100	8	32

총 bits : 28+24+32+32 = 116 bits

0	0	0	0	0	1	0	0	1	0	0	1	0	0	0
0	0	0	0	1	0	0	0	1	0	0	1	0	0	0
0	0	0	0	1	0	0	0	0	0	1	0	0	0	0
0	0	0	0	1	0	0	0	0	0	0	0	0	0	0
0	0	0	0	1	0	0	0	0	0	0	0	0	0	0
0	0	0	1	0	0	1	0	0	1	0	0	0	0	0
0	0	0	0	0	0	1	0	0	0	1	0	0	0	0
0	0	0	1	0	0	0	1	0	0	0	0	0	0	0
0	0	0	1	0	0	0	1	0	0	0	1	0	0	0
0	0	0	1	0	0	1	0	0	0	0	0	0	0	0

그림 2-47. 10×15 Bi-Level Image의 예

Bi-Level Image의 Lossless 압축 예를 살펴보면, 0과 1을 각각 1 bit로 나타내면 영상을 코딩하는데 필요한 bits수는 10×15×1 bit=150 bits가 된다. 3 pixels씩 묶어 000은 0으로 표시하고 001을 1001, 010을 1010, 100을 1100으로 표현하여 총 bits를 계산하면 총 150 bits로 표현되었던 영상이 116 bits로 줄어들었음을 알 수 있다. 압축률이 1 : 1.29로 되었다.

2) Gray level imag의 Coding 예:

표 2-3. 그레이 레벨 확률 분포도

Graylevels	N_i	H_i
0	3277	0.20
1	4587	0.28
2	4096	0.25
3	1802	0.11
4	1147	0.07
5	892	0.05
6	492	0.03
7	164	0.01
N_t	16384	

(1) 영상의 그레이 레벨 확률 분포도를 구한다(표 2-3처럼).

(2) 확률이 큰 순서부터 그레이 레벨을 정리한다(그림 2-48(a)).

(3) 밑에서부터 확률이 제일 적은 것 2개를 합하여 새로운 확률로 구한 다음 크기 순서대로 정렬한다(그림 2-48(b)).

gray level	확률	3	4	5	6	7	8
G_1	0.28	0.28	0.28	0.28	0.28	0.45	0.55
G_2	0.25	0.25	0.25	0.25	0.27	0.28	0.45
G_0	0.20	0.20	0.20	0.20	0.25	0.27	
G_3	0.11	0.11	0.11	0.16	0.20		
G_4	0.07	0.07	0.09	0.11			
G_5	0.05	0.05	0.07				
G_6	0.03	0.04					
G_7	0.01						

그림 2-48. (a) 무손실 압축 처리 과정

gray level	확률	3	4	5	6	7	8
G_1	0.28_{01}	0.28_{01}	0.28_{01}	0.28_{01}	0.28_{01}	0.45_{1}	0.55_{0}
G_2	0.25_{10}	0.25_{10}	0.25_{10}	0.25_{10}	0.27_{00}	0.28_{01}	0.45
G_0	0.20_{11}	0.20_{11}	0.20_{11}	0.20_{11}	0.25_{10}	0.27_{00}	
G_3	0.11_{011}	0.11_{011}	0.11_{011}	0.16_{000}	0.20_{11}		
G_4	0.07_{0100}	0.07_{0100}	0.07_{0100}	0.11_{011}			
G_5	0.05_{00100}	0.05_{00100}	0.09_{0001}				
G_6	0.03_{000110}	0.04_{00011}					
G_7	0.01_{000111}						

그림 2-48. (b) 무손실 압축 처리 과정

표 2-4. 허프만 코딩 테이블

Graylevel	Probability	이진 부호	Huffman code
G_1	0.28	001	01
G_2	0.25	010	10
G_0	0.20	000	11
G_3	0.11	011	011
G_4	0.07	100	0100
G_5	0.05	101	00100
G_6	0.03	110	000110
G_7	0.01	111	000111

(4) (3)의 과정을 2개의 확률 분포도가 될 때까지 반복한다.

(5) 마지막으로 남은 2개의 확률 분포도에 0, 1 bit를 할당해 준다. 즉, 0.55 확률에 0, 0.45 확률에 1을 부여한다(그림 2-48(b)).

(6) (5)의 과정부터 시작하여 역방향으로 확률이 높게 발생되는 데이터는 적은 bits로 나타내고 확률이 적게 발생되는 데이터는 보다 더 많은 bits를 부여한다. 이러한 과정을 거치고 난 후의 최종적인 Huffman code Table은 표 2-6과 같다.

따라서 원래 영상의 총 비트수는 이진 부호를 $2^3 = 8$과 같이 3비트로 표현했기 때문에 $16{,}384 \times 3$ bits $= 49{,}152$ bits가 된다. 압축 결과는 $(3{,}277 + 4{,}587 + 4{,}096) \times 2 + 1{,}802 \times 3 + 1{,}147 \times 4 + 892 \times 5 + (492 + 164) \times 6 = 42{,}273$ bits가 되어 $49{,}152 / 42{,}273 = 1.16$의 압축률을 가진다.

Chapter 3

Digital Radiography

01 Digital Raidiography란 무엇인가?

Digital Radiography(DR)란 인체를 투과한 엑스-선 에너지 강도에 따른 정보를 전기 신호로 변환시킨 후 아날로그/디지털 변환과정을 거친다. 이때 얻은 데이터를 적절한 영상처리 과정을 통해 잡음이나 불균일성을 제거하고 이를 다시 아날로그 신호로 변환한 후 필름으로 출력시키거나 CRT 등의 모니터에 표시하는 것을 말한다.

- 광 자극 인광 plate를 검출기(detector)로 사용하여 엑스-선을 디지털화시키는 CR
- CCD(Charge Coupled Device) dector를 사용하여 영상화하는 방식
- 비정질 셀레늄(Amorphous selenuum) 또는 비정질 실리콘(Amorphous silicon)의 평판형 검출기(Flat panel detector)를 사용하여 디지털 영상화하는 방식 등이 있다.

1.1 _ 필름/증감지 시스템과 Digital Radiography의 차이점

1) 다이내믹 레인지 범위:

- 기존의 필름/증감지 시스템의 특성곡선은 S자 모양을 하고 있어 좁은 범위의 투과 선량만이 사진농도에 비례관계를 나타낸다. 즉, 다이내믹 레인지가 좁아 허파의 미세구조를 잘 보이게 할 경우 종격동과 겹쳐있는 부분은 저농도 영역이 되고, 반대로 종격동과 겹쳐 있는 허파를 잘 보이게 할 경우 다른 부분은 고농도 영역이 된다.
- Digital Raidography의 특성 곡선은 다이내믹 레인지가 매우 넓어 투과선량에 대한 사진 농도의 비례관계 영역이 넓다. 따라서 허파와 종격동 구조를 한꺼번에 잘 보이게 함으로써 항상 일정한 영상을 얻을 수 있다. 이로 인해 재촬영률을 1/10으로 줄였다.

2) 영상 획득, 표시, 저장기능:

- 필름/증감지 시스템의 필름은 영상의 획득, 표시, 저장의 기능을 동시에 가지므로 가격이 싸고 휴대성이 뛰어나다.
- Digital Radiography는 영상의 획득, 표시, 저장의 기능들을 분리함으로 각각의 단계를 최적화시킬 수 있다.

3) 영상 정보 흐름 시간:

- 필름/증감지 시스템은 필름 한 장만이 존재하므로 필름에 따른 정보 흐름이 늦어진다.
- Digital Radiography는 각 기능들이 분리되어 있기 때문에 영상 정보 흐름이 빠르다.

4) 복사본에 따른 화질:

- 필름/증감지 시스템은 복사시 원래의 필름보다 화질이 떨어진다.
- Digital Radiography는 복사시에도 화질의 저하가 없는 동일한 영상을 얻을 수 있다.

1.2 _ 엑스-선 영상검출기가 갖추어야 할 성능

디지털 영상에서 가장 중요하면서도 문제가 되는 것이 바로 영상의 화질, 즉 해상도이다. 이러한 해상도를 결정하는 것은 검출기의 성능 문제이다. 결국 디지털 영상의 화질은 검출기에 달려 있다고 해도 과언이 아니다. 90년 중반부터 현재까지 검출기의 성능 향상을 위해 많은 연구를 해온 결과 평판형 디스플레이인 TFT 기술이 엑스선 검출기에 응용하면서 만족할 만한 디지털 영상이 실현되었다.

진단용 엑스-선 영상의 궁극적 목표는 저 조사선량과 고화질의 영상을 획득하는 것이다. 이를 위해 검출기가 갖추어야 할 성능은 다음과 같다.

1) 고화질
   - 공간분해능(spatial resolution)
   - 계조분해능(contrast resolution)
   - 시간분해능(time resolution)
2) DQE가 높아야 한다.
3) MTF가 높아야 한다.
4) 적은 Noise
5) 저 조사선량
6) 검출면적이 넓어야 한다(약 17인치 이상).
7) 수명이 길고, 안정성이 높아야 한다.

촬영장치의 검출기에 따라 엑스-선 에너지를 흡수한 후 변환과정을 거쳐 디지털 이미지를 생성하는 방법이 다르다. 출력되는 영상 신호가 아날로그냐 디지털이냐에 따라 나눌 수 있고, 엑스선에 직접 반응하여 영상을 만드는 방법에 따라 나눌 수 있다. 그림 3-1을 참고한다.

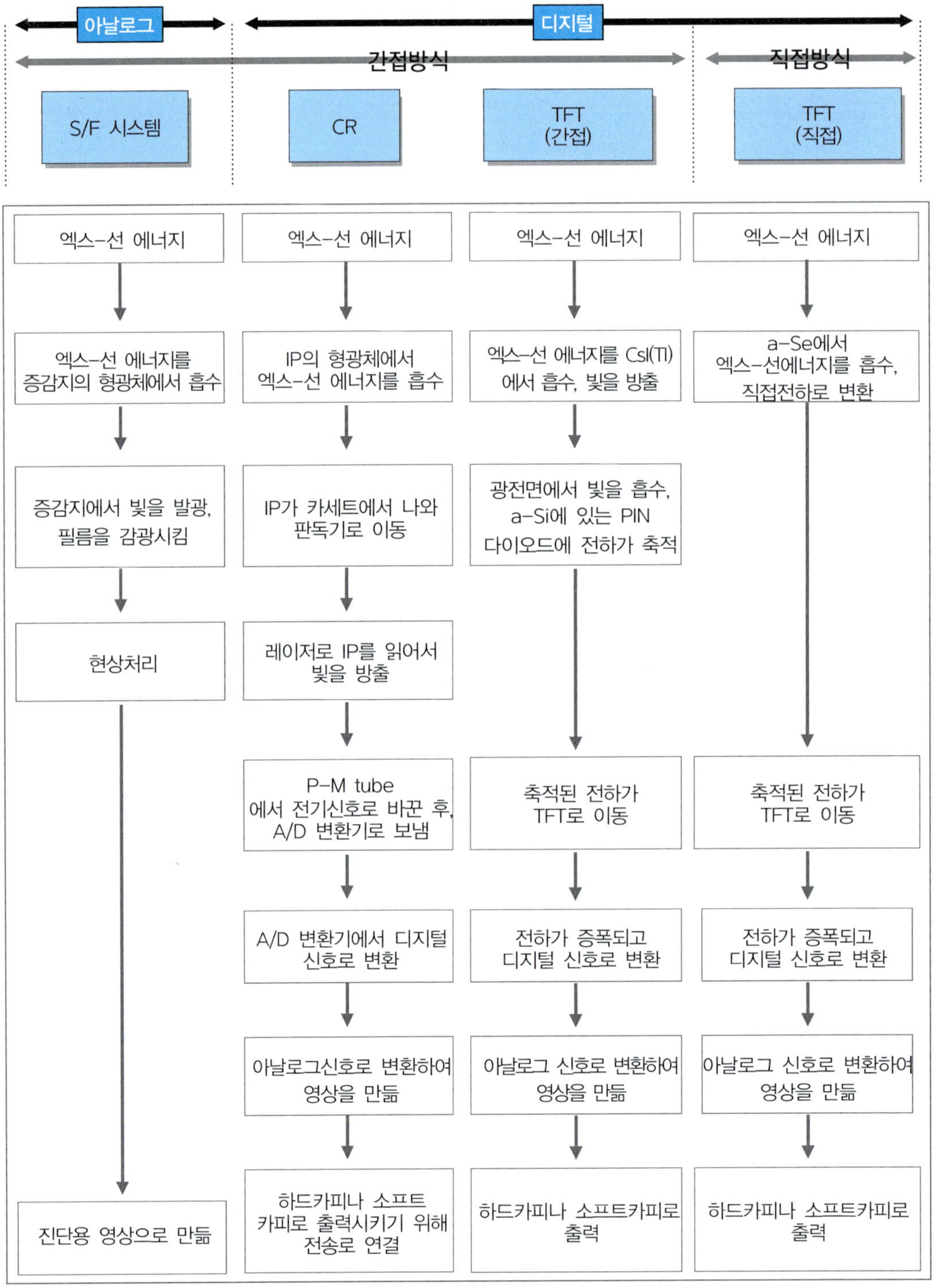
아날로그
디지털
간접방식
직접방식
S/F 시스템
CR
TFT (간접)
TFT (직접)
엑스-선 에너지
엑스-선 에너지
엑스-선 에너지
엑스-선 에너지
엑스-선 에너지를 증감지의 형광체에서 흡수
IP의 형광체에서 엑스-선 에너지를 흡수
엑스-선 에너지를 CsI(Tl)에서 흡수, 빛을 방출
a-Se에서 엑스-선에너지를 흡수, 직접전하로 변환
증감지에서 빛을 발광, 필름을 감광시킴
IP가 카세트에서 나와 판독기로 이동
광전면에서 빛을 흡수, a-Si에 있는 PIN 다이오드에 전하가 축적
현상처리
레이저로 IP를 읽어서 빛을 방출
P-M tube에서 전기신호로 바꾼 후, A/D 변환기로 보냄
축적된 전하가 TFT로 이동
축적된 전하가 TFT로 이동
A/D 변환기에서 디지털 신호로 변환
전하가 증폭되고 디지털 신호로 변환
전하가 증폭되고 디지털 신호로 변환
아날로그신호로 변환하여 영상을 만듦
아날로그 신호로 변환하여 영상을 만듦
아날로그 신호로 변환하여 영상을 만듦
진단용 영상으로 만듦
하드카피나 소프트카피로 출력시키기 위해 전송로 연결
하드카피나 소프트카피로 출력
하드카피나 소프트카피로 출력

그림 3-1. 영상 변환 방법

02 Digital Radiography의 종류

일반 엑스-선 촬영 분야에 처음으로 디지털 방식이 도입된 것은 1980년대에 일본 후지사가 상용화시킨 CR(Computed Radiography) 시스템을 사용하면서부터다. 그 이후 드럼 방식의 셀레늄 검출기(필립스의 Thoravision)가 출현하고, 뒤를 이어 TFT(Thin Film Transistor) 방식의 평판형 검출기가 출현하면서 Digital Radiography의 유망기술로 인식되었나. 형광판과 CCD카메라, 영상증배관(I.I)과 CCD카메라를 결합한 간접형 Digital Radiography, 촬영한 필름을 디지타이징하여 디지털 데이터를 얻는 방법도 Digital Radiography에 속한다.

Digital Radiography의 종류

- 필름 스캐너를 이용하여 획득한 영상 : 간접형
- 이미지 플래이트와 판독기를 이용하는 CR(Computed Radiography) : 간접형
- CCD(C-MOS)카메라를 이용한 방식 : 간접형
  - I·I tube+CCD카메라
  - 형광판+CCD카메라
  - optical Fiber+CCD카메라
- Flat panel Detector를 이용한 방법 : 직접형, 간접형
  - Amorphous silicon(a-Si : H)을 이용한 TFT Type
  - Amorphous selenium(a-Se)을 이용한 TFT Type

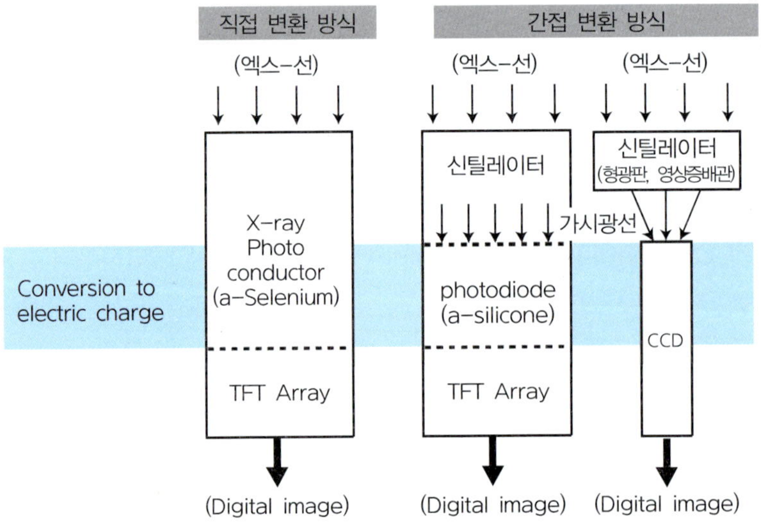

그림 3-2. **DR의 생성 원리**

:: 2.1 _ 필름 디지타이징(Digitizing)

이미 촬영한 필름으로부터 디지털 영상을 얻는 방법이다. 레이저 빔으로 필름을 스캔해서 아날로그 영상을 디지털로 변환시키는 과정을 말한다. 다시 말하면, 필름을 통과하는 빛의 강도가 검출되고, 검출된 아날로그 신호를 증폭시킨 후 디지털로 변환하기 위해 ADC (Analog-to-Digital Converter)로 보내지면 컴퓨터에 의해 디지털 영상으로 만들어진다. 이러한 과정을 그림 3-3에서 보여주고 있다. 이들 영상은 마그네틱 테이프나 디스크에 저장할 수 있고, 영상처리하여 네트워크를 통해 전송할 수 있기 때문에 진단을 하는 방사선 전문의사에게 도움을 줄 수 있다. 이것은 PACS 환경에 대응하기 위해 기존 필름을 디지털화 시키는 가장 기본적인 방법이다.

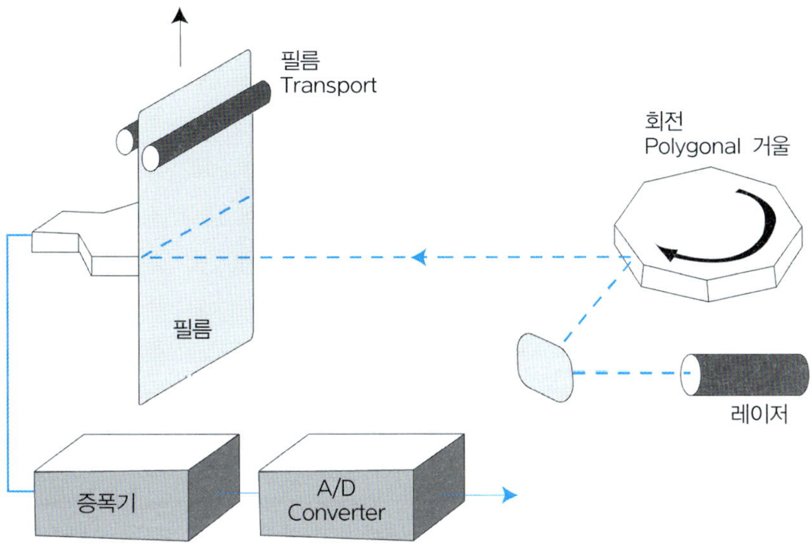

그림 3-3. **필름 디지타이징 과정**

∷2.2_ CR(Computed Radiography)

◆ CR시스템의 구성

- 영상판(IP)
- 판독장치(Image Reader) : 영상판에서 얻어진 광신호를 전기신호로 변환시켜 나시별화시키는 장치
- 처리장치(Image Processing) : 주파수 처리나 계조처리를 행한다.
- 데이터 저장장치
- 영상 기록장치
- CRT 모니터

2.2.1 영상판 IP(Imaging Plate)

엑스-선 영상을 검출해 내는 IP는 고분자 재료의 지지체 위에 할로겐화 물질의 결정을 도포한 1 mm 이하의 얇고 유연한 판이다.

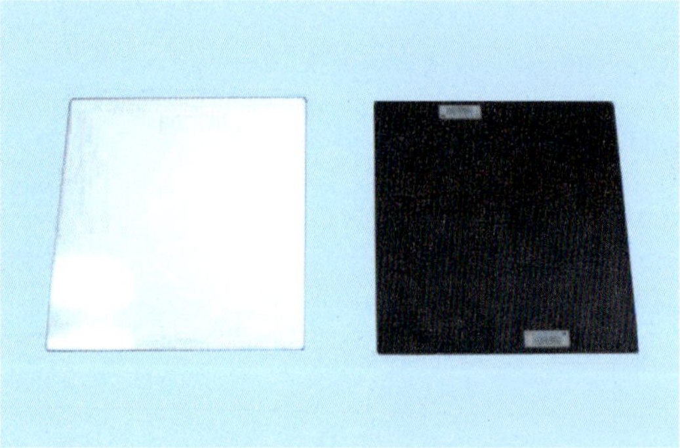

그림 3-4. 영상판(IP)의 외형

IP의 구조

- 표면보호층(protective Layer)
  - 취급시 손상과 온도 습도에 의한 수축, 파손을 방지
  - 가시광선이나 엑스-선에 의한 질의 저하 방지
  - 판독시 형광체층을 보호하기 위한 것으로 투명하고 견고한 얇은 막이다.
  - 재질은 폴리에스터가 사용된다.
  - 층의 두께는 선예도에 관계하므로 얇을수록 좋다.
- 형광체층(phosphor Layer)
  - Barium(BaFX : EU^{2+})의 미립자(5~10 μm)가 분사되어 있는 층
- 지지체(support)
  - 평면성이 좋고 견고한 폴리에스터 사용
- Halation방지층(빛 흡수층)
  - Hallation과 Irradiation에 의해 생긴 광을 흡수, 포그를 적게 함으로써 선예도를 향상시킴
- 후면 보호층(backing Layer)
  - IP가 이동하는 동안 IP의 표면이 손상되는 것을 방지하기 위한 층으로 재질은 연질의 Polymer가 사용된다.
- 바코드 표지(bar Code Level)
  - IP의 종류와 고유번호가 기록되어 있다.
  - ID Card에 의한 환자정보와의 matching 등에 사용된다.

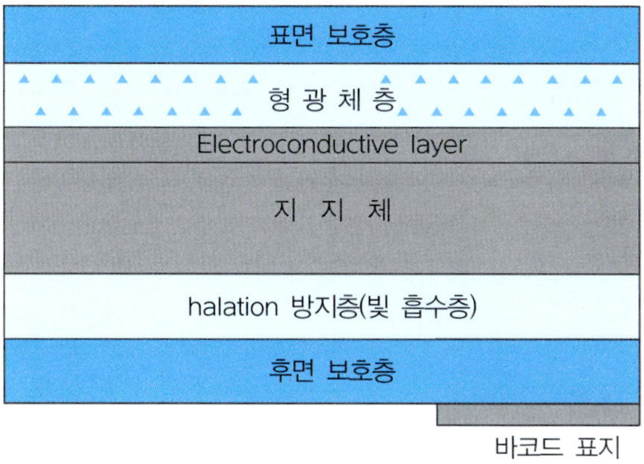

그림 3-5. IP의 구조

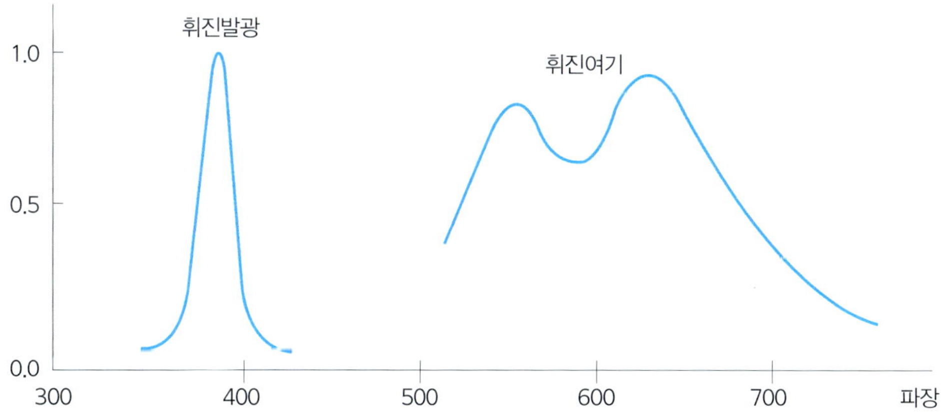

그림 3-6. 휘진 여기, 휘진 발광 스펙트럼

1) 휘진성 형광체의 특성

영상판에 사용되는 휘진성 형광체(BaFx : Eu)는 원자번호가 높으며 휘진 여기 발광(PSL : Photo Stimulated Luminescence)현상을 가지고 있다. 휘진 여기 발광이란 영상판에 엑스-선을 조사하면 그 에너지를 축적한 후, 레이저광을 이용하여 주사하면 청자색의 (390 nm) 빛을 발생하는 현상을 말한다.

- 휘진성 형광체의 발광 파장
  - 390 nm(청자색)

- 레이저광의 발광 파장
  - 600 nm(적색광)

그림 3-6에서 보는 것과 같이 영상의 신호대 잡음비(S/N)를 높이기 위해서는 엑스-선 정보를 갖고 있는 휘진성 형광체의 발광 파장과 레이저광의 발광 파장이 광학적으로 분리될 수 있게 충분히 떨어져 있는 것이 필요하다.

2) 발광 시간의 응답 특성

엑스-선이 조사된 영상판에 He-Ne 레이저광(휘진여기)을 조사하면 휘진 발광이 즉시 일어난다. 조사를 중지하면 발광도 정지하여야 한다. 그러나 발광이 즉시 사라지는 것은 아니고 서서히 소멸되어진다.

이러한 현상은 고속으로 IP의 정보를 얻게 되는 CR 시스템에서 특히 중요한 의의를 갖는다. 이유는 소멸시간이 늦어질 경우, 레이저광이 화소 단위를 주사하는 동안 그 화소 부분의 발광만이 아닌 그 이전의 화소 부분에서 다른 발광(noise)을 검출해 버리게 된다. 결국 화질의 저하를 일으키게 된다.

휘진 형광체의 화학적 성질은 레이저의 파장에 최대한 여기될 수 있으며, 뛰어난 균일성과 높은 흡수 효율성을 가지고 있다. 또한 초기 화소 상태로 되돌아가기 위한 응답시간이 짧다.

그림 3-7은 He-Ne Laser광을 중지한 직후 휘진 발광의 응답 특성을 나타낸 것이다. 발광은 지수 함수적으로 감소하고 있다. 보통 발광 강도가 초기치의 1/e(e는 자연대수의 값으로 e = 2.718)로 된 시간을 발광 수명이라고 한다. 영상판의 경우 발광 수명은 약 0.8 μsec이다. 이 짧은 발광 수명으로 인하여 큰 면적의 엑스-선 영상을 고밀도로 단시간에 데이터 획득(reading)이 가능하게 되었다.

3) 발광량 의존성(Dynamic range)

- 영상판에 엑스-선을 조사했을 때의 엑스-선 조사량에 대한 영상판의 상대적 휘진 발광량을 그림 3-8에 나타내고 있다. 다양한 노출선량에서 넓은 직선성을 가질 수 있다. 따라서 인체에 해로운 노출선량을 감소시켜 작업자의 안전에 기여할 수 있다. 이 같은 넓은 직선성은 종래의 S/F 계에서는 얻을 수 없는 것으로 영상판을 이용한 CR 시스템의 큰 특징 중 하나이다.

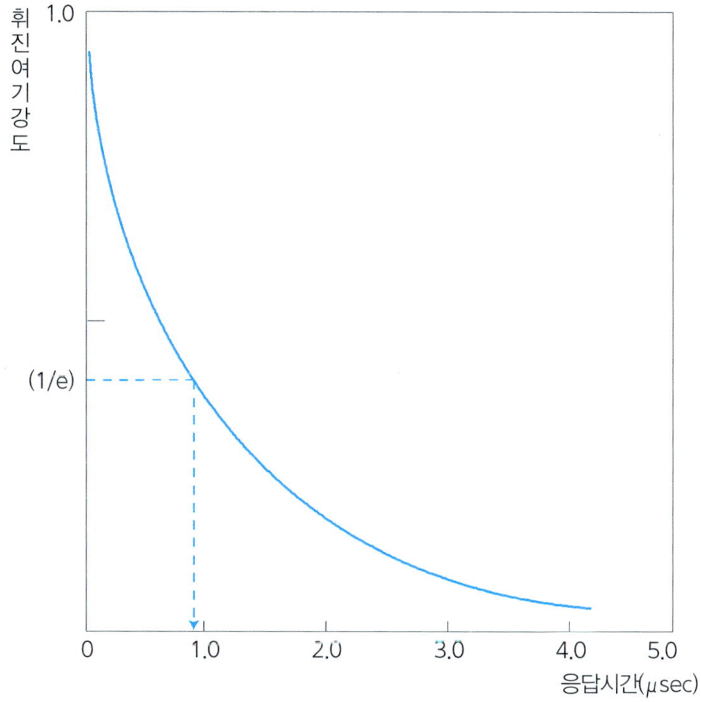

그림 3-7. 휘진발광 응답 특성

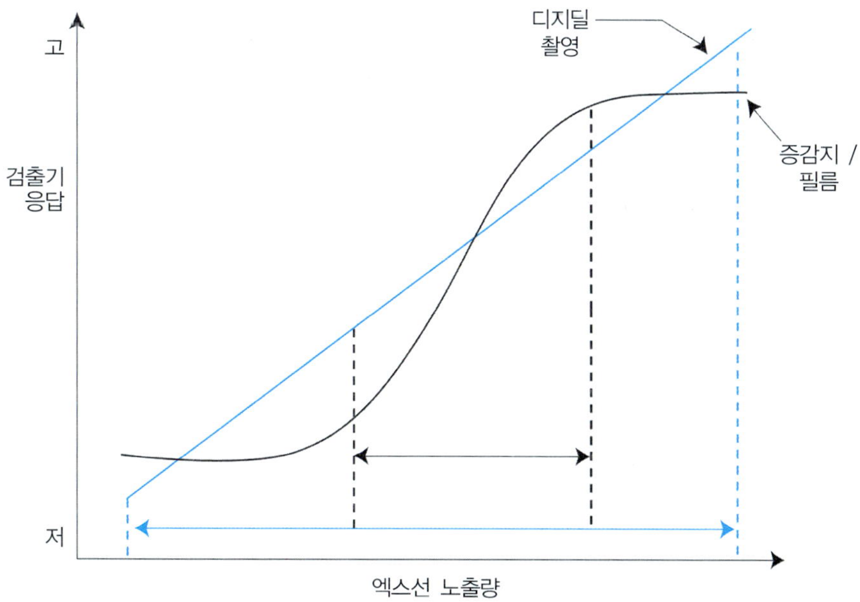

그림 3-8. DR과 SF(Screen/Film)의 특성곡선

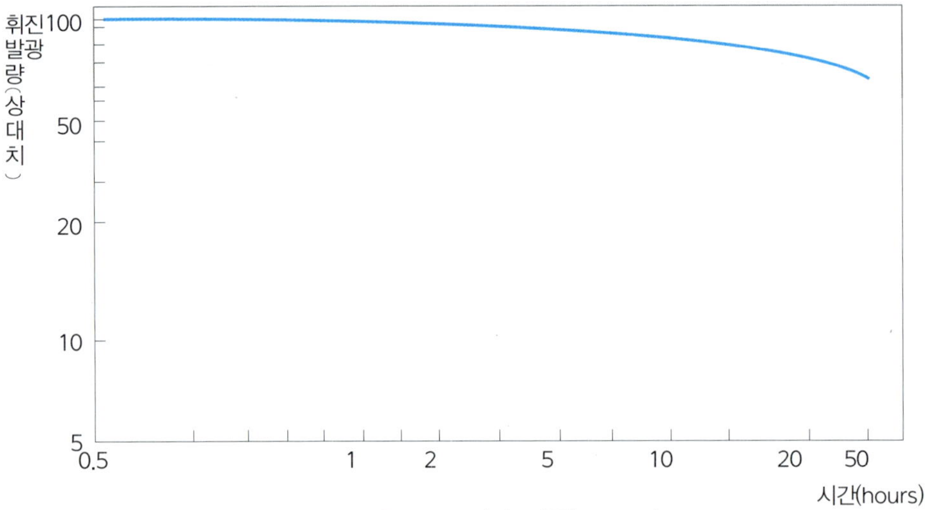

그림 3-9. **잠상 퇴행(Fading)**

- 넓은 dynamic Range는 피사체 내 각각의 조직이 갖고 있는 작은 엑스-선 흡수 차이를 정확하게 검출할 수 있게 하며, 또한 모든 촬영 조건에서 항상 안정된 디지털 엑스-선 사진을 얻는 것이 가능하다.

4) 잠상퇴행(Fading) 현상

잠상퇴행이란 영상판 내에 저장된 엑스-선 정보가 촬영 후 일정한 시간이 지남에 따라 감소 되어가는 현상을 말한다.

영상판에 엑스-선 조사 후 판독할 때까지의 경과 시간에 따른 휘진 발광 강도의 감쇠를 그림 3-9에 나타내었다. 판독까지의 경과 시간이 8시간인 경우, 발광량은 25% 정도 감소한다.

이러한 잠상퇴행은 시간이 길고, 보관 온도가 높게 되면 커지게 된다. 휘진성 형광체를 사용하고 있는 한 잠상퇴행은 불가항력이지만 최소화 하는 것은 가능하기 때문에 휘진성 형광체를 발전시킬 필요가 있다.

5) 자연환경 방사선의 영향

영상판은 엑스-선 뿐만 아니라 자외선, 감마선 등의 전자기파, 알파선(α-ray), 베타선(β-ray), 전자선등의 입자선에도 민감하게 반응하는 고감도의 센서라고 할 수 있다. 이것은

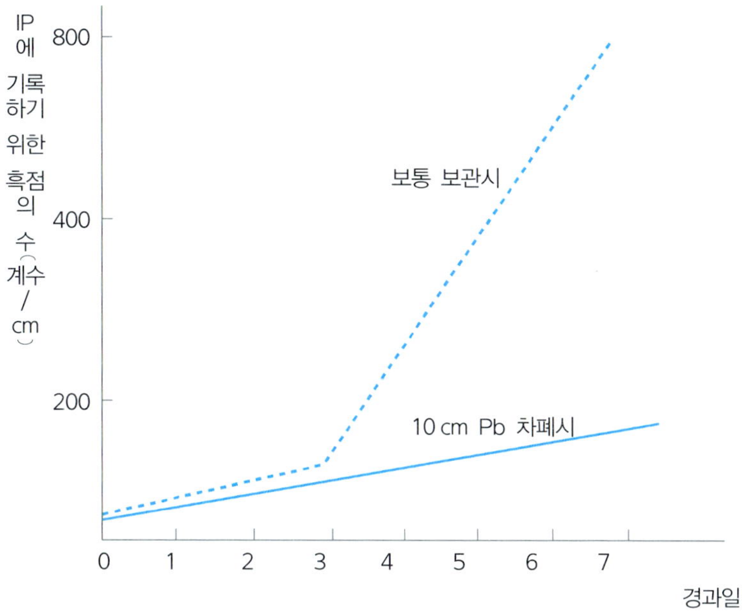

그림 3-10. **자연 방사선에 의한 영향**

영상판이 건물의 벽이나 기구물, 지구 지반 중에 포함되어 있는 자연 방사성 동위원소와 지구 위에 내리는 우주선 등의 영향을 받는 것을 의미한다.

실제로 완전히 소거한 영상판을 장시간 방치한 뒤 그대로 영상화 하면 방치 시간에 따른 미소한 흑점이 나타나게 된다. 이 흑점은 형광체에 포함되어 있는 아주 적은 량의 방사선을 영상판이 기록하게 되는 것이다. 따라서 고감도의 조건에서 장시간 방치하지 말 것과 장시간 방치된 영상판은 촬영 전에 외부 방사선의 영향을 소거하는 것이 필요하다.

6) 빛의 소거

판독이 끝난 IP는 잔상이 남을 수 있기 때문에 IP에 가시광을 주사하여 잔여 에너지를 소거한 후 반복하여 사용할 수 있다. 또한 IP는 고감도로서 자연 방사선에도 영향을 받을 수 있으므로 사용하지 않고 장시간 보관되어진 IP는 반드시 소거 후 사용하기 권장한다.

또한 IP는 수분에 장시간 노출된 경우 노랗게 변색이 되는 Yellow 현상이 나타나며, 감도도 떨어지므로 IP가 오염되었을 경우에는 물이 아닌 99% 에탄올로 가볍게 닦아준다.

2.2.2 영상 판독부(Image Reader)

CR시스템은 기존의 필름/증감지 대신에 휘진성 형광체를 도포시킨 영상판(Imaging Plate)을 사용한다. 영상판은 필름/증감지 시스템에서 필름 카세트와 같이 생겼으며, 일정 시간 동안 반복해서 사용할 수 있다.

그림 3-11에서처럼 영상판에 엑스-선을 조사하면 잠상이 축적되고, 영상판을 판독기에 삽입하여 레이저 빔으로 주사하면 형광체에 흡수되었던 엑스-선 에너지에 비례하여 광 신호를 방출한다. 이 신호를 집광기로 모아 광전자 증배관에서 증폭시켜 전기신호로 변환시키고, A/D변환기에서 디지털 데이터로 변환된다. 레이저 스캔이 끝난 영상판은 빛에 노출시켜 기억되었던 정보를 지운 후에 영상판은 재사용이 가능해진다. 형광물질에 저장된 다이내믹 레인지는 영상을 표시하는데 필요한 범위보다 훨씬 넓다.

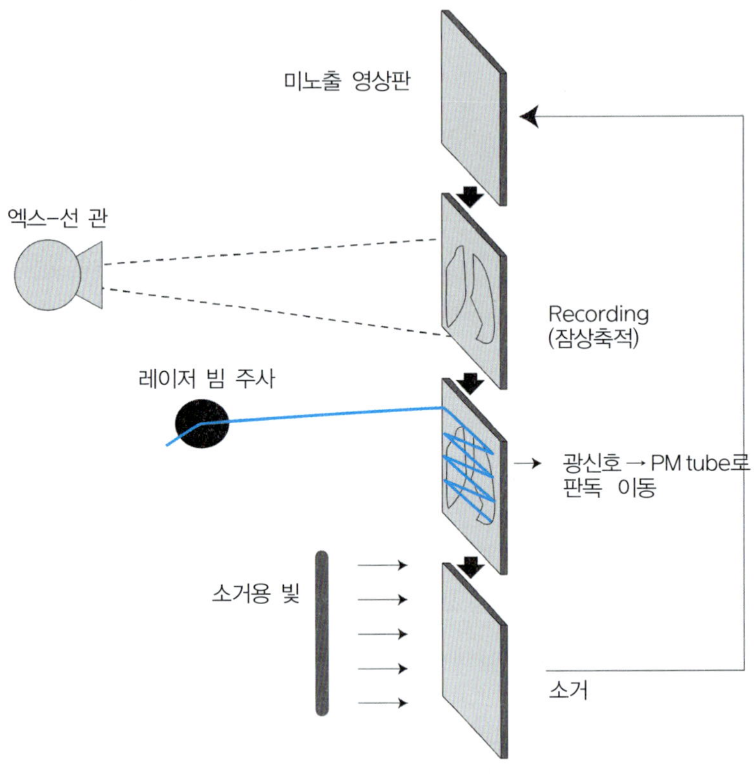

그림 3-11. CR에서의 영상획득과정

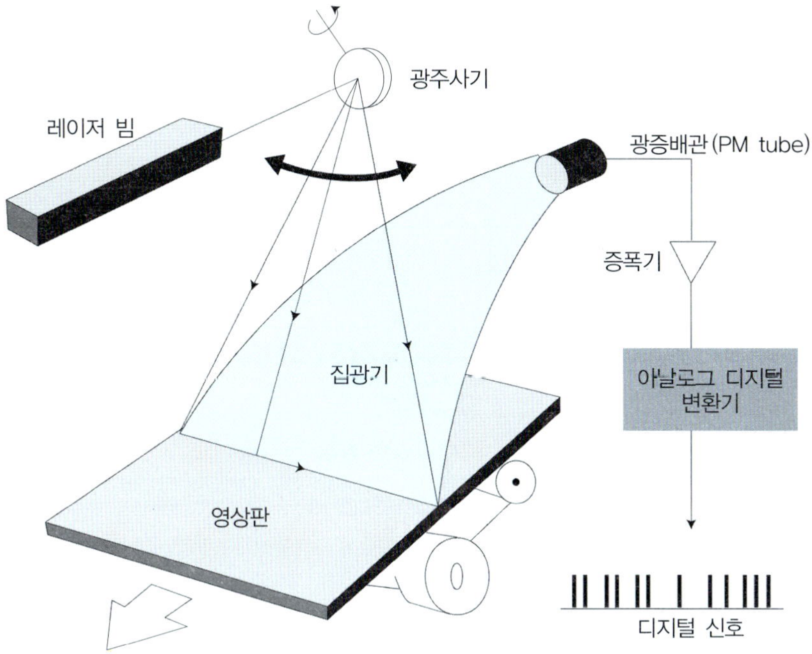

그림 3-12. IP의 데이터 획득과 A/D 변환

2.2.3 영상 처리부(Image Processing)

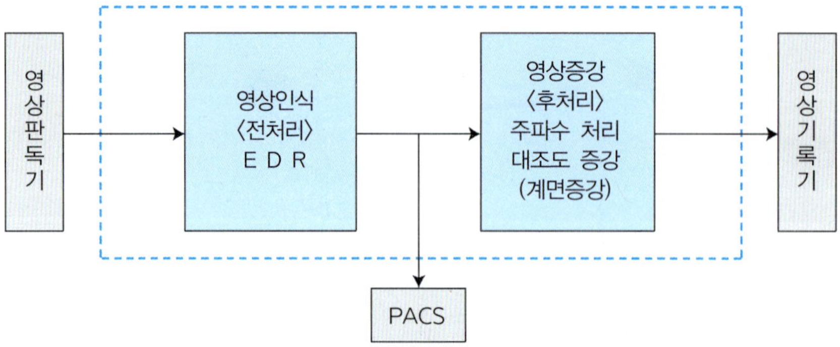

그림 3-13. **영상처리 흐름 모식도**

◆ CR시스템에서 행하는 기본적인 영상처리

- 자동 감도 인식처리 (EDR):
  엑스-선 촬영시 조건설정의 불량으로 인하여 over/under exposure된 경우에도 항상 안정된 농도와 대조도를 얻을 수 있도록 특별히 설계된 기능이다. 패턴인식법을 이용한 조사야 인식 및 히스토그램 해석 등 고도의 영상인식기술로 구성되어 있다.
- 계조처리 및 주파수 처리:
  진단화질의 향상을 목적으로 하는 영상 증강처리로서 후처리에 해당한다.

1) 자동 감도 인식처리(Exposure Data Recognizer)

영상판의 특성은 엑스-선 노광 범위가 넓고, 노광 전역에 걸쳐 반응이 직선으로 이루어진다. 이 넓은 노광 범위를 그대로 데이터로 받아들이면 농도 분해능이 떨어지게 되므로, CR 시스템은 선독(Coarse Scan)에 의한 방법으로 감도를 인식하여 필요한 정보만을 디지털로 받아들이는 방법을 사용하고 있다.

선독에 의한 감도 인식이란 먼저 영상판위에 기록되어 있는 정보를 거친 영상 데이터(20 화소/ mm, 12 bit / 화소)로 대강 획득한 후, 이 데이터와 검사 항목을 이용하여 영상의 특성을 해석한다. 여기서 가장 적절한 판독조건을 결정한다.

2) 계조 및 주파수 처리

(1) 계조 처리(Gradation processing)

영상 처리는 CR 시스템의 처리 과정 중 제 3 사분면에서 처리된다. 영상 강조처리에서의 파라메터는 아래의 7가지가 있다. 이중 계조처리는 계조 형태(GT), 회전량(GA), 회전 중심(GC), 계조편향(GS)에 의해 정해진다. 계조처리는 기본 계조형태인 GT를 기본으로 대조도(GA, GC)와 농도(GS)를 미세하게 조절하도록 되어 있다.

- 회전량(GA)과 회전 중심(GC)

영상 내의 대조도를 변화시키고자 할 때 사용된다. 관심 영역의 농도를 변화시키지 않는 상태에서 출력 농도 GC를 설정하고 GA로 대조도를 변화시킨다.

- 계조 편향(GS)

곡선을 평행하게 이동하여 영상전체의 시각 농도를 조절한다. 곡선을 왼쪽으로 이동하면 영상의 농도가 전반적으로 어두워지는 효과를 나타내며 오른쪽으로 이동하면 반대의 효과를 얻을 수 있다. 농도조절을 할 때 우선 GS로 목적하는 곳의 농도를 최적화하고, GA로 대조도를 조절한다.

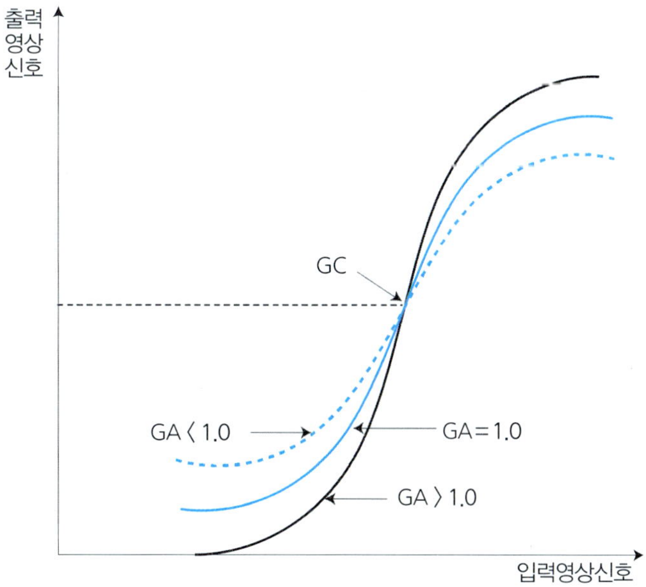

그림 3-14. 회전량의 변화에 따른 대조도의 차이

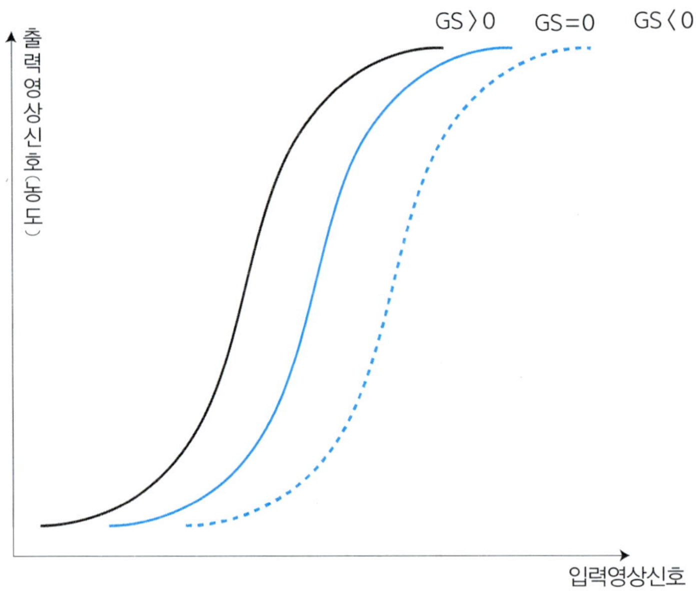

그림 3-15. **계조 편향(GS)**

(2) 주파수 처리(Spatial Frequency Processing)

CR시스템에서 얻어진 영상신호의 주파수(선예도)를 조절하는 것을 말한다. 일반적인 필름/증감지 시스템에서 고주파수가 될수록 주파수의 응답은 그만큼 작게 된다. 그러나 CR에서는 주파수 응답을 임의로 조절하는 것이 가능하며 이를 위한 방법으로 비선예 마스크(Unsharp-mask)처리를 사용하고 있다. 이것은 Fuorier의 변환을 이용하는 수법에 비해 단순하며 처리하는 시간이 빠르다.

주파수 처리에 영향을 미치는 파라미터에는 주파수 rank(RN), 주파수 강조도(RE), 주파수 타입(RT)이 있다. 주파수 rank(RN)는 주파수 처리에서 응답하는 최대 주파수 값을 나타낸다.

- 주파수 rank(0~3); 큰 구조물의 강조, 연부조직, 신장 등의 장기 윤곽
- 주파수 rank(4~5); 허파혈관, 뼈윤곽 등의 일반적인 구조물
- 주파수 rank(6~9); 작은 구조물, 골의 세부조직, 위의 작은 부위

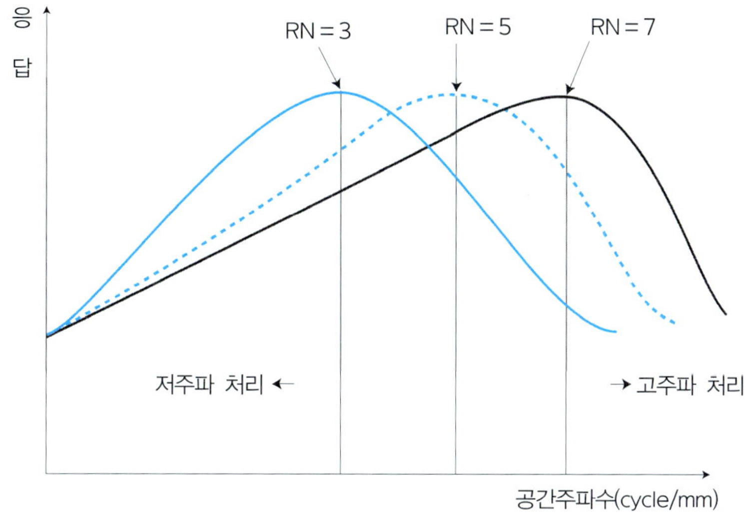

그림 3-16. **주파수 rank 변화에 따른 주파수 응답**

응답의 최대값을 저주파수측(그래프 왼쪽)으로 이동할수록 큰 피사체의 선예도가 강조되는데, 이를 저주파 강조라 한다. 반대로 고주파측으로 이동할수록 작은 피사체의 선예도가 강조되며, 이를 고주파 강조라 한다.

2.2.4 CR시스템의 장점과 단점

1) 장점

- 기존의 엑스-선 발생부를 그대로 사용하고 카세트 위치에 IP를 대치시키므로 경제적이다.
- IP와 엑스-선 발생장치만 있으면 촬영이 가능하고, 판독기는 몇 대의 발생장치가 공유할 수 있기 때문에 경제성이 높다.
- 다이내믹 레인지가 필름/증감지보다 넓고 직선 반응을 보이므로 항상 일정한 화질의 영상을 얻을 수 있어 재촬영률을 줄일 수 있다.
- 방사선 노출을 줄일 수 있다. 그러나 방사선 양을 줄일 경우 양자반점 노이즈가 증가하여 영상의 질이 저하된다.
- 공간분해능이 높다(4 K×4 K pixel).

  고감도 IP에 기록된 엑스-Ray 영상을 초정밀 레이저로 주사하여 미소한 엑스-ray의 흡부차를 검출하기 때문에 정밀한 디지털 영상을 제공한다.

- 간접 DR이라고 한다.

2) **단점**

- 노이즈가 많다 : Gd와 같은 희토류 형광체에 비해 휘진성 형광체의 K-흡수단 에너지가 낮기 때문에 많이 발생한다.
- 시간분해능이 낮다 : 촬영 후 즉시 디지털 영상을 얻을 수 없다.
- 잠상의 완전 소거가 어렵다 : 소거 후 약간 형광판에 남아 있다.
- 처리시간이 많이 걸린다(~2분).
- 카세트에 후방산란을 막을 납판을 사용하지 않음으로 인해 산란선 발생이 증가한다.
- 휘진성 형광체의 수명이 짧다.

2.3 _ CCD카메라를 이용한 방식

이 방식은 CCD가격하락, 성능 향상, 시간분해능이 우수하여 DR시스템의 검출기로 개발이 용이하다. 그러나 고화질의 DR영상 획득이 어렵고, Dynamic range 확보, CCD소자를 선정하는 문제가 발생한다.

1) **영상증배관(I.I.)과 CCD(High Resolution)를 결합한 방법**

- 9인치 이상의 영상증배관(I.I. Tube)과 1 K×1 K 이상의 고해상도 CCD 카메라 결합하여 투시(DF)와 촬영(DR)을 하나의 검출기를 통하여 해결할 수 있게 되었다.
- 공간해상도가 타 방법에 비해 떨어진다.
- 시간 분해능이 우수하다.
- 초당 frame 수(frame/sec)를 늘려 속사촬영 가능하다.
- 투시모드보다 촬영모드에서 관전류를 더 크게 하여 영상의 S/N비를 최대화시킬 수 있다.
- 응용분야 : R/F 시스템, Angiography, Cardiology, Urology

2) **형광판과 CCD를 결합한 방법**

- 암상자(dark room) 내에 형광판과 렌즈, 고해상도 CCD(2 K×2 K 이상)를 결합시켰다.

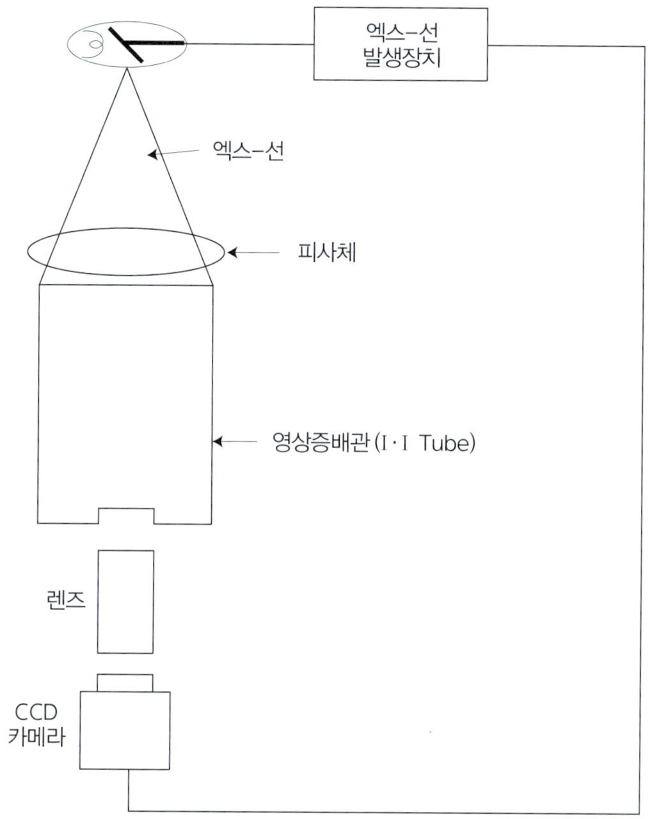

그림 3-17. 영상증배관(I.I)과 CCD camera 결합한 구조

- 동작원리는 다음과 같다.
  형광판(Fluorescent screen) or 섬광판(Scintillator plate)에 엑스-ray가 입사되면 가시광선이 발생되고, 이 가시광선을 렌즈를 통해 집속하여 CCD 소자에 입사시키고 최종적으로 디지털 영상을 얻는 방법이다.

(1) 고해상도(2 K × 2 K 이상) CCD소자 하나를 이용하는 방법

- 형광판과 CCD까지의 거리를 단축하는데 한계가 있어 검출기의 두께를 줄이기 어렵다. 이로 인해 형광판에 형성된 영상을 구성하는 빛의 손실이 많아지므로 조사선량의 증가가 불가피한 단점을 가진다.
- 빛의 손실로 인한 S/N 비가 낮아진다.

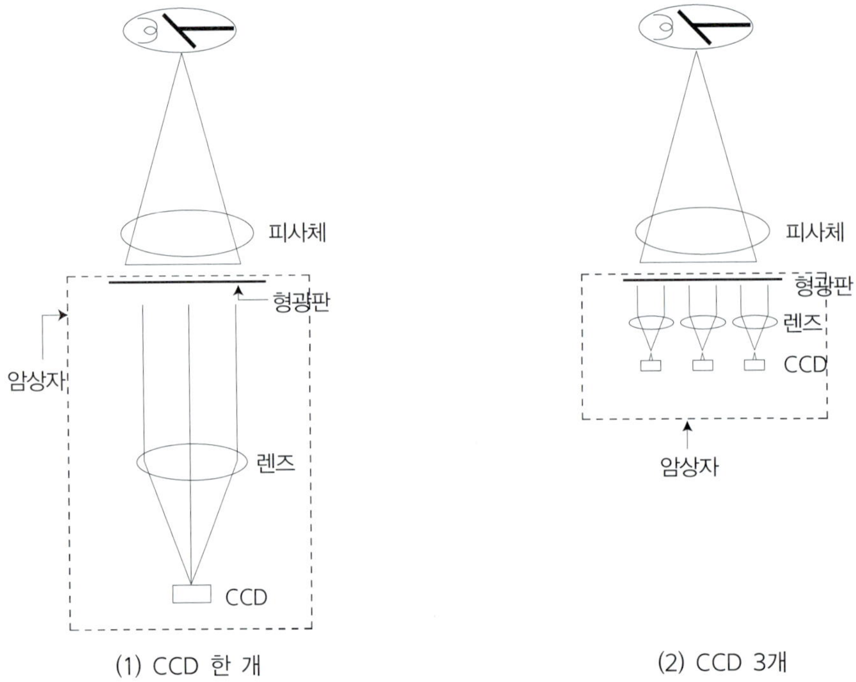

그림 3-18. 영상판과 CCD camera를 결합한 구조

(2) 다수의 CCD(4개)를 2차원 배열하여 영상을 얻는 방법

- 하나의 CCD는 작은 영역의 영상만 얻고 소프트웨어적으로 합함으로써 전체면적에 대하여 하나의 영상을 얻는다.
- CCD의 개수가 많아질수록 고해상도가 가능하다.
- CCD수 만큼의 렌즈들을 기하학적인 공간에 정교하게 배열하므로 CCD 개수가 많아지면 복잡해진다.
- 기계적 내구성이 약해진다. 기계적 충격에 따른 미소한 변형도 허락되지 않는다.
- CCD의 강도와 광학계의 불균일로 인한 모자이크형 artifact 발생 등의 문제점이 있다.

2.4 _ 평판형 검출기(Flat panel Dector)를 이용한 방식

Display 산업 발전의 파급 효과로 TFT(Thin Film Transistor)기술이 향상됨에 따라 2차원 평면에서 미소 면적의 픽셀을 독립적으로 구동하는 것이 가능해졌다. 이러한 기술을 엑스선 영상 검출기에 응용하여 매우 좋은 DR시스템이 개발되었다.

평판형검출기에 많은 관심을 갖게 되는 이유

- 실시간으로 DR영상을 얻을 수 있다.
- 적은 조사선량으로 고화질의 DR영상을 획득할 수 있다.
  - 이유는 입사 엑스선 광자에 의하여 발생된 빛 또는 전자가 타 방법에 비해 거의 손실 없이 신호에 기여한다는 점이다.
  - 공간 분해능, 계조 분해능이 매우 우수하다.
- 신틸레이터의 사용유무에 따라 분류된다.
  - A-Si(Amorphos silicon) : 신틸레이터 물질로는 주로 CsI를 사용하고, GaO(Gadolinium Oxysulfide)도 사용한다.
  - A-Se(Amorphos Selenium) : 직접 전기신호로 변환시키기 때문에 신틸레이터가 필요 없다.
- 엑스-선 촬영장치가 있는 곳이면 어디든 설치가 가능하다.
- 대면적 영상검출기 제작이 용이하다.

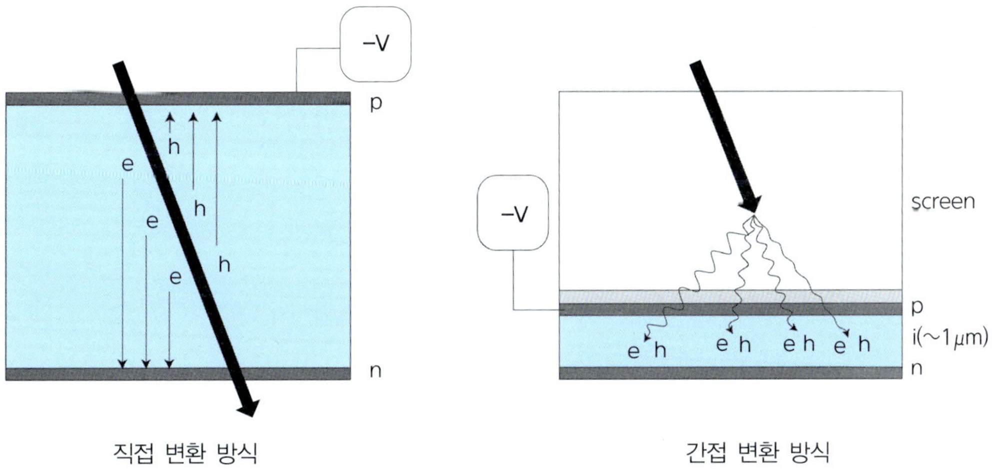

그림 3-19. **평판형 검출기(TFT)의 동작원리**

이러한 평판형 검출기는 엑스-선을 전기신호로 변환시키는 과정에 따라 직접방식과 간접방식으로 나눈다. 간접방식은 조사된 엑스-선을 섬광물질을 사용하여 빛으로 변환시킨 뒤 전기신호를 얻는 방식을 말한다. 직접방식은 조사된 엑스-선을 전자와 정공쌍을 형성시키는 물질을 사용하여 직접 전기신호를 얻는 방식이다.

2.4.1 A-Si(Amorphous Silicon)방식(간접변환방식)

- 신틸레이터(cesium Iodide : CsI)를 이용하여 입사 엑스-ray를 가시광으로 변환시켜 신호를 검출하는 방법이다.
- 다시 말하면 엑스-ray 신호를 전기적인 신호로 바꾸기 전에 빛으로 먼저 변환하는 방식을 사용하고 있다.
- 이렇게 빛으로 저장된 신호는 연결된 TFT 즉, a-Si에서 전기신호로 변환시킨 후 컴퓨터로 전송한다.
- 촬영된 영상은 빠른 시간 내에 의사가 판독 가능한 컴퓨터로 전송되므로 현재의 진료시간을 현저하게 단축시킬 수 있으며 또한 기존의 엑스선 장비에 부착하여 사용할 수 있다는 장점이 있다.

1) 검출기의 구조와 동작원리

(1) 신틸레이터층

아몰퍼스 실리콘층에 신틸레이터층을 밀착시킨다. 주로 CsI(Cesium Iodide)를 사용하여, 엑스선 에너지를 빛으로 변환시킨다.

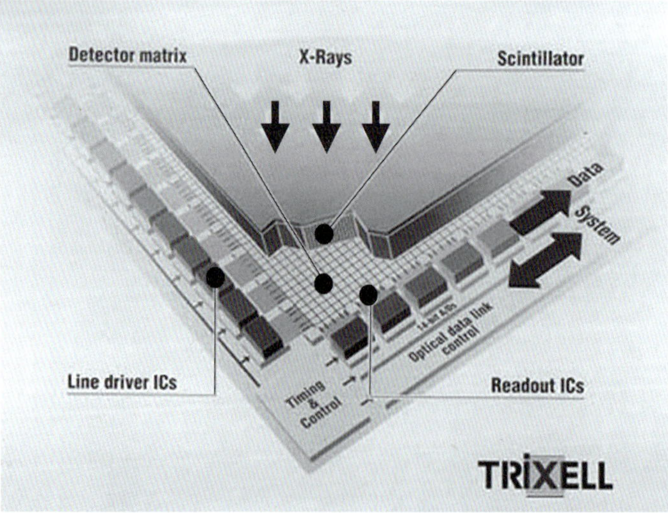

그림 3-20. 간접변환 방식의 DR 검출기

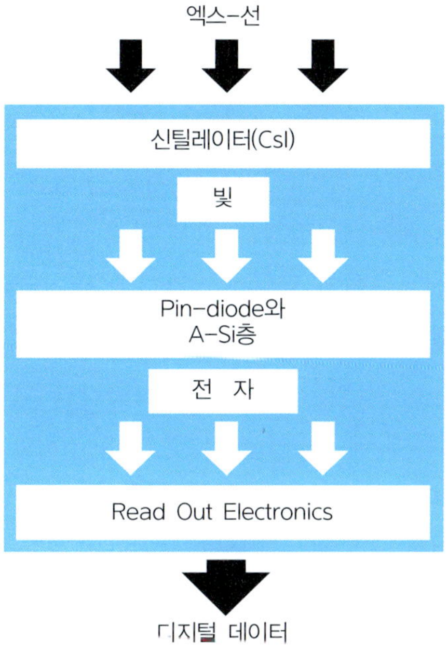

그림 3-21. **검출기의 동작 원리**

(2) 기본이 되는 a-Silicon 기판

유리 물질위에 하나의 픽셀이 각각 광전변환장치/트랜지스터(photodiode/transistor) 구조를 가지고 있다. 빛으로 변환된 엑스선 에니지를 전기적 신호로 변환하다.

(3) Readout circuit & Data Link

a-Silicon 기판 주변에는 전기신호를 읽어내는 readout 부분이 있고, 후면부에는 영상 데이터 처리를 행하는 전자회로 기판부가 있다.

이들이 하나의 기판으로 된 것이 디지털 검출기이다.

2) 검출기의 신호량을 높이기 위한 방법

- 엑스-선 광자량을 변환하는 신틸레이터의 변환효율을 높인다.
- 신틸레이터와 광검출기(photodiode)의 밀착성을 좋게 하여 전도효율을 높인다.
- Photodiode의 유효 센서 면적을 크게 한다.
- 검출기 자체에서 발생된 노이즈를 억제한다.

(1) Tiled type(여러 개의 판넬을 붙여서 만든 형) 검출기의 문제점

검출기의 크기는 14×17인치에서 17×17인치로 점점 커지고 있는 추세인데, 17×17인치를 설계 및 제작할 때 4분할, 즉 8.5×8.5인치 검출기 4개를 합해서 만들 수 있다. 이렇게 만든 검출기를 사용할 경우 생산 원가가 줄어드는 장점이 있는 반면 경계선 부분의 왜곡된 화질 영상에 대해서 복원 및 합성을 해야 하기 때문에 새로운 알고리즘을 추가해야 하는 번거로움과 알고리즘 구현에 걸리는 시간, 생성된 영상에 대한 신뢰성 등이 약간 저하되는 단점이 있다. 현재 G사에서 만든 검출기는 여러 판넬의 검출기를 붙여서 하나의 검출기로 만들어진 tiled type이 아니고, 전체의 검출기가 오직 하나의 판넬로 이루어진 single piece type이기 때문에 데이터의 손실 및 화질 저하를 막을 수 있어 신뢰성이 높은 영상을 획득할 수가 있다.

3) A-Si(간접 방식) 검출기의 특징

- 엑스-선과의 상호작용에서 빛을 방출하기 때문에 산란선이 발생된다.
  - 대부분의 flat panel에서 CsI를 사용하는 이유는 산란선의 발생이 가장 적기 때문이다. 그러나 산란선의 발생을 완전히 제거할 수 없다.
- 영상의 질은 빛의 신호 윤곽에 의존하여 영상의 선명도가 결정된다.
  - a-Si의 신호 윤곽은 정현파형이다.
- 아몰퍼스 실리콘은 가시광선에 감도가 높다.
- 직접변환방식에 비해 양자검출효율(DQE)이 높기 때문에 적은 선량이 사용된다.
- 광의 확산으로 DQE가 높은데 비해 MTF는 낮아진다.
- 검출기에 의한 화질에 영향을 주는 요인에는 a-Silicon기판에서 변환되어 얻어내는 영상 데이터만이 아니고 이 기판의 동작 제어에 의한 노이즈의 영향도 상당히 크다. 결국 MTF가 높아도 디텍터 자체에서 노이즈를 다량으로 발생시키면, 노이즈도 데이터로서 작용하기 때문에 좋은 화질을 얻을 수가 없다.
- 임상 응용 분야에서 현재 많이 사용하고 있는 이 검출기는 종래의 방식에 비해 화질의 향상과 피폭선량 저감을 가져다주었다.
- Read-out electronic은 a-Silicon기판에서 신호를 읽어내는 것을 포함한 동작 전체를 제어하는 부분으로 이 부분의 설계는 화질을 결정하는 중요한 요소가 된다.
- I-layer는 두꺼울 필요가 없기 때문에 고전압에 의한 열 발생이 적다.
- Inter-scan time이 필요 없어 시간의 절감을 기대할 수 있다.

4) CsI 신틸레이터의 특징

신틸레이터가 갖추어야 할 중요한 점은 엑스선 광자의 흡수와 변환효율을 높게 하고 확산에 의한 포그를 최소한으로 억제하는 것이다.

- CsI는 원자번호가 53.55로서 엑스선 흡수와 변환효율이 높다(A-Se는 34이다). 따라서 DQE가 A-Se에 비해 3배 정도 높다.
- 침과 같은 특수한 주상의 결정구조를 가지고 있어 공간해상도가 증가하고, 빛의 확산을 방지함으로 감도가 높아진다(needle diameter : 8 ㎛~10 ㎛).
- 노이즈가 적다. 즉, RMS가 작아 입상성이 양호하다.
- Light pipe의 묶음처럼 되어 있어 가시광선의 퍼짐이 감소된다.
  - 신틸레이터층을 더 두껍게 만들 수 있어 에너지 변환효율을 높일 수 있다.
- 신틸레이터 윗면에 반사경(reflector)을 설치하면 반사된 빛을 다시 한번 a-Silicon 기판측으로 반사시켜 보낼 수 있어 보다 높은 변환효율을 실현할 수 있다.
- CsI는 독성이 없고 안정성이 높으며, 장기간에 걸쳐 신뢰성이 높다.

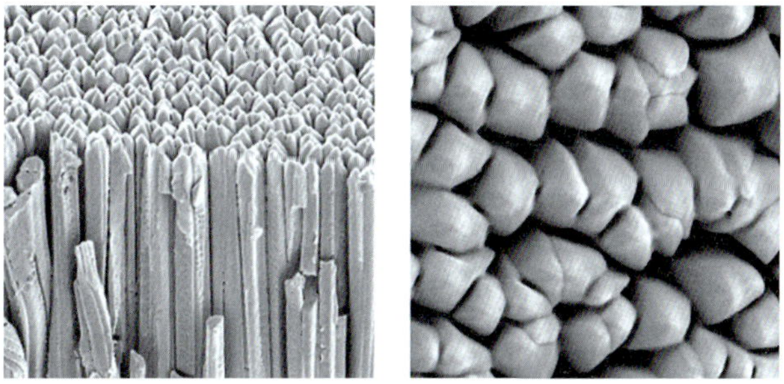

그림 3-22. CsI(Tl) micorstructure

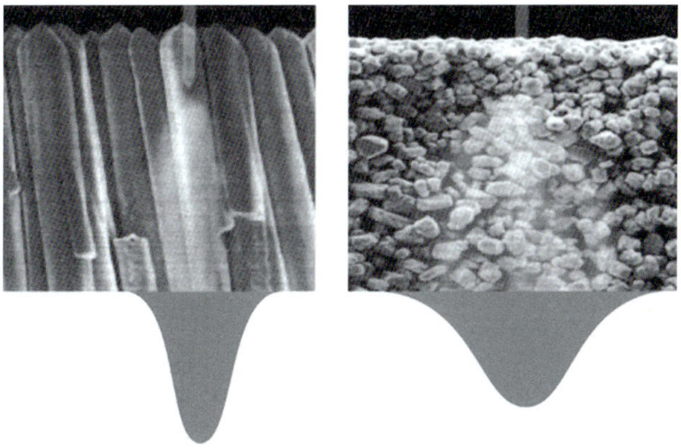

그림 3-23. 주상과 입자형의 결정구조 비교

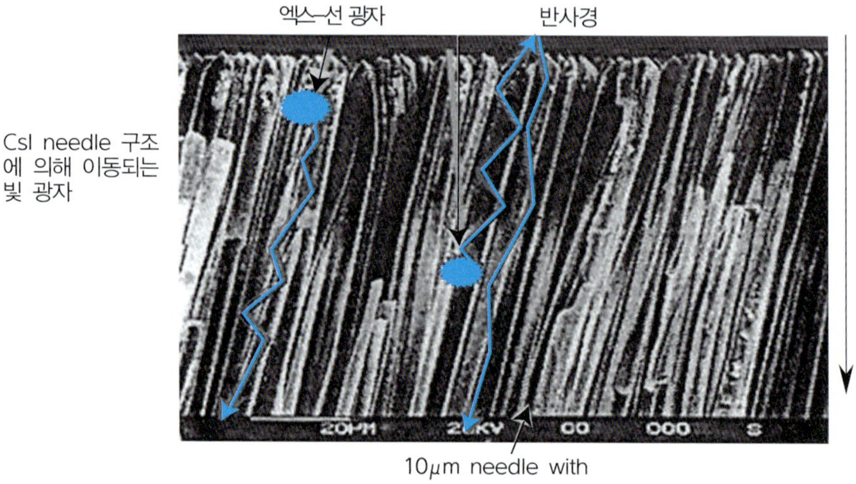

그림 3-24. CsI 신틸레이터와 반사경(reflector)

2.4.2 A-Se(Amorphous selenium) 방식(직접변환방식)

- 이 검출기는 엑스-선을 가시광선으로 변환하는 신틸레이터를 사용하지 않고 고 유전율의 a-Se를 사용한다. a-Se의 양단에 전극을 만들고 이 전극에 고전압을 인가한 후 엑스-선을 입사하면 전자와 흘이 생성되고 이 전하량으로부터 신호를 획득한다. 즉, 엑스-선을 가시광선으로 변환하는 신틸레이터가 없이 엑스-선을 직접 전기적 신호로 바꾸는 원리를 가진다. 이러한 이유로 직접 DR로 표현한다.
- 영상의 화질을 저하시키는 빛의 변환단계가 없기에 정확한 신호 윤곽이 생성된다.
- Digital 영상을 촬영과 동시에 검출기로부터 실시간으로 얻을 수 있으므로 촬영에서 영상 획득까지의 시간을 줄일 수 있다. 그러나 촬영장치가 여럿일 경우 각 촬영장치마다 1 : 1 on-line으로 설치하여야 하므로 비용이 많이 든다.

1) 검출기의 구조와 동작원리

(1) 검출기 구조

박막 트랜지스터(TFT) 기판 위에 아몰퍼스 셀레늄(a-Se)을 코팅하여 만든 것으로 엑스-선 광자를 디지털 신호로 직접 변환하는 검출기이다. 이 검출기는 14×17인치(35×43센티)의 전 영역에 2,560×3,072개의 검출 소자 매트릭스를 가지고 있다(검출소자 어레이 피치=139 μm).

- 신틸레이터 : 필요없다.
- Detector Matrix : A-Se층 사용

(2) 동작원리

- 검출기는 크게 두 부분으로 a-Se판과 TFT 매트릭스가 서로 마주보며 붙어 있다.
- 아몰퍼스 셀레늄(a-Se)의 제일 윗면에는 top electrode가 있어서 약 1,000 V로 대전된다.
- 검출소자 어레이에 바이어스 전압을 가하고 입사 엑스-선을 조사하면, a-Se층에 진자와 정공의 쌍이 형성된다. 전자는 top electrode로 흡수되고, 정공은 하층부 TFT로 흡수된다.
- TFT Array는 이 전하를 축전기에 축적하였다가 각 픽셀에 대한 스캔신호가 왔을 때 이 전하를 실어 보내는 역할을 한다.

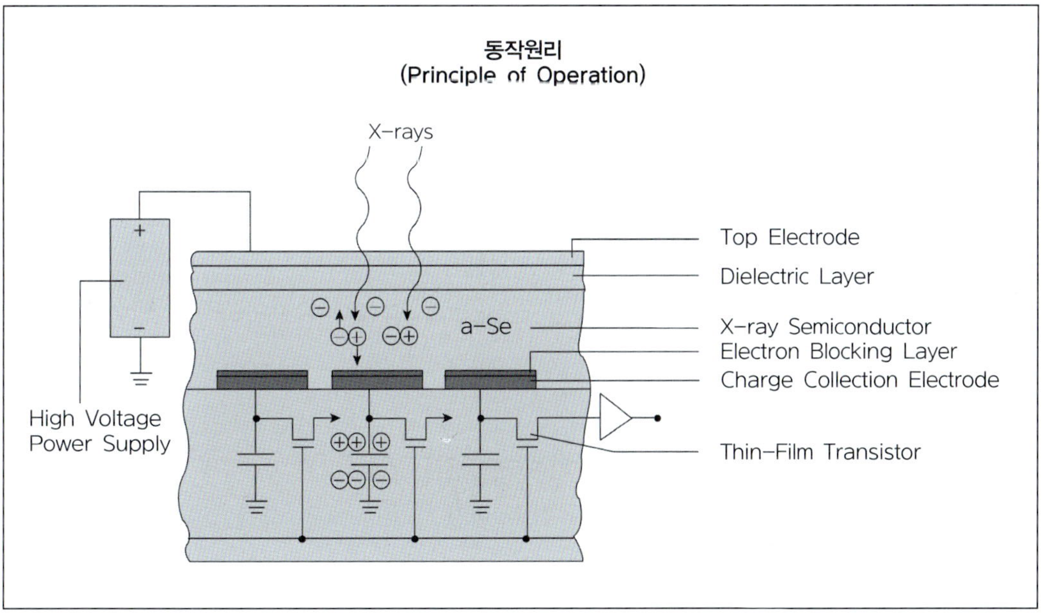

그림 3-25. 직접 방식 검출기의 동작원리

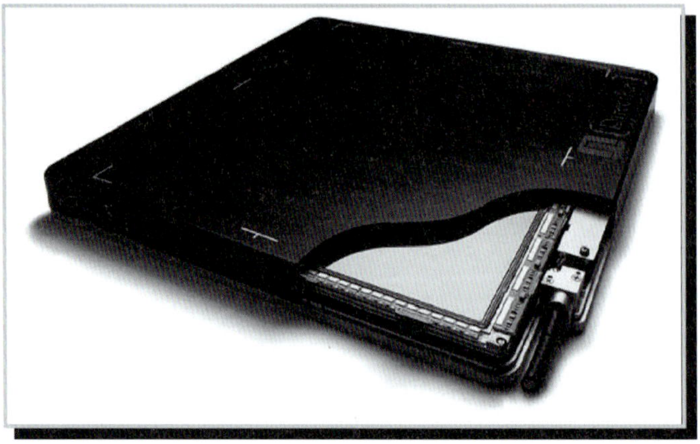

그림 3-26. 직접 변환 검출기의 외형

2) 직접 변환 방식의 특징

- 직접방식으로 엑스-선을 검출하기 때문에 해상력의 손실이 거의 없다.
  - 전자의 퍼짐(spreading)이 없으므로 공간 분해능이 우수하다.
- 간접방식에 비해 DQE가 낮지만 한계치의 공간주파수(나이키스트 주파수)인 3.6 lp/mm에서도 높은 MTF를 나타낸다.
- 엑스-선과의 상호작용이 낮다. 즉 DQE가 간접방식에 비해 낮기 때문에 많은 선량이 필요하다.
- 엑스-선 흡수율(DQE)을 높이기 위해 두꺼운 I-layer가 요구된다(>100 μm).
  - 검출효율을 높이기 위해 수천볼트의 동작전압이 필요하다.
  - 1,000V의 고압을 사용하므로 power supply가 필요하며 고압사용에 의한 내구성 유지가 어렵다.
- 고전압 인가로 수명이 단축된다.
- 비정질 셀레늄의 반응 회복특성으로 인해 촬영간의 일정시간 간격이 필요하다.
  - 고전압(high applied bias)에 의한 열을 발생시키고 열을 식히기 위해 interscan time이 필요하다.
- a-Se 물질의 불안정한 동작 특성이 발생한다.
  - 온도 및 열 변화에 민감하다.

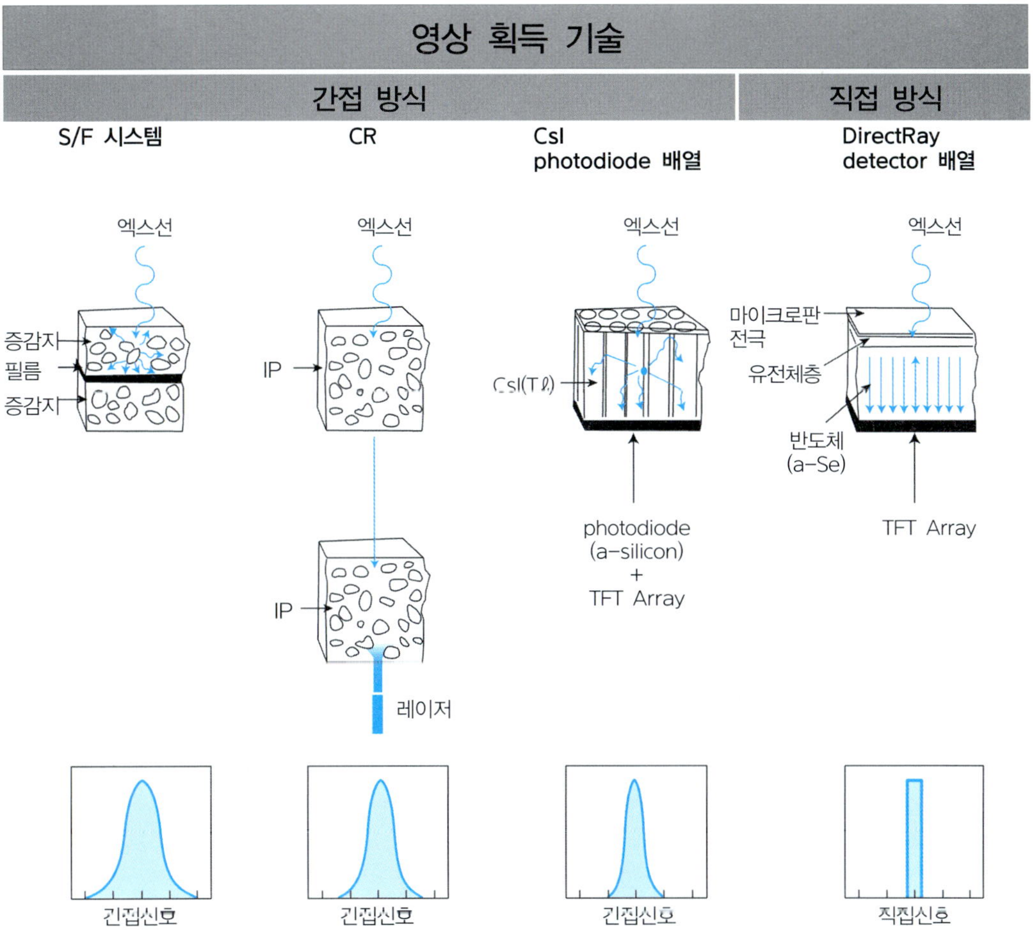

그림 3-27. 직접 방식과 간접 방식의 신호 변환 처리 과정

2.4.3 평판형 검출기(Flat Panel Detector)의 새로운 기술

1) 비유리(non-glass) TFT기판으로 제작된 검출기

- 기존의 TFT는 유리물질 위에 하나의 픽셀이 각각 광전변환장치/트랜지스터 구조를 하고 있는데, 비유리기판으로 제작된 검출기는 탁월한 강도와 충격저항성을 높인 내구성이 있는 검출기이다.
- 비유리기판이기에 모바일 환경에서도 물리적 충격 우려없이 광범위한 환경에 대응할 수 있다.
- 이 검출기는 낮은 X선량으로 선명한 이미지를 제공한다.

- 우수한 SNR, MTF와 DQE를 개선해 더 선명하고 세밀한 이미지를 효과적으로 표현해준다.

2) 디텍터 사이즈가 커짐

사이즈	Readout IC	Live driver IC	Active inch	Active area(mm)	영상의 유형영역 확장면적(mm)
43×43cm (기존 모델)	12개	12개	16.93	430.08	기준
47×47cm (신 모델)	13개	13개	18.34	465.92	35.84mm 증가

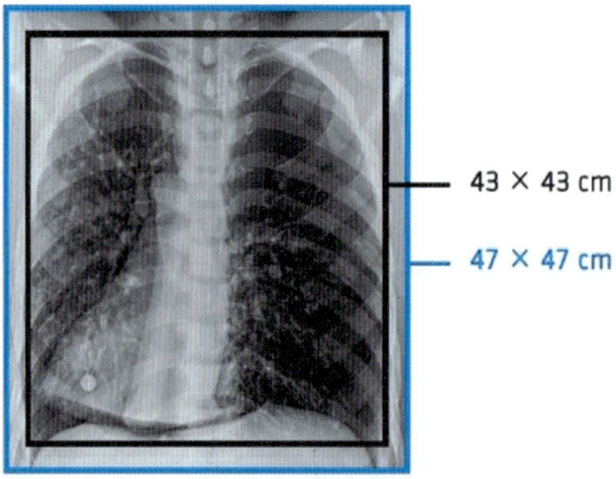

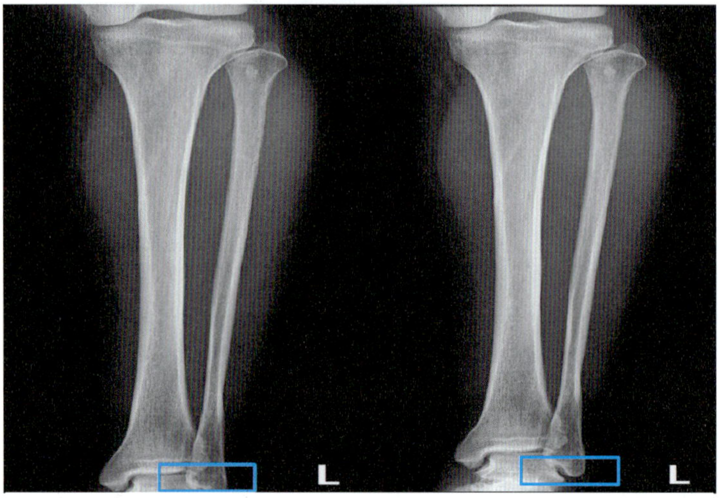

(a) 43×43cm Detector Image (b) 47×47cm Detector Image

그림 3-28. Detector size에 따른 영상변화

3) 5 Field 정밀 포토 다이오드로 내장된 AEC(Automatic Exposure Control) 디텍터

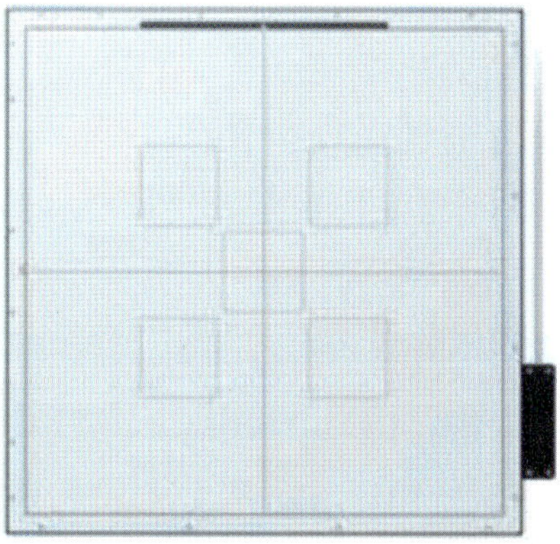

그림 3-29. 5 Field 정밀 포토 다이오드로 내장된 디텍터

기존에 디텍디는 물리적 AEC를 디텍디 앞에 위치시키고 사용하였는데, AEC를 디댁터에 내장시켜 디텍터와 환자와의 거리를 줄일 수 있기에 확대에 따른 상의 왜곡을 최소화할 수 있다.

4) 딥러닝 방식의 소프트웨어 산란선 제거 기술

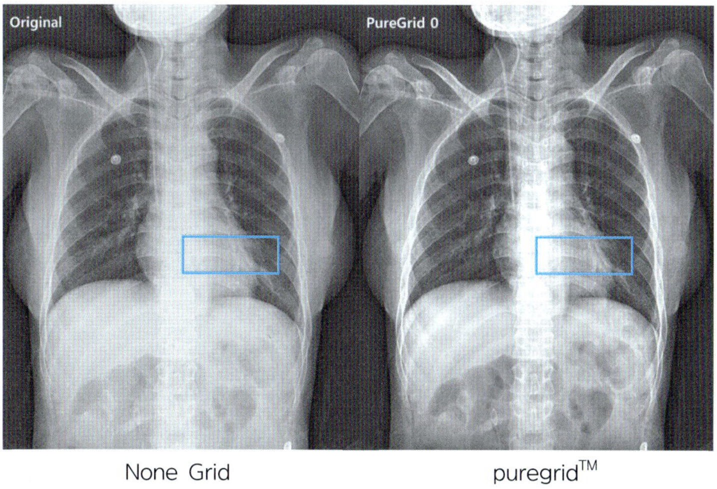

그림 3-30. 산란선 제거 전과 후 영상

소프트웨어로 생성된 그리드 기능은 물리적 그리드를 사용하지 않고도 산란선을 줄임으로써 이미지 품질을 향상시키는데 도움을 된다.

5) Long-Length Flat Panel Detector

- SID가 충분히 나오지 않는 촬영실 환경에 적합하다.
- 기존의 디텍터는 3~4번의 촬영횟수로 노출중복이 일어나지만 한번의 촬영이 가능하므로 촬영조건을 획기적으로 줄일 수 있다.
- 짧은 조사시간으로 인해 환자의 움직임에 대한 재촬영을 줄일 수 있다.
- 3D 프린터를 사용하여 보정필터(Compensation Filter)를 적용하면 Wholespine Lateral 및 Longbone 검사에서 균일한 화질을 구현할 수 있다.
- SID를 충분히 확보하여 상하측의 영상왜곡과 확대율을 최소화할 수 있다.
- 세로방향 51인치의 이미지 영역으로 보다 많은 정보를 제공한다.
- 합산영상을 위한 overlap 조사가 불필요하므로 피폭선량을 낮출 수 있다.

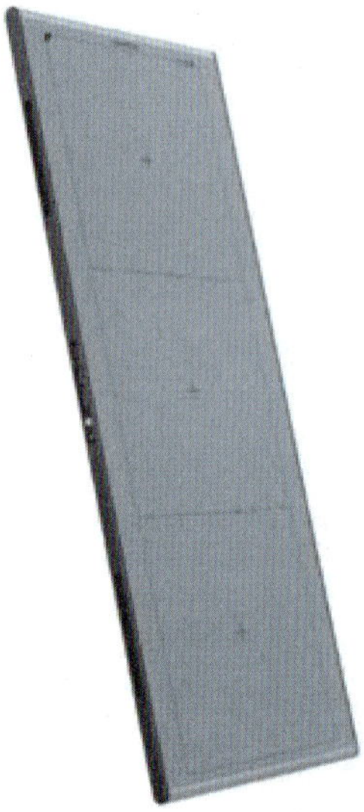

이미지 센서	TFF : a-Si(Amorphous Silicon)	
Scintillator	Gd_2O_2S	
Pixel Pitch	0.14mm(140㎛)	
Field of View	17″×51″	17″×17″
Active Area	430×1290.24	430×430
Active Area(Pixels)	3072×9216	3072×3072
영상획득시간	6초 이내	3초 이내
Gray Scale	16bit	
공간해상도	최소 3.5lp/mm	

그림 3-31. Long-Length Flat Panel Detector의 사양

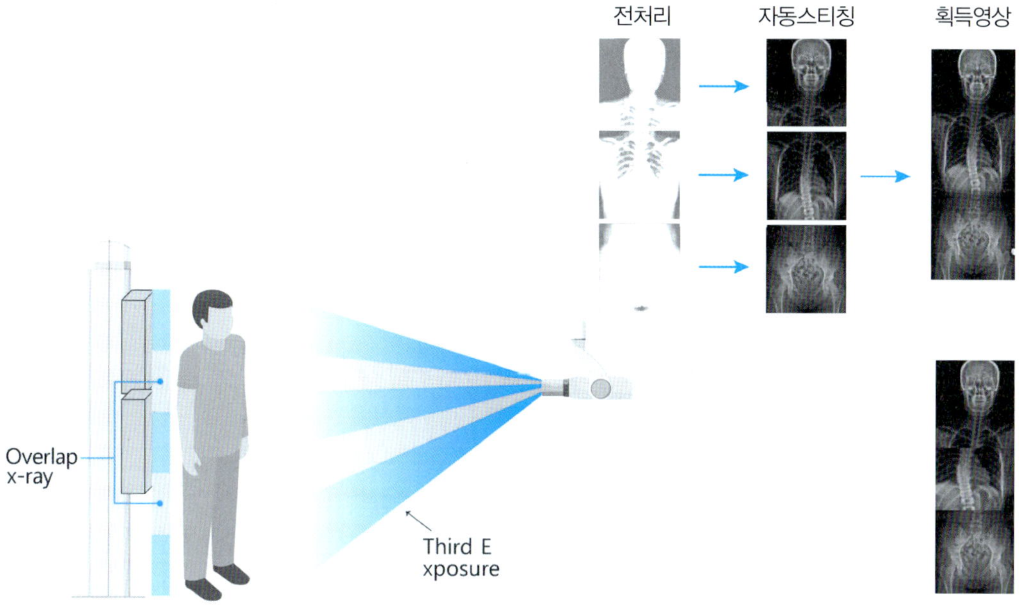

그림 3-32. Conventional method

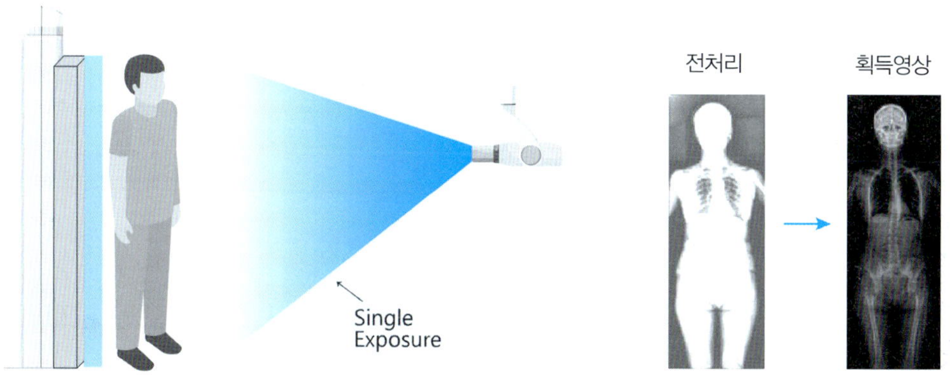

그림 3-33. Long-Length method

6) 현재 시판되는 디텍터의 사양

<table>
<tr><th colspan="2">모델</th><th>A</th><th>B</th></tr>
<tr><td colspan="2">Dimension</td><td>460mm×460mm×15.5mm</td><td>384mm×460mm×15.2mm</td></tr>
<tr><td colspan="2">Weight</td><td>3.2kg</td><td>2.95kg</td></tr>
<tr><td colspan="2">TFT Type</td><td colspan="2">A-Si</td></tr>
<tr><td colspan="2">신틸레이터</td><td colspan="2">CsI</td></tr>
<tr><td colspan="2">Pixel Pitch</td><td colspan="2">140㎛</td></tr>
<tr><td rowspan="2">Image Area</td><td>Number of Pixel</td><td>3072×3072 pixels</td><td>2500×3052 pixels</td></tr>
<tr><td>TFT Active Area</td><td>430.08×430.08mm</td><td>350×427.28mm</td></tr>
<tr><td>MTF</td><td>MTF@0.5lp/mm</td><td colspan="2">89%</td></tr>
<tr><td>DQE</td><td>DQE@0.1lp/mm</td><td colspan="2">72%</td></tr>
<tr><td colspan="2">A/D Conversion</td><td colspan="2">16bit</td></tr>
<tr><td colspan="2">Data output</td><td colspan="2">16bit</td></tr>
<tr><td colspan="2">Comunication</td><td colspan="2">유/무선</td></tr>
<tr><td colspan="2">Cycle time</td><td colspan="2">8sec</td></tr>
<tr><td colspan="2">Full Image Transfer</td><td colspan="2">2sec(유선), 2.5sec(무선)</td></tr>
</table>

7) AI 솔루션

흉부 촬영에서 AI 기반 솔루션은

- 흉부 x-ray 영상 판독시 주요 병변에 대한 소견을 자동으로 탐지하여 진단의 효율성과 정확도를 향상시켜준다.
- 주요 질환 및 소견
  - 간질성 음영, 섬유화, 결절종괴, 흉막삼출, 경화, 기흉
  - 주요 질환에 대한 소견에 대해 의심부위에 컬러맵 및 병변 외곽선 표시, 병변별 임계값 설정을 제공해준다.
  - 정상·비정상 여부 분석에 대한 정보를 제공하며 제공된 소견의 조합으로 폐암, 결핵, 폐렴과 같은 폐질환 진료를 보조해준다.
  - 이로 인해 판독시간은 단축되었고 전공의, 호흡기 내과전문의, 흉부 영상전문의 모두 판독정확도가 향상되었다.

표 3-1. 판독정확도

		Without CAD	With CAD
경화	전공의	77.5	95.5
	흉부 영상전문의	95.2	96.7
기흉	호흡기 내과전문의	95.1	98.4
	흉부 영상전문의	93.4	98.3

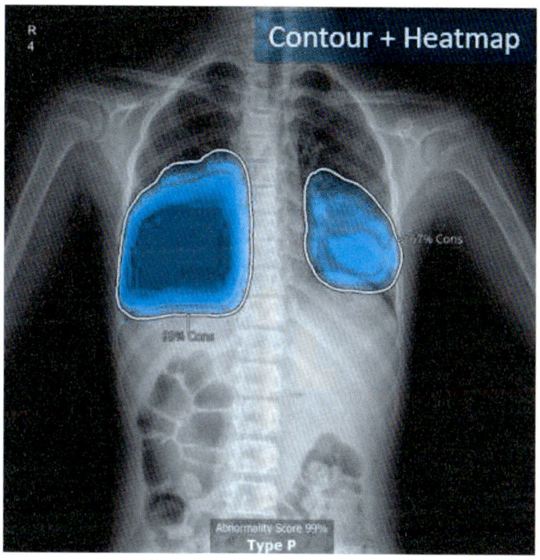

그림 3-34.

03 디지털 검출기의 화질 요소

그림 3-35는 디지털 검출기에 의한 화질이 어느 정도 개선되었는가를 나타내는 예이다. (a)는 종래의 증감지/필름에 의한 것이고, (b)는 디지털 검출기에 의한 영상이다. 동일한 팬톰과 동일 조건의 영상에서 디지털 검출기에 의한 영상이 보다 선명한 것을 볼 수 있다. 이것은 디지털 검출기가 종래의 S/F계, CR에 비해 높은 DQE 특성을 가지고 있기 때문이다.

화질과 직접 관련된 영역을 정량화시키는 두 가지 측정 방법은 고대조 해상능(high contrast resolution)과 저대조 해상능(low contrast resolution)이 있다. 고대조 해상능(high contrast resolution)은 공간분해능이라고도 하는데 두 개의 근접한 고밀도 대상물을 얼마나 잘 구별해 내는지를 측정하는 것이다. 단위는 lp/mm를 사용한다. 대조도가 낮은 두 개의 근접한 대상물이 잘 보일 수 있는 능력을 저대조해상능이라고 한다. 이러한 대상물이 잘 보이기 위해서는 노이즈에 비해 대상물의 대조도가 충분히 확보되어 있어야 한다.

그림 3-36은 대상물의 노이즈와 대조도의 관계를 나타내고 있다. 상단 방향으로 갈수록 대상물의 대조도가 높고, 오른쪽에서 왼쪽으로 갈수록 노이즈가 많은 상태를 나타내고 있다.

그림에서 알 수 있듯이 노이즈가 적고, 대조도가 높은 것이 가장 좋은데(오른쪽 상단), 대조도가 높아도 노이즈가 많으면 대상물이 보기 어렵다(왼쪽 상단). 또한 대조도가 낮아도 노이즈가 적을수록 대상물의 인식이 쉽다(오른쪽 하단).

이 두 가지 측정방법은 지금까지 엑스-선 영상 진단의 화질 평가 지표로 사용되어 왔지만 화질 추구를 보다 과학적으로 행하기 위한 적절한 평가방법이 필요하게 되었다. MTF(정보전달능력)와 DQE는 디지털 영상의 화질을 정량적으로 나타내는 가장 일반적인 방법이다.

중요한 점은 시스템 성능을 비교하기 위해 MTF와 DQE 측정을 할 경우 단일 공간주파수에 한정하지 말고, 진단 영역에 필요한 각 공간주파수 변화에 따른 MTF와 DQE를 측정하여야 한다.

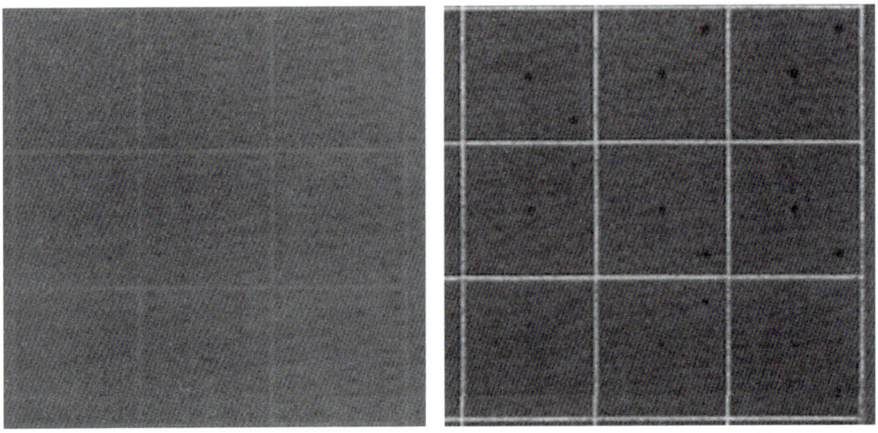

(a) 종래 필름　　(b) 디지털 검출기

그림 3-35. 종래의 필름과 디지털 검출기의 화질 비교

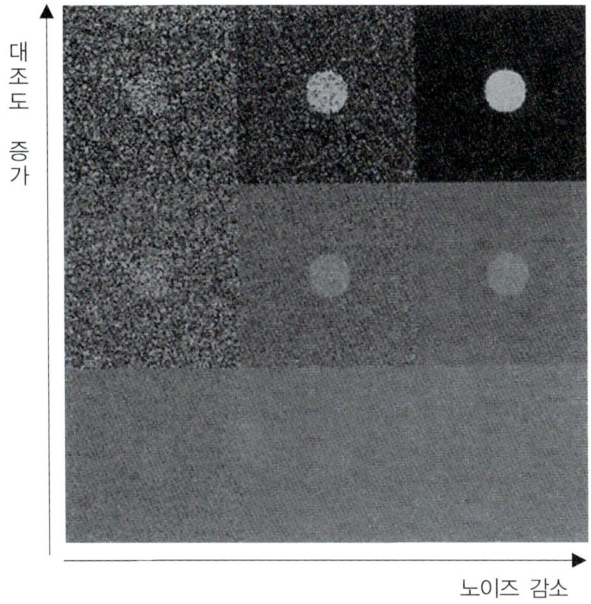

그림 3-36. 대조도와 노이즈에 따른 화질 관계

3.1 _ MTF(Modulation Transfer Function)

MTF란 입력 신호를 정확히 전달받은 검출기의 정보 기록능력을 평가하는 것이다. 공간정보를 기록하는 검출기의 성능은 MTF에 의해 평가된다. 어떤 검출기가 유효 측정 범위를 상회하는 MTF를 가졌다고 하는 것은 원래(original)정보를 충실히 표현하는 해상력(미세한 부분을 재현하는 능력)과 선예도(엑스-선 감약이 다른 두 부분의 경계를 구별할 수 있는 능력)가 높은 것을 의미한다.

그림 3-37은 노이즈가 포함되지 않은 상태에서 MTF개념만을 가지고 대상물의 인식을 비교한 것이다. MTF가 감소될수록 선예도는 떨어지고 있으나, 피사체는 여전히 구별되고 있다.

그림 3-38은 노이즈는 같고, 신호가 다를 경우를 나타낸 것이다. (a)처럼 신호가 많을수록 대상물의 인식이 높은 것을 알 수 있다.

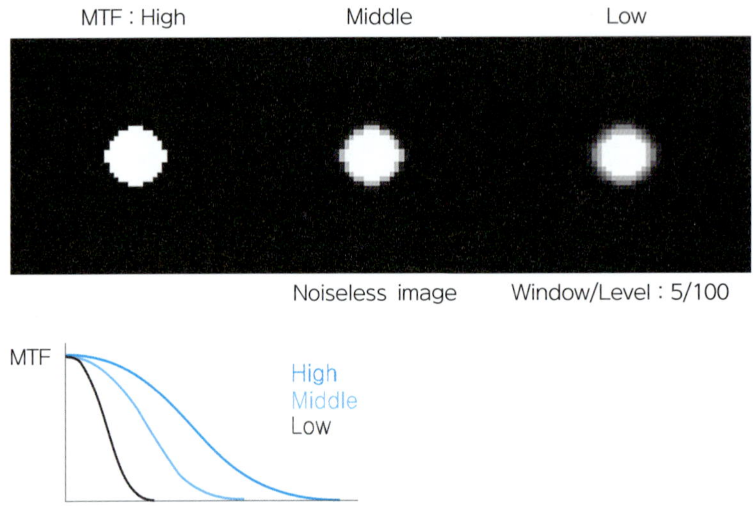

그림 3-37. MTF와 선예도

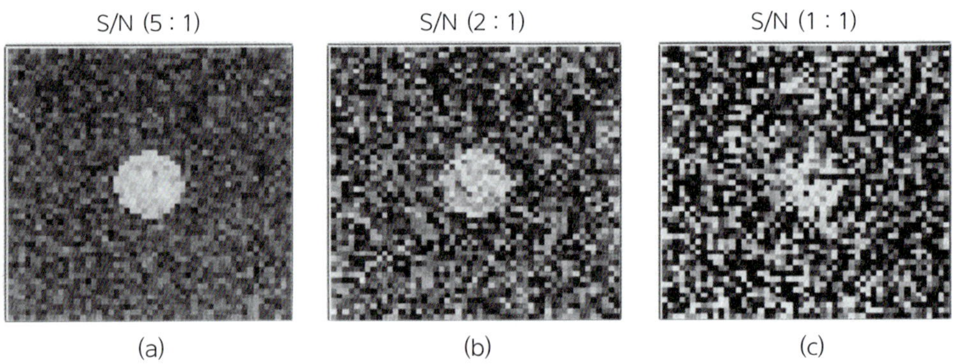

그림 3-38. Signal to Noise 변화에 따른 대상물의 인식도

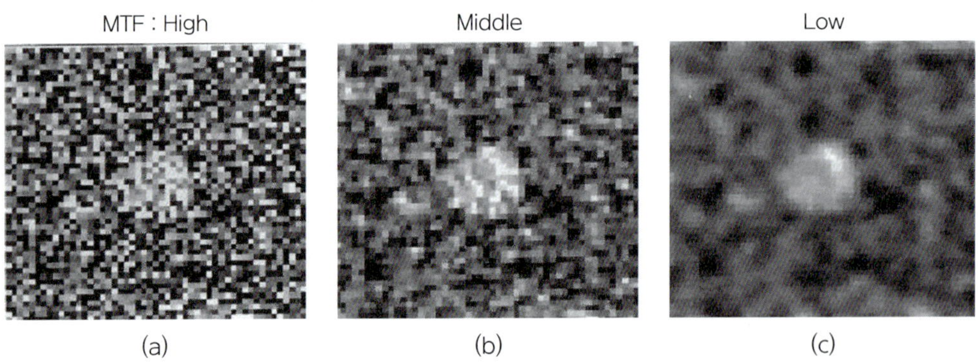

그림 3-39. MTF와 noise (s/n=1:1)

MTF 측정시 주의할 점

- MTF를 측정할 대상물은 100%의 대조도를 가진 선 패턴을 사용한다.
- 외부로부터의 노이즈 영향이 없는 환경에서 행해야 한다. 그러나 임상 현장에서 이 같은 환경은 있기 어려운 상황이다. 실제 임상 현장에서는 노이즈의 영향이 크고, 대상물의 인식 능력을 방해하는 요인이 많다.

그림 3-39는 노이즈의 양이 똑같고 MTF 값이 각기 다른 영상을 나타내고 있다.

(a)처럼 가장 MTF가 높을 때 대상물을 인식하기 어려우며 역으로 (c)처럼 MTF가 낮을 때 대상물의 인식이 쉽다. 이것은 MTF가 높은 영상은 동시에 노이즈도 선명하게 보이기 때문에 대상물이 보이지 않게 되는 것이다. 따라서 MTF 측정만으로 화질을 평가하는 것은 적절하지 않은 예를 보여주고 있다.

3.2 _ DQE(Detective Quantum Efficiency)

DQE란 입력영상 신호로부터 출력영상 신호를 얼마나 효과적으로 얻었는가를 평가하는 것이다. 즉 검출과정에서의 엑스-선 흡수율, 즉 시스템에 입사된 광자 중에서 이미지를 형성하는데 기여한 광량자의 개수를 나타낸다. 입력신호에 대한 출력신호의 신호대 잡음비가 얼마나 높은가를 평가하는 것이다. DQE가 높으면 같은 엑스-선량으로 신호대 잡음비가 높은 즉, 화실이 우수한 영상을 얻을 수 있는 것이다. 따라서 DQE는 다음 식으로 정의한다.

$$DQE = \frac{\text{출력신호의}(SNR)^2}{\text{입력신호의}(SNR)^2}$$

기본적으로 DQE는 최종적인 영상 중에서 실제의 엑스-선 데이터가 어느 만큼 포함되어 있는가, 또는 신호와 노이즈 양쪽의 변환율은 얼마인가를 측정하는 것이다. 다시 말해 DQE란 검출기의 엑스-선 광자 포획능력과 영상을 구성하는 S/N비를 평가하는 것이다.

따라서 DQE는 어느 선량 레벨에 도달했을 때, 얻어지는 화질 정도를 추측할 수 있기 때문에 화질평가의 지표가 된다.

$$DQE \propto \frac{\text{영상의 질}}{\text{환자 피폭선량}}$$

그림 3-40은 DQE가 화질을 평가, 측정하는 것을 나타내는 예이다. (a)는 DQE = 1.0 (b)는 DQE = 0.5, (c)는 DQE = 0.25의 영상이다. DQE가 높을수록 SNR이 높아지며 대상물의 인식능이 높게 된다. 동일 선량에서 DQE = 0.5의 검출기는 DQE = 0.25의 검출기에 비해서 화질이 좋은 영상이 얻어진다. 또한 DQE = 0.5의 검출기는 1/2의 선량으로 DQE = 0.25의 검출기와 동등한 영상이 얻어진다. 따라서 높은 DQE를 달성하기 위해서는 검출기 출력신호에서의 SNR비를 얼마큼 높게 하는가가 중요하다.

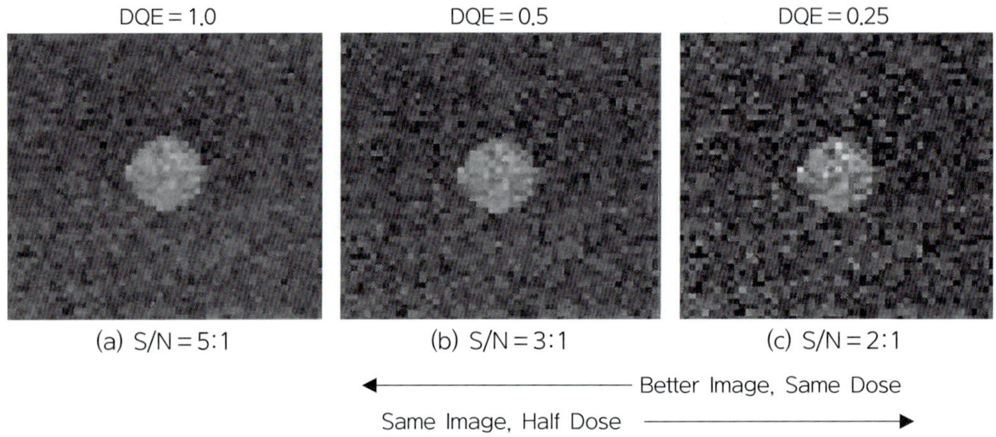

그림 3-40. DQE와 화질, 환자 피폭선량 관계

> DQE와 MTF를 유추하기 위한 예를 하나 들어보자.
>
> 다트선수가 다트를 과녁(검출기)의 중심(검출소자)을 향해서 던지고자 한다. DQE(1) 50~60%인 간접방식의 선수는 60개의 다트를 검출기에 넣을 수가 있는데, 광이 확산해서 MTF가 낮아지면, 목표의 검출기에 넣을 수 있는 다트는 30개이다. 반면에 DQE(1) 50%인 직접방식의 선수는 50개의 다트를 검출기에 넣을 수가 있다. 50개 전부를 과녁 중심(검출기)에 명중시킬 것이다. 왜냐하면 직접 방식 선수의 MTF는 광의 확산 과정이 없기 때문에 검출기 매트릭스의 이론적 최고치까지 거의 손실이 없기 때문이다.

- 이상적인 검출기의 DQE를 100%라 하면 모든 입사 엑스-선 광자를 이미지 형성하는데 기록할 수 있다는 것을 의미한다. 따라서 DQE가 높은 검출기는 낮은 검출기보다 입사 엑스-선 광자의 검출 능력이 높다는 것이다.
- 직접 변환 방식 검출기가 최대로 표현할 수 있는 주파수(나이키스트 주파수)는 3.6

lp/mm이다. 분해능 손실이 거의 없기 때문에 일반 엑스-선 촬영의 진단영역(1.0~3.0 lp/mm)을 기록하는데 적합하다. 이는 작고 미세한 조직을 포함하는 영상을 묘출하는데 우수하다는 것을 의미한다. 일반적으로 높은 공간주파수를 표현해 내는 영상이 진단가치가 높으며 방사선사가 관심을 갖는 부분이다.

- 간접 변환 방식 검출기의 나이키스트 주파수는 3.5 lp/mm이다. 하지만 광의 확산으로 분해능 손실이 생기므로 나이키스트 주파수는 이보다 낮을 수 있다.
- 동일한 노출 조건에서 직접 변환 방식 검출기의 영상 화질을 다른 검출기의 영상과 비교할 때, 월등하거나 동등한 수준의 화질을 나타내고 있다. 그 이유는 적은 DQE라 해도 빛의 산란이 없기 때문에 MTF값이 커지기 때문이다. 반면에 간접 변환 방식 검출기는 빛의 산란으로 인한 MTF값이 작아지기 때문에 화질의 저하가 일어난다.
- DQE가 높은 검출기는 적은 엑스-선량으로도 동일한 질의 영상을 획득하고, 동일한 선량에서는 더욱 향상된 질의 영상을 획득할 수가 있다. DQE가 두 배라는 것은 절반의 엑스-선량으로 동일한 질의 영상을 얻을 수 있고, 동일한 선량으로는 향상된 질을 갖춘 영상을 획득할 수 있다는 것이다.
- 검출기의 신틸레이터 물질로 CsI를 사용하고 있는 이유는 다른 물질에 비해 DQE가

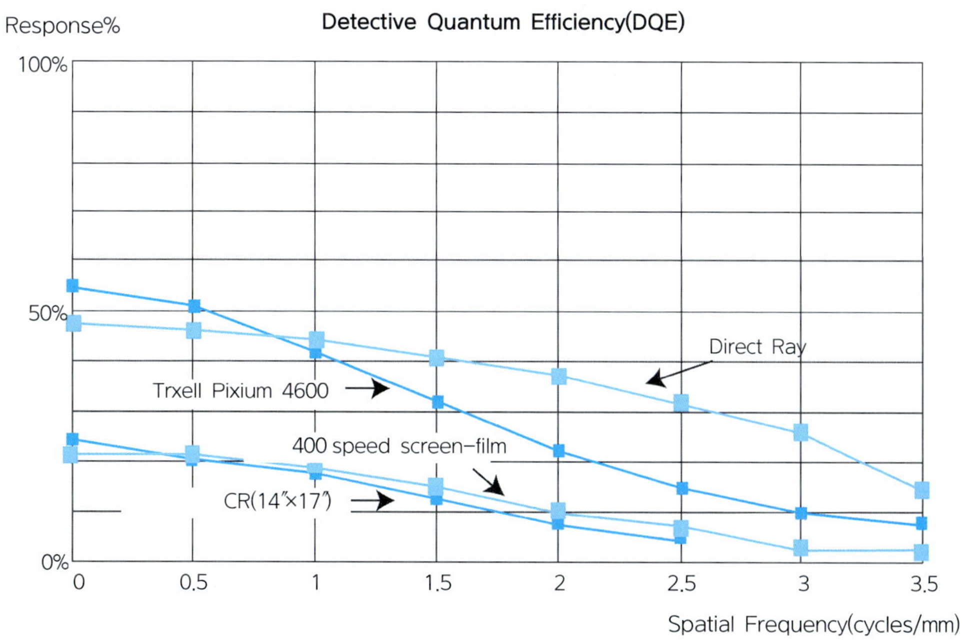

그림 3-41. 시스템에 따른 DQE 비교

높아 적은 엑스-선량으로도 좋은 영상의 질을 획득할 수 있고, 해상력이 뛰어나 투시 촬영 장비의 검출기로도 이용될 수 있다는 것이다.

04 DRF(Digital Radiography Fluoroscopy)

DRF는 1970년대에 소화기나 비뇨기 등에서 I.I(Image Intensifier)를 이용한 DSA (Digital Subtraction Angiography)기술이 시초가 된다. 이 촬영술은 인체를 투과한 엑스-선 광자를 I.I를 통해 빛으로 변환시킨 후, 발생된 데이터를 디지털로 변환시켜 모니터를 통해 눈에 보이는 영상으로 만든다.

이러한 DRF는 기존의 필름으로 얻어내는 혈관조영술과는 달리 각종 영상처리 후 진단 목적에 적절한 영상을 얻어내는 디지털 혈관조영술(DA)과 조영제의 주입 전과 후의 영상으로 감산처리하여 혈관대조도가 우수한 영상을 얻어내는 디지털 감산 혈관 조영술(DSA)에 주로 사용되었다. 최근에는 디지털 투시 조영술로도 사용되고 있다. 전형적인 DRF 시스템의 구성은 매우 간단하나, 전자기술의 발전으로 고성능화, 고기능화 되었다.

DRF 시스템의 중요 구성은 다음과 같다.

- Imaging System(엑스-선관, I.I tube, TV 카메라)
- Data Acquisition Electronics(Video preamplifier, A/D converter)
- TV digitizer
- Image Display
- Recording 등이다.

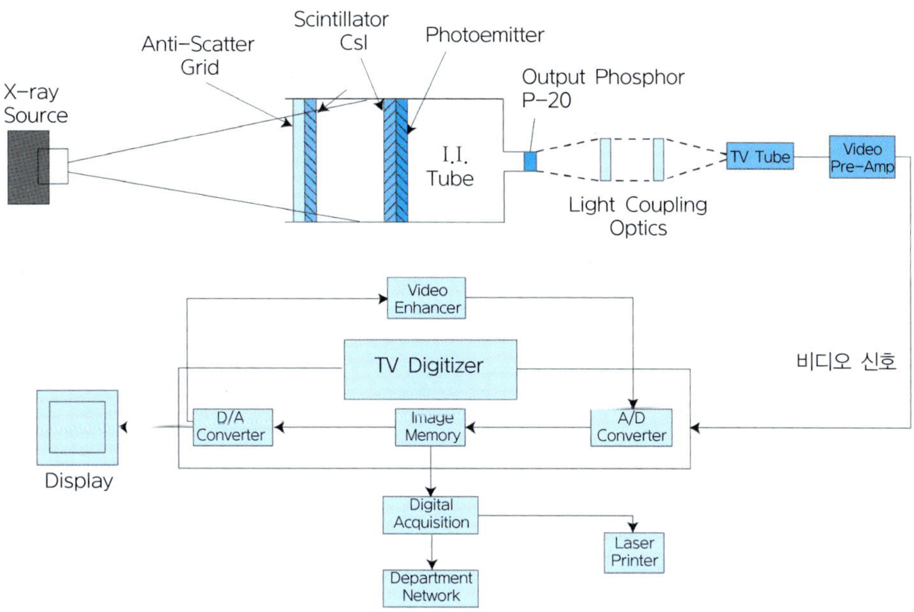

그림 3-42. DRF(Digital Radiographic Fluoroscopy)영상 시스템의 구성

영상 시스템(Imaging System)에서 환자로부터 데이터를 얻는다. TV 카메라는 비월주사보다 발전된 스캐닝 방식으로 동작하는 고해상력의 튜브이다(60 Hz, 1,023 scan line). 발전된 스캐닝 방식은 비월주사와 비교하면 훨씬 더 선예도가 좋으며, SNR(Signal Noise Ratio)이 높다.

TV 카메라에서 나온 신호는 아날로그 신호이다. 이 신호는 디지털 영상으로 변환시키기 위해 TV digitizer로 보내진다. 만들어진 디지털 영상은 저장장치에 저장되고, 영상처리 시스템을 이용해서 영상을 더 처리할 수 있다.

디지털 데이터를 고해상력의 TV 모니터에 표시하기 위해서는 D/A 변환장치를 통해 아날로그 신호로 변환한다. 또한 엑스-선 필름에 기록하기 위해 레이저 프린터에 보내지거나 PACS를 통해 다른 곳으로 전송할 수도 있다.

4.1 _ 영상증배관(Image Intensifier)

일종의 진공관으로 환자를 투과한 엑스-선이 입력 형광면에 닿고, 그 형광면의 뒷면에 있는 광전면으로부터 전자가 빛의 강약에 따라 방출하게 되어 있다.

1) 이들 전자는 광전면과 양극사이에 고전위차로 인하여 양극을 향하여 이동하게 된다. 이 때 집속전극에 의해 집속되며 출력형광면을 통하여 빛으로 변환된 후 TV 카메라의 촬상관으로 보내진다.
2) 관 안에 집속전극이 부착되어 있어 양극 위에 입력 형광면의 상이 축소되어 생기도록 되어 있다.
3) 이와 같이 전자가 가속되고 상이 축소되는 두 가지 원인으로 출력 형광면의 휘도는 입력 형광면보다 수천 배 이상 커진다.

4.2 _ 영상증배관의 특징

1) 보통의 엑스-선 투시장치의 영상판 대신에 영상증배관을 사용하면 훨씬 밝은 투시상을 관찰할 수 있다. 따라서 엑스-선관으로 흘려 보내는 전류도 보통의 형광판을 사용하는 경우보다 적어도 되며, 단위 시간당의 엑스-선량도 전류에 비례하여 감소하게 된다. 또한 암순응도 필요하지 않고, 밝은 방에서 투시가 가능한 장점도 있다.
2) 입력 형광면
   - 형광체 물질로 종전에는 ZnCdS : Ag을 사용하였으나 현재는 CsI를 사용함으로써 광자 검출효율이 약 3배나 높다.
   - 이로 인해 형광체의 두께를 $\frac{1}{3}$로 줄일 수 있어 산란선의 영향이 적어짐으로써 해상능이 높아졌다.
3) 광전면 :
   - 광전자 방출 금속인 antimony와 cesium의 복합체로 입력형광면의 밝기에 비례하여 전자를 방출한다.
   - 입력형광면과 광전면은 빛의 전달과정에서 발생될 수 있는 해상능의 저하를 최소화하기 위해 밀착되어야 하나 광전면의 화학반응으로부터 형광면을 보호해야 하므로 그림 3-43(a)과 같이 얇은 층으로 분리되어 있다.
   - 광전면은 광전자의 방출기능 외에도 증배관에서 음극의 역할도 담당하기 때문에 항상 고전위가 주어지므로 접지되어야 한다.

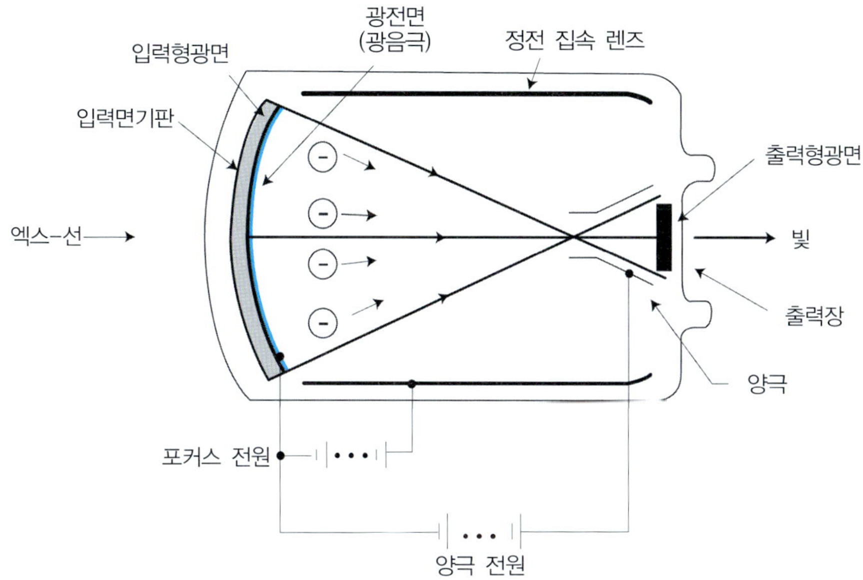

그림 3-42. 영상증배관(Image Intensifier)의 구조

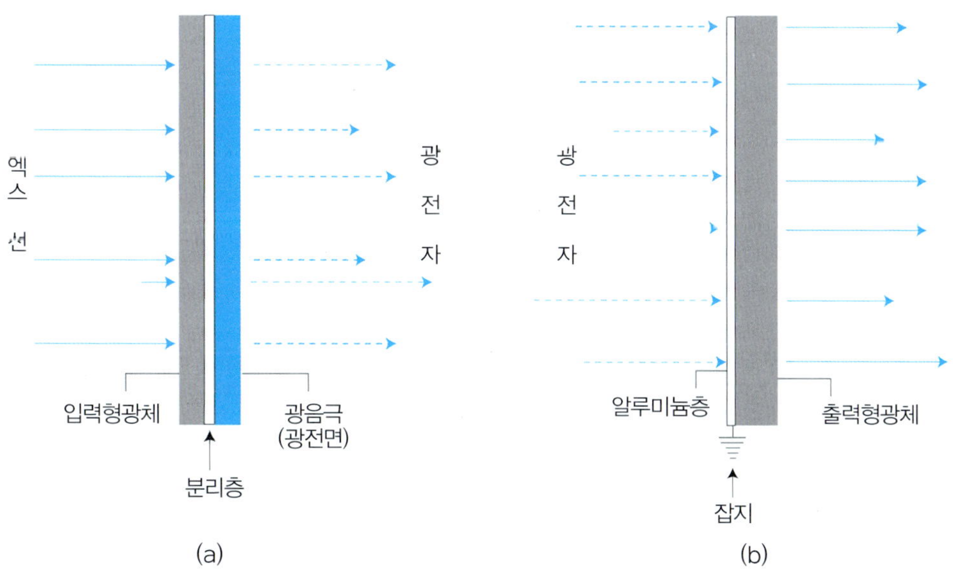

그림 3-43. 영상증배관의 입력형광면과 출력형광면의 빛 변환과정

4) 출력형광면:

- 형광체는 ZnCdS : Ag가 사용되며 출력형광면에는 축소되는 영상이 만들어지므로 해상능의 향상을 위하여 형광체의 결정 크기를 작게 하고 두께를 얇게 한다.

- 출력형광면 앞에는 +25 keV의 가속양극을 두어 전자의 이동을 빠르게 한다.
- 전자가 가속되어 입사되기 때문에 출력형광면에서 발생하는 빛의 양은 입력형광면에 비해 약 50배 이상 증가한다.
- 그림 3-43(b)의 출력형광면에서의 빛 변환기전에서 알 수 있듯이 출력형광면의 내측에 얇은 알루미늄판을 부착하여 역행하는 빛이 없게 하였다.
- 이 때 알루미늄의 두께는 얇게 부착하여 광전자를 쉽게 통과시키고 영상증배관 내에 잔여전자가 없도록 접지를 하였다.
- 만약 잔여전자가 있다면 출력형광면에 잔여전자가 모여 음전위를 형성하므로 전자의 흐름에 나쁜 영향을 끼치게 된다.
- 형광면의 외측에는 납유리를 부착하여 영상증배관을 지나온 방사선을 흡수하게 한다.

5) 영상증배관에서 밝은 형광상이 얻어지는, 즉 휘도배율의 증가요인은

- 광전자의 가속인자
- 상의 축소인자

로 이루어진다.

따라서 형광판에 비해 3000배에서 4000배까지 휘도배율이 높아진다.

Chapter 4

PACS
(Picture Archiving Communication System)

01 PACS의 개요

◆ PACS란 무엇인가?
포괄적인 디지털 영상 관리 및 전송 시스템으로
- 의료영상 특히 방사선학적 진단 영상들을 디지털 형태로 변환하여 획득(acquisition)
- 고속의 통신망을 통하여 전송(network)
- 디지털 정보 형태로 의료 영상을 저장(server)
- 영상의학과 의사들과 임상 의사들이 모니터와 같은 영상 조회 장치를 통하여 환자를 진료(display)하는 시스템이다.

1.1 _ 도입 배경

필름 대신 컴퓨터와 모니터를 이용하기 때문에 필름체계에서 일어나는 관리나 분실 등의 어려운 문제를 해결할 수 있다. 또한 영상 획득 후 즉시 또는 여러 곳에서 여러 의사들이 동시에 판독하고 검색할 수 있어서 병원 영상 관리를 획기적으로 변화시킨다. 따라서 병원 내에 PACS를 설치하는 궁극적인 목표는 필름없는(filmless) 병원시스템을 구축하여 병원 내의 업무 흐름을 바꾸는 것을 뜻한다. 따라서 장차 PACS는 기존의 필름 중심의 영상의학과 운영보다 영상 관리 업무와 환자 진료의 질을 향상시키고 비용을 절감할 수 있어야 한다.

PACS를 구현하기 위해서는 영상 표시 및 처리(image display and processing), 정보통신 및 네트워킹(data communications and networking), 데이터베이스(database), 정보 관리(information management), 사용자 인터페이스(user interface)와 정보 저장관리(data storage/archive management) 등의 기술들을 종합하여야 한다.

PACS를 신뢰성(reliability) 있고 무장애(fault-tolerant) 시스템으로 구축하려면, 방사선과 업무와 병원 환경에 대한 완전한 이해를 바탕으로 한 종합 시스템 접근 방식(total systems approach)이 필요하다.

◆ PACS 시스템을 효과적으로 구축하기 위한 4대 원칙

첫째 : 임상적으로 수용 가능한 우수한 기술을 도입하고 유지하여야 한다.

둘째 : DICOM 표준 방식을 따라야 한다.

셋째 : filmless systems를 cost effective로 만들고 유지하여야 한다.

넷째 : 병원 정보 시스템의 기대에 부응하는 성능을 제공하여야 한다.

1.2 _ 기대 효과

- PACS는 이미지를 표시, 저장, 검색 및 이동할 수 있는 속도와 신뢰성을 높여준다.
- 병원정보시스템(HIS) 및 방사선정보시스템(RIS)과 완전히 통합된 PACS는 이미지뿐 아니라 모든 관련 환자 정보에 대한 신속한 접근을 제공하여 이미지 자체의 진단 가치를 크게 향상시킬 수 있다.
- 이러한 통합을 통해 엄청난 효율성과 규모의 경제가 가능해져 의료시스템의 질이 향상될 뿐 아니라 업무흐름(워크플로우)이 빨라져, 그에 대한 재정이 개선될 수 있다.
- 이런 이유로 추가인력과 공간없이도 업무량을 견고하게 늘릴 수 있게 해준다.
- 방사선과의 RIS 및 병원의 HIS와 연결된 근거리통신망(LAN)과 연결할 수 있게 되면서 크게 증가했다.
- 이를 통해 지시된 메모, 임상매개변수, 그래프, 실험실결과, 병리이미지(현미경에 부착된 전자카메라로 얻은 것), 심전도 등 모든 이미지와 함께 환자의 의무기록 전체를 즉시 이용할 수 있게 되었다.
- 주머니 크기의 무선 태블릿이 널리 사용되면서 컴퓨터 기반 차트에 실시간으로 메모와 처방전을 추가할 수 있으며, 이를 통해 읽기/쓰기로 인한 오류를 제거할 수 있다.
- 고립된 지역 병원의 방사선전문의의 삶의 질을 향상시킬 수 있다.

1.3 _ PACS의 성능

구축된 PACS의 성능은 다음과 같은 기준에 적합하여야 한다.

- **신속성 :**

얼마나 빠르게 영상을 조회할 수 있는가? (3초 이내)

- **안정성 :**
  시스템이 얼마나 오랫동안 안정적으로 운영되는가? (무정지 99%)
- **무결성 :**
  보고자 하는 정보가 모두 저장되어 있어야 한다. (데이터 손실률 0.1%)
- **확장성 :**
  촬영장비 및 단말기 증설 등의 환경 변화에 신축적이어야 한다.
- **편의성 :**
  임상 진료 및 교육, 연구 등의 지원이 충분하여야 한다.

1.4 _ EHR(Electric Health Record)

- 기존 PACS와 지역 내의 데이터 베이스, 저장장치를 공유하는 regional PACS, 서비스 제공자가 운영하는 시스템에 접속하여 영상조회 서비스를 받은 ASP PACS들 간의 영상정보를 제공해 주는 시스템이다.
- 영상검사의 등록정보를 전 국가적으로 공유할 수 있도록 한다.
- 전 국민의 의료영상정보를 모든 의료기관이 공유할 수 있도록 한다.

02 PACS의 분류

1) 일반 PACS

의료기관내에서 발생하는 CT, MR, X-ray 등의 의료영상을 디지털 기술을 이용하여 획득, 저장, 전송, 표시하여 필름없는 진료를 가능하게 하는 의료영상정보시스템이다.

2) Regional PACS

일정 지역 내의 의료기관이 동일한 데이터베이스와 저장장치를 공유함으로써 영상정보 관리의 효율화를 기할 뿐 아니라, 지역 내 의료기관 간에 영상정보를 공유할 수 있게 하는 대규모 의료영상정보시스템이다.

3) Web PACS

의료기관 내부뿐 아니라 외부에서도 웹 방식의 사용자 인터페이스인 웹 브라우저를 사용하여 PAC영상을 손쉽게 접속할 수 있도록 한 시스템이다. 주로 단일 의료기관에서 사용한다.

4) ASP PACS

의료정보임대사업인 ASP(Application Service Provider) PACS는 의료기관 내에서는 고가의 장비(데이터베이스, 저장장치 등)를 구입하지 않고, 서비스제공자가 운영하는 시스템에 접속하여 영상조회 서비스를 받도록 구성했다. 소규모 여러 의료기관이 시스템을 공유할 수 있도록 되어 있으며 주로 웹 방식의 사용자 인터페이스를 제공한다.

5) Clinical PACS

6) Tele PACS

03 PACS의 구성

1) PACS는 크게 소프트 웨어와 하드웨어로 구성되어 있다.

(1) 하드웨어 : 서버, 네트워크, 저장장치, 조회장치, 출력장치 등이 있다.

(2) 소프트 웨어 : 영상을 획득, 압축, 분배하는 서버 프로그램
단말기에서 영상을 조회하는 프로그램
영상 정보와 환자 관련 정보를 관리하는 프로그램

2) 시스템 측면에서의 PACS의 구성

(1) 영상 획득부

CT, MR, DSA, 초음파 검사, 핵의학 검사 등은 모두 디지털 영상을 생성하므로 PACS와 직접 인터페이스하고 있으며, 일반촬영은 CR을 통하여 디지털 신호로 바꾸어 PACS로 보내진다. 필름/증감지로 촬영된 필름은 디지타이징하여 보내진다.

(2) 영상 저장부

영상 획득부로부터 입력된 영상들을 데이터베이스화하고 이용빈도에 따라 단기 또는 장기로 나누어 저장한다.

(3) 영상 분배부

영상의 데이터량이 크기 때문에 빠른 전송과 조회하는데 걸리는 시간을 최소화하기 위해 네트워크가 잘 구성되어야 한다.

(4) 영상 조회 및 출력부

필름 대신에 주로 워크스테이션의 모니터를 통하여 영상을 조회하게 된다. 모니터는 1개, 2개, 4개, 8개들이 있으며, 영상조회에 필요한 확대, 축소, 회전, 반전, 밝기, 대조도를 조정할 수 있다.

3.1 _ 영상 획득부

의료 영상 장비로부터 보내온 영상을 압축, 저장하며 검사정보, 상태 등의 영상정보를 등록하는 부분으로 영상 흐름이 시작되는 매우 중요한 부분이다.

현재 대부분의 최신형 의료 장비들은 의료 영상 분야의 국제 표준인 DICOM 표준 방식에 의해 영상을 제공한다. 그러나 DICOM 표준을 지원하지 않는 구형 장비의 경우에는 비디오 출력으로부터 또는 인쇄된 필름을 디지타이징 함으로써 영상을 획득하거나 슬라이드 스캐너 또는 디지털 카메라 등을 사용해서 영상을 획득한다. 중요한 점은 이렇게 간접적으로 획득한 영상도 DICOM 표준 방식을 따라 저장·전송되어야 한다는 것이다. 또한 DICOM 표준이 발전함에 따라 계속 추가되는 새로운 영상 종류들을 획득할 수 있어야 한다.

영상 획득 장치를 도입할 때에 고려 사항

- 영상 장비 제조업체
- 장비의 모델명
- S/W version
- Network Interface 지원 여부
- Communication Protocol 지원 여부
- DICOM 지원 여부
- Laser Camera 연결 유무

◆ 획득 장치의 종류

- DICOM Gateway
- 서버
- 디지타이저

3.1.1 DICOM Gateway

표준 DICOM을 지원하지 못하는 기존 촬영 장비의 영상 데이터를 DICOM 파일로 변환해 주는 역할을 하는 장비이다. 종류에는 digital convert 방식, image capture 방식, image file convert 방식이 있다.

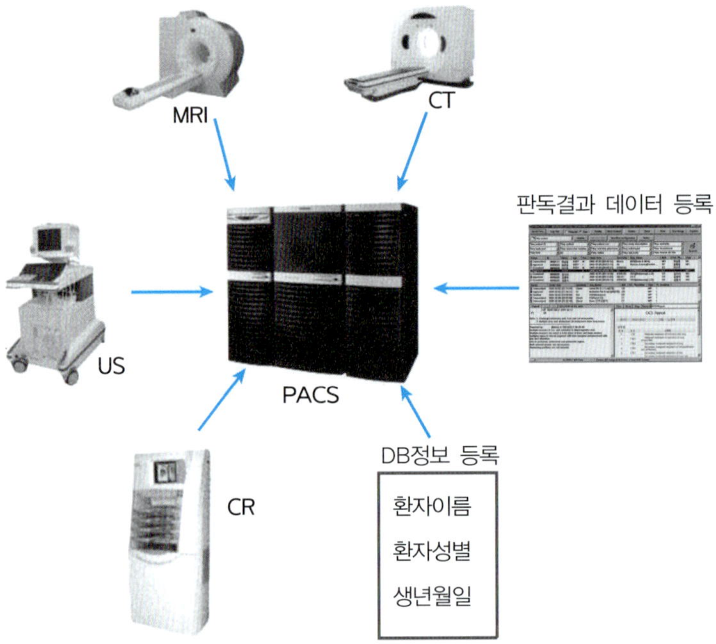

그림 4-1. PACS가 영상정보 및 환자정보를 획득하는 과정

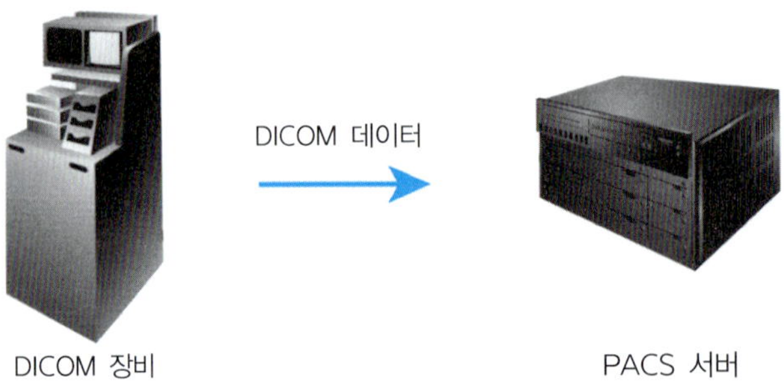

그림 4-2. DICOM이 지원되는 경우

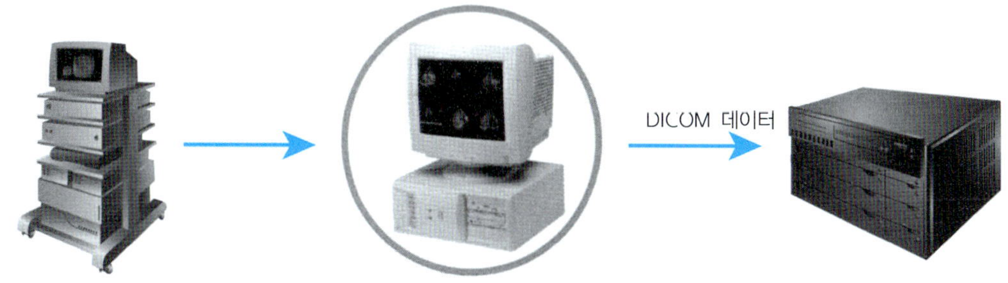

그림 4-3. DICOM 게이트웨이를 이용하는 경우

3.1.2 디지타이저(digitizer)

엑스-선 필름에 기록된 아날로그 영상을 디지털 영상 정보로 변환시키는 일을 담당한다. 디지타이저를 사용하는 경우는 크게 두 가지로 나눌 수 있다.

첫째는 PACS를 도입한 병원에서 진료받는 환자가 외부 병원에서 검사한 필름을 진단 및 치료의 목적으로 병원에 제출할 경우

둘째는 병원 내에서 PACS 도입 이전에 촬영된 필름 또는 full PACS 시스템을 갖춘 병원이더라도 부득이하게 발생되는 필름을 디지타이지하여 PACS 시스템에 입력하는 경우이다.

- 장점 : 디지타이저 장비의 보편화로 기존의 아날로그 영상을 디지털 영상정보로 변환하면 관리, 조회 등의 편리함을 제공한다.
- 단점 : 디지털 과정에서 발생되는 분해능(resolution) 저하가 발생한다.
  필름이 가지고 있는 특성으로 넓은 동적범위(Dynamic range)를 표현하는데 한계가 있다.

3.1.3 서버(Server)

여러 영상촬영장비에서 DICOM 형식의 데이터를 네트워크를 통해 전송하면, 이를 받아 압축, 저장, 데이터베이스에 등록, 사용자 단말기에서 요청하면 데이터를 서비스해 주는 일련의 일을 담당하는 것이 서버이다.

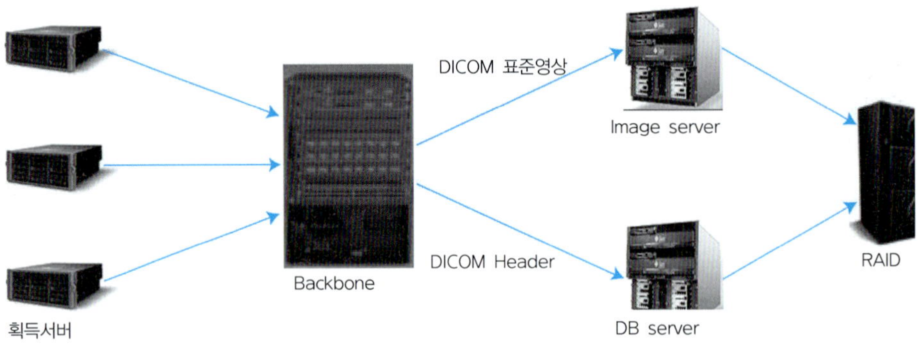

그림 4-4. 획득서버(Acquisition server)

1) 서버의 종류

(1) Image서버(Main 서버)와 DB서버

- 영상저장서버(Image 서버) : 서버 중 가장 중요한 부분으로 모든 검사들의 영상정보를 집중하여 관리하고 있다.
- DB서버 : 환자정보와 검사정보의 관리 및 서비스를 담당한다.

이 두 서버가 서로 클러스터링 기술로 결합되어 있어 장애발생시 상대방 서버의 작업을 대행하도록 구성되어 있다.

(2) 영상획득서버(Acquisition 서버)

- Modality의 수에 따라 적절한 수로 구성되어 진다.
- 다수의 획득 서버들은 영상 획득 부분에서 Image 서버의 부하를 줄여주는 완충장치 역할을 한다.
- 일정기간 이미지를 보관하도록 하여 전체 시스템의 안정성 및 신뢰성을 향상시킨다. 즉, 촬영장비에서 저장장치로 보낼 시에 gate 역할을 한다.
- 의료장비에서 획득 서버로, 다시 획득 서버에서 Image Server로의 2단계에 걸친 전송방식은 네트워크 트래픽을 감소시키는 역할을 해준다.

(3) Worklist 서버

- OCS와 PACS를 연동했을 때 OCS에 있는 정보(각 과의 의사들이 내린 처방)들을 장비에 뿌려주는 역할을 담당한다.
- 의료장비가 필요로 하는 환자정보 및 검사정보를 DICOM Worklist Service를 통하

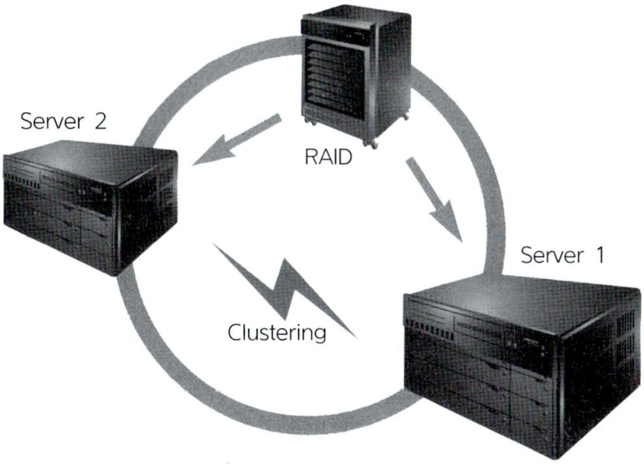

그림 4-5. 클러스터링

여 제공해주고 병원의 HIS, RIS, OCS와 PACS의 양방향 정보 교환을 위해 이용한다.

(4) 백업서버(Backup Server)

- 장비에서 영상을 보내면 획득 서버를 통해서 저장장치에 저장되는데 백업 서버에 있는 application은 영상이 저장되었는지를 실시간으로 스캔하게 된다. 영상을 발견했을 경우 백업저장장치에 저장을 한다.
- 주저장장치에 저장되어 있는 DICOM 영상을 백업하는 서버가 있어서 주저장장치와 백업장치와의 실시간 동기화를 이루게 한다.
- 하나의 영상을 동시에 3곳의 백업장치로 백업을 수행할 수 있다.

(5) Web서버

- Image 서버에 있는 DICOM 영상을 인터넷이 되는 곳이면 컴퓨터와 운영체제(Operating System)에 상관없이 어디서나 바로 웹 브라우저를 이용해서 영상을 조회할 수 있도록 한다.

2) 서버의 안정성

PACS는 환자의 생명과 직접적으로 관련있는 의료환경에서 구축되는 시스템으로, 서버는 하루 24시간, 365일 무정지 시스템을 원칙으로 설계되어야 한다.

서버의 안정성을 구현하기 위한 방법

- 클러스터링(Clustering) : 보통 2개 이상의 서버가 각각의 업무를 수행하다가 하나의 서버에 문제가 발생하면 다른 서버가 해당 서버의 업무를 받아서 수행함으로써 전체적으로 서버를 통해 수행되고 있는 작업들이 하나도 정지하지 않도록 하는 기법이다.
- UPS(Uninterruptible Power supply) : 정전으로 인한 장애를 대비하여 반드시 설치한다.
- 클러스터링 내용
  - 네트워크 IP Address와 컴퓨터 이름 공유
  - DISK Array 공유
  - Application Software 공유

3.2 _ 영상 저장부

PACS 시스템의 핵심이라 할 수 있는 이 부분은 방대한 양의 영상 정보를 효율적으로 관리하고 사용자가 원할 경우 언제 어디든지 실시간으로 전송해 주는 역할을 한다. 대량의 영상정보를 다수의 사용자에게 효과적으로 제공하기 위해서는 신뢰성(Reliability), 가용성(Availability), 안정성(Stability)을 갖추어야 한다. 이를 실현하기 위하여 서버 및 네트워크를 이중화하고 저장장치들을 image server와 DB server가 공유하도록 설계되어야 한다. 저장 장치를 선택할 때는 먼저 용도와 용량을 결정한 후 각각의 특성에 맞는 것을 선택하면 되는데 가장 중요한 것은 속도이다.

PACS 데이터는 크게 두 가지로 나뉜다.

- 영상 정보 데이터 : DICOM 영상 정보 파일
- DB 정보 데이터 : 영상 정보 파일에 대한 인덱스, 환자 정보, 검사 정보들이 정리되어 있다.

영상 정보는 DB정보에 비해 월등하게 많은 양의 데이터를 갖고 있기 때문에 보통의 경우 영상 정보와 DB정보를 분리하여 저장한다. PACS 회사에 따라 영상정보와 DB(Data Base)정보를 같이 저장하는 경우도 있다.

- 데이터 베이스 관리 시스템은 일반적으로 방사선과나 병원데이터관리센터에 보관되지만, 일부 대규모 운영은 외부에 위치한 데이터 저장 회사로부터 메모리를 대여받기도 한다.
- 어느 방법이든 디지털 부서는 단기 저장과 장기 저장이 모두 필요하다.

- 자기하드디스크장치에 단기 온라인 저장장치를 통해 현재 검사중인 환자의 파일에 신속하게 엑세스할 수 있다.
- 엑세스 시간은 메모리와 워크스테이션 간에 방대한 양의 디지털정보를 전송할 수 있는 속도에 의하며 일반적으로 몇 초 안에 이루어진다.

1) 단기 저장 장치(Short Term Storage)

On-line으로 연결이 되어 있어서 즉시 영상을 조회할 수 있는 저장장치를 말한다. 단기간의 데이터를 저장한다는 개념이었지만 On line으로 즉시 조회할 수 있는 의미가 더 강하다. 초기에는 수 개월 정도의 데이터를 저장했지만 저장장치의 가격 하락 및 기술 발전으로 최근에는 5년 이상의 데이터를 저장하는 경우도 많아졌다. 가장 일반적인 단기저장장치는 독립디스크의 중복배열(RAID)이지만, 재사용 가능한 광디스크, CD, 테이프저장장치를 사용한다.

일반적으로 각 환자가 병원에 머무는 동안 신속하게 접근할 수 있도록 자료를 제공한다.

(1) Disk array를 사용

- 디스크 어레이란 말 그대로 여러 개의 하드디스크 드라이브를 병렬로 연결해 데이터를 저장하고, 이 중 일부를 패리티 저장 디스크로 사용해 데이터의 사용률을 높여주는 장치이다.

(2) RAID기법 이용

① RAID(Redundant Array of Independent Disks)

중요한 데이터를 가지고 있는 서버에 주로 사용되며, 여러 대의 하드디스크가 있을 때 동일한 데이터를 다른 위치에 중복해서 저장하는 방법이다. 값싼 디스크를 여러 장 묶어 대용량의 저장공간을 만들고자하는 요구로 시작하여 최근에는 디스크의 고용량, 저가격이 형성되면서 중복성과 성능향상으로 바뀌었다.

데이터를 여러 대의 디스크에 저장함에 따라 입출력 작업이 균형을 이루게 되어 전체적인 성능이 개선된다. 여러 대의 디스크에 데이터를 중복해서 저장하면 고장에 대비하는 능력도 향상된다.

- 하드디스크 장애시 사용자의 데이터를 보호해 준다.
- 시스템 가동시간과 네트워크 가용성 보장
- 실시간 데이터 복구

2) 장기 저장 장치(Long Term Storage)

- 장기 저장 장치는 일반적으로 자기디스크를 백업하기 위해 자기테이프와 광학테이프 및 기타장치로 구성된다.
- 광디스크나 광테이프는 여전히 빠르게 발전하는 기술을 기반으로 하고 있지만, 자기디스크보다 훨씬 더 큰 용량을 가지고 있다.
- 장기 저장을 위해 로봇공학이 적용된 테이프 라이브러리는 가장 일반적으로 사용되는 전자시템이다.

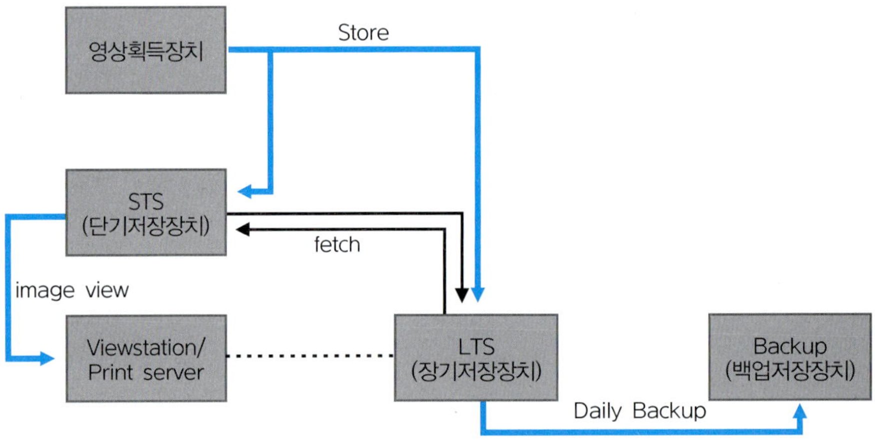

그림 4-6. 단기와 장기 저장장치를 분래해서 사용할 경우 영상 흐름도

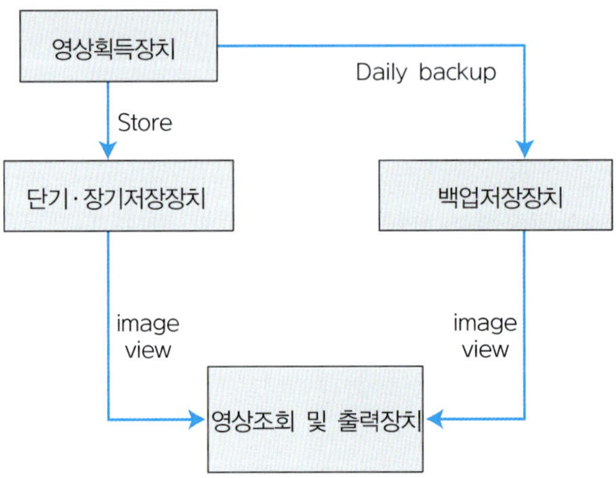

그림 4-7. 단기와 장기를 함께 사용할 경우

3) 백업장치(Back-up Storage)

장기 저장 데이터의 복제본은 데이터 보안을 제공하고, 환자의료정보보안에 대한 규정을 준수하기 위해 여러 물리적 위치에 보관해야 한다.

- Local Back-up
  - 자체 사업장 내에서의 Back-up
- 원격지 Back-up
  - 네트워크를 통해 원격지(다른 도시, 다른 국가)에 Back-up 하는 것

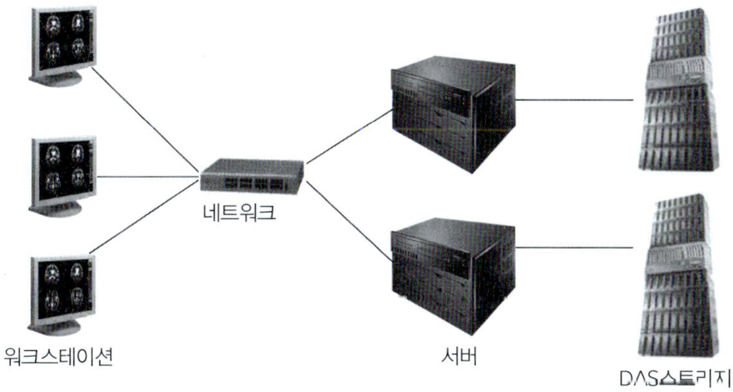

그림 4-8. DAS

4) DAS(Direct Attached Storage)

서버와 전용케이블로 연결한 저장장치이다. 쉽게 표현하면 외장형 하드디스크라고 생각하면 된다. 일반 데스크탑 컴퓨터에서는 USB 또는 e-SATA 등으로 연결되지만 서버용은 빠른 성능과 대용량, 안정성을 지원하기 위해 전용 컨트롤러와 케이블을 사용한다.

따라서 이러한 스토리지를 사용한 경우 동시에 여러 사용자가 파일 서비스를 요청하면 저장장치보다 서버에 병목현상이 생겨 서비스가 지연되는 상황이 발생한다. 장·단점으로는 다음과 같다.

(1) 장점

- 가격이 상대적으로 싸다.
- 설치 및 운용이 쉽다.

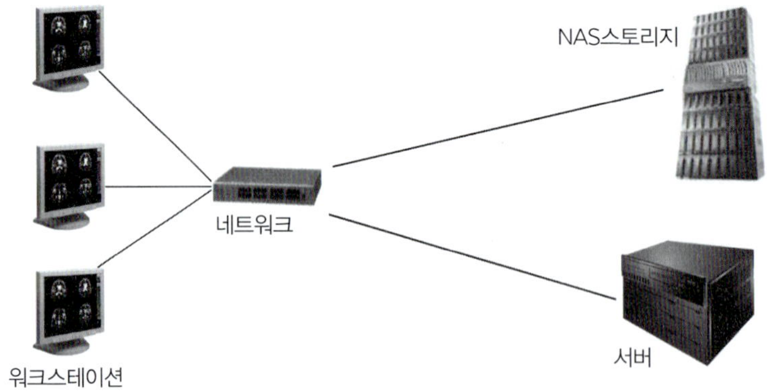

그림 4-9. NAS 구조

- 하드디스크를 추가할 만큼 용량이 증가한다.

(2) 단점

- 서버가 다운될 경우 사용이 불가능하다.
- 다른 서버와 연결이 어렵다.
- 스토리지가 분리될 경우 데이터 손실 가능성이 있다.

5) NAS(Network Attached Storage)

- NAS(Network Attached Storage)는 네트워크에 직접 연결되도록 하는 저장장치를 말한다.
- 장치 자체에 운영체계와 네트워크 설정 장치를 가지고 있어 마치 네트워크 상의 파일 서버처럼 작동하게 된다.
- 일반적으로 널리 사용되는 파일 서버와 달리 별도의 운영체계를 필요로 하지 않으며, 설치하기 용이하고 관리하기가 쉽다는 큰 장점이 존재한다.

하나의 파일 서버를 구축하기 위해서는 하드웨어(서버에 필요한 모든 하드웨어)와 별도의 운영체계(윈도우 2000 서버나 리눅스)를 필요로 한다. 뿐만 아니라 운영체계를 각각의 하드웨어에 맞게 설정해야 하며, 원치 않는 문제점이 발생하는 경우 이것을 해결해야만 한다.

그에 비해 NAS는 파일 서비스를 위한 최적의 운영체계를 내장하고 있으므로, 별도의 운영체계를 필요로 하지 않을 뿐만 아니라, 운영체계 설치와 같은 복잡한 절차를 필요로 하지 않는다. 구축된 네트워크망에 연결하면 바로 파일 서버의 역할을 하게 된다.

이러한 NAS는 대용량의 저장장치를 필요로 하는 서버 환경에 널리 사용된다. 번거로운 세팅없이 손쉽게 용량을 확장할 수 있으며, 운영체계를 별도 구입할 필요 또한 없다. 무엇보다도 네트워크에 연결되어 있는 여러 운영체계에 모두 대응할 수 있으므로 매우 유용한 솔루션을 제공해준다.

또한 기존의 네트워크에서 저장장치의 확장이 필요할 때 네트워크에 연결만 해줌으로써 모든 서비스가 가능하기 때문에 실행 중인 서비스를 멈추거나 하는 일이 없이 즉각적인 조치를 할 수 있다는 것이다.

(1) 장점

- 파일공유가 쉽다.
- 네트워크에 직접 연결함으로써 특정장비에 종속적이지 않다.

(2) 단점

- 네트워크 프로토콜(Protocol)에 기반하고 있기에 오버헤드(overhead)가 커짐으로 효율성에서 떨어지는 모습을 보여준다.
- 네트워크에 기반하여 연결하므로 속도에 제한을 받기 때문에 SAN에 비해 빠른 속도를 필요로 하는 경우에는 적합하지 않을 수 있다.

6) SAN(Storage Area Network)

- 특수목적용 고속 네트워크로서 대규모 네트워크 사용자들을 위하여 이기종 간의 데이터 저장장치를 관련 데이터 서버와 함께 연결해 별도의 네트워크를 구성해 관리한다.
- 현재 대부분의 고용량, 고성능을 요구하는 분야에서 사용되고 있다.
- 서로 다른 종류의 저장장치 연결이 가능하고, 백업, 보관, 검색이 가능하다. 저장장치 간 데이터 이동도 가능하다.

최근 저장장치의 세계적인 동향은 영상 데이터를 일정기간 보관하는 단기저장장치의 개념에서 5년치 데이터를 모두 On-Line 상에 저장하는 주저장장치(Main Storage)의 개념으로 바뀌고 있다. 이러한 경우 초기 투자비가 높은 단점을 해소하기 위해서 SAN 방식을 채택하여 확장성을 높였다. 초기도입 시에는 일정기간의 저장용량을 확보하였다가 용량이 거의 차면 점차적으로 확장하는 방식으로 진행하고 있다.

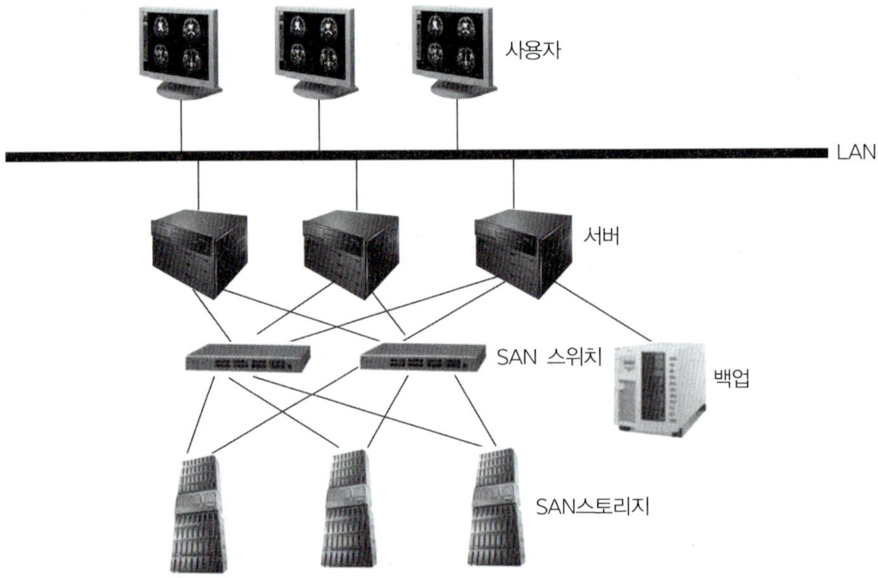

그림 4-11. SAN 구조

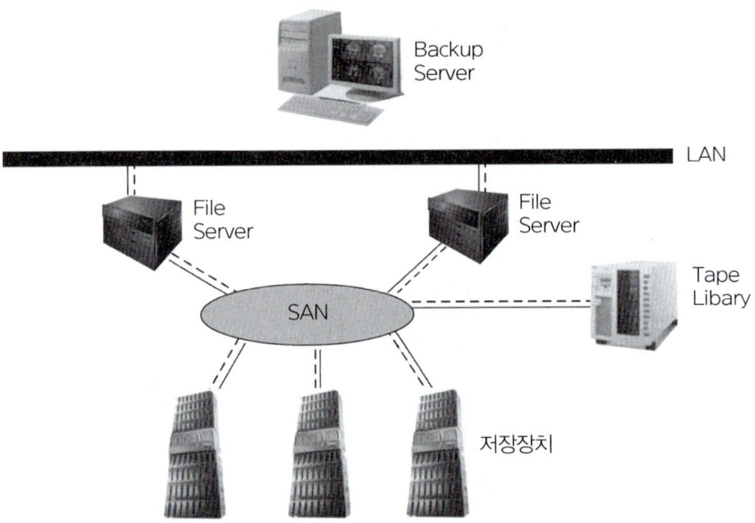

그림 4-10. SAN 환경의 LAN-FREE BACKUP
(* 점선은 백업 Data의 흐름을 나타냄)

(1) SAN은 한마디로 호스트 컴퓨터의 종류에 구애받지 않고 별도로 연결된 저장장치 사이에 대용량의 데이터를 공유하고, 전송시킬 수 있는 고속 네트워크라고 할 수 있다.
(2) 데이터량을 관리하는 것은 데이터가 필요한 곳으로 이동시키거나 또는 과부하가 걸린 서버의 데이터를 보다 여유 있는 다른 서버로 이동시켜 서버간의 가장 빠른 전송로를 찾아주는 고도의 정교한 소프트웨어가 필요하다.
(3) 네트워크상에서 각기 다른 운영체계(Operating System)를 가진 여러 기종들이 동일 저장장치의 데이터를 공유함으로서 여러 개의 저장 장치나 백업장비를 단일화시킨 시스템이다.
(4) 다수의 서버가 하나의 저장장치를 공유할 수 있어 중복투자를 피할 수 있고, 하나의 서버에 FC(Fiber Channel)스위치를 통해 다수의 저장장치를 연결함으로서 손쉽게 용량을 확장시킬 수 있다.
(5) SAN은 LAN에 비해 다른 사용자의 작업환경에 영향을 주지 않고 대역폭이 큰 데이터를 서버와 저장장치 사이에서 훨씬 빠르게 전송할 수 있게 한다.
(6) 기존의 네트워크 환경에서 백업서버와 저장장치 사이에 데이터를 주고받을 때 LAN을 사용함으로써 LAN과 서버의 처리속도를 저해하고 데이터가 외부침입에 대해 무방비 상태로 방치되고 있다. 그러나 SAN환경에서는 LAN, CPU 및 I/O의 부하를 낮추고 디스크에서 테이프로 LAN을 거치지 않고 데이터를 이동시키는 LAN-FREE BACK-UP 시스템이다. 서버와 네트워크의 처리속도에 영향을 주지 않으며 진행 중인 파일 시스템의 안전한 실시간 백업을 지원함으로써 생산성을 향상시킨다.

3.3 _ 영상 분배부(Network)

PACS 시스템을 운영하는데 있어 네트워크는 인체의 신경망과도 같은 것으로 영상정보를 신뢰성 있고 고속으로 전송하기 위해 매우 중요하다.

네트워크를 구성하는 목적은 정보의 공유에 대한 필요성과 공유된 정보를 네트워크를 통해 송수신함으로 작업의 효율을 높이기 위함이다.

영상분배부 역할

(1) 정보 공유를 가능하게 하여 병원 내·외의 한 곳에서 다른 곳으로 영상정보, 환자 정보와 판독 결과 등을 전달할 수 있다. 병원 내에서는 영상 획득 장치에서 영상 저장장치로 또는 영상 저장장치에서 영상 조회장치로 정보를 전달할 수 있고, 병원 외에서는 원격진료(teleradiology)를 지원할 수 있다.

(2) 정보 생산성(information productivity)을 증가시켜 사용자가 필요로 하는 정보를 효율적으로 접근하여 이용하도록 지원할 수 있다.

이러한 네트워크를 설계할 때에는 서비스의 품질, 영상 정보의 이용자 수와 사용량, 확장성 등을 고려하여야 하며 안정성 확보를 위해 중요 거점간의 통신 선로는 이중화하는 것이 바람직하다. 원하는 기능과 원하는 속도를 이루려면 초기 설치 시에 충분한 기능을 고려하고 차후 확장할 경우 과감한 결정이 필요하다.

PACS를 도입하려는 병원의 가장 큰 오류가 PACS는 꼭 FDDI와 같은 광통신을 사용해야 한다는 생각을 가지고 있으나 Mini PACS에는 이더넷(ethernet)을 사용해도 용도와 설계만 잘하면 얼마든지 병원 실정에 맞는 시스템을 구축할 수 있다. 최근에는 인트라넷을 이용해서 PACS를 구축하려는 시도도 활발히 이루어지고 있다. 특히 진단용 조회 장치의 경우 고속 대용량 영상 정보 전송을 위해 ATM, Fast ethernet 등의 고속 네트워킹의 사용빈도가 점차 높아지고 있다.

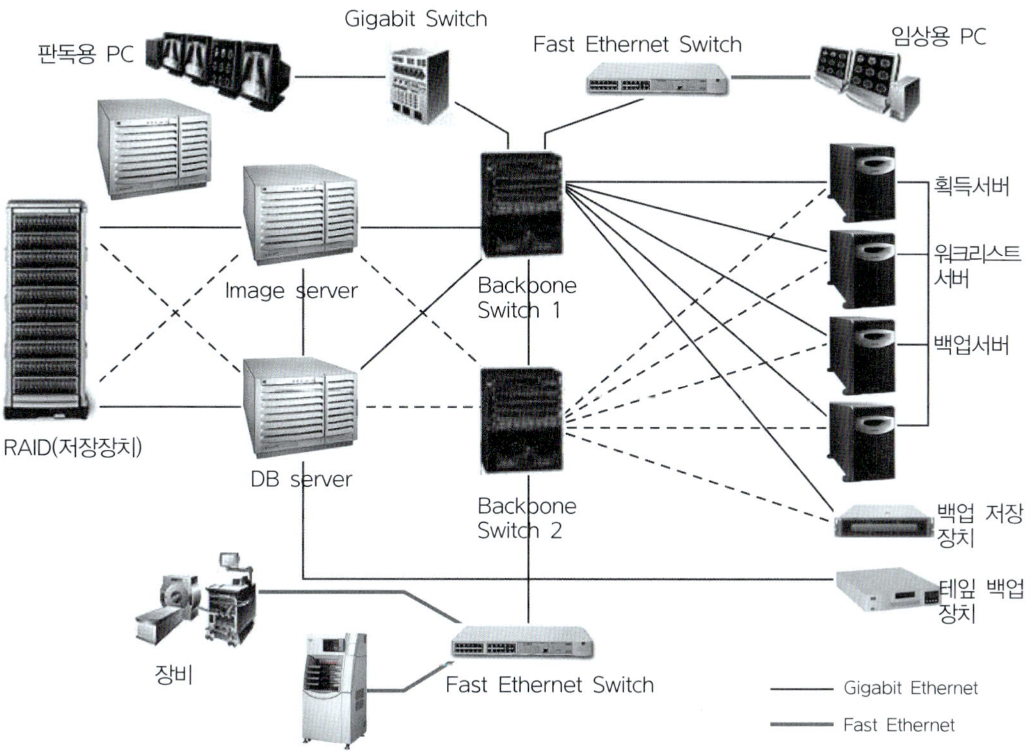

그림 4-12. PACS(Server) 구성도

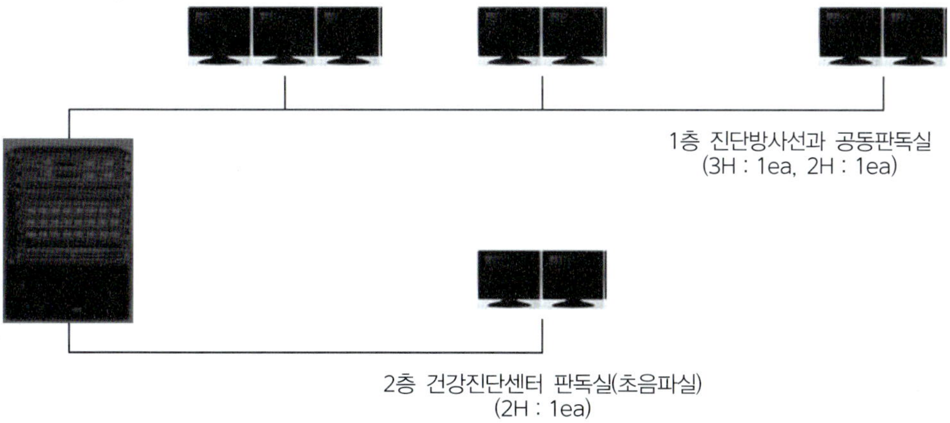

그림 4-13. PACS(판독용) 구성도

3.3.1 네트워크의 구성

네트워크를 구성하기 위해서는 backbone, workgroup switch, sharing hub가 필요하다.

1) Backbone

서버와 서버의 대용량 데이터를 전송하게 되는 네트워크로 backbone을 어떻게 구성하느냐에 따라 ATM 또는 Gigabit Ethernet으로 구성한다.

(1) ATM : 622 Mbps

Fault tolerance와 QoS 기능이 뛰어나다.

- Fault tolerance – 컴퓨터 시스템이 구성 요소의 오동작에도 불구하고 올바른 동작을 계속하는 기능
- QoS – 장거리 데이터와 대역폭 차이가 큰 멀티미디어 데이터 전송에 기능이 뛰어나다.

(2) Gigabit Ethernet : 1 Gbps

기존 ethernet 환경에서의 호환성 및 확장성이 뛰어나다.

Backbone의 클러스터링

- 인체에 비유하면 신경망이라고 할 수 있을 정도로 중요한 역할을 하는 백본 스위치는 1개가 아니라 2개로 클러스터링을 하여 한 개의 백본 스위치가 기능을 못하는 경우에 다른 한 개가 그 기능을 보완하도록 하고 있다.
- 클러스터링을 하게 되면 두 개 중 하나는 일을 하고 나머지 하나는 일을 하고 있는 백본을 보면서 대기를 한다. 일을 하고 있는 백본이 갑자기 이상이 생겼을 경우 남아있는 백본이 일을 대신하게 된다.

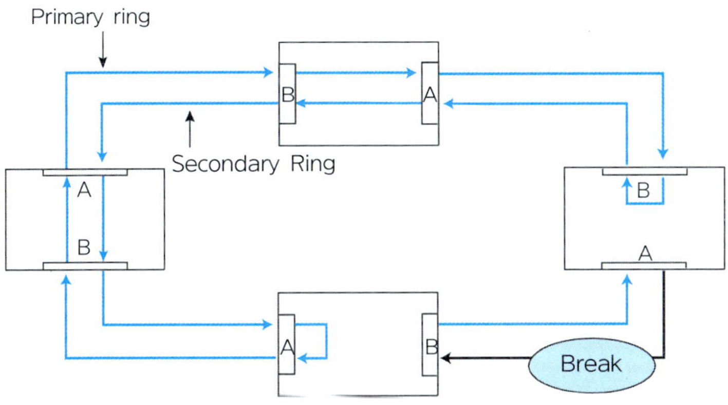

그림 4-14. 백본의 구조

Backbone의 기능

- 백본을 지나가는 모든 데이터는 우선 Primary ring을 이용한다.
- Secondary ring은 primary ring이 제 기능을 상실할 때 자동으로 온라인되어 처음 설정된 로테이션 방향과는 반대 방향으로 데이터 전송경로가 설정된다.
- Primary 혹은 secondary ring이 어떠한 이유에서 단선 또는 기능 상실이 될 경우 스테이션(station)은 이를 자동으로 감지하여 앞, 뒤 스테이션에서 백업링을 형성한다.
- 사용자는 아무런 장애를 느끼지 못하고 안정적인 백본을 이용할 수 있다.
- 네트워크 관리자는 장애 복구를 위해 여유 있는 시간을 확보할 수 있다.

2) Workgroup switch

대부분의 workgroup은 100 Mbps의 Fast Ethernet 또는 155 Mbps의 ATM으로 구성되나 판독실인 경우는 Gigabit Ethernet으로 구성해도 무난하다.

3) Sharing hub

여러 단말기와 직접 연결시키고 정보를 공유한다. Fast Ethernet switching hub가 임상용 PACS 단말기 전송 속도에 적합하다.

표 4-1. 네트워크 장비와 전송속도

네트워크 장비	전송 속도
54 Kbps Modem	54 Kbps
종합정보통신망(ISDN-1채널)	64 Kbps
T-1 line(24채널)	1.5 Mbps
이더넷(Ethernet)	10 Mbps
T-3 line(672채널)	45 Mbps
광분배 접속(광섬유)(FDDI)	100 Mbps
비동기 전송모드(광섬유)(ATM)	660 Mbps
광대역 ATM(광섬유)	1 Gbps

3.3.2 네트워크 장비

1) 허브(Hub)

허브는 한 사무실이나 가까운 거리의 컴퓨터들을 연결하기 위해 사용되는 네트워크 장비이다. 즉, 네트워크 케이블을 하나로 집중하는 장비이다.

(1) 허브의 필요성

- 네트워크와 인터 네트워크가 점점 복잡해지면서 비체계적인 배선의 문제점을 해결하기 위해서이다.
- 중앙의 장소에서 케이블을 조절하고 집중시키는 시스템이 필요하다.
- 한번의 단락으로 네트워크가 불구되지 않도록 보조장치가 필요하다.

(2) 허브의 기능

- 컴퓨터끼리의 네트워크 연결
- 근거리의 다른 네트워크(즉, 다른 허브)와 연결
- 라우터 등의 네트워크 장비와 연결
- 네트워크 상태 점검(모니터링 기능)
- 신호 증폭 기능(트랜시버 역할)

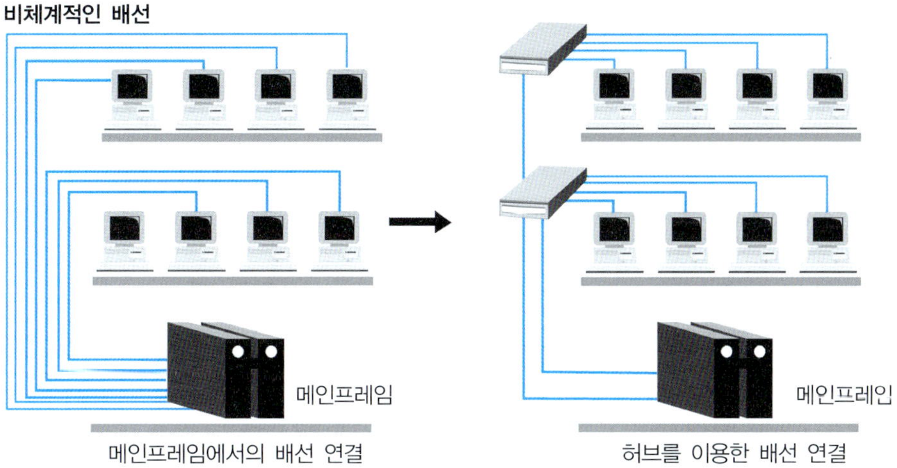

그림 4-15. 허브(Hub)의 필요성

(3) 허브의 장·단점

- 장점
  - 스타형으로 연결하고 케이블링을 한쪽에 집중시켜 네트워크 문제를 해결하므로 시간을 절약할 수 있다.
  - 거의 모든 기술을 하나의 허브 내에 수용할 수 있어 네트워크 관리를 한 곳에서 집중할 수 있다.
  - 모든 트래픽이 한 개 이상의 허브를 거쳐 흐름에 따라 허브를 통한 트래픽 제어가 용이하다.
  - 노드의 추가, 이동, 변경이 용이하다.
  - 관리가 쉽다.
- 단점
  - 허브가 고장나면 그 이하의 네트워크가 정지된다.
  - 허브로 공급되는 전원이 중단되어도 그 이하의 네트워크가 정지된다.
  - 이더넷상에서 사용 가능한 리피터수가 제한된다(브리지나 라우터를 이용하면 이 한계를 극복할 수 있다).

2) 리피터(Repeater)

- 전송 매체상에 흐르는 신호를 증폭하는 방식이다.

• 네트워크의 선로가 짧으면 신호를 증폭할 필요 없이 그대로 전송하면 되지만 선로의 길이가 길어지면 중간에 약해진 신호를 증폭시킬 필요가 있다.
• 담뱃갑 정도 크기의 네모난 상자로 두 개의 네트워크 케이블을 연결하여 하나의 케이블에서 받은 신호를 증폭시켜 다른 케이블로 보낸다.

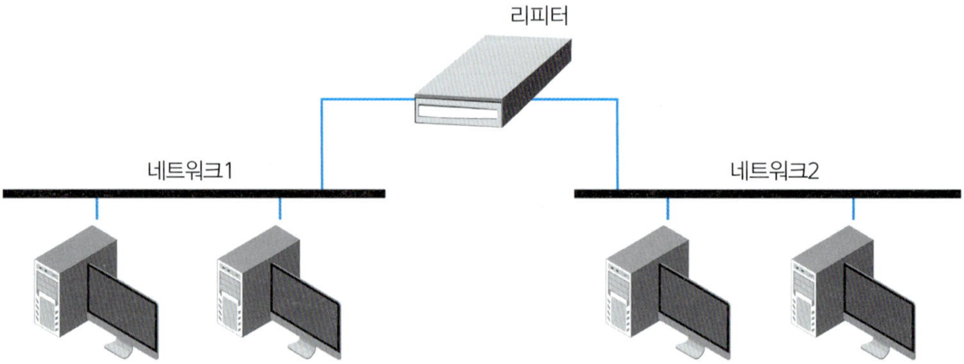

그림 4-16. 리피터(Repeater) 구성도

3) **라우터(Router)**

• LAN을 연결하여 정보를 주고받을 때 송신정보(패킷 : packet)에 담긴 수신처의 주소를 읽어서 가장 적절한 통신로를 이용하여 정보를 전송하는 장치이다.
• 여러 경로 중 가장 효율적인 경로를 선택하여 패킷을 보낸다.
• 가격이 비싸다.

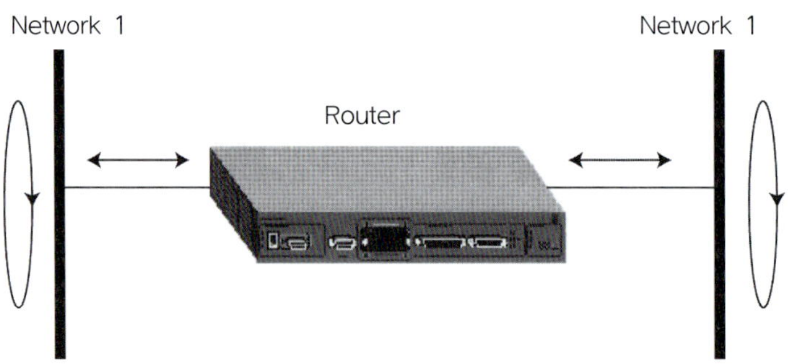

그림 4-17. 라우터(Router)의 구성도

4) 게이트 웨이(Gateway)

서로 다른 종류의 LAN을 게이트웨이를 사용하여 연결한다.

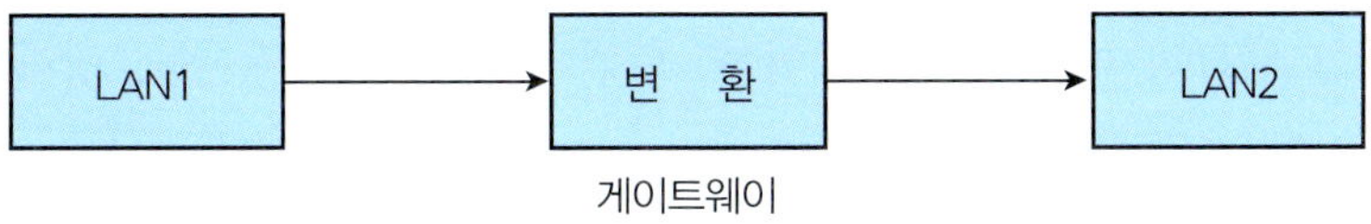

그림 4-18. **게이트웨이**

5) 브릿지(Bridge)

같거나 유사한 종류의 LAN은 브릿지를 사용하여 연결한다.

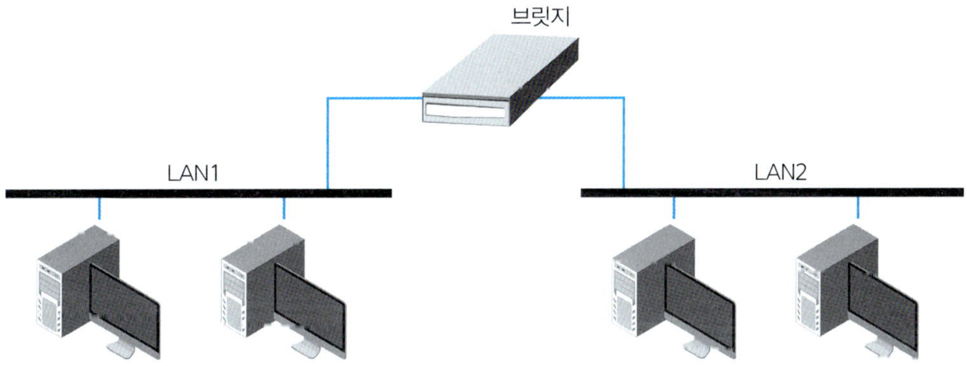

그림 4-19. **브릿지**

3.3.3 LAN(Local Area Network)이란?

- PACS의 적절한 기능에 있어 매우 중요한 요소는 네트워크 인프라이다.
- 전통적인 구리케이블부터 최신 시설의 광섬유 회선까지 다양하다.
- 적절한 네트워크 프로토콜을 선택해야 하며 모든 분산시스템을 최적의 대역폭으로 조정할 수 있도록 한다.
- 네트워크 속도는 병렬로 작동할 수 있는 장치의 수에 따라 영향을 미칠 수 있기에 사용가능한 가장 높은 이미지 전송속도를 선택해야 한다.
- 서로 다른 벤더에서 제작된 컴퓨터 등의 기기들을 LAN으로 접속(멀티 벤더 접속)하고 상호 통신할 수 있도록 필요한 표준을 정한다.

- 이를 위하여 각 기기 간 인터페이스와 프로토콜(통신규약)이 호환성을 가져야 한다.
- 물리적(혹은 논리적)인 네트워크 토폴로지(배선형태)로서는 버스형, 링형, 스타형이 있다.
- 사용하는 네트워크의 매체로 동축케이블, 트위스티드 페어 케이블, 광파이버 케이블 등이 사용된다.

1) LAN을 구성하는 세 종류의 망 토폴로지

컴퓨터간 접속배선 길이를 최대한 줄이고 사무실이나 공장에서 쓰이고 있는 PC들을 단순하게 연결하고 통신 목적을 달성하기 위해 여러 형태의 망 토폴로지(topology : 배선형태)가 쓰이고 있다.

- 버스형 : 중앙의 제어장치를 중심으로 연결된 형이다. 네트워크 관리와 감시가 용이하며, 10 BASE-T Ethernet에서 주로 사용한다.
- 스타형 : 버스상에서 각 스테이션이 Multi-drop으로 연결된 형이다. 새로운 스테이션의 확장이 용이하며, 체계적인 네트워크 구성이 어렵다. Ethernet에서 주로 사용한다.
- 링형 : 스테이션이 링에 순차적으로 접속한 형이다. Token Ring 네트워크에서 주로 사용한다.

(1) 스타(Star)형 LAN

중앙에 있는 허브가 통신상의 모든 제어에 대한 권한을 가지는 토폴로지를 말한다. 그림에서 보는바와 같이 이미징 장치와 워크스테이션 및 기타 구성 요소는 모두 허브(중앙 컴퓨터)에 연결된다.

- 특징
  - 확장이 용이하다.
  - 네트워크 관리, 감시가 용이하여 문제 발생시 원인을 찾기 쉽다.
  - 중앙의 허브는 신호 증폭 기능을 하기 때문에 별도의 리피터가 필요 없다.
  - 트위스티드 페어 케이블(10 Base-T Etherner)이기 때문에 값싸게 네트워크 배선이 가능하다.
  - 허브에 장애가 발생할 경우 네트워크 전체가 마비된다.

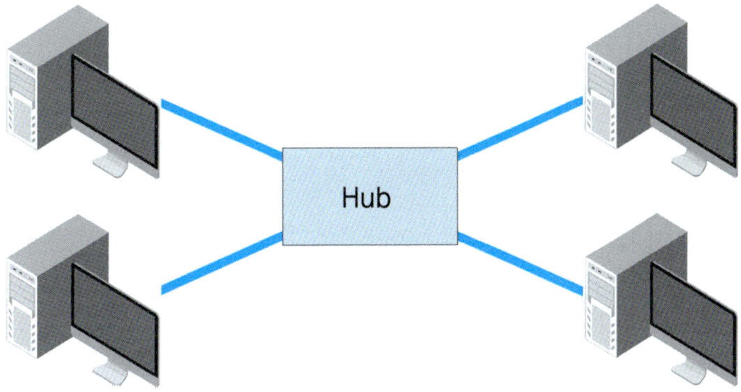

그림 4-20. 스타(Star)형 LAN

(2) 버스(Bus)형 LAN

버스형은 복잡한 배선을 간략하게 하기 위해 고안된 매체공유형(하나의 케이블에 여러 개의 터미널을 접속)의 배선형태이다.

- 특징
  - 버스상에서 각 스테이션이 Multi-drop으로 연결된다.
  - 새로운 스테이션의 확장이 용이하다.
  - 체계적인 네트워크 구성이 어렵다.
  - Ethernet에서 주로 사용한다.
  - 고장난 스테이션이 어느 것인지 구별하기 어렵다.
  - 네트워크의 선로에 문제가 생기면 전체 네트워크가 멈출 수 있다.

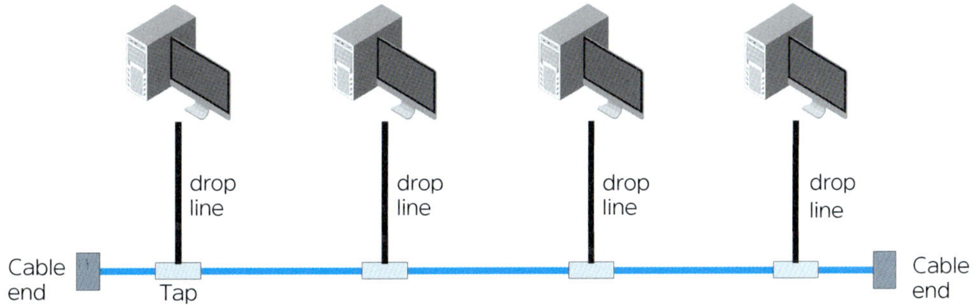

그림 4-21. 버스(Bus)형 LAN

(3) 링(Ring)형 LAN

통신망의 중심이 되는 컴퓨터 시스템이 없고 같은 크기의 컴퓨터 시스템들이 고리모양으로 연결된 형태이다. 하나의 시스템이 다른 시스템으로 메시지를 발송할 때 메시지가 목적지에 도착할 때까지 링을 돌며 지나간다. 전송중인 데이터는 수신지를 찾을 때까지 계속해서 링을 돌아다니게 되며, 알맞은 수신지를 찾게 되면 링에서 데이터를 제거하게 된다. 링 내의 각 장치는 고유한 주소를 가진다.

- 특징
  - 네트워크의 연결이 간단하고 쉬우며, 케이블의 연결을 최소로 할 수 있어 경비가 저렴하다.
  - 네트워크의 연결 길이를 쉽게 연장할 수 있다.
  - 10대 미만의 LAN을 구성하고자 할 때 적은 비용으로 가장 효과적이다.
  - 네트워크의 어느 한 부분에서 문제 발생시 원인이 되는 곳을 찾기 어렵기 때문에 전체 회선을 점검해야 한다.
  - 하나의 데이터 선을 여러 컴퓨터가 사용하므로 병목현상이 발생하기 쉽다.

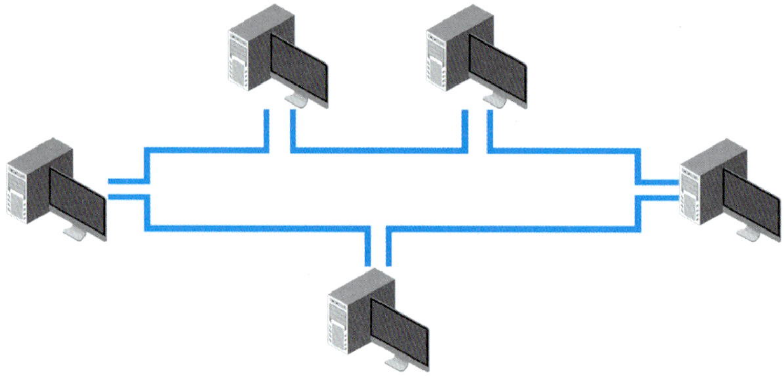

그림 4-22. 링(Ring)형 LAN

2) 전송매체의 분류

표 4-2. 전송매체의 분류

	광케이블 (Fiber optic cable)	Twisted-pair 케이블 (UTP, STP)	동축 케이블 (Coaxial Cable)
전송속도	FDDI(100 Mbps) Ethernet(10 Mbps)	Ethernet(10 Mbps) 10BASE-T	Ethernet(10 Mbps) 10BASE2, 10BASE5
토폴로지	Ring, Star	Star, Tree	Bus
특 징	- 속도 증가시 케이블의 변경 없이 추가도입 장비로 가능하다 (Ethernet → FDDI). - CATV, 화상회의	사무실 구조변경 및 증설 시 용이하다. 고장시 전체 장비에 영향을 주지 않는다.	데이터 전용 케이블

3) LAN에서의 데이터 변조방식

'변조'란 케이블(전송매체)을 연장하여 데이터를 전송해도 원래의 데이터 신호파형이 찌그러지지 않고 확실히 전송되도록 신호를 변환하는 것을 말한다.

변조방식에는, 송수신할 부호화된 데이터를 변조하지 않고 경제적으로 통신할 수 있게 한 베이스밴드 방식과 아날로그 반송파상에 디지털 신호(펄스 신호)를 변조시켜 통신하게 한 브로드밴드 방식이 있다.

표 4-3. 데이터 변조방식

구 분	베이스밴드 방식	브로드밴드 방식
채널 수	1	20~30
다중화 방식	시분할 다중화	주파수분할 다중화
케이블 신호	디지털(쌍방향 통신)	아날로그(각 채널과 일방향 통신)
전송거리	수 km이내	수십 km 이내
케이블 접속기기	트랜시버(저가)	모뎀(고가)
설치 및 유지보수	용이	어려움
응용분야	중/소규모용, 데이터 전송이 중심	대규모용, multimedia 전송
전송속도	1~10 Mbps	1~10 Mbps

(1) 베이스밴드 방식의 LAN

베이스밴드(기저역) 방식은 송수신할 데이터를 부호화한 후에 변조하지 않고 디지털 정보를 직접 전송하는 방식으로 전송속도에 맞도록 전기적인 펄스를 발생시켜 통신하는 것을 말한다. 구체적으로 말하자면 IEEE 802.3(CSMA/CD), IEEE 802.5(토큰 링), FDDI 등이 베이스밴드 방식을 사용하고 있다. 이러한 부호화방식이 필요한 이유는 데이터를 전송할 때 다음의 필요조건이 충족되어야 하기 때문이다.

- 트위스티드 페어 케이블이나 동축케이블 혹은 광파이버 케이블 등을 전송매체로 사용하는 LAN으로, 전송거리가 길어도 신호에 찌그러짐이 생기지 말아야 한다.
- 1111 혹은 0000 등과 같은 동일신호가 연속되는 경우에도 상대 쪽에서 신호를 잘못 인식하지 않도록 한다.(착신측에서 1비트씩 확실하게 인식할 수 있어야 한다.)
- 신호(정보)가 존재하는 기간과 존재하지 않는 기간을 명확히 구별할 수 있어야 한다.
- 경제적으로 실현 가능해야 한다.

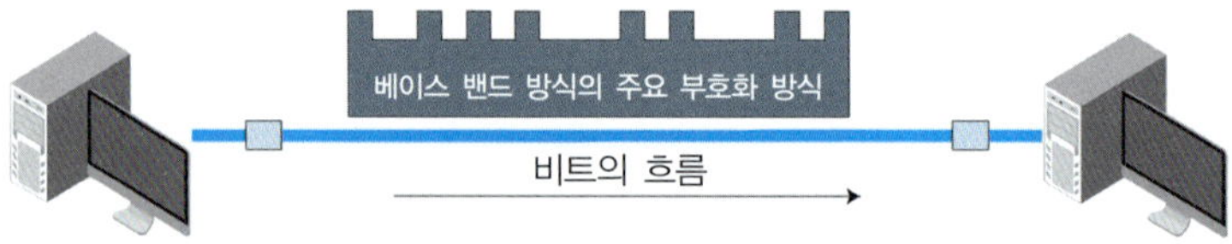

그림 4-23. **베이스 밴드 방식**

(2) 브로드밴드 방식의 LAN

브로드밴드(광대역) 방식은 워크스테이션 등으로부터 출력된 부호화된 디지털 신호를 변조한 후 반송파에 실어 아날로그 신호로 변환하여 통신하는 것을 말한다. 이러한 변조 방식에는 세 가지가 있다.

- 주파수의 진폭을 이용하는 진폭변조(AM : Amplitude Modulation)
- 서로 틀린 주파수를 이용하는 주파수변조(FM : Frequency Modulation)
- 주파수의 위상을 변화시키는 위상변조(PM : Pulse Modulation)

일반적으로 브로드밴드를 채용하는 시스템에서는 송수신할 부호화된 데이터를 변조한 후 반송파에 실어 케이블로 내보낸다. 하나의 케이블에 실리는 신호의 주파수대역은 여러 개로 분할하고 다수의 채널을 만듦으로써 데이터 이외에 영상, 음성 등도 함께 전송이 가능하게 된다.

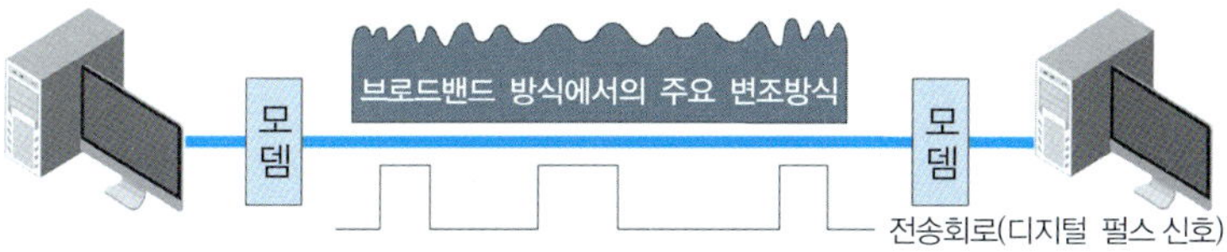

그림 4-24. 브로드밴드 방식

3.4 _ 영상조회 및 출력장치

영상 조회 장치는 PACS 시스템의 얼굴에 해당하는 것으로, 진료, 교육, 연구 등의 모든 영상 관련 업무에 직접적으로 이용되기 때문에 PACS의 성공을 결정짓는 가장 큰 요소 중의 하나가 된다.

시스템 구성에서 모니터가 차지하는 비중은 매우 크다. 마치 오디오에서 스피커의 성능과 같다고 할 수 있다. 그러므로 가격보다는 해당 작업이 원활히 이루어질 수 있는 모니터를 결정하는 것이 무엇보다 중요하다. 또한 모니터의 성능을 최대한으로 이용하는 소프트웨어도 필수이다. 따라서 진단과정에 필수적인 조회장치의 요구조건은 매우 까다로울 수밖에 없다.

3.4.1 영상조회장치

1) 판독용 모니터

(1) 판독용 모니터 특징

- 영상 정보를 이용하는 사람들의 업무 성격에 따라 특화된 사용자 인터페이스를 보유하여야 한다.
- 특히 방사선과 판독용의 경우에는 효율적으로 업무를 처리할 수 있도록 설계되어야 한다. 영상 처리 속도, 표시 방식, 모니터의 모양, 개수와 밝기는 방사선과 업무에 직접적으로 영향을 주는 부분이므로 고성능을 유지하기 위한 투자가 필요하다.
- 동시에 여러 개의 영상을 보아야 하므로 모니터 개수 역시 중요한 요소이다.
  모니터를 2개 이상 사용하는 경우 각각의 모니터 특성이 똑같아야 영상을 비교할 때 문제가 없다. 이는 판독에 매우 중요한 요인이 되기 때문에 반드시 의학 영상 전문 업체의 것을 사용해야 한다.

(2) 영상에 따른 그레이 스케일 표현능력(DICOM표준)

- Mammography 영상판독 : 1st Grade 계조표현 성능 요구
- CT/DR 영상판독 : 2nd Grade 계조표현 성능 요구
- CT/MR 영상판독 : 3rd Grade 계조표현 성능 요구

표 4-4. 판독용 모니터 화면 해상도 권장기준

Grade	모니터 유형	해상도
1st Grade	LCD	2048×2560 이상 (5M 픽셀 이상)
	CRT	
2nd Grade	LCD	1536×2048 이상 (3M 픽셀 이상)
	CRT	
3rd Grade	LCD	1024×1280 이상 (1M 픽셀 이상)
	CRT	

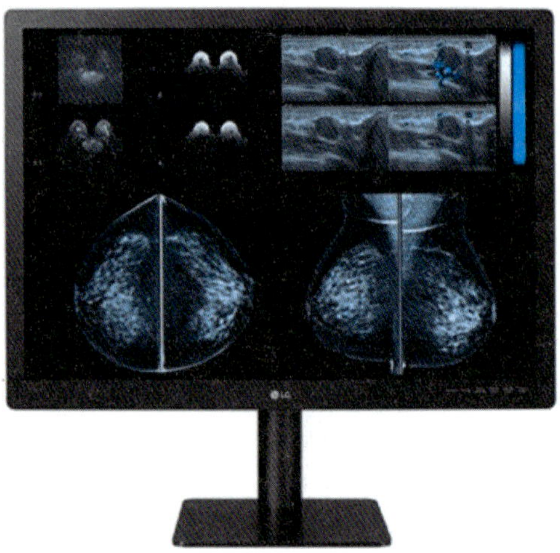

그림 4-25. 판독용 모니터

(3) 휘도 균일도

AAPM TG18-UNL10, TG18-UNL80 테스트 패턴을 이용하여, 중앙과 네 가장자리 등 5군데의 휘도를 측정하여 가장 밝게 측정된 휘도와 가장 어둡게 측정된 휘도를 이용하여 기준 휘도범위에 포함하는지를 확인한다.

- Mammography(1st Grade) : 20% 이하
- CR/DR(2nd Grade) : 30% 이하
- CT/MR(3rd Grade) : 30% 이하

(4) 모니터 상태를 최상으로 유지하기 위한 관리 방법
- 판독실 밝기는 50 Lux 이하로 유지
- 판독실 실내온도는 25℃ 이하 유지
- 화면 보호기 기능 "모니터 쓰기" 기능 활성화
- 화면 cleaning을 매일 실시

2) 임상용 모니터:

- 판독 결과와 함께 필요한 영상을 찾아보기 쉽도록 설계되어야 하며 개인별로 교육용이나 연구 목적으로 활용할 수 있도록 하여야 한다.
- DICOM 표준을 철저히 준수하여 개별 조회 장치간에도 영상의 교환이 가능하도록 하고(Storage Service, Query/Retrieve Service), 영상을 출력할 수 있도록 하여야 한다.
- 부피가 크고 열이 많이 나는 판독형 모니터보다는 컬러 모니디나 LCD 모니터를 선호하는 추세이다.
- LCD 모니터의 특징
  - 고가이긴 하지만 일반 모니터에 비해 수명이 길고 열이 발생하지 않는다.
  - 부피가 작기 때문에 공간 절약 측면에서도 외래나 수술장과 같이 협소한 공간에 설치하기 쉽다.

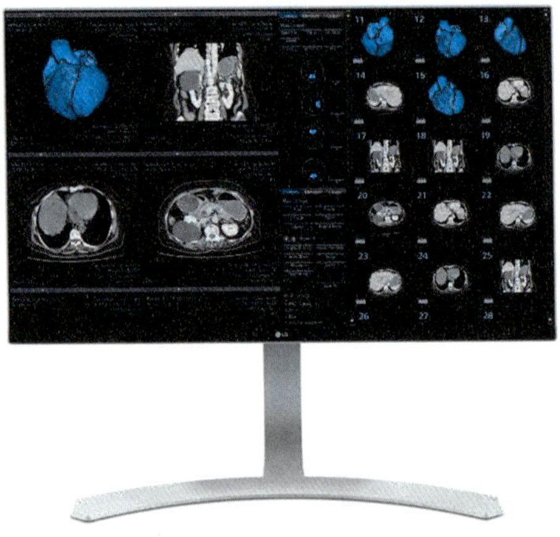

그림 4-26. 임상용 모니터

3) 모니터의 특징

(1) 모니터의 크기

모니터의 크기는 화면의 대각선 길이로 측정되며, 단위는 인치이다. 대한 PACS 학회에서 권장하는 모니터의 크기는 판독용의 경우 20인치 이상을 권장하나 CR, MR, 초음파, 핵의학 영상을 보는 경우는 19인치도 허용한다. 임상용의 경우는 보통 19인치 이상을 권장한다.

(2) 재생률(Reflesh rate)

재생률은 1초 동안 전자총이 화면의 모든 화소를 주사하는 회수로 헤르츠(Hz) 또는 초당 사이클로 표시한다. 일반적으로 72 헤르츠 이상은 눈의 피로를 유발하지 않기에 PACS 학회에서는 70 헤르츠 이상을 권고한다.

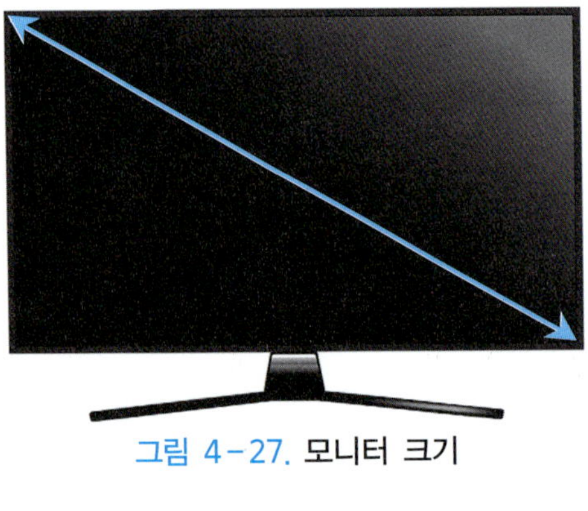

그림 4-27. 모니터 크기

(3) 도트피치(Dot pitch)

도트 피치는 하나의 화소를 형성하는 도트간의 거리를 나타낸다. 즉, 모니터 화면에 나타난 점과 점 사이의 거리를 말한다. 도트 피치가 짧으면 점의 개수가 많아져 화면이 선명하다. 일반적인 모니터의 도트 피치는 0.26~0.28 mm 정도이다. 컬러 모니터를 구입할 경우 도트 피치는 0.28 mm 이하의 것을 선택한다.

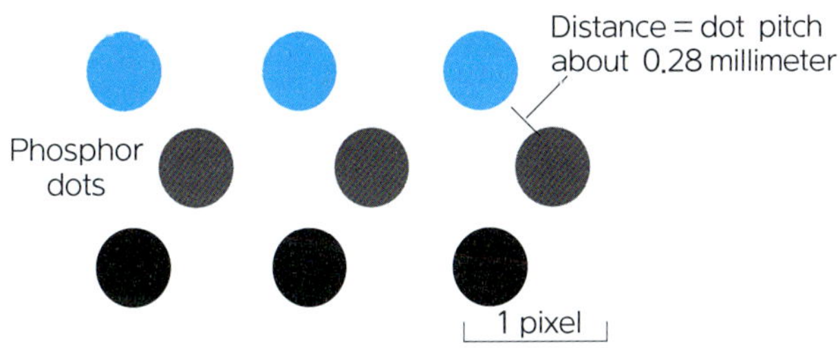

그림 4-28. **도트 피치(Dot Pitch)**

3.4.2 영상출력 장치

- 필름출력(DICOM Printer)
- 종이출력
- CD copy

1) 레이저 프린터를 이용한 필름 출력

- PACS에 저장된 영상을 출력하거나 외부병원으로 영상전달시 사용한다.
- 기존 필름과 동등한 영상의 질을 제공한다.

(1) 종류

- 습식 레이저 프린터:
  - 가장 일반적인 레이저 방식으로 DICOM 지원이 안 된다.
  - 현재 새롭게 출시되고 있는 프린터는 거의 모두가 DICOM 기능을 지원하지만 PACS를 구축하기 이전에 사용되던 프린터는 이러한 DICOM을 지원하지 않기 때문에 PACS시스템과 프린터 사이에 프린터 스풀러(spooler)를 위치시켜 DICOM 영상으로 변환시켜 주어야 한다.

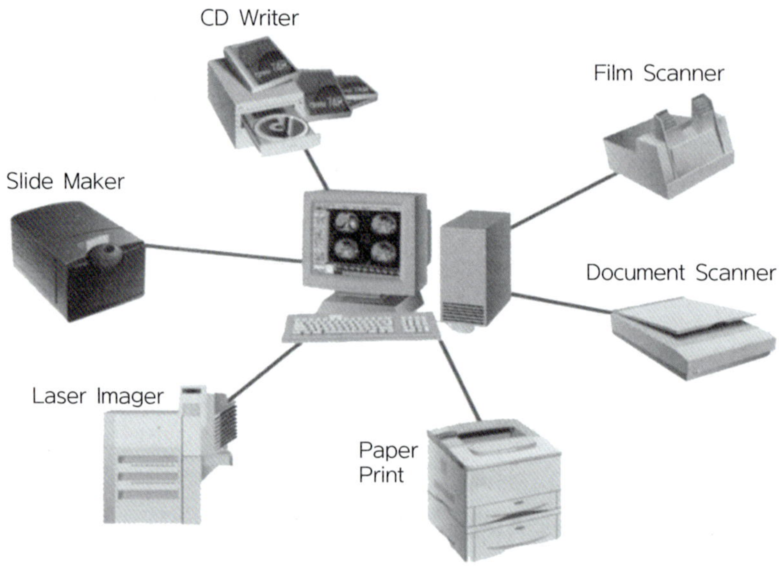

그림 4-29. **영상출력 장치**

- 건식 레이저 프린터:
  - 열전사 방식으로 현상/정착의 화학처리를 사용하지 않음으로 환경오염이 억제된다.
  - DICOM 지원이 된다.

(2) 레이저 프린터의 역사

- 제 1 세대 : 습식, 가스(He, Ne 등)
- 제 2 세대 : 습식, 반도체
- 제 3 세대 : 건식, 열전사방식

2) 종이 출력

- 일반종이 프린터를 사용하기 때문에 영상의 질이 떨어진다.
- 일부 병원에서만 사용한다.
- 유지 비용이 적게 든다.

3) CD copy

- PACS에 저장된 영상을 CD로 출력하는 방식이다.
- DICOM 화일과 HTML 파일 두 가지 형식이 있다.

- DICOM 파일은 DICOM viewer로 HTML화일은 explorer에서 볼 수 있다.

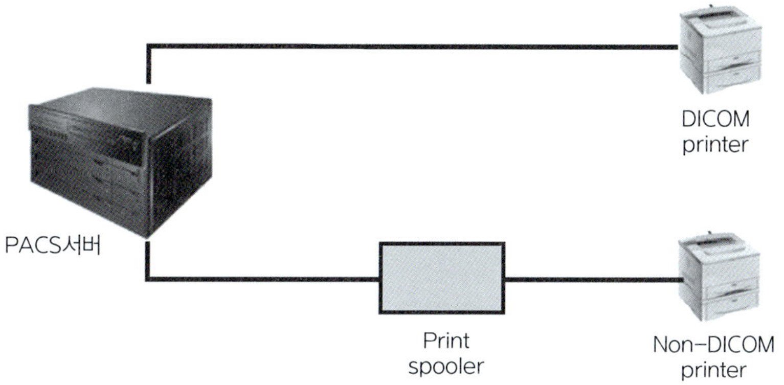

그림 4-30. **영상출력 장치**

- 규정 준수사항
  - Uncompression으로 변환 후 전송
  - DICOM 3.0 규정 준수
  - Compression 전송시 규정준수
  - DICOMDIR 규정 준수

Chapter 5

DICOM (Digital Imaging and Communications in Medicine)

01 DICOM의 개요

- DICOM은 이미지정보의 획득, 통신 및 아카이빙(기록물을 체계적으로 보존)을 위해 제조업체에 관계없이 장치간의 인터페이스를 용이하게 하기 위해 고안되었다.
- 서로 다른 시스템이 통신하는 수단을 인터페이스라고 하며, 일반적으로 인터페이스는 하드웨어와 소프트웨어로 구성된다. 인터페이스는 DICOM 및 HL7같은 하나 이상의 표준과 호환되도록 설계되어야 한다.
- 각각 다른 회사의 의료장비에서 나오는 영상들이 하나의 워크스테이션에서 판독하기 위해서는 모든 장비가 공통적인 포맷의 영상과 통신 프로토콜을 제공해야만 하는데, 이 공통의 포맷 및 통신 프로토콜을 규정한 것이 DICOM이다.
- DICOM은 국제방사선학회가 정한 표준 프로토콜로 영상저장방법의 표준일 뿐 아니라 통신 방법의 표준이기도 하다.
- DICOM은 장치나 기기가 아니고 계속 발전시키고 수정 보완되고 있는 의료영상표준 소프트웨어이다.

1) 영상정보 포맷의 표준이 필요한 이유

- 처음 CT가 나왔을 때 필름으로 출력할 필요 없이 모니터에서 보기 시작했을 경우 임상용 모니터와 진단용 모니터가 필요했다(그림 5-1).
- 얼마 후에 MR장비가 도입되면 CT와 마찬가지로 두 개의 모니터를 추가로 구입해야 할 것이다(그림 5-2).

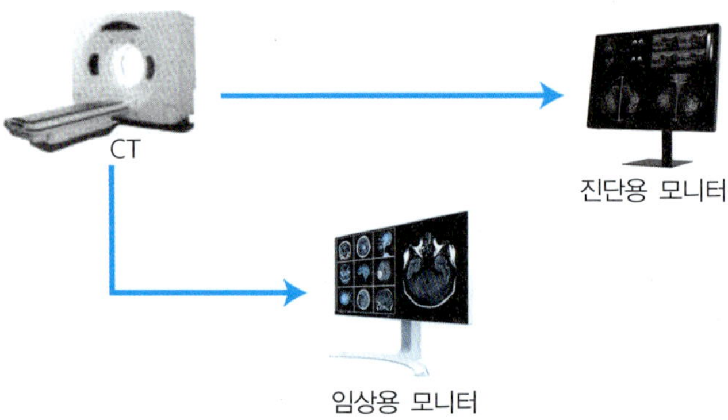

그림 5-1. 영상정보 포맷의 표준이 성립되지 않은 경우(1)

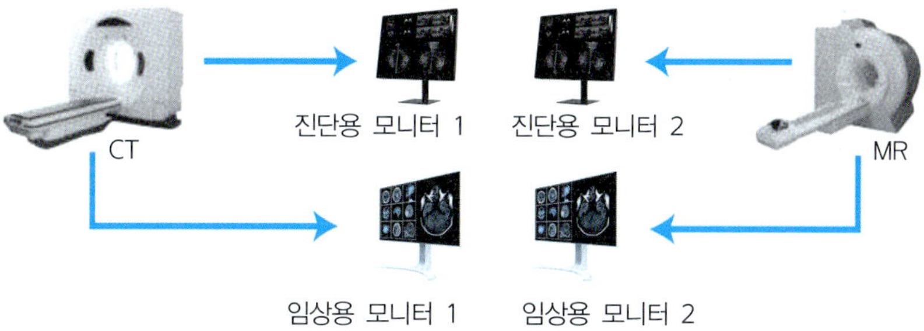

그림 5-2. **영상정보 포맷의 표준이 성립되지 않은 경우(2)**

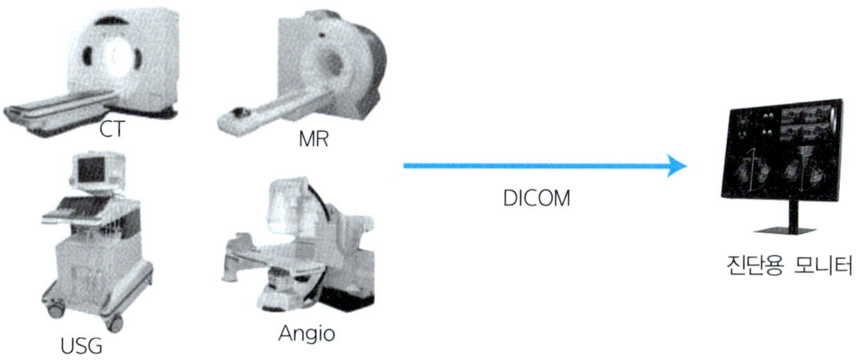

그림 5-3. **영상정보 포맷의 표준이 성립된 경우**

- 계속해서 촬영장비의 종류가 다양해지면 그에 따른 모니터의 개수는 증가하게 될 것이다. 왜냐하면 각각의 촬영 장비가 다른 포맷의 영상을 출력하기 때문이다.
- 이와 같은 문제를 해결하기 위해 각 촬영 장비가 공통의 포맷 영상을 출력하도록 해주는 것이 DICOM이다(그림 5-3).

2) 통신 프로토콜의 표준이 필요한 이유

영상정보의 포맷을 표준으로 하는 것만으로는 문제가 완전히 해결되지 않으며, 통신 프로토콜 역시 표준이 되지 않으면 표준 포맷의 영상을 제대로 전달할 수가 없게 된다. 따라서 통신 프로토콜에 대한 표준도 제공해 주어야 한다.

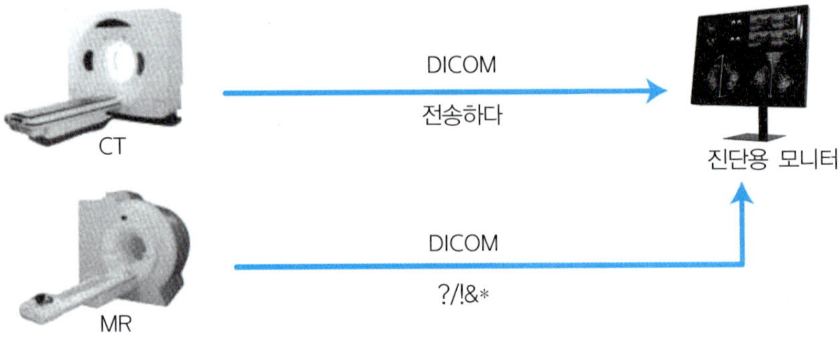

그림 5-4. 프로토콜의 표준이 성립되지 않는 경우

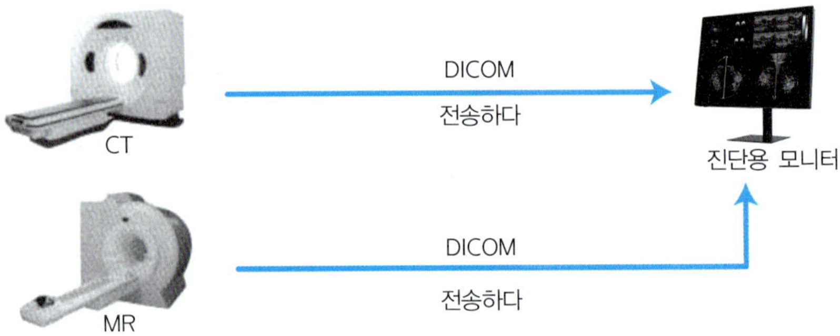

그림 5-5. 프로토콜의 표준이 성립이 된 경우

02 DICOM의 기본 단위

DICOM = 영상정보(File Format) + 통신프로토콜(Transfer Protocol)이 짝을 이루어야만 한다. DICOM에서는 이러한 영상정보를 Information Object라 하고, 통신 프로토콜을 Service Class라고 규정한다.

- Information Object : CT, MR 등의 DICOM의 영상정보
- Service Class : 통신에 관한 명령어

1) Information Object

Information Object Definition(IOD)와 Information Object Instance(IOI)로 나눈다.

- Information Object Definition(IOD) : 환자 이름, 나이, 성별, 검사방법, 시리즈, Image를 획득한 장치, 날짜 등 텍스트 데이터와 구체적인 영상 정보를 정의한 것이다. 이력서 양식과 같이 규정된 자료를 입력할 수 있도록 만든 것이다.
- Information Object Instance(IOI) : IOD에 실제 환자의 데이터가 입력된 양식을 밀한다. 예를 들면 다음과 같다.

Information Object Definition	
환자이름	
환자 ID	
성별	
검사 날짜	
검사 시간	
영상획득장치	
판독외사	

Information Object Instance	
환자이름	홍길동
환자 ID	124567
성별	M
검사 날짜	2002.2.20
검사 시간	10:40
영상획득장치	MR
판독의사	임꺽정

2) Service Class

Service Class를 DIMSE(DICOM Message Service Element, 딤씨라고 읽음)라고 한다. DIMSE는 DICOM이 수행할 수 있는 명령어이다. 예를 들면, 위에 있는 홍길동이라는 환자의 데이터를 가지고 DICOM이 할 수 있는 일들은 전송, 복사, 저장, 삭제 등의 일들이다. 이렇게 DICOM이 수행할 수 일들이 DIMSE에 해당한다.

DIMSE의 종류	
C-ECHO	네트워크 연결을 확인하라
C-STORE	저장하라
C-FIND	찾아라
C-MOVE	전송하라
C-GET	가져와라
N-SET	갱신하라
N-CREATE	만들어라
N-DELETE	삭제하라
N-NOTIFY	보고하라

3) Service Class User(SCU)와 Service Class Provider(SCP)

- Service Class User(SCU) : Service Class를 이용 또는 요구하는 촬영 장비를 말하며 클라이언트 개념을 가지고 있다.
- Service Class Provider(SCP) : Service Class를 수행 또는 제공하는 촬영 장치로 서버의 개념을 갖는다.

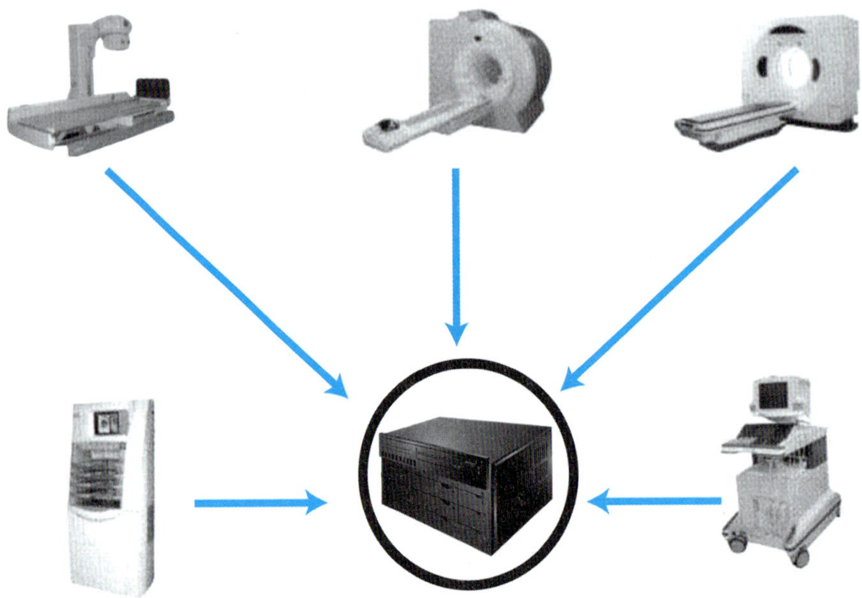

그림 5-6. Service Class Provider(SCP)

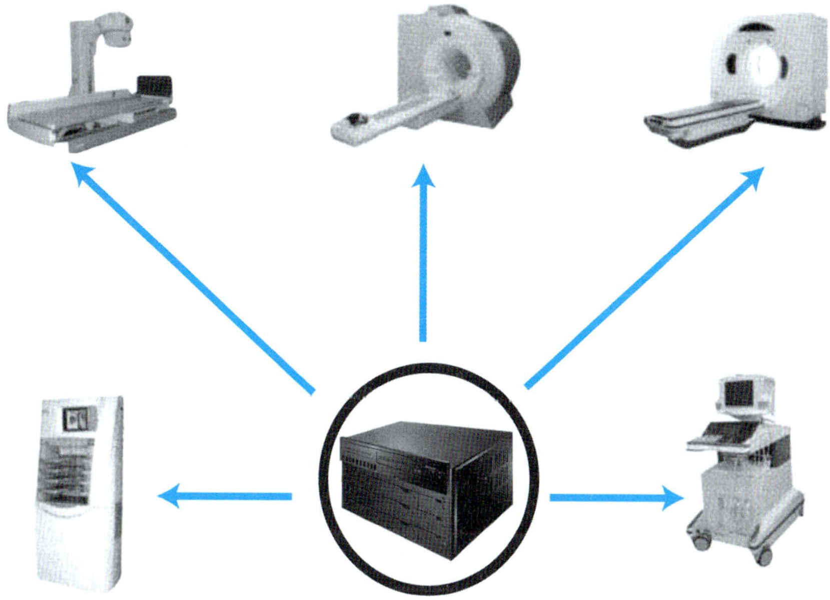

그림 5-7. Service Class User(SCU)

예제 1

CT 워크스테이션에서 PACS 서버를 향해 정보를 찾으라는 의미의 C-FIND 명령어를 전달하고, PACS 서버가 이를 수행한다면 SCU는 CT 워크스테이션이고 SCP는 PACS 서버가 될 것이다.

예제 2

임상용 워크스테이션에서 CT로 이미지의 저장을 요구하는 C-STORE의 명령어를 전달하고 CT가 이 명령을 수행하게 되면 워크스테이션이 SCU의 역할을 하고, CT가 SCP의 역할을 하게 된다.

예제 3

특정 장비가 특정 명령어에 대해 SCU, SCP 중 하나의 역할만을 수행하는 것은 아니다. 모든 Modality와 Server는 명령을 전달하고 이용할 수도 있기 때문에 SCU와 SCP의 역할을 동시에 수행할 수 있어야 한다.

03 DICOM이 주고 받는 정보 단위(Data Element)

필드란 환자이름, 성별, 환자 ID, 검사시간 각각을 말하는데, 각 필드는 하나의 속성을 나타낸다. 예를 들면, 환자 이름이 홍길동이라는 속성을 갖는다는 것이다. 따라서 Image Date는 각각의 필드가 갖는 속성으로 구성되어 있다. DICOM은 각각의 속성을 어떤 형태로 주고 받는지를 알아본다.

Data Element	Data Element	Data Element	Data Element

Tag	VR	Value length	Value Field

위 그림에서 알 수 있듯이 하나의 data element는 Tag, VR, Value length, Value Field가 있으며 Image date 전체를 전달하기 위해서는 여러 개의 data element가 있어야 한다.

- Tag : 두 개의 정수로 이루어져 있는데, 환자 ID를 나타낸다.
- VR : 뒤에 따라오는 정보의 특성에 대한 규정인데 경우에 따라 없을 수도 있는 정보이다. 예를 들어 value field의 내용이 이름이면 PN, 날짜이면 DA로 표기된다.
- Value length : Value Field의 데이터 길이를 나타내는 숫자를 의미한다.
- Value Field : 실제 데이터가 해당된다.

(a)

(0010, 0020)	PN	13	Hong^Kil^Dong

(b)

(0010, 0020)	13	Hong^Kil^Dong

- Implicit VR : (a)와 (b)는 환자의 이름처럼 흔히 사용되는 Value Field는 PN이라고 표시하지 않아도 같은 의미이다.
- Explicit VR : 흔히 사용되는 Value Field가 아니라 성격이 무엇인지 알려 주어야만 하는 VR을 말한다.

Index

ㅈ

ㅊ

ㅋ

ㅌ

ㅍ

A

B

C

D

E

F

W

Analog & Digital · PACS

의료영상정보학

초　　판 인쇄일 2001년 9월 10일
개정 2판 인쇄일 2002년 8월 30일
개정 3판 인쇄일 2003년 8월 22일
개정 4판 인쇄일 2004년 8월 12일
개정 5판 인쇄일 2007년 8월 30일
개정 6판 인쇄일 2008년 8월 30일
개정 7판 인쇄일 2011년 3월 4일
개정 8판 인쇄일 2014년 2월 21일
개정 9판 인쇄일 2015년 3월 6일
개정10판 인쇄일 2016년 8월 29일
개정11판 인쇄일 2020년 2월 20일
개정12판 인쇄일 2021년 3월 3일
개정13판 인쇄일 2023년 8월 10일
개정14판 인쇄일 2025년 8월 10일

저　자 김영일 외 17인
발행인 윤진영
발행소 도서출판 대학서림
주　소 (03076) 서울시 종로구 혜화로 2길 8
전　화 02) 744-2811, 763-1220
팩　스 02) 744-1210
등록번호 제1-88호

ISBN 978-89-6940-356-8 93510
정 가 35,000원
http : //www.daihaks.com
저자와 협의하여 인지를 생략합니다.